Swami Vishnudevananda

DAS GROSSE ILLUSTRIERTE YOGA-BUCH

Swami Vishnudevananda

DAS GROSSE ILLUSTRIERTE YOGA-BUCH

Mit einer Einführung
von Dr. Marcus Bach

151 Abbildungen

AURUM VERLAG · BRAUNSCHWEIG

Der Titel der bei Bell Publishing Company, Inc., New York,
erschienenen amerikanischen Originalausgabe lautet:
»THE COMPLETE ILLUSTRATED BOOK OF YOGA«.
Die deutsche Übersetzung besorgten
im Rahmen des Sivananda Yoga Vedanta Zentrums
Damodara (Karl Gross) und Dr. Karl Panzenbeck.

Die Deutsche Bibliothek – CIP-Einheitsaufnahme

Vishnudevananda <Swami>:
Das grosse illustrierte Yoga-Buch / Swami Vishnudevananda. –
5. Aufl. – Braunschweig: Aurum Verlag, 1992
Einheitssacht.: The complete illustrated book of yoga <dt.>
ISBN 3-591-08183-3 kart.
ISBN 3-591-00003-5 Pp.

1. Auflage 1975
2. Auflage 1982
3. Auflage 1986
4. erweiterte Auflage 1989
5. Auflage 1992
Kartonierte Ausgabe: ISBN 3-591-08183-3
Gebundene Ausgabe: ISBN 3-591-00003-5

Gesamtherstellung: Chemnitzer Verlag und Druck GmbH, Werk Zwickau

Gewidmet meinem Meister,
SWAMI SIVANANDA

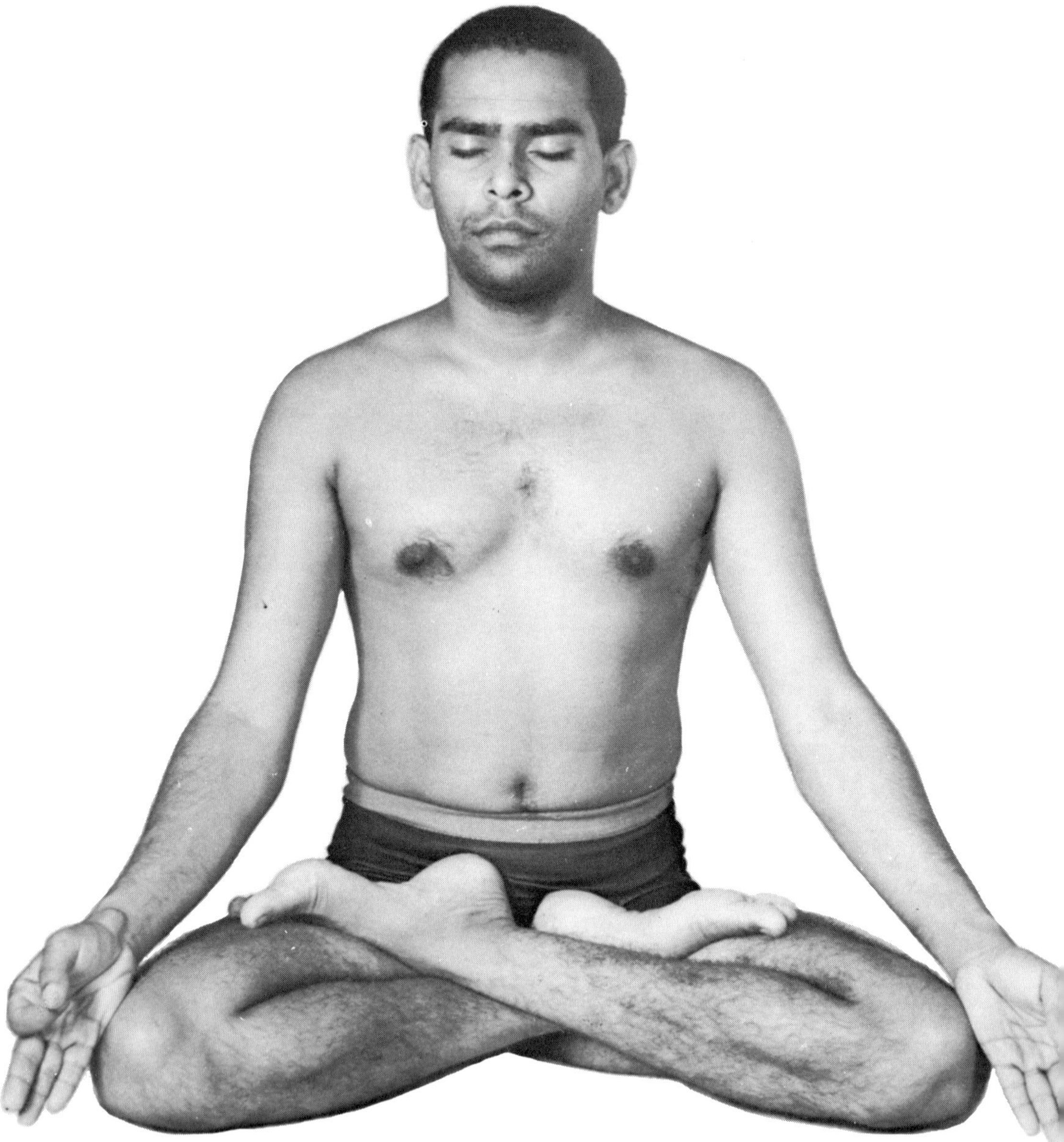

EINFÜHRUNG

Das Interesse an Yoga nimmt im Westen in erstaunlichem Ausmaß zu. Sprach man noch vor zehn Jahren über Yoga hinter vorgehaltener Hand und flüsternd, wird er heute offen überall im Land propagiert. Was als verrückte Schrulle verspottet wurde, wird heute als Fertigkeit von grundlegender Bedeutung anerkannt. Viele Menschen, die ihn nur als ein Schaustück angesehen haben, machen ihn sich heute als Hilfe auf ihrem Lebensweg zu eigen. Yoga wurde, was er im eigentlichen ist.

Der Grund dafür ist klar. Der Mensch von heute sieht sich vom Verfall seiner Persönlichkeit und geistiger Frustration bedroht; die Suche nach Selbstbewahrung wird zum Zwang. In diesem Kampf um sich selbst bietet ihm die Kunst des Yoga eine der wertvollsten Hilfen. Daß dazu Disziplinierungsformen notwendig sind, dessen werden wir uns durch Yoga bewußt; diese begründen sich eher wissenschaftlich als bloß dogmatisch. Wir werden dabei mit Techniken konfrontiert, die so alt sind wie der Osten und doch so neu und umfassend wie unser wachsendes Wissen vom Gesetz des Kosmos. Die alten Meister waren uns in der Suche nach Wahrheit voraus, doch heute befinden wir uns mit ihnen auf einem Weg. Was immer wir bei der Erforschung unseres Inneren und des Weltraums an Erkenntnis zu gewinnen vermögen, ist im System des Yoga enthalten.

Wo immer Yoga ernstlich betrieben wird, vollziehen sich am Schüler merkliche Veränderungen. Für den, der Yoga studiert, weiten sich unmittelbar die Bewußtseinsgrenzen. Wo immer Yoga vertrauend angewendet wird, verschwinden im wahrsten Sinne des Wortes mitgeschleppte Belastungen. Eine lebendige Lebenskraft bricht in sein Leben ein und verwandelt seine Individualität: sein Horizont weitet sich, er fühlt sich wie neu geboren in neuer Bewußtheit und neuer Weltsicht.

Ich begegnete an der Westküste einem jungen Mann, der einen schweren Nervenzusammenbruch erlitten hatte. Er war Kettenraucher gewesen und zudem ein Schwächling, dessen Geschäft so wie seine Gesundheit vor dem völligen Zusammenbruch stand. Yoga rettete ihn. Er führte mir einige *asanas* (Yogastellungen) vor, erläuterte mir, welche Wirkung *pranayama* (Atemkontrolle) auf ihn gehabt habe, belehrte mich eindringlich über den Wert der inneren Ruhe und des inneren Gleichgewichtes und erklärte mir, wie Yoga-Disziplin auf »wundersame« Weise sein Leben wieder aufgebaut habe.

Überall haben Menschen, die in ihrem Beruf und Tagesablauf unter dauerndem Streß stehen und durch ihren Zeitplan auf eine ungebrochene physische und geistige Bereitschaft angewiesen sind, wie z. B. Schauspieler, Musiker, Lehrende, den Wert des Yoga-Studiums kennengelernt und Interesse daran gefunden; so auch Geschäftsleute, Studenten, Hausfrauen. Das Alter spielt für die Wirksamkeit des Yoga keine Rolle. Krankheit stellt kein Hindernis dar. Beruf und Beschäftigungsart bedingen keinen Unterschied. In Chicago erzählte mir ein Bankmakler, wie Yoga seine Gesundheit und damit seine Karriere wiederhergestellt habe. Während einer meiner Vorlesungen an der Universität berichtete mir ein Student, der aus einem gewissen Minderwertigkeitskomplex heraus drauf und dran war, sein Studium aufzugeben, daß es die Wirkungen des Yoga gewesen seien, die ihm einen neuen Lernwillen gaben. Eine sechzigjährige Frau setzte mich mit ihrer in einem kurzen zwölfwöchigen Kurs erworbenen Fähigkeit, Yogastellungen durchzuführen, in Staunen. In einer öffentlichen Bibliothek in Los Angeles bemerkte ich eine Gruppe junger Leute, die sich um die Kartei der Abteilung für Religion und Philosophie drängte; auf meine Frage, was da los sei, antwortete mir die Bibliothekarin: »Bücher über Yoga sind ungeheuer gefragt. Wir können nicht genug davon zur Verfügung haben.«

Schon seit langem empfinden es Anfänger und fortgeschrittene Schüler als Notwendigkeit, ein umfassendes Buch über Yoga zur Verfügung zu haben. Bisherige Veröffentlichungen legten einmal den Akzent auf den gesundheitlichen Aspekt, andere wieder auf den philosophischen Aspekt, viele andere wiederum versuchten, die spirituellen Grundzüge des Yoga in einer westlichen Begriffssprache zu vermitteln. Zudem gab es Darstellungsversuche in Form von biographischen Studien, technischen Abhandlungen und auch frei erfundene Darstellungen mancherlei Art, aber das *vollständige* Yoga-Buch war bisher noch nicht geschrieben worden.

Nun ist es geschrieben worden, und zwar von einem Manne, der für diese Aufgabe in einzigartiger Weise qualifiziert ist. Es ist Swami Vishnudevananda, ein Schüler des bekannten Sri Sivananda, den viele für den unübertroffenen Meister und wissenschaftlich fundiertesten Interpreten des Yoga halten. Swami Vishnudevananda ist zweifellos sein bekanntester Schüler.

Ich hörte von dem Swami zum ersten Mal durch einen mir befreundeten Kollegen in Australien. Er schrieb mir, daß er in all seiner Yoga-Erfahrung noch nie einen besseren Lehrer und eindrucksvolleren Vertreter des Yoga getroffen habe als diesen »bemerkenswerten jungen Hindu«. Er drängte mich, mit Vishnudevananda zusammenzutreffen, sobald dieser in die Vereinigten Staaten käme. Und ich hatte das Glück, diese Begegnung verwirklichen zu können. Mehrere Wochen lang begleitete mich »Swamiji« zu Vorlesungen und Clubvorträgen und war mein Gast bei Fernsehsendungen und auch privaten Gesprächen mit Personen aller Lebensstufen, die Techniken der Lebensführung dringend nötig hatten. Wohin immer er ging, der Erfolg war sein Begleiter; wo immer er mit Leben in Berührung kam, wurde dies Leben reicher. Das ist als zwangsläufig zu verstehen, denn das Gesetz des Yoga ist identisch mit dem Gesetz des Lebens. Yoga als Wissenschaft verkörpert das Geheimnis des Kosmos. Die Anwendung des Yoga setzt die Bereitschaft zu einer intuitiven Wahrnehmungsform aller Wissensbereiche voraus; dies muß in und durch den Kanal eines Meisters fließen, dann zieht es alle Menschen in seinen kosmischen Fluß. Was wir meist auf das Vorhandensein einer starken Persönlichkeit zurückzuführen pflegen, ist im Sinne der Yoga-Einsicht reines Bewußtsein in Aktion.

Viele von uns, die in Indien und in anderen Teilen der Welt forschten, haben es als zutreffend erkannt, daß Swami Vishnudevananda in einzigartiger Weise geeignet war, Yoga dem Westen in einer neuen und eindrucksvollen Weise bekannt zu machen. Er besaß die sprachliche Fähigkeit, die esoterische Bedeutung des Yoga zu vermitteln, die bemerkenswerte physische Entwicklungsstufe, auch die fortgeschrittensten Stellungen vorzuführen, die Selbstdisziplin, andere zu inspirieren, die Demut, die notwendig ist, Empfänger kosmischer Kraft zu sein, und dazu das philosophische Verständnis, die tiefste Wahrheit des Yoga zu definieren: Das ist der Punkt, an dem der Wissende, das Wissen und das Objekt des Wissens eins sind, der Moment, in dem die Seele des Menschen sich als eins mit Gott begreift.

Die Gründlichkeit, mit der Swami Vishnudevananda sein *Großes illustriertes Yoga-Buch* verfaßte, ist der beste Hinweis auf seine wissenschaftliche Haltung dem Thema gegenüber. Es ist ihm in außergewöhnlicher Weise gelungen, tiefgründige Wahrheiten mit allgemeinverständlicher Darstellung zu verbinden. Er hat den fragestellenden Geist des westlichen Suchers eingefangen und ihn mit klaren Definitionen von praktischem Wert zufriedengestellt. Wir können jetzt zum ersten Mal Yoga verstehen und praktizieren, so als ob wir unter der persönlichen Anleitung eines Meister-Lehrers stünden.

Das Geniale an Swami Vishnudevanandas Werk ist, daß er Yoga als ein allseitiges Sich-Nähern an den Lebenskern auffaßt. Wenn Sie nur Yogastellungen ausführen, dann vollziehen Sie lediglich eine Art physischer Übungen. Widmen Sie sich nur der Kontrolle des Atems, dann wenden Sie lediglich eine einfache Therapie an. Wiederholen Sie nur die mystischen Formeln *(mantras)*, dann hat das für Sie lediglich den Wert einer Art von Gebet. Die innere Macht des Yoga enthüllt sich, wenn diese drei Annäherungen – *asanas, pranayama, mantras* – sich zu einem Weg der Selbstentdeckung vereinigen. Nur wenn die Disziplin des Körpers, des Geistes und der Seele eine Synthese bilden, beginnen wir, in das tiefste Geheimnis einzudringen – in ein Geheimnis, das dieses Buch in bewundernswerter Weise interpretiert und erklärt. Kein Yogi hat so treffend wie Swami Vishnudevananda die Dreigespaltenheit unserer westlichen Lebensform erfaßt, keiner hat die Abhilfe dagegen deutlicher dargestellt.

Hier hat ein junger Mann, ausgehend von den geheimen Schriften einer weit zurückführenden Vergangenheit, mit hohem Sachverstand die Philosophien des Ostens und des Westens zusammengeführt, um so das Leben jedes einzelnen zu bereichern und eine grundlegende Harmonie mit der uns umgebenden Umwelt zu erzielen. Die Grenzenlosigkeit des Selbst, die Sie sich oft im Geiste vorgestellt haben, kann jetzt durch ein Abenteuer, umfassend und mitreißend im *Großen illustrierten Yoga-Buch* beschrieben, erreicht werden.

Iowa City, November 1959 MARCUS BACH, Ph.D.

Kapitel 1

PHILOSOPHIE UND ZIEL DES YOGA

Der Mensch, unbefriedigt trotz aller modernen Erfindungen und trotz seines Wissens von den unabsehbar sich entfaltenden Geheimnissen der Natur, sucht unermüdlich ein Ziel darüber hinaus. Wenn er die Wunder der Natur besobachtet, sei es im rätselhaften Atom, der Mutter aller Dinge, sei es in der Welt der Planeten und Gestirne, die zahllos, isoliert oder ineinanderstürzend in der unvorstellbaren Weite von Raum und Zeit schweben, versagt sein Verstand.

Dieser menschliche Verstand, der durch die Weiten der Milchstraßensysteme, in denen unser Planet nur ein winziges Staubkorn ist, gewandert ist, sieht sich voller Enttäuschung und Scham auf sich selbst zurückverwiesen.

Dieser Verstand vermag den Menschen nicht mehr zufriedenzustellen, diese Denkmaschine, die ihm die Antwort schuldig bleibt auf Fragen wie: »Was ist der Zweck meines Lebens?«, »Was bin ich?«, »Wohin werde ich gehen?« und »Ist der Tod meines Körpers das Ende von allem?« Dieser Verstand, auf den der Mensch so stolz ist, der sich anmaßt, alles Wissen umfassen zu können, muß beschämt eingestehen, daß er unfähig ist, die Grenzen der Galaxien, des größten Objektes, das er begreifen kann, und die Gestalt des Elektrons, des kleinsten, dem er sich nähern kann, ganz zu erfassen. Der Intellekt vermag infolge eines unbekannten Gesetzes weder über noch unter diese Größen zu gelangen.

Es ist reine Narretei, mit einem derart begrenzten Instrument, wie es der Intellekt nun einmal ist, nach absoluter Wahrheit Ausschau halten zu wollen oder zu versuchen, die unbekannten Tiefen der ewigen Frage nach dem Zweck des Lebens auszuloten.

Und doch können wir die Frage nach der Wahrheit, vorausgesetzt, daß es sie gibt, nicht einfach ignorieren. Es gab Menschen, die die Grenzen von Raum und Zeit überschritten haben und in Vergangenheit, Gegenwart und Zukunft zu sehen vermochten, ohne sich des winzigen Intellekts zu bedienen. Man nannte sie Propheten oder Seher. Sie besaßen und besitzen eine wissenschaftlich entwickelte Methode, Wahrheit manifest zu machen und so den Intellekt zufriedenzustellen, auch wenn ihr Wissen die intellektuellen Grenzen weit übersteigt. Obwohl ihre Methode frappierend einfach aussieht, ist sie für Menschen ungeübten und »unreinen« Geistes sehr schwierig. Jene benützen zwar dieselben verstreuten Strahlenfühler des Geistes, die der Großteil der Menschen auf die Beobachtung der Außenwelt und ihrer Gefühlswelt ansetzt, aber sie sammeln sie in den dunklen inneren Tiefen ihres Herzens. Das Ergebnis ist, daß die auf einen Punkt konzentrierten Strahlen des Geistes die dunklen Winkel des Unbekannten zu erhellen vermögen.

Solange der schweifende Geist des Menschen auf die Objekte der Außenwelt gerichtet ist, vermag er nicht, vor das Angesicht der Wahrheit oder Gottes zu treten.

Antwort auf transzendentale Fragen kommt dem Seher oder Heiligen nicht aus dem Bemühen seines Intellekts oder aus Experimentierreihen in Laboratorien, sondern aus jener unbekannten und unlimitierbaren Quelle von Weisheit und Wissen, die nur in den stillen Stunden der Kontemplation aufbricht, wenn Geist und Intellekt ihre Funktion aussetzen. Denn wirkliches Wissen über Gott oder Wahrheit und Antworten auf alle darauf gerichteten Fragen stellen sich erst dann ein, wenn Verstand und Sinne schweigen.

Es drängt sich nun die Frage auf: »Was soll der Nutzen eines solchen Wissens sein?« Lassen sich Fragen beantworten, wie: Existiert Gott? Gibt es ein Leben nach dem Tode? Was ist der Sinn des Lebens? Gibt es diesen Sinn nicht, dann erübrigt sich all die Mühe, die mit der Beantwortung dieser Fragen verbunden ist.

Die wenigen, die der Wahrheit teilhaftig wurden, versichern, daß sie imstande sei, alle Nöte von uns zu nehmen. Wer in das Reich der Wahrheit tritt, steht im Anblick eines Etwas, das seiner Natur nach zeitlos rein und vollkommen ist. Es ist die Angst vor Krankheit und Tod, und es sind unsere unbefriedigten Wünsche, die all unser Elend verursachen. Erfaßt der Mensch die Wahrheit und/oder gleichbedeutend sein wahres Sein – entdeckt er, daß er unsterblich ist. Er weiß, er kann nicht sterben, und kennt die Angst vor dem Tod nicht mehr. Und wenn er erkennt, daß er in sich ganz und vollkommen ist, verflüchtigt sich seine eitle Begierde nach Triebbefriedigung. Indem er seine wahre Natur erkennt, kennt er die Angst vor seinem Tod nicht mehr und weiß, daß das »Himmelreich« in ihm ist; und er genießt vollendete Seligkeit schon in diesem erdgebundenen Körper.

Jeder erstrebt noch in diesem seinem Leben einen Zustand frei von Tod, Schmerz, Sorgen, Altern, Krankheit und Wiedergeburt. Jede Religion bietet ihre Lehre an und verspricht, Leid zu überwinden. Viele Menschen praktizieren wohl ihren Glauben, folgen aber blindlings ihren Führern, ohne den Lebenssinn ihrer Religion auch nur zu kennen, und finden im bloßen Glauben Genügen, ohne ihn je praktisch zu verwirklichen. Die Oberhäupter vieler Konfessionen verlangen von ihren Gläubigen blinden Gehorsam. Dieser Tatbestand, nämlich daß sich Blinde von Blinden führen lassen, hat so manchen ernsthaften Sucher vom wahren Pfad abgebracht, da ihm der Glaube an den Wert theoretischen Wissens mangelte. Alle Religionsstifter sahen Gott, sie alle sahen das Wesen ihrer eigenen Seele, sie alle sahen die Ewigkeit als die ihnen eigene Zukunft. Was sie sahen, predigten sie. Und sie gaben praktische Anweisungen, diesen Zustand der Selbsterfahrung und Erkenntnis zu erreichen, in dem jedermann sich der Natur seiner ewigen und unsterblichen Seele bewußt werden konnte. Die Gläubigen und Religionskünder von heute, mehr geschäftig predigend als praktizierend, behaupten, daß derartige Erfahrungen nur für die Religionsstifter zugänglich waren. Kein Mensch könne sich so durchgeistigen, er habe denn jenes Erfassungsvermögen wie jene Lehrer. Jeder Mensch muß die Wahrheit in sich selbst erfahren; nur dann werden all seine Zweifel zunichte, nur dann wird er all sein Elend los. Christus sagte: »Wenn ihr in meinem Worte bleibt, dann werdet ihr wirklich meine Jünger sein; und ihr werdet die Wahrheit erkennen, und die Wahrheit wird euch frei machen.« (Joh. 8, 31–32) Die Wissenschaft des Yoga bietet eine praktikable wie auch wissenschaftlich durchdachte Methode, die Wahrheit zu finden, und zwar im religiösen Bereich. Wie jede Wissenschaft hat auch die Wissenschaft des Yoga ihre eigene Forschungsmethode und behauptet, daß Wahrheit erfahren werden könne. Wahrheit kann nur erfahren werden, wenn man seine Sinne in das Transzendente richtet und den intellektuellen Teil seines Geistes abschaltet.

Der Yogalehrer macht im Fortschreiten seiner Theorie nicht halt, etwa um sie zu beweisen, noch versucht er sie in demonstrativer Form mit seinen Schülern zur Diskussion zu stellen. Sein Lehren duldet keinen Widerspruch, da er selbst an sich erfahren hat, was ihm von seinen Lehrern vermittelt wurde. Die Wahrheit, die er lehrt, ist eine erwiesene Wahrheit, und wer reif für sie ist, wird sie intuitiv erkennen. Andererseits können weder Argumente noch Diskussionen denen die Wahrheit nahe bringen, die noch nicht den nötigen Grad der Reife oder Entwicklung besitzen, um sie zu empfangen.

Der Lehrer weiß sehr wohl, daß vieles seines Lehrens nur wie Saatgut ist, daß jede Idee, die sein Schüler versteht, erst dann in die Erkenntnis hundert anderer sich ausweitet, wenn dessen Denken reif und verständnisbereit ist, sie zu verstehen und aufzunehmen. Das bedeutet aber nicht, daß jeder Yogalehrer darauf besteht, daß der Schüler seine Lehren blind befolgt. Er weiß sehr wohl, daß der Schüler am Anfang nicht alles aufnehmen kann, und deshalb besteht er nur darauf, daß der Schüler nur jenen Teil der Wahrheit annimmt, den er aus seiner eigenen Erfahrung an sich selbst erproben kann. Dem Schüler wird gelehrt, daß er seine Persönlichkeit erst durch Dienstbereitschaft, Ehrfurcht und sittliche Lebensform entwickeln und entfalten muß, bevor er ein tieferes Verständnis erreichen kann. Wenn dann der Schüler auf dem Pfade des Yoga voranschreitet, werden ihm viele neue Dinge offenbar, die ihm sein Lehrer zunächst nur theoretisch beibringen konnte. Bis zu einem gewissen Verständnisgrad sollte der Schüler den Anweisungen seines Lehrers folgen, bis er fähig ist, die Wahrheit an sich selbst zu erproben. Zunächst wird er die Ratschläge und die Erfahrungen seines Lehrers, der den Weg vor ihm gegangen ist, zu seinem eigenen Vorteil nützen. Letztlich muß freilich jeder aus seiner eigenen Erfahrung lernen. Voranschreitend auf dem Yoga-Pfad wird er Markierungen finden, die von denen, die vor ihm schritten, als Wegweiser an jeder Reise-Etappe zurückgelassen wurden, und umgekehrt wird er seine eigenen Weiser für die Nachfolgenden zurücklassen. Ein echter Schüler wird nicht blind folgen, wird aber dennoch den Vorteil dieser Wegweiser nützen, bis er das Ziel erreicht, ohne auf diesem rauhen und schwierigen Pfad die Orientierung zu verlieren.

Folgende Anekdote soll dies illustrieren: Einst kam in Indien ein Lehrer zu einem heiligen Fluß, um mit vielen der ihm ergebenen Schüler ein reinigendes Bad zu nehmen. Entsprechend dem Brauch, ein kleines Gefäß mitzubringen, um darin ein wenig heiliges Wasser mitzunehmen, hatte auch unser Heiliger ein solches bei sich. Als er am sandigen Ufer des Flusses angekommen war, grub er ein Loch, legte das Gefäß hinein und bedeckte es mit einem Häufchen Sand, um die Stelle wiederzufinden. Seine Schüler hatten nicht gesehen, was er getan hatte, bemerkten aber den kleinen Hügel. Sie nahmen an, dies sei ein Teil der Zeremonie, und häuften ähnliche Hügel über die ganze Uferböschung hin. Als der Lehrer sein Bad beendet hatte, hielt er Ausschau nach seinem Gefäß. Aber statt eines Sandhügels sah er das ganze Ufer mit kleinen Sandhügeln übersät. Erstaunt erkundigte er sich nach der Ursache all dieser Sandhügel. Als er hörte, daß seine Schüler versucht hatten, ihn nachzuahmen, wunderte er sich über ihre Dummheit und daß sie ihn derart blind nachgeahmt hatten. Es bleibt noch zu sagen, daß es viel Zeit kostete, das vergrabene Gefäß des Heiligen wiederzufinden.

Auch heute finden wir in jeder Religion solche Anhänger, die ihren Führern blind folgen, ohne sich damit zu plagen, nach der Wahrheit zu suchen. Die Yoga-Philosophie und ihre Lehrer fordern keinen solchen Glauben von ihren Schülern, aber sie erwarten von ihren Schülern Geduld, im Vertrauen darauf, daß viele Dinge, die ihnen am Anfang undeutlich erscheinen, sich ihnen im Maße ihres Fortschritts erhellen.

Es gibt verschiedene Arten des Yoga, durch die man allumfassendes Bewußtsein oder das Eins-Sein mit dem höchsten Wesen erreicht. Yoga ist eine Wissenschaft, durch die sich der einzelne Mensch der Wahrheit nähert. Das Ziel aller Yoga-Praktiken ist es, die Wahrheit zu erlangen, in der sich jede einzelne Menschenseele mit der höchsten Seele oder Gott identifiziert. Um diesen Zustand zu erreichen, muß man die verschiedenen Träger oder Körper der Seele, die das Ich- oder Selbstbewußtsein verursachen, transzendieren. Die Seele* oder das reine Bewußtsein im Menschen ist ein Ganzes und läßt sich nicht teilen, ist seiner Natur nach unbegrenzt, nicht handelnd und unveränderlich... dieselbe Seele findet sich in allem... vom Mineral bis zum Menschen.

Die Seele oder das reine Bewußtsein läßt Geist und Materie aus sich hervorgehen. Ihre schöpferische Kraft bildet die verhüllende Wirkkraft des Bewußtseins, die Formen schafft aus formloser Seele, Begrenztes aus dem Unbegrenzten, wie Selbstbewußtsein oder ich-haftes Sein.

Die Seele oder das reine Bewußtsein ändert sich nie, und es ist dieselbe Seele, die alles durchstrahlt, vom Mineral bis zum Menschen. In dem Maße, in dem die Evolution vom Gestein bis zum Menschen fortschreitet, drückt sich die Seele als reines Bewußtsein in verschiedener Weise aus. Im Mineralbereich manifestiert sich die Seele auf der niedrigsten Stufe der Empfindungsfähigkeit, auf der Bewußtsein kaum offenbar wird.

Es ist von Wissenschaftlern bis zu einem gewissen Grade bewiesen worden, daß Leben aus mineralischen Substanzen geschaffen werden kann, und diese Versuche werden fortgesetzt.

Der erste Wissenschaftler, dem die Schaffung von Leben aus unbelebten Substanzen gelungen sein soll, war Andrew Cross, der mit Mineralien experimentierte. 1837 versuchte er Kristalle herzustellen, indem er ein Stück Eisenoxid mit Salzsäure und Kaliumsilikaten elektrisch erhitzte. Auf dem Stück erschienen kleine weiße Objekte, und nach 26 Tagen stellte sich heraus, daß sie

---

* Die Begriffe Seele und reines Bewußtsein beinhalten dasselbe und werden in diesem Text gleichbedeutend angewendet.

exakte Abbilder von Insekten waren, die zwei Tage später zu kriechen begannen. Cross schrieb: »Ich habe nie, weder in Worten, Gedanken oder Taten, jemandem das Recht gegeben anzunehmen, ich betrachtete sie (die Insekten) als eine Schöpfung. Ich hatte von einer Theorie, die ihr Erscheinen erklärt, nicht einmal geträumt. Es war eine Sache des Zufalls.«

Ein anderer Wissenschaftler, Morely Martin, der 1838 starb, behauptete, Leben aus azoischen Mineralien, den ältesten der Welt, erschaffen zu haben. Er erhitzte die Substanz, bis sie nur mehr Asche war. Dann unterwarf er sie einer Reihe von Behandlungen, bis winzige Kristalle entstanden, die er »Ur-Protoplasma« nannte. Unter 3000-facher Vergrößerung konnte man winzige sich schlängelnde Fische sehen.

Es gibt keinen einleuchtenden Grund, warum Leben aus anscheinend leblosen Substanzen wie Stein oder Metall nicht hervorgebracht werden könne. Gemäß der Lehre des Yoga gibt es keine leblose Materie, da alles seinem Wesen nach Bewußtsein ist. Wissenschaftler berichten uns, daß in den kleinsten Teilchen der Atome eine unvorstellbare Bewegung herrscht. Wo Bewegung ist, muß es auch eine Art von Energie geben, die sie verursacht; und diese Energie ist der Urgrund allen Lebens. Die alte philosophische Aussage der Yogis, daß Mensch, Tiere, Vögel, Fische, Bäume, Erde und Elemente eins sind, wird nach und nach von der Wissenschaft des 20. Jahrhunderts anerkannt.

Das Empfindungsvermögen entwickelt sich stufenweise; das kann man an den Kristallen sehen, die in bestimmten Formen und Gestaltungen sich bilden. Auf der nächsthöheren Stufe der Entwicklung über dem Mineralreich, nämlich dem Pflanzenreich, zeigt sich bereits ein höherer Entwicklungsstand des Bewußtseins als in den Mineralien, obwohl auch die Pflanzen noch in die unterbewußte Lebensebene gehören. In der Tierwelt ist das Bewußtsein noch weiter entwickelt; es treten bereits verschiedene psychische Funktionen auf, und das Bewußtsein ist schon schärfer zentriert. Schließlich und endlich wird der Mensch auf Grund der Höherentwicklung des Intellekts und anderer psychischer Funktionen wie Erkenntnis, Wahrnehmung, Wille und Wissen als die höchste Stufe der Schöpfung und damit höchste Stufe auf der Stufenleiter der Evolution angesehen. Aus dem oben Gesagten könnte man schließen, das Prinzip Seele habe von den Mineralien bis zum Menschen eine Entwicklung durchlaufen. In Wirklichkeit aber ist die Seele in all diesen Phasen der sich ändernden Erscheinungsformen ein und dieselbe, sie bleibt dieselbe im Mineral wie im Menschen. In der Tiefe der sich verändernden Erscheinungsformen des Bewußtseins steht die unveränderliche, ungeformte Seele, unveränderlich und unbeeinflußbar durch ihr Ausdrucks- und Empfindungsvermögen, nur in verschiedener Weise verhüllt in den verschiedenen Stadien der Lebensentwicklung.

Wenn sich die Seele also nicht ändert, wie kann dann die Entwicklung vom Mineral bis zum Menschen erklärt werden? Die nur scheinbar verschiedenen Entwicklungsstufen der Seele haben ihren Grund in der Entwicklungsform des Körpers und des Geistes, in die die Seele eingeschlossen ist und von der sie mehr oder weniger verhüllt ist. Das Bewußtsein kann seine Strahlen nicht nach außen werfen, wenn es, wie im Mineral, von einem schwarzen Schirm abgedeckt ist.

Wenn wir Pflanzen und Tiere beobachten, bemerken wir, daß sich je nach der Art des verhüllenden Körpers und dem gegebenen Entwicklungsgrad der psychischen Funktionen die Seele besser ausdrücken kann als in den Mineralien. Hier scheint das Licht des Bewußtseins durch das farbige Glas der niederen Psyche durch.

Obwohl die Seele im Menschen durch Körper und Psyche weniger behindert oder verhüllt erscheint, verhindert auch hier noch ein Schleier, daß die Seele voll zu Tage tritt. Der Mensch lebt auf der Ebene des Selbstbewußtseins, das Tier auf der des Unterbewußtseins ohne jegliche Ich-Erfahrung. Die selbstbewußte Lebensstufe des Menschen liegt auf einer höheren Ebene als die Stufe des Unterbewußtseins. Über dieser Stufe des Selbstbewußtseins aber liegt die des universellen, allumfassenden Bewußtseins, und das ist die höchste Bewußtseinsstufe, auf der der Mensch sich mit seinem wahren Selbst oder mit dem Gott-Selbst eins fühlt und identifiziert.

In dem Maße, in dem sich der Geist entwickelt, wird die Hülle, die die Seele verdeckt, dünner und verschwindet letztlich. In diesem Zustand erfaßt die Seele ihre Unsterblichkeit und ihr Eins-Sein mit dem höchsten Wesen. Das ist das Ziel allen Yogas, wie es das Ziel aller Religionen ist. Doch Yoga ist ein wissenschaftlicher Weg, diese Entwicklung voranzutreiben, dorthin, wo keine Dualität mehr besteht, kein Subjekt und kein Objekt, und wo der Wissende, das Wissen und das Objekt des Wissens zu einer Einheit verschmelzen.

Dies kann nur dann erreicht werden, wenn der Mensch die Begrenzungen seines Körpers und seines Geistes vollständig überschreitet; denn diese sind es, die sein reines Bewußtsein oder seine Gotthaftigkeit verhüllen. Der Yogi unterwirft Körper und Geist einer strengen Disziplin, um sie auf seinem Weg zum Ziel als Mittel verwenden zu können. Er studiert genau und bis ins einzelne die Träger, in denen die Seele oder das reine Bewußtsein eingeschlossen ist. Ein genaues Studium und Wissen von diesen Körpern oder Trägern, mittels derer die Seele sich ausdrückt, sind wesentlich, bevor wir uns mit der Seele selbst befassen können.

Der Mensch ist ein viel komplizierteres Gebilde als im allgemeinen angenommen wird. Er läßt sich nicht einfach in Körper und Seele gliedern, sondern er ist reines Bewußtsein mit mehreren Trägern oder Körpern seiner Äußerungen. Diese Träger der Seele von verschiedenem Ausmaß und verschiedener Dichte (von denen der physische Körper der gröbste und vergänglichste ist) manifestieren sich auf so verschiedenen Ebenen wie der physischen, astralen und anderen.

Der Kausalkörper ist der feinste der drei Körper. Obwohl der Mensch alle drei Körper besitzt, arbeitet er hauptsächlich mit dem physischen; in nur geringem Maße arbeitet er mit dem Astralkörper, besonders während des Träumens und Meditierens. In den nächsten Kapiteln werden wir gesondert auf die verschiedenen Körper, ihre Funktionen und Eigenschaften und andere Aspekte dieser Träger eingehen, z. B. wie sie kontrolliert und in einem gesunden Zustand erhalten werden können, um für unsere besonderen Bedürfnisse an jedem einzelnen Punkt unserer Entwicklung verwendbar zu sein.

Hat man ein gründliches Wissen und die Kontrolle über diese drei Körper erreicht, kann man über sein Selbst nachzudenken beginnen und die Frage stellen: »Wer bin ich?«

Die moderne Psychologie hat uns diesen Prozeß des In-sein-Selbst-Hineinsehens nicht gelehrt, diesen Prozeß, durch den man in den unmittelbaren Anblick der Wahrheit oder Gottes gelangt, durch den man zur Erkenntnis gelangt, daß es weder Schmerz noch Sorge, noch Über- oder Unterlegenheit, noch irgendeine Trennung durch individuelles Sein gibt. Dieses Wissen gibt einem das Gefühl des Eins-Seins mit der ganzen Welt, und man erfährt sich nicht mehr nur als irgendeinen Menschen, sondern als identisch mit dem höchsten Sein. Diese Erfahrung geht über jedes normale Verstehen hinaus. Sie bringt jenen Frieden, den die Bibel als »Frieden, der über allem Verstehen ist« beschreibt. Dieses Wissen ist das Ende allen Wissens oder Vedanta. Hier gibt es keine Unterscheidung mehr zwischen dem Wissenden, dem Wissen und dem Objekt des Wissens. In diesem Zustand gibt es nichts zu wissen, da die Seele oder der wahre Mensch ganz Wissen ist und es nichts mehr gibt außerhalb seines Wissens.

Erst wenn du weißt, wie lange es dauert, um bloß ein theoretisches Wissen von Vedanta zu erlangen, das selbst ethnologisch hochgebildeten Menschen von heute erhebliche Schwierigkeiten bereitet, kannst du dir vorstellen, wie schwer es ist, jene höchsten Wahrheiten wie »Der Mensch ist Gott«, »Ich bin Gott«, »Ich bin überall« und »Ich bin das Selbst von allem« zu erfahren. Der ganze Yoga und ebenso die Vedanta-Philosophie basieren auf der Theorie des Eins-Seins, das durch schrittweise Vervollkommnung durch Wiedergeburt erreicht werden kann.

Obwohl die Anhänger verschiedener Religionen nicht an diese Wahrheit der Eins-Seins-Fähigkeit der Seele glauben, verkünden doch einige ihrer großen Propheten wie Jesus: »Ich und der Vater sind eins«, »Ich bin in Euch und ihr seid in Mir« und »Ich bin Er«. Die meisten der Gläubigen verstehen aber die Bedeutung einer so tiefen Weisheit nicht und verdammen die Theorie der Wiedergeburt und der Entwicklung des Bewußtseins. Und doch wird in der Bibel ganz eindeutig festgestellt: »»Jesus antwortete: »Wahrlich, wahrlich, ich sage dir: Wer nicht *von oben her geboren** wird, kann das Reich Gottes nicht schauen«. Nikodemus sagt zu ihm: »Wie kann ein Mensch geboren werden, wenn er ein Greis ist? Kann er etwa zum zweitenmal in den Schoß seiner Mutter eingehen und geboren werden?« Jesus antwortete: »Wahrlich, wahrlich, ich sage dir: Wer nicht aus Wasser und Geist geboren wird, kann nicht in das Reich Gottes eingehen. Was aus dem Fleisch geboren ist, ist Fleisch; was aus dem Geist geboren ist, ist Geist. Wundere dich nicht darüber, daß ich zu dir sagte, ihr müßt *von oben her geboren** werden«.« (Joh. 3/3-7)

Wenn die Theorie der Wiedergeburt und das Gesetz von Ursache und Wirkung abgelehnt werden, wie können wir dann das Vorhandensein von Elend und Schmerz in dieser Welt erklären? Wir müssen feststellen, daß es in jeder Religion und in jeder Altersstufe Leidende gibt, an Krankheit, Alter, Armut. Und in jedem Lande gibt es Starke und Schwache, Gesunde und Kranke, Reiche und Arme, unabhängig davon, ob sie an Gott glauben oder nicht oder welcher Religion sie angehören. Und es gibt Menschen, die in ihrem Leben sehr erfolgreich zu sein scheinen, obwohl sie offensichtlich nicht an ein höchstes Wesen glauben, und wieder andere gute Menschen, die religiös, aber glücklos sind. Wenn Gott barmherzig ist, wie kann er es dann zulassen, daß der eine leidet und der andere ein glückliches Leben führt, und das am selben Ort, im selben Haus, wenn doch beide ihn als den Allmächtigen anerkennen? Wenn er barmherzig und liebend ist, kann er folglich nicht dem einen Gunst und dem anderen Mißgunst erweisen. Auch die Theorie, daß der

---

* im Englischen: »Born again«

Mensch für ewig entweder in den Himmel oder in die Hölle eingeht, ohne daß die Gnade des allbarmherzigen Gottes wirksam wird, können wir nicht annehmen. Wenn schon ein irdischer Vater seinem mißratenen Sohn vergibt, warum dann nicht der Höchste Vater, der alliebende – wenn es ihn gibt? Unser Leben auf diesem Planeten mag hundert Jahre dauern, wir verbringen davon gut fünfzig in Schlaf und Traum; und ein Gutteil dieser Zeit geht auf die Kindheit, die ein beinahe unterbewußter Zustand ist. Und wenn dann Krankheit und Alter kommen, verschlechtert sich der geistige Zustand des Menschen, und er lebt, hin- und hergerissen zwischen Angst und Hoffnung, beinahe auf der Traumebene.

Es bleibt dem Menschen nur wenig Zeit, seinen Gottvater zu verstehen und sich zu einer höheren Seinsstufe hinaufzuentwickeln. Bevor ein Großteil der Menschen fähig ist, an Gott zu glauben, ist er bereits tot. Müssen wir nun daraus folgern, daß diese Menschen auf ewig dazu verdammt sind, in der Hölle zu leiden, weil sie während ihres kurzen Erdendaseins sich nicht in den Stand zu setzen vermochten, ein auf höhere Ziele ausgerichtetes Leben zu führen? Gibt es für diese keine Chance, Erlösung zu erlangen?

Es ist auch eine zu simple Annahme, daß Gott eine menschenmachende Fabrik ist, die jeden Tag neue Seelen produziert, die Er auf die Erde sendet, damit sie Schmerzen erleiden, um sie dann in einem ewigen Zyklus in die Hölle oder in den Himmel zu schicken.

Wenn es keine Wiedergeburt gibt, was ist dann der Zweck allen Wissens und der aus ihm abgeleiteten Institutionen wie z. B. Bibliotheken, Laboratorien, Kirchen und Tempel? Warum können wir unsere Zeit nicht so verbringen wie Tiere oder Buschmänner, ohne die ganze moderne Zivilisation? Warum wollen wir der Welt Frieden bringen und das Leid überwinden durch unsere Anstrengung, unseren Willen und unsere Stärke, durch Mitgefühl und Dienst? Wenn es nach dem Verlassen des physischen Körpers keine Wiedergeburt auf dieser Erde gibt, warum vernichten wir nicht die gesamte menschliche Rasse mitsamt ihrer Zivilisation mit den modernen Nuklearbomben? Gäbe es keine Wiedergeburt, der Mensch verlöre nichts, wenn ein Weltkrieg die Erde vernichtete. Es kämen keine Seelen mehr auf die Erde, und Gott könnte sich von seiner Arbeit ausruhen; denn auf eine radio-aktiv verseuchte Erde, auf der keine Existenz mehr, weder von Mensch noch Tier noch Pflanze, möglich wäre, könnte er keine neuen Seelen mehr senden. Um diesen ganzen Fragenkomplex beantworten zu können, müssen wir das Gesetz des *Karma*, das Gesetz von Ursache und Wirkung und Wiedergeburt annehmen, wenn wir den Anspruch erheben, vernunftbegabte Wesen zu sein.

Jede Seele lernt im Leben durch Prüfungen und Irrtümer und verbessert ihre Fehler in dem Maße, wie sie auf ihrem Weg fortschreitet. Jede Tat, ob gut oder schlecht, bringt ihre Früchte, und der zukünftige Zustand eines menschlichen Lebens hängt jeweils davon ab, was dieser Mensch jetzt und hier tut. Mit jeder Geburt, in jedem Lebenszyklus bewirkt Leiden einen Lernprozeß; und im Fortschritt dieses Lernprozesses möchte er immer mehr wissen über seine Existenz, mehr über Gott und den Zweck des Lebens. Aber der Mensch beginnt erst dann in solchen Richtungen zu denken, wenn er sich Schritt für Schritt von der primitiven Lebensphilosophie des Essens, Trinkens und Genießens löst.

Die Yoga-Philosophie bietet nicht nur die Antwort auf alle Problemfragen des Menschen, sondern auch einen wissenschaftlichen Weg, um diese Probleme und Leiden zu transzendieren. Überdies steht sie mit keiner Religion und keinem Glauben im Widerspruch. Yoga kann von jedem, der ernsthaft und bewußt nach Wahrheit strebt, praktiziert werden. Eine vergleichsweise selbst geringe Anstrengung bringt einen unermeßlichen Gewinn an Wissen, Kraft und Frieden.

Kapitel 2

DER MENSCH, SEINE DREI KÖRPER UND IHRE FUNKTIONEN

Die Seele als Existenzprinzip enthält in sich alle Existenzmöglichkeiten, und in dem Maße, in dem der Mensch in seinem Leben fortschreitet, entfaltet er neue Kräfte und neue Qualitäten.

Gemäß seinem Entwicklungsstand kann sich also der Mensch auf verschiedenen Existenzebenen und verschiedenen Funktionalitätsebenen verwirklichen. Die Mehrheit der Menschen vermag sich freilich nur auf den niederen Existenzebenen zu manifestieren, und obwohl jeder Mensch kraft seiner Seele potentiell alle höheren Existenzebenen in sich besitzt, wie unentwickelt er im Moment auch sein mag, vermögen nur wenige fortgeschrittene Menschen sich der höheren Ebene zu bedienen.

Der physische Körper steht zwar auf der untersten Stufe und ist die stofflich gröbste der Erscheinungsformen des Menschen, aber er ist das wesentlichste Prinzip für das Wachstum des Menschen in der jeweiligen Entwicklungsstufe. Der Körper als Tempel der lebendigen Seele sollte also sorgsam gepflegt werden, denn seine Funktion ist die der Vervollkommnung.

Wenn wir uns umsehen, stellen wir fest, daß das physische Körperbild all der vielen verschiedenen Menschen verschiedene Entwicklungsstufen aufweist; zudem sind manche stark, manche schwach, die einen spindeldürr, die anderen dick. Es müßte die Pflicht eines jeden Menschen sein, seinen Körper zur höchsten Vollkommenheit zu entwickeln, um seinen spirituellen Zweck erfüllen zu können.

Somit ist zunächst eine der wichtigsten Lehren der Yoga-Philosophie die Kenntnis, wie man unter geistiger, vernunftgesteuerter Kontrolle Körperpflege betreibt. Der Weise Patanjali definiert Yoga in seinen *Yoga-Aphorismen* als »das Ausschalten aller Erscheinungsformen des reinen Denkprinzips, erreichbar durch verschiedene Methoden wie z. B. durch Kontrolle des für die Lebensfunktionen so wichtigen Atems und Stellungen der Ruhe; beide sind unmittelbar mit geistigen Grundhaltungen verbunden.«

Diese Verbindung beweist unsere tägliche Erfahrung. Wenn man tief in Gedanken versunken ist, wird die Atmung langsamer. Je mehr der Atem sich verlangsamt, desto mehr schwindet die Hektik geistiger Aktivitäten; nachweislich hört in Erstickungsanfällen geistige

Aktivität völlig auf, bis die Atmung wieder einsetzt. Mit dem Tode des Körpers erlischt der Geist völlig. Diese Überlegungen zeigen, daß zwischen Geist, Atem und Körper eine gegenseitige Abhängigkeit besteht. All unsere Erfahrungen gehen durch die Medien Geist und Körper in uns ein. Es gibt zwar verschiedene Arten, Yoga zu praktizieren, durch die die Regungen des Geistes und Lebensenergien unter Kontrolle gebracht werden können, und die Verwirklichung Gottes läßt sich auf verschiedenen Wegen erreichen, aber die entscheidende Voraussetzung allen Yogas sind moralische Grundhaltung, Entwicklung seelischer Bereitschaft und regelmäßiger Vollzug der Yoga-Übungen. Eine Form des Yoga, nämlich Hatha-Yoga, beschäftigt sich hauptsächlich mit dem physischen Körper, der ja der Träger der Seele und ihrer existentiellen Verwirklichungsformen ist. Reinheit des Geistes ohne Reinheit des Körpers, in dem er wirkt und durch den er beeinflußt wird, ist unmöglich. Deshalb wird in der Yoga-Philosophie der Übung des Körpers und der Kontrolle der Lebensenergie eine bevorzugte Stellung eingeräumt.

Wir können Yoga folgendermaßen einteilen:

1. Anweisungen mit dem Ziel der inneren und äußeren Reinigung des Körpers
2. Durchführen der Stellungen
3. Üben der *Mudras* und *Bandhas,* die den Stellungen ähneln und eine Art elektrischen Strom oder elektrische Kraft, genannt *kundalini shakti* (Schlangenkraft), auslösen.
4. Kontrolle der Atmung durch Yoga-Atmung
5. Ruhigstellen des Geistes und seiner Regungen durch Abschalten der Sinneswahrnehmung
6. Fortschreitende Kontrolle des Geistes, d. h. Konzentration
7. Meditation auf verschiedene Nervenzentren, die den Geist ruhig werden lassen wie eine Kerzenflamme an einem abgeschirmten Ort
8. Die letzte Stufe, das Überbewußtsein, auf der das kleine Ego, das Ich, mit dem höchsten Ego oder Gott verschmilzt.

Die ersten drei Entwicklungsschritte dienen dem Training des physischen grobstofflichen Körpers; die nächsten drei, Atmung, Stillstellen des Geistes und Konzentration, stärken die nächsthöhere Trägerschaft der Seele, den Astralkörper, und bringen ihn unter Kontrolle. Die Meditation, die siebente Prozeßstufe, dient der Transzendierung beider Träger, des physischen und des Astralkörpers. Hier arbeitet sich die Seele bereits in den Kausalkörper empor, den feinsten aller Seelenträger. In diesem Körper kann sich die Seele bereits deutlich und klar zum Ausdruck bringen und ihre Kräfte und Möglichkeiten erfassen, denn hier sind Ego und Geist nur in begrenztem Ausmaß wirksam.

Auf der Endstufe schließlich gibt es für die Seele keine beschränkende Bindung mehr. Hier hat die Seele als reines Bewußtsein die Erscheinungsform ihres eigentlichen Selbst, indem sie alle Begrenzungen und Barrieren ihrer Träger, der Körper und des Geistes, überschritten hat. In diesem Zustand vereinigt sich die Seele mit Gott oder der universellen Seele.

Die Seele ist ihrem Wesen nach ein Ganzes und unteilbar. Geist und Körper, die die Aktionskraft der Seele zum Ausdruck bringen, die von ihr ausgehend das individuelle Bewußtsein entstehen lassen, sind nur Teile dieses Ganzen. Dieses Bewußtsein – oder Seele – wandelt sich in einer Hinsicht in aktive Kraft, die sich als Geist und Körper manifestiert, während es in anderer Hinsicht in sich unverwandelt bleibt. Auf der letzten Stufe wird sich die Seele ihrer wahren Natur wieder bewußt, indem das verhüllende Prinzip, die Geist-Körper-Bindung, unwirksam gemacht wird.

Wir wollen nun die verschiedenen Körper, in denen die Seele wirksam wird, analysieren.

Der menschliche Organismus besteht aus deutlich voneinander unterscheidbaren Teilen, die mehr oder minder unlöslich miteinander verbunden sind. *Stula*, der grobstoffliche, *sukshma*, der feine, und *karana*, der kausale Körper, sind die Namen, die man ihnen gegeben hat und die die Verschiedenheit der körperlichen Träger der Seele oder des *Atman* bezeichnen. Der erste ist der sichtbare, materiell verdichtete Körper, der aus Materiepartikeln dieser Erde oder der physischen Ebene, der niedrigsten unseres fünffachen Weltsystems, sich konstituiert. Die Materie dieser Ebene besteht, wie die der anderen vier, in jeweils fünf Stufen; die drei niedrigeren Stufen bestehen aus Materieformen, die gemeinhin als fest, flüssig und gasförmig bekannt sind; von den restlichen zwei Stufen entspricht die höhere dem Materiestand der Atomteile innerhalb der physischen Ebene, und der Rest ist ätherische Substanz verschiedener Dichte.

Der sichtbare Teil des Körpers wird in Hüllen eingeteilt, die als *annamaya* und *pranamaya kosha* bezeichnet werden, was Nahrungs- bzw. Lebenshülle bedeutet. Die *annamaya kosha* ist aus fester, flüssiger und gasförmiger Materie zusammengesetzt, während die Lebenshülle aus ätherischer Substanz und Atomen besteht. Diese ist somit der Teil, in dem sich das eigentliche Lebensprinzip des Menschen ausdrückt. Obwohl diese Hüllen von ihrer

Ordnung her trennbar sind, geschieht dies doch nur in Ausnahmefällen, z. B. unter Narkose oder in mesmerischer Trance, wobei zwischen diesen beiden Hüllen eine zeitweise oder teilweise Trennung vorkommen mag.

Die *pranamaya kosha* oder Lebenshülle ähnelt ihrer Form nach der Nahrungshülle und wird deshalb als ätherisches Double bezeichnet. Jedoch löst sich die Gemeinschaft dieser beiden *koshas* im sogenannten Zustand des Todes.

Während des Schlafes verläßt die Seele die Nahrungshülle, geht in den feinen Körper ein und ruht in ihm ohne jeglichen Kontakt mit dem physischen Körper, obwohl beide Körper miteinander in Verbindung bleiben. Die ätherische Hülle oder *pranamaya kosha* ist nicht so gut bekannt wie der physische Körper, obwohl sie eng mit diesem verbunden ist und in ihrem Erscheinungsbild als dessen genaues Gegenstück erscheint. Und doch war diese ätherische oder Lebenshülle seit Generationen bekannt; gab sie doch zu mancherlei Aberglauben und eifrigem Forschen Anlaß. Sie ist, wie gesagt, aus Materie feinerer Qualität als unser physischer Körper und dessen genaues Gegenstück, und sie kann von diesem unter bestimmten Bedingungen getrennt werden. Diese Trennung ist unter den allgemein üblichen Lebensbedingungen nur schwer zu vollziehen, aber Menschen von einem gewissen spirituellen Entwicklungsstand können dank ihrer psychischen Fähigkeiten eine Loslösung des ätherischen Körpers bewirken, und dieser geht dann oft auf lange Reisen.

Dieser Körper existiert noch einige Zeit über den Tod der Person hinaus, der er zugehörte. Er wird sogar unter bestimmten Bedingungen noch lebenden Personen sichtbar, was man so gemeinhin als Geist, Gespenst oder derlei zu kennen glaubt; wohl ist er an sich unsichtbar, wird jedoch sichtbar für Personen mit hellseherischen Kräften. Es gibt heute durchschlagende Beweise dafür, daß die Lebenshülle einer sterbenden Person unter günstigen Umständen von Freunden und Verwandten und nahestehenden Personen gesehen werden kann, wobei die geistige Verfassung des Beobachters eine große Rolle spielt. Ein Hellseher kann, wenn die Todesstunde naht, diese Hülle, das Gegenstück des physischen Körpers, über diesem schweben sehen. Sie erscheint schwebend über dem physischen Körper, mit einem zarten Faden an diesen gebunden. Wenn dieser Faden reißt, ist der Mensch tot, und die Seele verläßt den physischen Körper, nimmt aber den anderen Körper mit sich.

Es muß hier daran erinnert werden, daß diese Hülle bloß aus einem feineren Grad von Materie als dem des Körpers besteht und nicht mehr als ein Träger der Seele ist. Im Zustand nach dem Tode ebenso wie während des Schlafes ist *jiva* oder das Individuum nicht mehr auf der physischen Ebene, *bhu loka* genannt, existent, sondern in dieser Zeit auf der nächsthöheren, der Astralebene, *bhuvar loka* genannt, deren Materie selbstverständlich feiner ist.

Zwei der Seelenträger oder Körper dieser Ebene werden unter dem Namen *sukshma sharira* oder Astralkörper zusammengefaßt. Einer dieser Körper setzt sich aus den fünf Materiestufen dieser Ebene zusammen, und es ist dies die Trägerebene, auf der das Spiel der menschlichen Emotionen sich abspielt.

Der zweite, mit dem ersten eng verbundene Träger setzt sich aus der Materie der groben niedrigeren Subebenen zusammen, der sogenannten *swar loka,* der Feuerebene; es ist die Ebene der menschlichen Vernunfttätigkeit, doch nur solange, als die beiden Träger miteinander verbunden sind, bevor sie sich schließlich trennen. Als dieser eine verbundene Körper sind sie unter dem Namen *sukshma sharira, manomaya kosha* oder geistige Hülle bekannt. Die endgültige Trennung zwischen den beiden tritt erst dann ein, wenn das Individuum solange in *bhuvar loka* und in der nächsthöheren Ebene geweilt hat, wie es sich aus der Art seines letzten physischen Lebens als berechtigt ergibt und bis der Moment der Auflösung der emotionalen Trägerebene erscheint. Dann erhebt sich das Individuum zur *swar loka,* der nächsthöheren Ebene, in der der reine geistige Träger übrigbleibt.

Nach dem Aufenthalt in *swar loka,* dessen Zeitdauer durch Makellosigkeit und Tugendhaftigkeit des physischen Lebens bemessen ist, zerbricht auch der geistige Träger des Menschen, und er erhebt sich auf die nächsthöhere Ebene, *maharloka,* die wiederum in den drei höheren Subebenen des *agni* in ihrem Kausalkörper eingebettet ist.

Dieser Träger ist verhältnismäßig dauerhaft; er bildete sich vor Millionen von Jahren, als das Geschöpf sich vom Tier zum Menschen entwickelte. Seither ist er zusammen mit dem physischen Körper, der ja nur auf der physischen Ebene arbeitet, mehr oder weniger gewachsen. Ein anderer Name dieses Trägers ist *vijnanamaya,* Körper des Wissens schlechthin oder intellektuelle Hülle.

Zwischen dem Wissen, das das Individuum durch diese intellektuelle Hülle erlangt, und dem, das durch die niedrigere *manomaya kosha,* gewonnen wird, besteht ein grundlegender Unterschied. Das durch den letzteren erworbene Wissen ist das Ergebnis eines weitschweifenden und komplizierten Denkvorganges, jederzeit anfällig für Irrtümer; und dieser Spielraum des Irrtums wird noch dadurch vergrößert, daß Emotionen den Denkprozeß beeinflussen. Das führt zur Unterscheidung zwischen einem reinen und einem unreinen Geist.

Diese drei Körper werden von S. H. Swami Sivananda in seinem Buch *Erste Lektionen in Vedanta* folgendermaßen beschrieben: » Eis repräsentiert den physischen Körper, Wasser den Astralkörper und Dampf den Kausalkörper oder *karana sharira*«. Der physische Körper besteht aus fünf Elementen, nämlich Erde, Wasser, Feuer, Luft und Äther. Aufgebaut aus Lymphe, Blut, Fleisch, Fett, Knochen und Mark usw., wird er im Sanskrit *deha* genannt, weil er im Alter verfällt und verschiedene Existenzstufen aufweist wie Geburt, Wachsen, Verwandlung, Verfall und Tod.

Der feine oder Astralkörper besteht aus neunzehn Elementen, und zwar den fünf Organen des Handelns, den fünf *Pranas,* den fünf Organen der Wahrnehmung und den vier Prinzipien des Geistes, nämlich Denkprinzip, Intellekt, Unterbewußtsein und Ego. Der Astralkörper vermittelt die Erfahrungen von Freude und Schmerz; er löst sich erst dann auf, wenn der Mensch seine endgültige Befreiung erlangt, in der er eins wird mit Gott. Der Samenkörper ist als *karana sharira* oder Kausalkörper bekannt. Er wird auch die anfanglose, unbeschreibbare Unwissenheit genannt, da er die Ursache beider Körper, des groben wie auch des feinen, ist.

Fünf Hüllen umgeben die Seele. So wie ein Kissenbezug das Kissen umgibt, so ist die Seele umhüllt von physischem Körper, *Prana,* Geist, Intellekt und Kausalkörper. Diese fünf Hüllen werden *annamaya kosha* (Nahrungshülle), *pranamaya kosha* (Lebenshülle), *manomaya kosha* (geistige Hülle), *vijnanamaya kosha* (intellektuelle Hülle) und *anandamaya kosha* (Hülle der Glückseligkeit) genannt.

Die *annamaya kosha* oder Nahrungshülle ist also der grobe physische Körper und besteht aus den fünf Elementen Erde, Wasser, Feuer, Luft und Raum oder Äther. Er entsteht aus Nahrung und wird auch wieder zu Nahrung, denn wenn der Körper begraben wird, wird er zur Nahrungsquelle für Pflanzen und Tiere.

Die Lebenshülle besteht aus ätherischen Lebensschichten und den fünf Organen des Handelns. Die geistige Hülle wiederum setzt sich zusammen aus dem Denken, dem Unterbewußtsein und den fünf Organen der Wahrnehmung, im Sanskrit *jnana indriyas* genannt. Die intellektuelle Hülle besteht aus Intellekt und Ego, die mit den fünf Organen der Wahrnehmung oder der Sinneswahrnehmung zusammenarbeiten. Und schließlich die Hülle der Seligkeit; sie heißt so, weil durch sie die individuelle Seele die Wirkungen einer guten Tat erfährt. Wenn wir z. B. im Schlaf Freude,

Wonne, Ruhe und Frieden kennen, so ist es diese Hülle, durch die wir sie erfahren. Und wir erfahren auch Freude, wenn wir gute Taten vollbringen. Die drei Attribute der Seligkeitshülle sind einmal *priya*, die Freude, die erlebt wird, wenn man ein Objekt ansieht, zum anderen *moda*, jene große Freude, die der Besitz eines erwünschten Objektes verleiht, und schließlich *pramoda*, die größtmögliche Freude, die nach dem Genuß eines geliebten Objekts erfahren wird.

Diese fünf Hüllen sind also in drei Körper, den physischen, den astralen und den kausalen geteilt. Der physische besitzt nur eine Hülle, die Nahrungshülle; der Astralkörper hat deren drei, die Lebens-, die geistige und die intellektuelle Hülle; der Kausalkörper besitzt die letzte, die Hülle der Glückseligkeit.

Im Wachzustand, wenn der Mensch im wesentlichen mit seinem physischen Körper arbeitet, arbeiten alle fünf Hüllen mit. Im Traumzustand arbeitet der physische Körper nicht mehr, dafür arbeitet der Mensch mit seinen vier anderen Hüllen, der Lebens-, der geistigen, der intellektuellen und der seligkeitserfüllten Hülle. Im Tiefschlaf arbeitet nur noch eine, nämlich die seligkeitserfüllte oder *anandamaya kosha.*

Existent sein, geboren werden, Wachstum, Veränderung, Verfall und Tod sind die Merkmale des physischen Körpers; Hunger, Durst, Hitze- und Kälte-Empfindung die der Lebenshülle. Denken, Zweifeln, Ärger, Lust, Heiterkeit, Niedergeschlagenheit und Täuschung sind die Funktionen der geistigen Hülle; Unterscheidung und Entscheidung die der intellektuellen und schließlich die Erfahrung von Glück die der *anandamaya kosha* oder seligkeitserfüllten Hülle.

Wesen und Art dieser Körper und verschiedenen Hüllen kann von Menschen, die in rein materialistischem Denken befangen sind und glauben, alles sei bloß eine chemische Reaktion im Gehirn, nicht verstanden werden. Doch niemand kann die Existenz feinerer Seelenhüllen, die auf verschiedenen Körperebenen unter verschiedenen geistigen Bedingungen arbeiten, ableugnen.

In den nächsten Kapiteln sollen praktische und wissenschaftliche Wege behandelt werden, mit denen man zur Kontrolle der Körper oder Träger der reinen Seele gelangt.

Die Wissenschaft des Yoga geht bis in die sogenannten prähistorischen Zeiten zurück, als der Mensch noch ein natürliches Leben führte und nicht unter dem Druck der modernen Zivilisation stand. Die Weisen Indiens sahen, daß jeder Mensch Krankheit, Alter und Tod erleben muß, und sie sannen auf Abhilfe. Verglichen mit dem primitiven Menschen sind wir physische und geistige Wracks; daher ist für uns die Praxis des Yoga dringend notwendig.

Die Yoga-Wissenschaft hat zwei Aspekte: einen physischen und einen spirituellen. Für einen Yogi bedeutet Gesundheit das Nicht-vorhanden-Sein von Krankheit und Alter, denn Alter und Tod sind letztlich die unvermeidbaren Folgen von Krankheit. Yoga zielt darauf ab, nicht nur die Symptome irgendeiner Krankheit zu behandeln, wie dies die medizinische Wissenschaft versucht, sondern die Wurzeln aller Krankheiten zu beseitigen. Yoga lehrt eine vernünftige und natürliche Lebensweise, die, wenn befolgt, jedermann zugute kommen wird. Diese ist wirklich naturnah und bedeutet Rückkehr zu der unmittelbar natürlichen Lebensform und ist den künstlichen Lebensgewohnheiten, die wir entwickelt haben, entschieden vorzuziehen. Yoga-Übungen wurden schon von unseren Vorfahren zur Vervollkommnung ihres Körpers praktiziert.

Ein oberflächlicher Beobachter könnte, wenn er die Sorgfalt, die Zeit und die Konzentration sieht, die ein Yogi seinem Körper widmet, zu der Schlußfolgerung kommen, daß Yoga-Philosophie letztlich bloß eine Art Körperkultur sei, die sich im Kopfstehen erfüllt.

Weit gefehlt! Die Yoga-Philosophie lehrt, daß das, was den Menschen ausmacht, nicht mit seinem sichtbaren Körper identisch ist, sondern daß das unsterbliche Ich, dessen sich jeder im Vollzug seiner geistigen Entwicklung in gewissem Maße bewußt wird, diesen Körper lediglich in seinen Besitz genommen hat und sich seiner als Werkzeug bedient. In der *Srimad Bhagavad Gita* steht geschrieben, daß dieser Körper einem Kleide gleicht, das die Seele anzieht oder auszieht, wenn es von Zeit zu Zeit alt oder abgetragen wird. Sicher ist diese fleischliche Hülle wesentlich für die sichtbare Existenz des Menschen und für sein Wachstum in der jeweiligen Stufe seiner Entwicklung; und obwohl der Yogi seinem Körper ein hohes Maß an Aufmerksamkeit und Pflege schenkt, geht er doch über ihn hinaus und bringt ihn unter die Kontrolle des Geistes. Letztlich bedient er sich beider, des Körpers und des Geistes, auf sein höheres, spirituelles Ziel hin.

Schon in uralten Zeiten wußten in Indien Heilige, daß es nicht nur den sichtbaren physischen Körper und dessen Funktionen gibt, und sie gingen schon damals über die physische Ebene hinaus in die Funktionsbereiche der feineren Körper ein. Ihr Wissen um das Wesen des Geistes, um seine Geheimnisse und Funktionen wird heute von all denen – ob in West oder Ost –, die sich mit diesen Dingen beschäftigen, anerkannt. Die moderne, auf die Erforschung der geistigen Phänomene gerichtete Psychologie ist gar nichts im Vergleich mit dem Wissen der Vorfahren. Die Psychologen und Wissenschaftler von heute kennen und verstehen nicht den Unterschied zwischen Seele, Geist und Körper. Freilich kann auch niemand das Wesen von Geist und Seele verstehen, solange er nur im Äußeren herumexperimentiert und sich nicht nach innen wendet und seine gedankliche Aktivität ruhig stellt, um seinen eigenen Geist und seine Seele zu beobachten.

Kapitel 3

DIE YOGA-REINIGUNG DES PHYSISCHEN KÖRPERS

Wie wir gesehen haben, nimmt die Ausdrucksfähigkeit der Seele mit der Entwicklung von Geist und Körper, in die sie eingebettet ist, zu. Im Wissen um diesen Zusammenhang zeigt Yoga Wege auf, Körper und Geist zu trainieren und zu entwickeln. Durch das Training muß zunächst der Körper stark und gesund werden; auf den Geist bezogen ist es das Ziel des Yoga, Konzentration des Geistes zu lehren, um seine verborgenen Bereiche frei zu machen und die tieferen spirituellen Möglichkeiten zu wecken. Wenn wir tiefer in die Yoga-Lehre eindringen, finden wir zu ihrer Aussage, daß der Geist nur der feinere Teil des Körpers ist und daß beide miteinander und einander beeinflussend wirken.

Wenn sich z. B. jemand ärgert, beeinflussen diese geistbedingten Gefühle deutlich den Körper: Die Augen röten sich, die Fäuste werden geballt und der Gesichtsausdruck verzerrt sich. Leider ist bei den meisten Menschen der Geist kaum entwickelt und steht völlig unter der Kontrolle des Körpers; und schon eine oberflächliche Analyse macht deutlich, wie gering unsere Kontrolle über den Geist ist, wie stark dagegen die Kontrolle des Körpers über den Geist.

Körperkontrolle ist also der verläßliche Weg zum Geistestraining. Folgende Beispiele sollen die gegenseitige Abhängigkeit von Körper und Geist und ihr gegenseitiges Aufeinander-Einwirken zeigen:

Bei Behandlungen mit modernen Schocktherapien entdeckte man, daß Symptome geistiger Krankheiten aussetzten. Zufällig wurde dieser Zusammenhang auch von einem Psychiater entdeckt, als er feststellte, daß bei bestimmten Patienten, die an Typhus erkrankt waren, gewisse geistige Krankheitssymptome nicht mehr auftraten. Die genauere Ursache dieser Heilung wurde durch fortgesetzte Experimente 10 Jahre später erkannt, nachdem man sie an geisteskranken Patienten durch Injektion fieberhervorrufender Mittel erprobt hatte. Durch diese Versuche kam man zu aufsehenerregenden Resultaten, z. B. wenn man Patienten, die syphilisbedingte Geistesstörungen aufwiesen, mit Malaria-Erregern behandelte. Ausgehend von diesen und anderen Experimenten kam man zur Schocktherapie.

Ebenso konnte man das Verschwinden von Symptomen geistiger Erkrankung beobachten, wenn man Patienten so verschiedene Substanzen wie Milch und Blut injizierte, die ja bekanntlich eine starke Reaktion des Körpers hervorrufen. Es zeigt sich daraus deutlich, daß sich auf diesem Wege geistige Spannungen beseitigen lassen und daß demnach Körper und Geist in gegenseitiger Wechselwirkung stehen.

Um nun die Kontrolle über den Körper und den Geist zu erlangen, müssen wir uns zunächst gewisser körperlicher Übungen bedienen. Wenn wir dann ausreichende Kontrolle über unseren Körper besitzen, können wir mit dem Geistestraining beginnen. Mit dem Geistestraining wächst unsere Konzentrationsfähigkeit, und das wird uns befähigen, unsere inneren Kräfte zu steuern und zu dem einen Seinsgrund zu finden, aus dem letztlich die Welt besteht.

Das letztgültige Ziel von Wissenschaft ist es ja immer, jene letzte, in sich ruhende Einheit zu entdecken, aus der das ganze vielfältige Universum besteht, jene eine Intelligenz, aus der das Viele wird.

Ein Teil des Yoga besteht aus körperlichen Übungen, aber der Hauptteil ist auf die geistige Entwicklung ausgezielt. Yoga beginnt bei den Übungen zur Körperkontrolle mit den Reinigungsprozessen, den *kriyas*, als erster Stufe, um den Körper von angesammelten Giftstoffen zu befreien.

Der Körper scheidet schon von sich aus über seine Organe andauernd Abfallstoffe aus; die Nieren entfernen Harnsäure und andere Abfallstoffe und reinigen das Blut; die Schweißdrüsen reinigen den Körper von schädlichen Stoffen durch die Schweißabsonderung; Unreinheiten des Körpers werden durch verschiedene Öffnungen entfernt mittels Schweiß, Harn, Kot und Atmung. Ohne dieses Ausscheidungssystem wäre der Körper bald mit krankheitserregenden Giftstoffen überschwemmt.

Yoga ist zunächst darauf ausgerichtet, jene Abfallstoffe zu entfernen, die unsere Ausscheidungsorgane nicht loszuwerden vermögen, und unterstützt je nachdem auch die Natur bei ihren Ausscheidungsprozessen. Wir reinigen täglich unsere Haut und halten damit unsere Poren sauber und offen; auch putzen wir täglich unsere Zähne. Die Yoga-Reinigung geht aber einen Schritt weiter und reinigt auch wichtige Körperteile, die gerne vernachlässigt werden. Die Reinigungsvorgänge sind wissenschaftlich und hygienisch fundiert. Sie beseitigen zudem Leiden, die durch ungenügend Aufmerksamkeit diesen Körperteilen gegenüber verursacht werden.

Es gibt sechs *kriyas,* um das Atmungssystem, die Speiseröhre, den Magen, die Augen und den unteren Dickdarm zu reinigen. Diese Übungen eignen sich besonders für schlaffe Menschen und Phlegmatiker. Die Namen der sechs *kriyas* lauten: *dhauti, basti, neti, nauli, tratak* und *kapalabhati* und bedeuten: Reinigung des Magens, des Darmes, der Nase, der Bauchorgane, Blickübungen und Reinigung der Atmungsorgane.

Dhauti gliedert sich in vier Bereiche: (1) *antar-dhauti,* innere Waschung; (2) *danta-dhauti,* Reinigung der Zähne; (3) *hrid-dhauti,* Reinigung der Kehle; (4) *mula sodhana,* Reinigung des Enddarms.

Antar-dhauti wiederum gliedert sich in: (a) Luftreinigung; (b) Wasserreinigung; (c) Feuerreinigung *(agni sara)*; (d) Tuchreinigung.

DIE LUFTREINIGUNG

Diese Übung ist sehr schwierig und sollte deshalb nur unter Aufsicht eines Kundigen ausgeführt werden; denn es ist nicht leicht, bei geschlossener Epiglottis Luft in den Magen zu schlucken, und es setzt schon eine gewisse Übung voraus. Der Yogi vollzieht diese Übung, indem er den Kehlkopfdeckel schließt und mit einem plötzlichen Ruck kleine Mengen Luft in den Magen stößt; darauf ruht er ein wenig und wiederholt dann den Vorgang solange, bis der Magen mit Luft gefüllt ist. Darauf rülpst er die Luft mit Faulgasen des Magens wieder aus.

DIE WASSERREINIGUNG

Man trinke eine größere Menge Salzwasser und bewege die Unterleibsmuskeln, ziehe den Magen ein und stecke einen Finger bis zum Zungenende in den Mund, bis man erbricht. Der Sanskritname für diese Reinigung ist *kunjar kriya.*

DIE FEUERREINIGUNG

Der Schüler sitzt mit gekreuzten Beinen und atmet tief ein; anschließend atmet er forciert aus und leert seine Lunge soweit er nur kann; danach hält er die Atmung einen kurzen Moment an, wobei nicht eingeatmet werden darf. In diesem Zustand ist das Zwerchfell leicht angehoben, und die Bauchmuskeln lassen sich leicht bewegen. Solange nun das Zwerchfell angehoben ist, pumpt er in schneller Folge die Bauchmuskeln hinaus und hinein; so werden in jeder Runde, d. h. während die Lunge leer ist, ohne einzuatmen 15 bis 20 Pumpbewegungen vollzogen. Man kann täglich 10 solcher Runden üben.

Diese Übung wirkt anregend auf Leber, Milz, Nieren und Bauchspeicheldrüse und beseitigt Bauchspeck und Verstopfung.

DIE TUCHREINIGUNG

Der Nahrungskanal ist eine lange Röhre von Mund bis zum After und besteht aus Mund, Rachen, Speiseröhre, Magen, Dünn- und Dickdarm. Der größere Teil des Nahrungskanals liegt im Bauchteil.

Die Tuchreinigung ist sehr wichtig, um Schleim und andere Abfallstoffe aus Speiseröhre und Magen zu beseitigen. Der allgemeine Bauplan des Verdauungsschlauches ist folgender:

1. Zuinnerst befindet sich die Schleimhaut mit zahlreichen Drüsen,
2. nach außen folgt eine Lage zarten Bindegewebes, in das die Drüsen von der Schleimhaut her eindringen und in die auch die größeren Blutgefäße eingebettet sind,
3. weitere Lagen aus glatter Muskulatur,
4. eine äußere Deckschicht, die wiederum aus Bindegewebe besteht.

Der Magen, der auf die Speiseröhre folgt, ist der breiteste Teil des Nahrungskanals. Seine innere Oberfläche ist, wenn er leer ist, in Falten gelegt, bedingt durch die Lockerheit des Bindegewebes und die Muskeltätigkeit. Diese Magenfalten sind mit Nahrungsmitteln oder deren Resten bedeckt. Wenn sich besonders viele Nahrungsreste an der Magenwand sammeln, entsteht im Magen ein Gefühl der Fauligkeit und Appetitlosigkeit. Akute Verdauungsschwierigkeiten entstehen meist dann, wenn wir etwas zu uns nehmen, was der Magen nicht verträgt. Ein Zuviel an Nahrung oder falsche Diät können den Magen irritieren, oder sie führen zu Zersetzungen im Magen und verursachen so akute Dyspepsie. Häufige Ursache ist der Verzehr von Nahrungsmitteln, die sich bereits, vor allem bei hohen Temperaturen, im Zustand der Zersetzung befinden. Oft auch ist Alkoholgenuß Ursache von Rötungen und Schwellungen der Magenwand; diese bedeckt sich mit Schleim, es kann sogar zu Blutungen kommen.

Symptome leichterer Art sind Verdauungsbeschwerden, ein unangenehmes Gefühl im Magen, Kopfschmerzen, Depressionen, Schwindel, Aufstoßen und Erbrechen. Freilich ist Erbrechen eine natürliche Form, unpassende Nahrungsmittel und Schleim aus dem Magen zu entfernen.

Auch Dyspepsie ist eine ziemlich weit verbreitete Krankheitserscheinung; sie bedeutet schwierige bis schmerzhafte Verdauung. Unterleibsbeschwerden oder Schmerzen sind die üblichen Symptome. Die Intensität dieser Empfindungen reicht von weniger bedeutenden Schweregefühlen bis zu fast unerträglichen Schmerzen. Dyspepsie tritt häufig nach dem Essen auf. Manchmal vermag hier das Naturheilmittel des Erbrechens Erleichterung zu verschaffen.

Ein weiterer nicht gerade seltener Zustand des Magens ist die Gastroptosis oder Magensenkung, an der mehr Frauen leiden als Männer. Menschen, die an Gastroptosis leiden, sind schon nach Einnahme kleiner Mengen an Nahrungsmitteln satt und spüren oft schon nach dem ersten Bissen kaum noch ein Eßbedürfnis. Die Ursache dafür liegt darin, daß die Nahrung und die Sekrete aus dem Magen nicht in den Dünndarm weiterbefördert werden können. Das bewirkt einen Rückstau, und durch den Druck, der durch den Zug des Magens entsteht, kommt es zu einer Erweiterung des obersten Darmabschnittes, des Zwölffingerdarmes. Wenn nun vom Duodenum giftige Substanzen absorbiert werden müssen, entstehen Kopfschmerzen, Schwindel, Übel- und Appetitlosigkeit. Der Magen ist also ein Organ, das, wenn es nicht sauber und gesund erhalten wird, allerlei Krankheiten verursacht. Deshalb sind einige Yoga-Reinigungsübungen darauf gezielt, den Magen in Ordnung zu halten.

Die Tuchreinigung wird folgendermaßen durchgeführt: Man nimmt einen feinen Leinenstreifen, 7,5 cm breit und 4,5 m lang, oder eine festkantige Mullbinde, 6 cm breit und ebenfalls 4,5 m lang; die Enden sollen festkantig sein und es darf kein loser Faden heraushängen. Die Streifen sind vor Gebrauch mit Seife sauber zu waschen. Dann taucht man den Streifen in Salzwasser und drückt ihn wieder aus; und nun schluckt man das eine Ende langsam Schluck für Schluck hinunter, wartet einige Sekunden und zieht ihn wieder heraus. Am ersten Tag wird man vielleicht etwa 30 cm schlucken, am nächsten Tag bereits mehr; auch wird man schon einige Minuten warten, bis man den Streifen wieder herauszieht. Das übt man solange, bis man ihn ganz schlucken kann, wobei man freilich bedacht sein muß, das eine Ende festzuhalten. Man lasse ihn dann etwa zwei Minuten verschluckt und

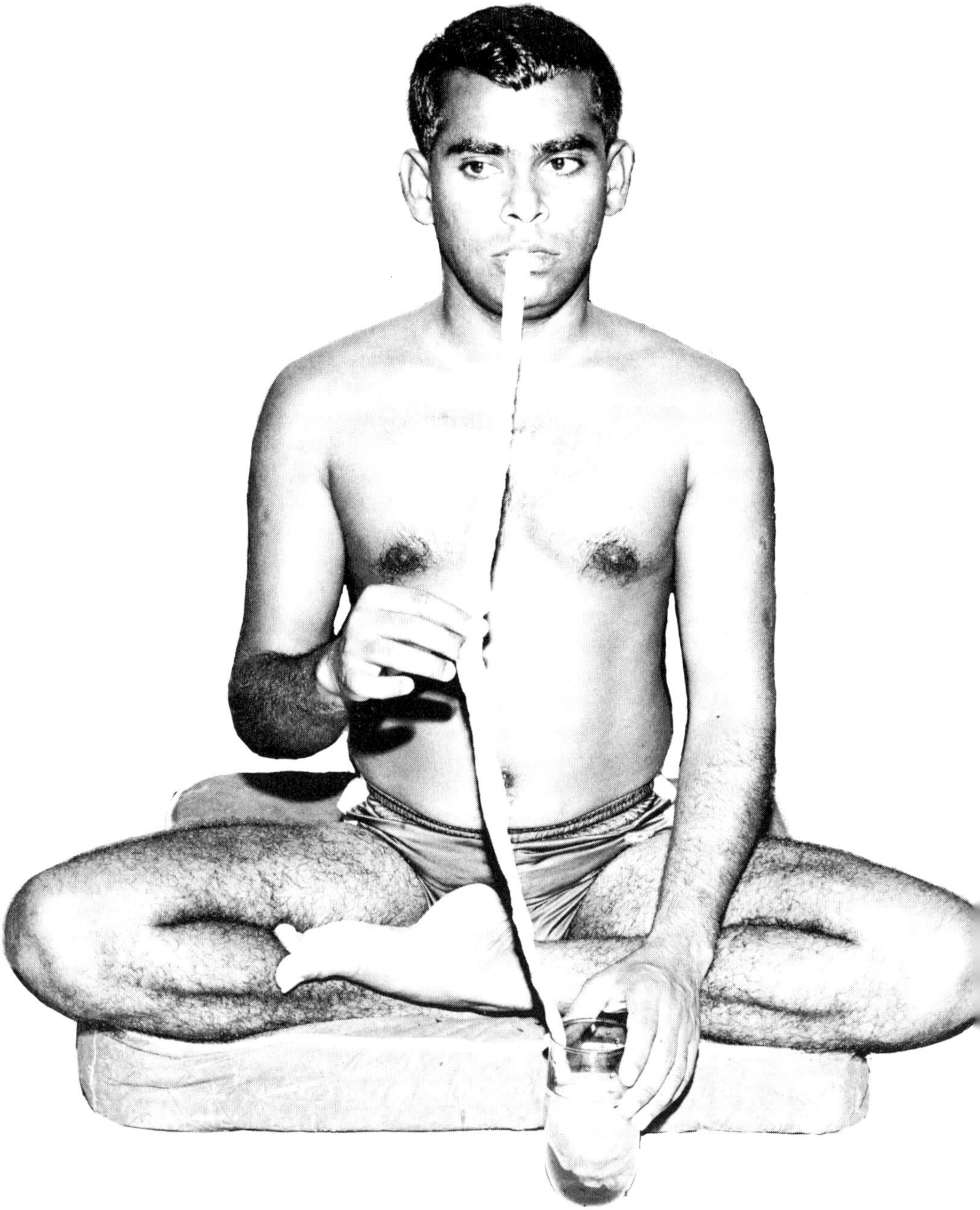

Abbildung 1

ziehe ihn dann langsam heraus. Das darf nicht zu hastig geschehen, damit der Hals nicht verletzt wird. Wenn man dieses *kriya* vollzogen hat, trinkt man ein Glas Milch; denn das verschafft dem Hals Erleichterung.

Diese Übung sollte man mit leerem Magen, also am besten am Morgen durchführen.

Man muß sie nicht jeden Tag ausführen; es genügt alle vier Tage oder einmal in der Woche. Diese Übung ist völlig ungefährlich, wenn man nichts übereilt. Freilich spürt jeder bei den ersten zwei, drei Versuchen einen Brechreiz. Nach jeder Übung muß man das Tuch wieder mit Seife waschen und trocknen.

Auch diese Übung eignet sich besonders gut für schlaffe Menschen oder Phlegmatiker. Stete Anwendung heilt Gastritis und Dyspepsie, neben Magenkrankheiten auch solche der Milz und Galle und korrigiert auch eine allzu phlegmatische Haltung.

Um den Tuchstreifen leichter und ohne jede Schwierigkeit abschlucken zu können, schluckt man jedesmal eine kleine Menge Salzwasser mit. Das befeuchtet Schlund und Kehle, und das Tuch gleitet leichter.

Um kein Risiko einzugehen, übt man dieses *Kriya* am frühen Morgen mit leerem Magen, wenn möglich unter Aufsicht eines guten Lehrers.

DANTA DHAUTI

Unter *danta dhauti* versteht man das Reinigen der Zähne, was bei zivilisierten Menschen sowieso üblich sein sollte. Wichtig ist, daß mit der Reinigung der Zähne auch das Zahnfleisch massiert wird; dadurch wird es gestärkt und vermag unreine Stoffe durch seine Poren wegzubefördern.

HRID DHAUTI

Um Zunge und Kehle zu reinigen, lege man Zeige-, Mittel- und Ringfinger zusammen und führe sie so in die Kehle ein und reibe die Zungenwurzel gut ab; darauf wasche man sie und wiederhole diesen Vorgang mehrere Male. Mundwaschungen und Gurgeln mit Salzwasser sind ebenso wichtig, um die Kehle von Infektionen frei zu halten.

Für die häufigen Entzündungen der Kehle, verbunden mit Rötung, Schwellung und übermäßiger Schleimbildung, gibt es verschiedene Ursachen. Die häufigsten sind Erkältung, Ausbreitung von Entzündungen von den Mandeln oder der Nase her, Tabakkonsum oder staub- und rauchhaltige Luft; auch atmosphärische Zustände können eine Reizung der Kehle verursachen.

Mit der Schwellung und Entzündung der Kehle können starke Schmerzen verbunden sein, auch Schmerzen in den Ohren, da der Kanal, der von der Nase zum Ohr führt, blockiert sein kann. *Hrid dhauti* sollte zusammen mit der Reinigung der Zähne und der Zunge täglich vollzogen werden.

Man reibe ferner mit dem Daumen der rechten Hand die Einsenkung in der Stirn an der Nasenwurzel. Auch dadurch können Krankheiten, die durch Störungen des Schleimhaushaltes entstehen, geheilt werden. Diese Übungen reinigen zudem das Nervensystem und können sogar zu hellseherischen Fähigkeiten führen. Sie heilen auch verschiedene Erkrankungen der Bauchorgane, vergrößerte Milz, einige Hautkrankheiten und Störungen des Schleim- und Gallehaushaltes.

KARNA DHAUTI (Ohrreinigung)

Der Gehörgang bis zum Trommelfell wird von mancherlei Störungen heimgesucht. Auch hier gilt es, durch geeignete Reinigungsübungen Infektionen zu beseitigen und ihre Wiederkehr zu verhindern. Ohrenschmalz kann am leichtesten entfernt werden, wenn es hart geworden ist. Dazu sollte man eine mit lauwarmem Wasser gefüllte Spritze oder einen kleinen Wattebausch verwenden. Man sollte nicht allzu oft reinigen; zu häufiges Ausspritzen kann sogar schädlich sein. Man führe niemals Drahtstücke, Zahnstocher oder Ohrlöffel in den äußeren Gehörgang ein, da die Gewebe sehr empfindlich sind und durch derlei Praktiken erheblich verletzt werden können.

MULA SODHANA (Enddarmspülung)

Mula Sodhana, das Reinigen des Enddarms mit Wasser, wird bei der Übung *basti* besprochen.

NETI (Nasenreinigung)

Neti ist die Reinigung der nasalen Passage des Atmungssystems. Nase und Rachen stellen die Verbindung zwischen Atmungssystem und Außenwelt dar. Ein Teil des Rachens gehört sowohl dem Atmungs- als auch dem Verdauungstrakt an. Das Atmungssystem besteht aus dem Kehlkopf, der Luftröhre, den Bronchien und den Lungen. Seine Aufgabe ist es, der Luft einen nahen Kontakt mit dem zirkulierenden Blut zu ermöglichen und damit den Gasaustausch. Wenn wir Luft einatmen, gelangen auch Staubteilchen und Keime in unser Atmungssystem. Damit diese Fremdkörper nicht in die Lunge gelangen können, hat die Natur ein Filtersystem erdacht. In den Nasenöffnungen filtern zunächst die kräftigeren Haare die groben Staubpartikel aus und verhindern, daß diese weitergelangen. Die Schleimhäute sind außerdem mit feinen Härchen versehen, die Partikel und Keime aus der vorbeiströmenden Luft auffangen. Diese Flimmerhärchen wirken zusammen und beseitigen flüssige oder feste Partikel, sobald sie mit der Schleimhautoberfläche in Berührung kommen. Dabei wird die Luft, wenn sie die Nasenhöhle durchströmt und an den Schleimhäuten vorbeistreicht, erwärmt und angefeuchtet. Der wichtigste Bauteil der Nase hinsichtlich ihrer Bedeutung für Erkrankungen sind die Schleimhäute, die die Hohlräume auskleiden. Sie gehören zu den empfindlichsten Geweben des Körpers. Wenn sie verletzt werden, kann es zu erheblichen Störungen kommen. Kleinere Infektionen zieht man sich meist besonders in den Haarfollikeln oder den Wurzeln der Nasenhaare zu.

Es ist heute allgemein bekannt, daß eiterbildende Keime wie Staphylokokken und Streptokokken weit verbreitet sind und leicht in den menschlichen Körper gelangen können. Wo immer sie mit einem verletzten Gewebe in Berührung kommen, führen sie zu einer Infektion, die sich gegebenenfalls auf den ganzen Körper ausbreitet.

Um der Natur zu helfen, solche Fremdkörper aus dem Nasentrakt und von den Schleimhäuten fernzuhalten, verwendet der Yogi eine Schnur, Wasser und Luft. Damit beseitigt er nicht nur die Fremdkörper, sondern verhütet auch Schnupfen und hält die Geruchsorgane in einem gesunden Zustand. Bevor diese Methode näher beschrieben wird, soll eine kleine Beschreibung des Nasentraktes und des Rachens dem Schüler helfen, diese Reinigung auf wissenschaftliche Weise durchzuführen. Obwohl gemeinhin Nase und Rachen nicht als Teile des Atmungssystems betrachtet werden, wollen wir das hier der Einfachheit halber tun. Der Rachen besitzt Teile, die sowohl dem Verdauungs- als auch dem Atmungssystem angehören. Der Kehlkopf wird neben seiner Funktion als Luftweg auch zur Stimmbildung verwendet. So haben Organe, die in der Atmung eine Rolle spielen, auch noch andere Funktionen.

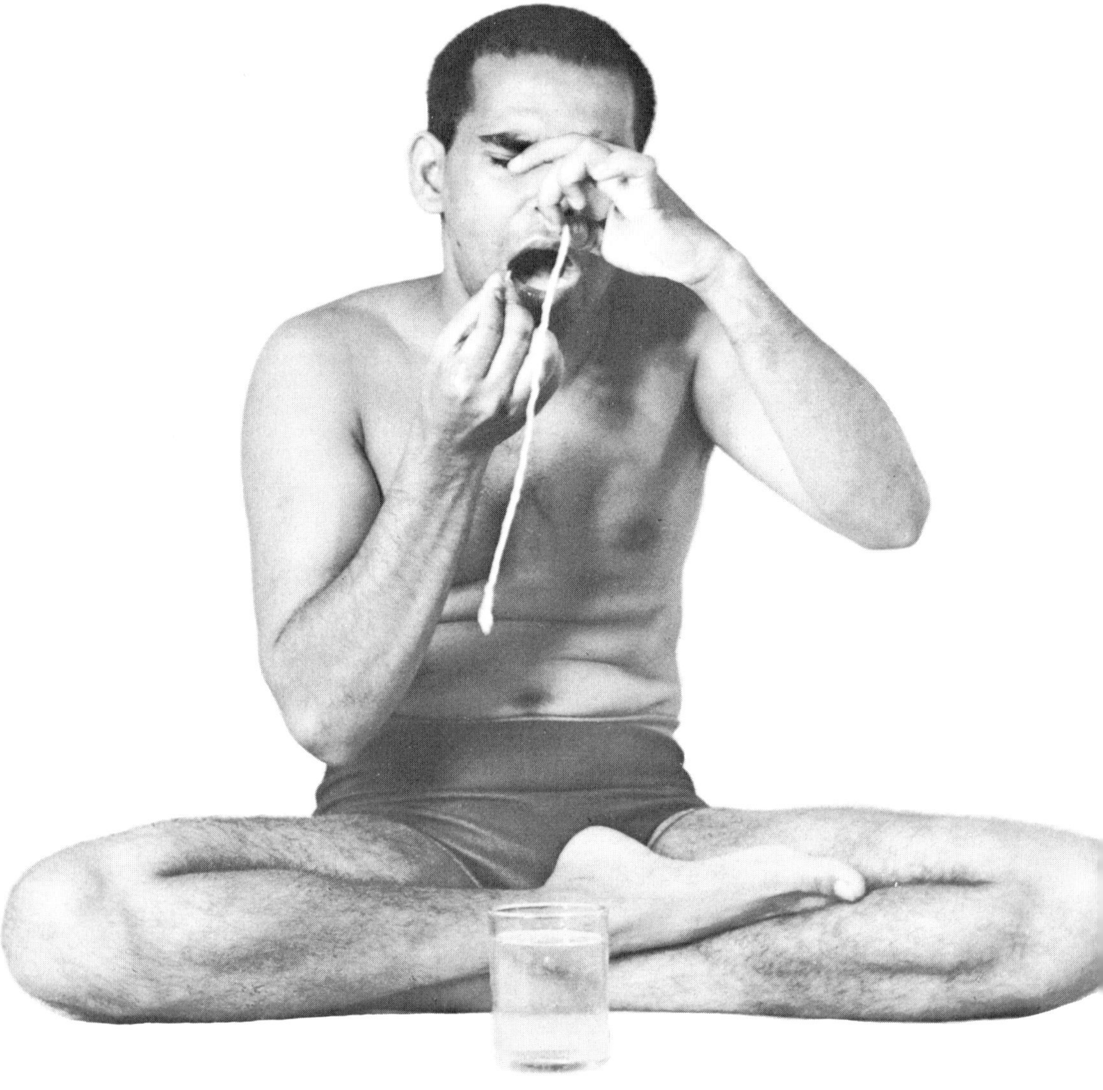

Abbildung 2

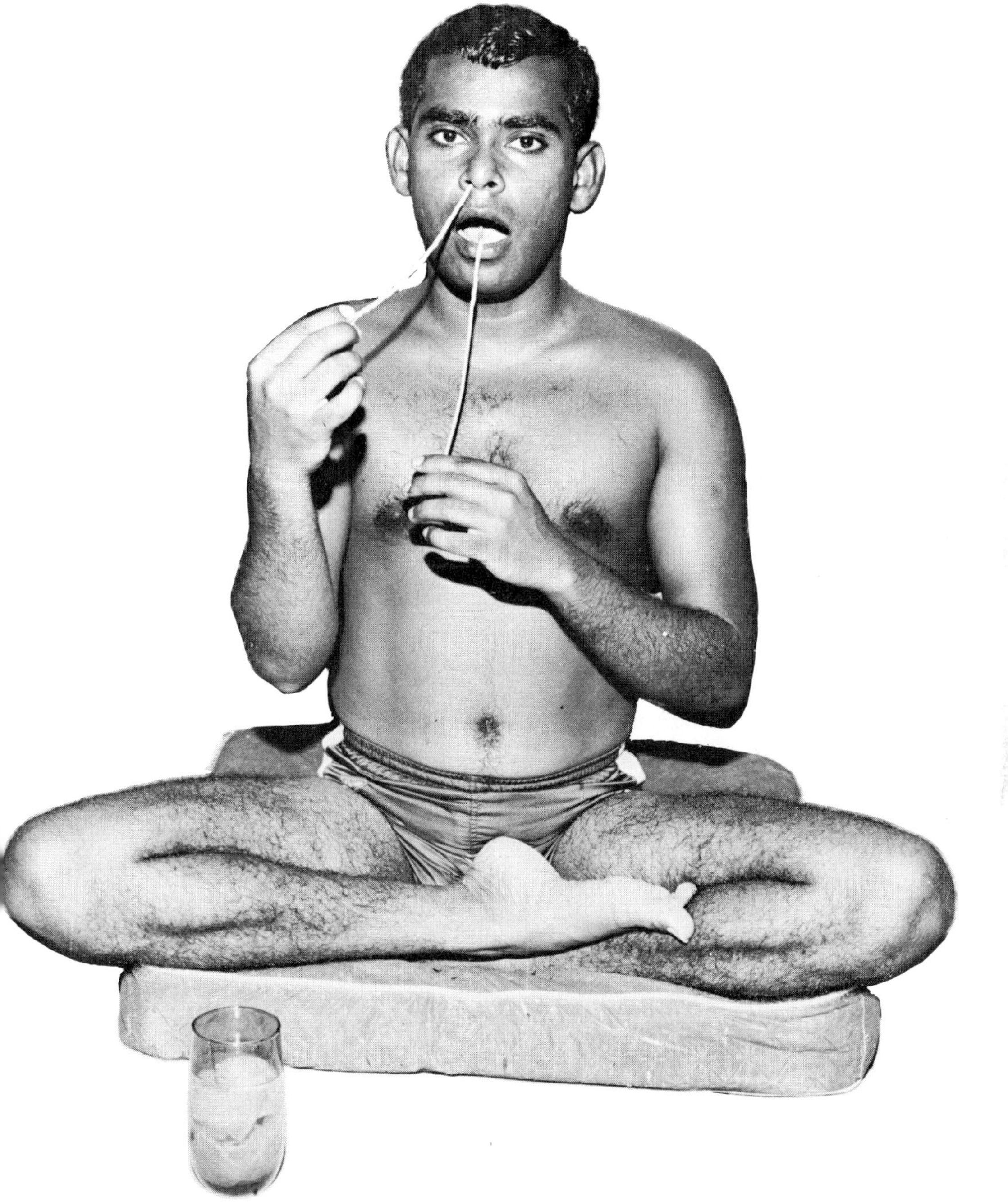

Abbildung 3

Der Nasenraum wird durch das Nasenseptum in zwei Nasenhöhlen geteilt. Das Dach der Nasenhöhle bildet die Siebplatte (lamina cribrosa) des Siebbeins. Der Boden besteht aus den Gaumenfortsätzen des Oberkieferknochens und den waagrechten Fortsätzen des knöchernen Gaumens. Die Wände der Nasenhöhle sind von der Knochenhaut und den Schleimhäuten ausgekleidet. Für den Reinigungsprozeß ist in diesem Zusammenhang der Rachen der zweitwichtigste Teil. Er gehört sowohl dem Verdauungs- als auch dem Atmungstrakt an, zumindest für einen Teil seiner Ausdehnung. Er ist ein vertikaler, schlauchförmiger Gang, der vom Schädelboden bis zum Beginn der Speiseröhre reicht. Nach vorne ist er mit der Nasenhöhle, darunter mit der Mundhöhle und nach unten mit dem Kehlkopf verbunden. Diese Verbindung zwischen der Nasen- und der Mundhöhle durch den Rachen ermöglicht die Reinigung dieses Traktes mittels einer speziellen Schnur. Die eine Hälfte der Schnur ist gerade so steif, daß man sie durch die Nasenhöhle schieben kann, bis sie den Grund der Kehle berührt. Mit den Fingern wird sie dann durch den Mund herausgezogen. Wenn dieser Teil des Fadens so durch Nasenhöhle, Rachen und Mund durchgezogen ist, folgt die andere weiche Hälfte, die die verschiedenen Fremdkörper, die sich in diesem Abschnitt angesammelt haben, aufnimmt und beseitigt. Das nennt man Faden-*neti* oder Fadenreinigung.

Wenn dieser spezielle Faden nicht erhältlich ist, kann ein Gummikatheder, den es in jeder Apotheke oder Drogerie gibt, verwendet werden. Katheder oder Faden muß vor der Verwendung sterilisiert und nachher gründlich gereinigt werden. Der Faden sollte vor dem Einführen in lauwarmes Salzwasser getaucht werden.

Man nimmt den steifen Teil des Fadens zuerst in die Hand, um ihn ein wenig zu biegen, und führt ihn dann mit Daumen und Zeigefinger ein paar Zentimeter tief ins rechte Nasenloch ein und zieht ihn dann wieder heraus; ebenso verfährt man beim linken Nasenloch.

Meistens kommt es in den ersten Tagen zu einem starken Nießreiz; doch läßt dieser nach, je öfter man diese Reinigung übt. Danach wird es auch leichter sein, den Faden bis zur Kehle einzuführen. Wenn man den Faden auf der Zungenwurzel fühlt, zieht man das Ende durch den Mund heraus, bis der ganze Faden durch das Nasenloch läuft. Mit Hilfe eines Lehrers läßt sich diese Technik in ein paar Tagen vervollkommnen.

Es gibt auch noch eine andere, einfachere Methode, die Nasenlöcher zu reinigen, die sich ohne jede Schwierigkeit ausführen läßt.

Man bedarf dazu lediglich lauwarmen Salzwassers. Man streue einen Teelöffel Salz in ein Glas lauwarmen Wassers und rühre gut um. Man spritzt dann mit einer Nasenpipette, die in jeder Apotheke erhältlich ist, eine kleine Menge dieses Salzwassers in das eine Nasenloch, indem man das andere mit dem Daumen schließt. Man hebe den Kopf und lasse das Wasser in die Kehle und schließlich aus dem Mund herausfließen. Man darf dabei freilich nicht einatmen, da es sonst ein nicht gerade angenehmes Gefühl ergäbe. Man lasse das Wasser ohne jede Künstelei bei hochgehaltenem Kopf in den Mund fließen und spucke es dann aus.

Dabei verbleibt eine kleine Menge des Wassers im Nasenraum, die man sofort durch kräftiges Ausatmen herausblasen muß. Dieser Vorgang soll dreimal mit jedem Nasenloch wiederholt werden. Mit dieser Reinigungsübung läßt sich die wohl verbreitetste Krankheit, der Schnupfen, beseitigen. Zugleich wird die Atmung erleichtert, und deshalb sollte man an diese Reinigung gleich die Atemübungen anschließen. Diese Reinigung beseitigt nicht nur Fremdkörper aus dem Nasenraum und dem Rachen, sondern führt auch zu einer Stärkung der Augen, da die Blutzirkulation in den Blutgefäßen der Augen- und Nasengegend angeregt wird.

TRATAK (Blickübungen)

Unter *Tratak* versteht man das beständige Starren auf einen bestimmten Punkt oder auf ein bestimmtes Objekt, ohne dabei mit den Augen zu zwinkern. Obwohl es zu den sechs Reinigungsübungen gehört, ist *tratak* im eigentlichen für die Entwicklung der Konzentration und für die Sammlung des Geistes auf einen Punkt hin gedacht. Es ist für Schüler des Hatha-, Jnana-, Bhakti- und Raja-Yoga sehr nützlich. Es verbessert aber auch die Sehkraft.

Auf den folgenden Seiten werden drei Variationen der Technik des *tratakam* beschrieben.

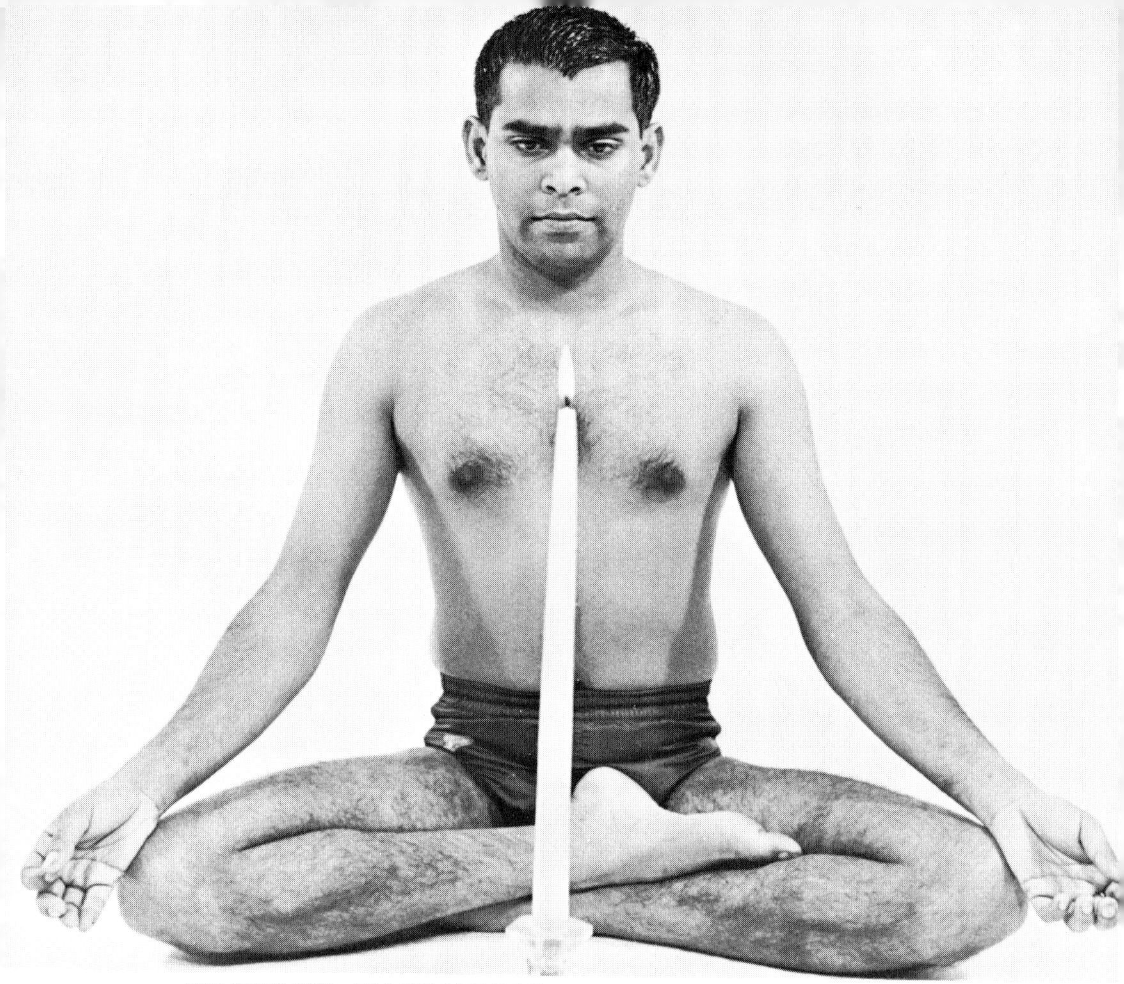

TECHNIK: VARIATION 1 *Abbildung 4*

Man stelle ungefähr einen Meter von sich entfernt eine Kerze auf. Die Ebene der Augen und der Kerzenflamme sollten eine Waagrechte bilden. Man setze sich aufrecht hin, halte das Rückgrat gerade und entspanne den Körper und schaue eine Minute lang mit ruhigem Blick ohne zu zwinkern in die Flamme. Nach einer Minute schließe man die Augen, entspanne die Augenmuskeln und vergegenwärtige sich die Flamme eine weitere Minute lang zwischen den Augenbrauen liegend. Darauf schaue man wieder mit offenen Augen eine Zeitlang in die Flamme und schließe und entspanne sie wieder. Das kann fünf bis sechs Minuten so fortgesetzt werden. Die Zeitdauer, die man in die Flamme schaut bzw. in der man die Augen schließt und entspannt, soll nach und nach von einer auf drei Minuten erhöht werden; auf jeden Fall soll man aber mit kleinen Zeitschritten beginnen. Diese Übung regt die Nervenzentren an, stärkt die Konzentrationsfähigkeit und schließlich auch die Sehkraft.

TECHNIK: **Tratakam** (Blickübung)

VARIATION 2: *Bhrumadhya drishti* (Stirn-Blick-Übung)

Sie eignet sich für fortgeschrittene Schüler; sie beginnt als Konzentrationsübung, indem man den Blick bei halbgeschlossenen Augen auf den Punkt zwischen den Augenbrauen, auch drittes Auge genannt, richtet. Diese Blickübung regt den Sehnerv und die Geruchsnerven an und damit zugleich das autonome und das zentrale Nervensystem. Wenn man diese Übung langsam vollzieht, hat sie auch beruhigende Wirkung, etwa auf die Kopfnerven, und schließlich stärkt sie auch jene geistige Fähigkeit, sich auf einen Punkt zu konzentrieren. Fortgeschrittene werden diese Übung als sehr hilfreich für die Einübung ihrer Atemtechniken finden und auch als Erweckungsübung für *kundalini shakti*. Zu vermeiden ist auch hier übertriebene Anstrengung; zudem kann dauerndes Üben ohne Anleitung durch einen Lehrer Augenmuskeln und Nervensystem angreifen. Dieselben Vorsichtsmaßnahmen gelten auch für die Blickübungen auf die Nasenspitze. Man sollte mit einer Übungsdauer von ein bis zwei Minuten beginnen und allmählich auf zehn Minuten erhöhen, jedenfalls ohne sich zu überanstrengen. *Abbildung 5*

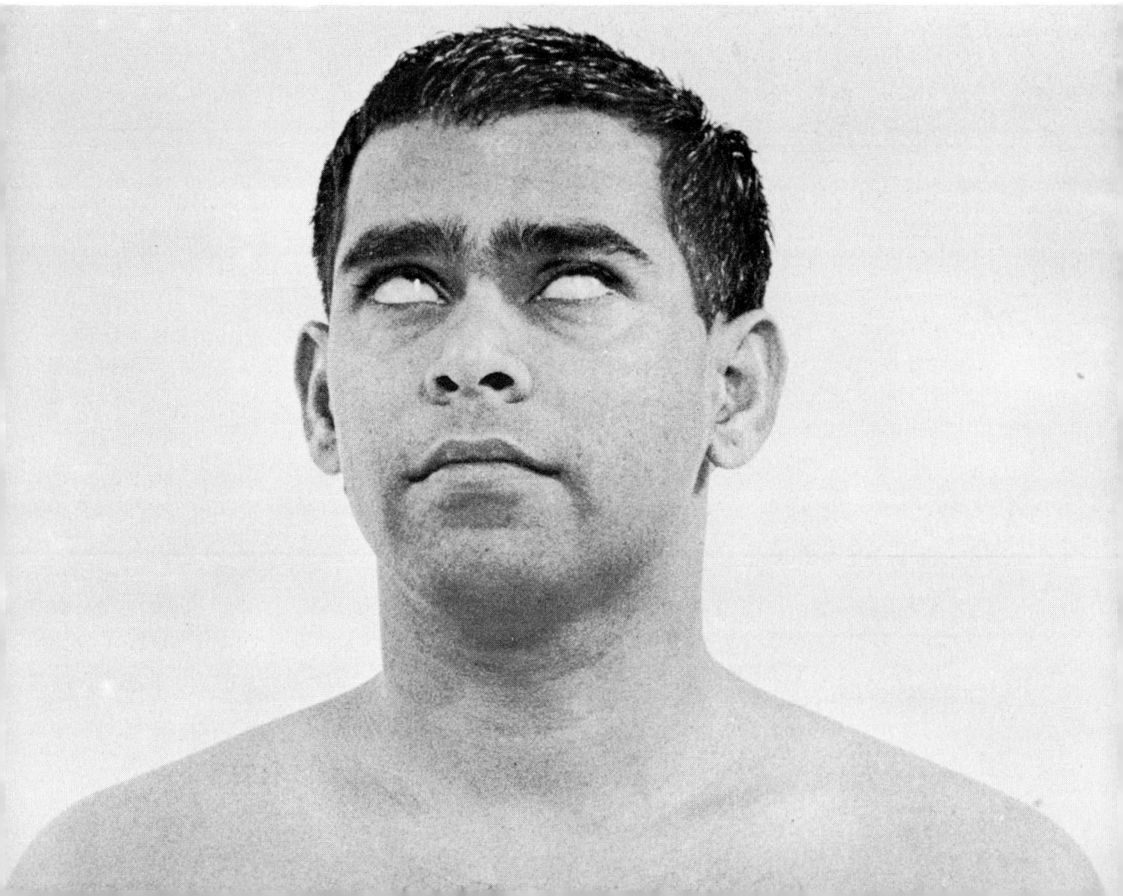

TECHNIK: **Tratakam** (Blickübung)

VARIATION 3: *Nasagra drishti* (Nasenschau)

Man schaue in bequemer Körperstellung und entspannter Haltung ein bis zwei Minuten auf die Nasenspitze. Anstrengung ist zu vermeiden; wenn sich Schmerzen oder Müdigkeitsgefühle einstellen, soll man sofort die Augen schließen und die Augenmuskeln entspannen. Man wiederhole die Blickübung und die anschließende Entspannung mehrmals. Auch diese Übung stärkt die Augenmuskeln und erhöht die Konzentrationsfähigkeit, indem dabei die gesamte Aufmerksamkeit auf die Nasenspitze und damit auf das zentrale Nervensystem gerichtet wird. Beim Blick auf die Stirn werden die Augenäpfel nach oben gedreht, beim Blick auf die Nasenspitze nach unten; dem einen fällt das letztere leichter, dem anderen das erstere. Man wähle also eine dieser Übungen und halte sich an die Anweisungen eines Lehrers.

Abbildung 6

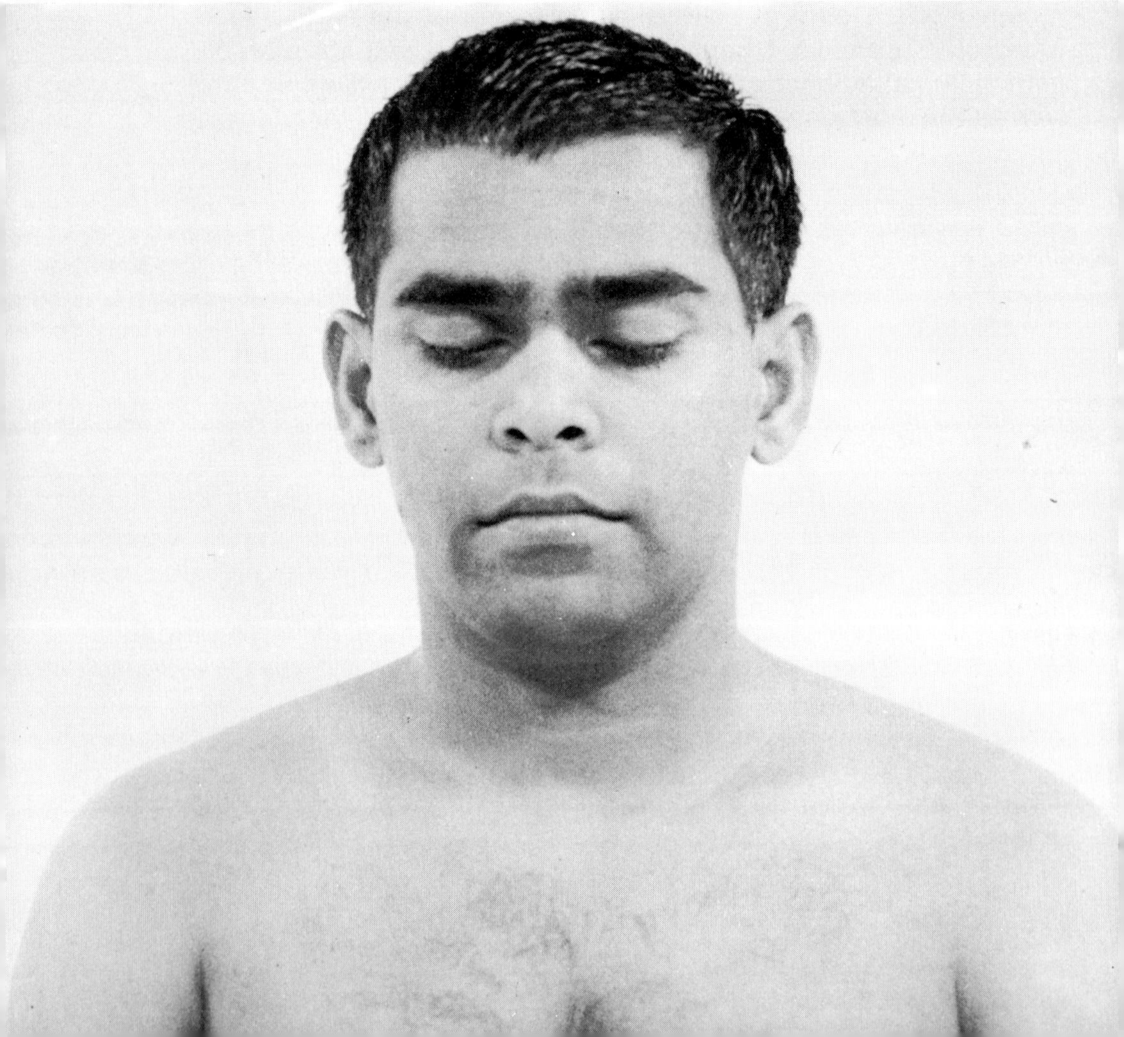

KAPALABHATI (Zwerchfellatmung)

Diese Übung dient der Reinigung des Nasenraumes und der Lungen. Obwohl sie zu den sechs Reinigungsübungen gezählt wird, ist sie eigentlich eine Variation des *pranayama* (der Atemübungen).

Der Übungszweck besteht einmal darin, Kontrolle über die Zwerchfellbewegung zu erhalten, zum anderen darin, krampfartige Engstellungen der Bronchien zu beseitigen. Personen, die an Asthma leiden, werden sie besonders zu schätzen wissen; sie kann aber auch zur Heilung von Schwindsucht führen, reinigt das Blut und regt das gesamte Atmungs- und Kreislaufsystem an.

Kapalabhati vermag jedes Gewebe des Körpers anzuregen. Während und nach der Übung spürt man oft ein angenehmes, ja sogar Freude auslösendes Vibrieren, besonders in den Zentren im Rückgrat. Durch diese Übung wird die in den Nerven gespeicherte Energie derart angeregt, daß sich das ganze Rückenmark wie ein lebendiger elektrischer Draht erspürt, so als fühle man die Bewegung dieses Energiestromes.

Da einerseits große Mengen Kohlendioxyd abgegeben werden, andererseits das Blut mit Sauerstoff angereichert wird, erneuert sich das Gewebe. Zugleich werden durch die längerdauernde Zwerchfellbewegung nach oben und unten Magen, Leber und Bauchspeicheldrüse angeregt.

Man muß ferner *kapalabhati* beherrschen, bevor man höhere Atemtechniken wie z. B. *bhastrika pranayama* erlernt. *Bhastrika pranayama* gilt als die beste Atemübung zur Erweckung der spirituellen Kraft nach der Reinigung der *nadis* oder Nerven.

Technik: Man nehme eine bequeme Sitzstellung ein, vorzugsweise die Lotusstellung, und atme ein paarmal tief. Dabei ist darauf zu achten, daß sich das Zwerchfell richtig bewegt (die Bewegung des Zwerchfells ist im Kapitel 8 erklärt); d. h. während des Einatmens senkt sich das Zwerchfell und der Bauch wölbt sich vor; während des Ausatmens schiebt das Zwerchfell die Lunge nach oben, und der Bauch bewegt sich auf das Rückgrat zu. Dieses dauernde Auf und Ab des Zwerchfells stößt die Luft hinaus bzw. läßt sie wieder einströmen. Doch wird hier dem Ausatmen mehr Beachtung geschenkt als dem Einatmen. Ein plötzliches Einziehen der Bauchmuskeln hebt also das Zwerchfell, wodurch Luft aus der Lunge herausgestoßen wird; das also wird durch ein Zurückbewegen der Bauchdecke bewirkt. Sobald nun die Luft aus der Lunge herausgestoßen ist, werden die Bauchmuskeln wieder entspannt, wodurch sich das Zwerchfell wieder senken kann, und automatisch strömt Luft in die Lunge ein. Die Einatmung vollzieht sich also passiv, die Ausatmung aktiv. Man beginne eine Runde dieser Übung mit zehn oder fünfzehn Ausatmungen, atme nach diesen einmal tief ein und halte den Atem nun solange wie möglich an. Dieser Vorgang erhöht den Sauerstoffwert und ruft zugleich ein eigenartig angenehmes Schwingen im ganzen Körper hervor, so als werde jede Zelle des Körpers in Energie gebadet. Ein paar Tage Üben werden jeden leicht von dieser wundervollen, stimulierenden Empfindung überzeugen.

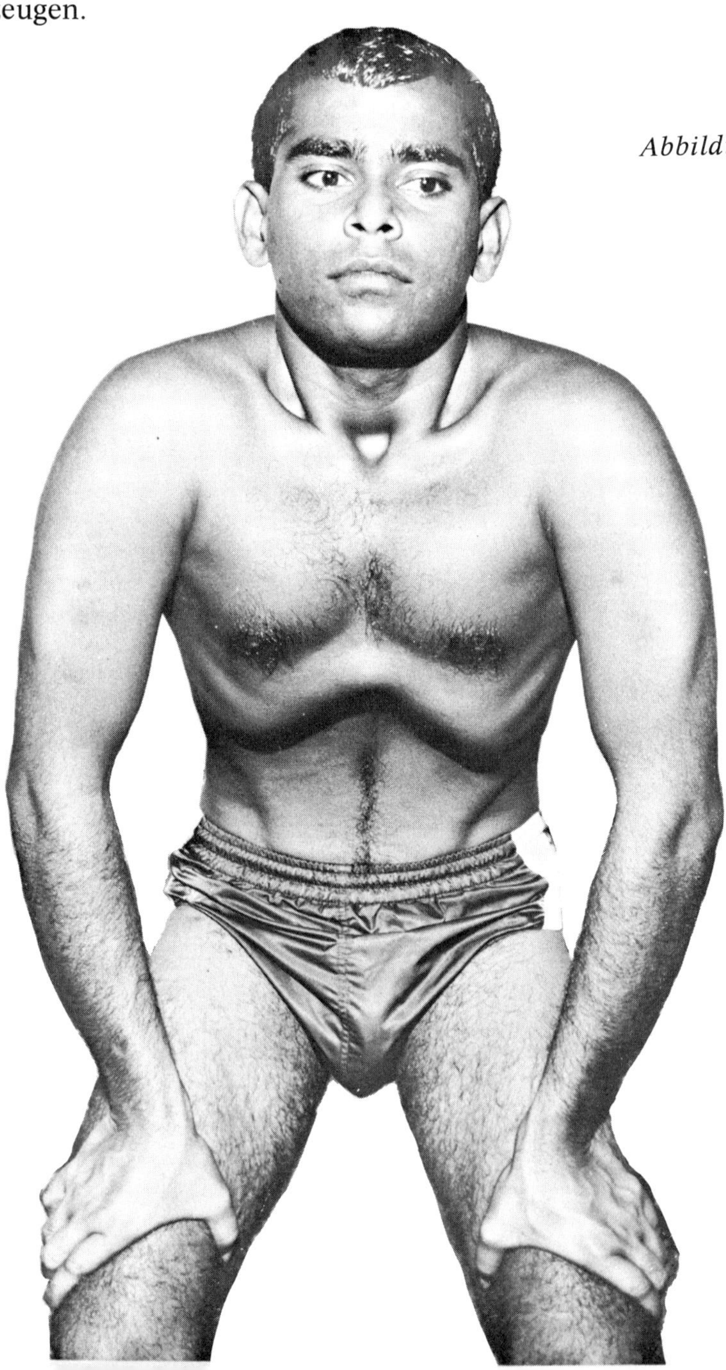

Abbildung 7

Man beginne mit drei Runden solcher zehn Ausatmungen und erhöhe allmählich die Zahl der Runden auf fünf oder sechs. Zwischen den Runden soll man eine Zeitlang normal atmen, um sich etwas auszuruhen. Nach einigen Wochen kann man die Zahl der Ausatmungen innerhalb der Runden auf zwanzig oder fünfundzwanzig erhöhen.

Man versuche, sich während der Übung auf den Solar Plexus zu konzentrieren, und nach und nach spürt man das Nervensystem spirituell aktiv werden, was sich in einem pulsierenden Gefühl im Rückgrat und einer spürbaren Lockerheit im ganzen Körper bemerkbar macht.

UDDIYANA BANDHA und NAULI (Einziehen des Bauches)

Diese beiden Übungen dienen der Stärkung der Bauchmuskulatur und der Beseitigung von Trägheit des Magens, des Darmes und der Leber. Die Bauchmuskeln schützen nicht nur die Bauchorgane, sondern unterstützen regulierend auch den Druck im Brustkorb bei der Atmung. Diese Muskeln, es sind sechs Muskelpaare in der Bauchdecke, wirken auch bei der Entleerung von Darm und Blase mit. Infolge der aufrechten Haltung des Menschen fällt der Druck, der durch das Gewicht der Bauchorgane entsteht, auf den ventralen Teil der Linie zwischen Bauchdecke und Becken; wenn der Mensch steht, werden alle schwachen Stellen dieser Wand überanstrengt. Als schwache Stellen sind bekannt der innere und äußere Leistenring, der Nabel und eine Stelle am Oberschenkel nahe dem Leistenband. An diesen Stellen treten häufig die bekannten Brüche auf, d. h. es kommt zu einem Auseinanderweichen des wandbildenden Gewebes und zum Vordringen von Organen. Läßt die Bauchmuskelspannung aus irgendwelchen Gründen nach, so kann jedes Ansteigen des Druckes im Bauchraum, etwa beim Husten oder beim Heben von Gegenständen, zu einem Bruch führen. Wenn Becken und Rückgrat unbewegt bleiben, unterstützen die Bauchmuskeln die Ausatmung, indem sie auf den unteren Teil des Brustkorbes drücken. Bleibt nur das Becken unbewegt, wird der Brustkorb nach vorne gebeugt und die Muskeln der gesamten Bauchwand wirken zusammen. Ziehen sich nur die Muskeln einer Seite zusammen, wird der Rumpf zu dieser Seite hin gebeugt und zur gegenüberliegenden Seite hin gedreht. Die Wirkung der Bauchmuskulatur beim Atmen hängt also davon ab, welcher Bewegungsort jeweils fixiert bleibt, und sie richtet sich völlig danach, welche Art der oben beschriebenen Bewegungen man ausführt. Das läßt sich bei einer Probe der beschriebenen Bewegungen leicht überprüfen.

Uddiyana bandha und *nauli* sind die besten Übungen zur Stärkung der Bauchmuskulatur. Sie helfen bei der Ausscheidung der Verdauungsendprodukte und erhöhen die Blutzirkulation.

Technik: Um *uddiyana bandha* praktizieren zu können, müssen zuerst die Lungen durch eine heftige und nachdrückliche Ausatmung leergepumpt werden; dabei steigt das Zwerchfell ganz von selbst nach oben in Richtung Brusthöhle. Jetzt ist das Zwerchfell nicht mehr im Wege, und man kann Eingeweide und Nabel gegen den Rücken ziehen, so daß der Bauchinhalt gegen den Rücken hin und hoch hinauf in den Brustraum zu liegen kommt. Dies läßt sich stehend oder sitzend bewerkstelligen. Wenn man die Übung

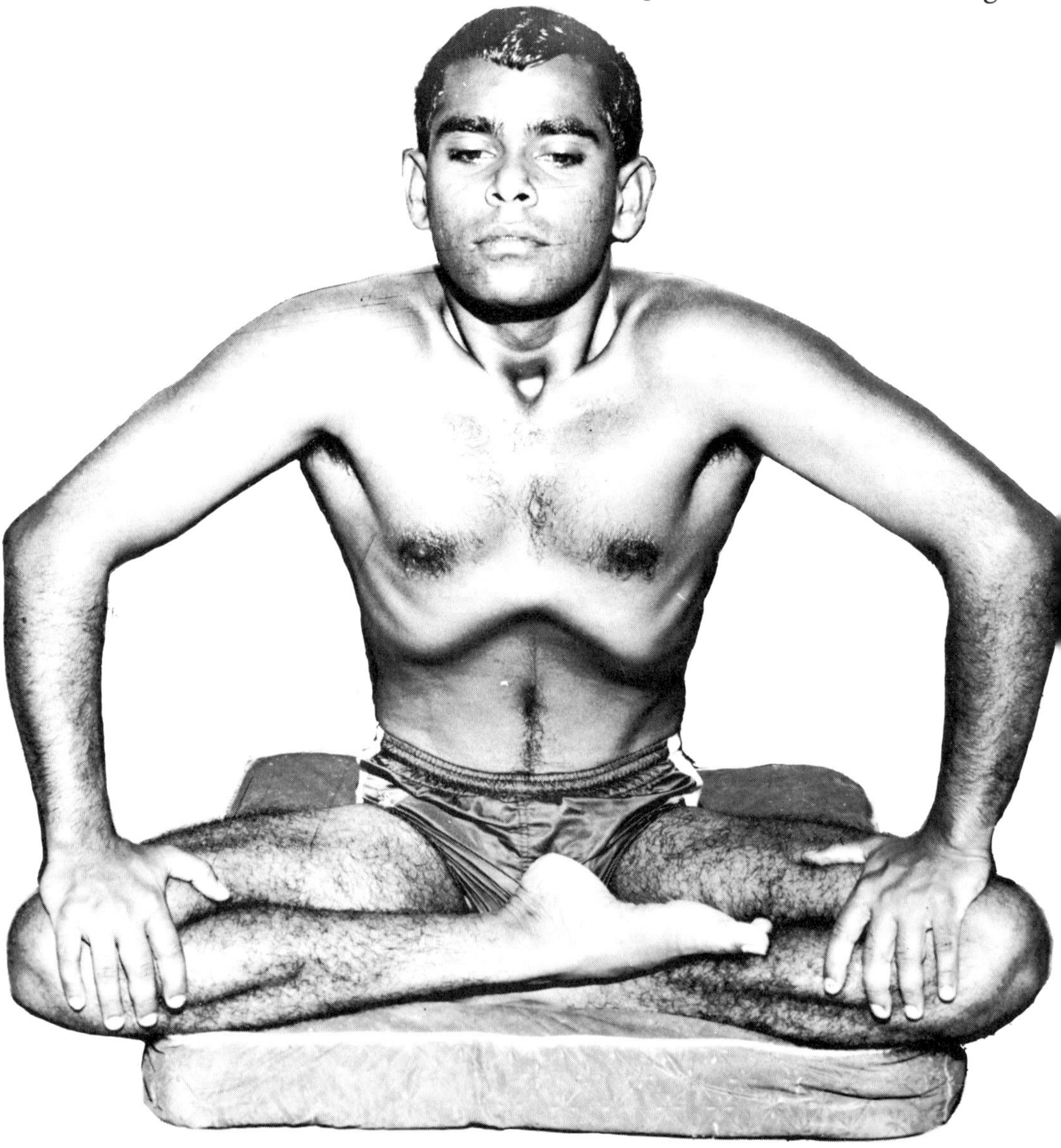

stehend ausführt, lege man die Hände fest auf die Oberschenkel, spreize etwas die Füße und beuge den Rumpf leicht nach vorne. Man soll den Bauch nicht zu lange in dieser Stellung halten, sondern nur so lange, wie man den Atem, ohne freilich einzuatmen, bequem anhalten kann. Das kann fünf- bis achtmal mit kurzen Pausen dazwischen wiederholt werden.

NAULI KRIYA (Übung der Bauchmuskulatur)

Voraussetzung dieser Übung ist die perfekte Beherrschung des *uddiyana bandha* (Baucheinziehung). Anfänger werden eine Zeitlang brauchen, da eine ganze Reihe von Bauchmuskeln unter Kontrolle gebracht werden müssen. Diese Übung dient sowohl der Regeneration der Bauchorgane und des Verdauungssystems als auch ihrer Stärkung und Belebung.

Technik: Sie ist dieselbe wie bei *uddiyana bandha.* Man führt also zunächst *uddiyana bandha* in stehender Stellung aus. Man läßt dann den Mittelteil der Bauchwand locker, während man die Muskeln der rechten und der linken Seite zusammenzieht. In dieser Stellung werden die Bauchmuskeln in einer vertikalen Linie vorgewölbt; das nennt man *madhyama nauli* (Zusammenziehung der Zentralpartie).

Hat man diese zentral bezogene Übung gemeistert, besteht der nächste Schritt darin, getrennt Kontrolle über die linke und die rechte Seite der Bauchdecke zu gewinnen; diese Übung heißt *vama* und *dakshina nauli* (Kontraktion der linken und der rechten Bauchseite). Die Technik ist dieselbe wie beim zentralen *nauli,* nur mit dem kleinen Unterschied, daß man einen größeren Druck mit den Händen auf die Oberschenkel ausüben muß. Wird die linke Seite zusammengezogen, dann preßt man die linke Hand auf den Oberschenkel und beugt den Rumpf leicht nach vorne und nach links. Analog verfährt man für die rechte Seite.

Alle diese Übungsschritte, ob *uddiyana,* zentrales, linkes und rechtes *nauli* in einer Übung vereinigt, werden Rollen oder Rotation der Bauchmuskulatur genannt. Dieses Rollen erfolgt durch rasche Aufeinanderfolge der genannten Bauchmuskelbewegungen vom zentralen *nauli* über das linke und *uddiyana bandha* bis zum rechten. Diese Übungen zu einer vereint führen zu einer wundervollen Kontrolle der Bauchmuskulatur.

Freilich hängt der Erfolg dieser Übungen von der Beschaffenheit der Bauchmuskulatur ab. Bevor man sich an *uddiyana bandha* und *nauli* heranwagt, sollte man übermäßigen Fettansatz durch die anderen Yoga-Übungen, die in diesem Buche beschrieben sind, abbauen.

Es mag hier interessieren, daß es zwei Typen von Bauchmuskeln gibt, unabhängig davon, ob die Person dick ist oder nicht. Bei steifer Bauchmuskulatur haben Schüler bei den hier beschriebenen Übungen große Schwierigkeiten, es sei denn, sie lockern erst mal ihre Bauchmuskeln. Schüler des zweiten, lockeren Muskeltyps können diese in kurzer Zeit unter Kontrolle bringen.

Abbildung 9

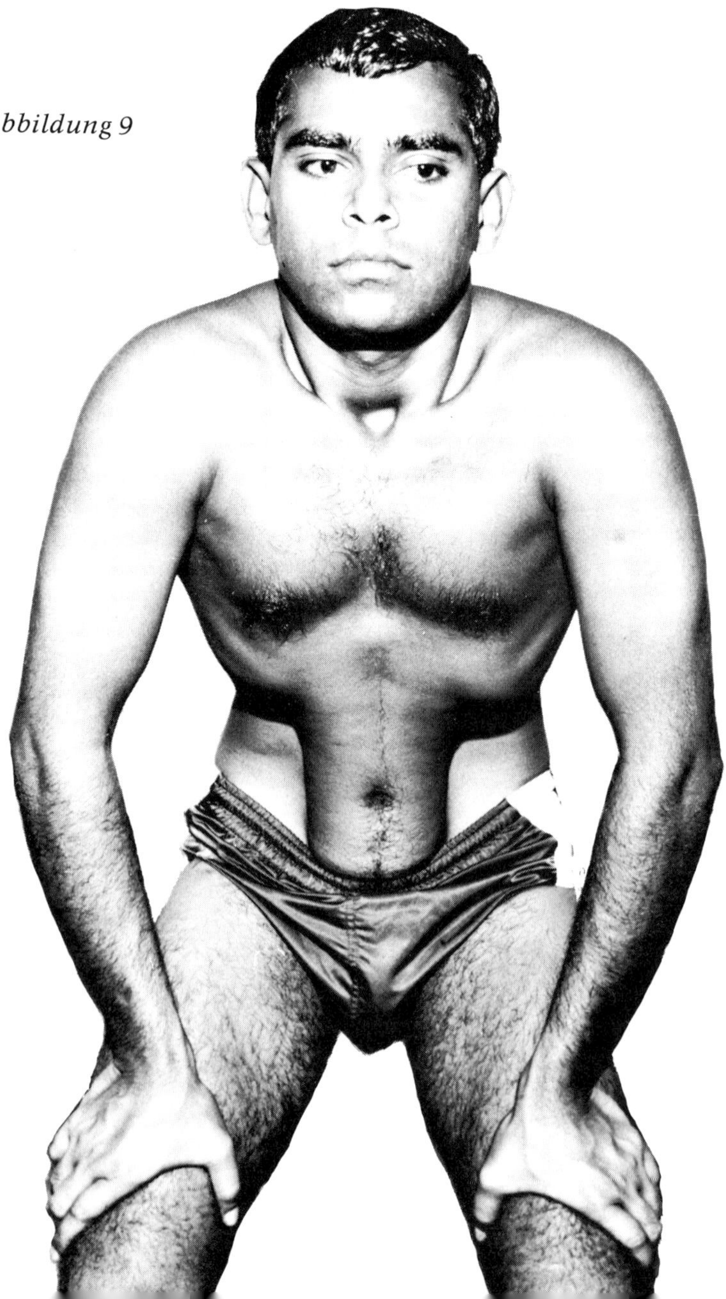

Abbildung 10

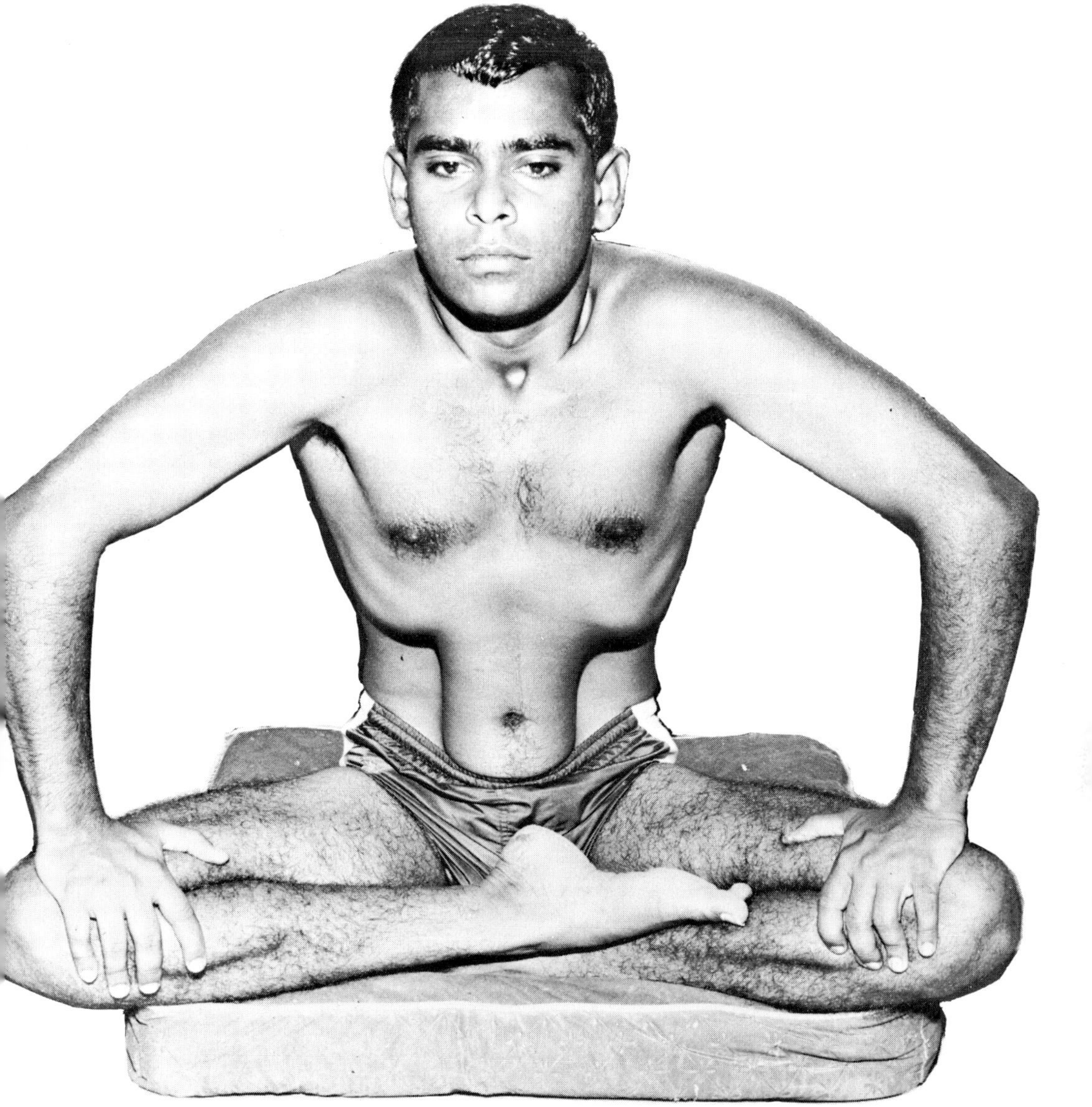

Abbildung 11

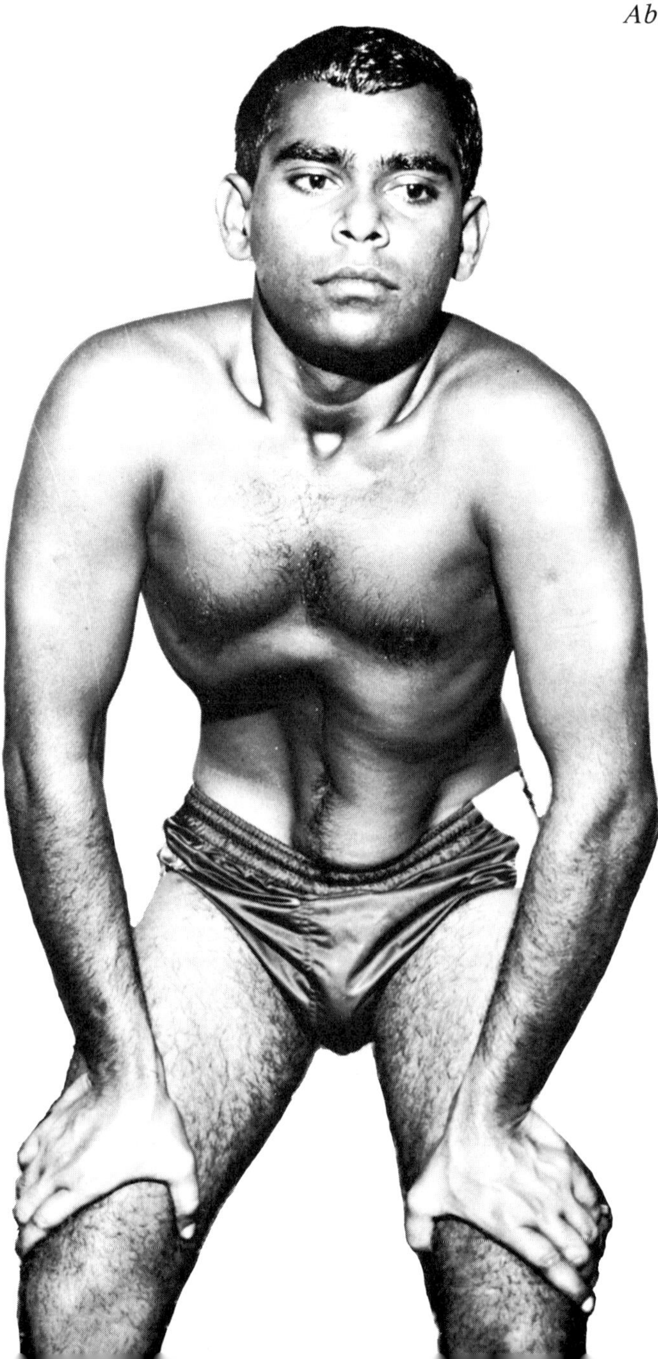

Abbildung 12

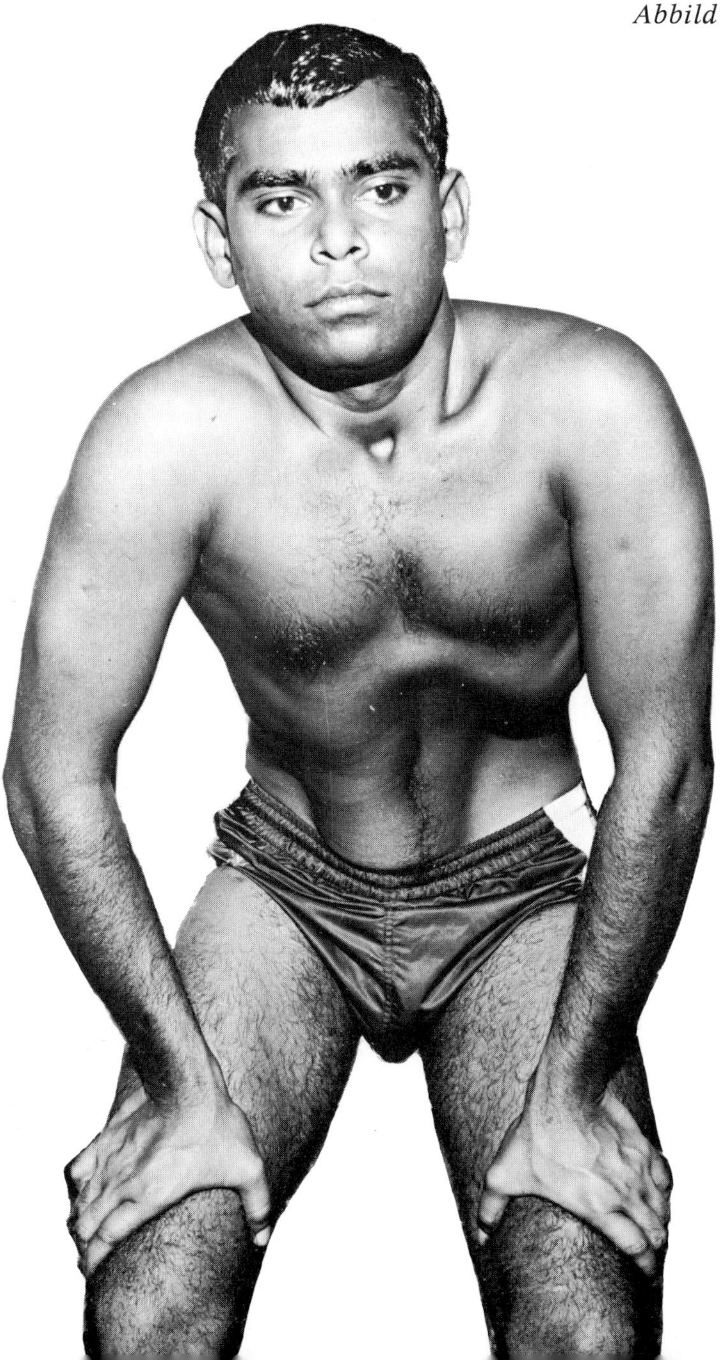

BASTI (Enddarmreinigung)

Der Dickdarm wird in Blinddarm, aufsteigenden, querverlaufenden, absteigenden und S-förmigen Dickdarm eingeteilt, auf den dann der Enddarm folgt. Der Blinddarm ist eine Ausstülpung an der Einmündungsstelle des Dünndarms in den Dickdarm; von ihm nimmt der Wurmfortsatz seinen Ausgang. Der aufsteigende Dickdarm erstreckt sich vom Blinddarm bis zur Unterseite der Leber, wo er umbiegt und zum querliegenden Darmteil wird. Er verläuft quer durch die Bauchhöhle, macht eine Krümmung und wird zum absteigenden Dickdarm, der in den S-förmigen übergeht und sich dann in den Enddarm fortsetzt und im Analkanal endet.

Die zu verdauenden Stoffe werden im Dickdarm weiterbefördert. Freilich sind diese Bewegungen im Vergleich zu den peristaltischen des Dünndarmes von sekundärer Bedeutung. Der im Becken gelegene Darmteil füllt sich mit Kot auf, während das Rektum bis knapp vor der Stuhlentleerung leer bleibt. Es dauert ungefähr 24 Stunden, bis die Ausscheidungsprodukte das Rektum erreichen.

Die Verdauungsprodukte sind, wenn sie das Ende des Dünndarms erreichen, bereits absorbiert. Ißt man jedoch viele Früchte und grünes Gemüse, erreicht viel unabsorbierte Nahrung den Dickdarm; nur ein kleiner Teil davon wird noch im Dickdarm absorbiert, der Rest wird mit dem Kot ausgeschieden. Die Absorbierung von Nahrung geht im Dickdarm aber viel langsamer vor sich als im Dünndarm. Durch einen Einlauf kann man freilich bewirken, daß eine bestimmte Menge in den Dünndarm zurückwandert und dort noch absorbiert werden kann. Wer an Verstopfung oder an anderen Darmbeschwerden leidet, sollte diese Reinigung des Enddarms durch eine natürliche Methode, nämlich *basti*, durchführen.

Technik: Der Reinigungsprozeß des *basti* beginnt zunächst mit der Erzeugung eines Unterdrucks in den Gedärmen, wodurch Wasser in den Enddarm gezogen wird. Wir alle kennen den Zweck des Einlaufs und wissen, wie man ihn durchführt.

Der Unterschied zwischen Einlauf und *basti* besteht darin, daß bei ersterem Wasserdruck angewendet wird, während bei *basti* ohne Zuhilfenahme äußerer Mittel ein natürliches Vakuum erzeugt wird. Dieses Vakuum wird durch *nauli kriya* – an anderer Stelle dieses Buches beschrieben –, also durch die Kontrollübung der mittleren Bauchmuskeln erzeugt.

Man sitzt in einer mit Wasser gefüllten Wanne und führt *nauli kriya* aus, wobei Wasser in den Enddarm eingesogen wird. Damit der Schließmuskel offen bleibt, führt man ein kleines, etwa 10 cm langes Rohr in den Enddarm ein. Ist das Wasser eingesogen, entfernt man das Rohr und stößt nach einigen Rollübungen der Bauchmuskulatur das Wasser mit Schleim und anderen Endprodukten der Verdauung aus dem Dickdarm heraus.

Diese Reinigungsform stärkt die Bauchmuskeln und heilt zugleich Verdauungs- und Urinierbeschwerden und chronische Verstopfung.

Die Stuhlentleerung ist durch das ganze Leben hindurch eine wichtige Angelegenheit. Chronische Verstopfung kann mancherlei Beschwerden hervorrufen und sollte deshalb immer beseitigt werden. Gründe der Verstopfung:

1. Nichtbeachten der täglichen Stuhlentleerung,
2. Mangel an Endprodukten der Verdauung, so daß sich kein Stuhl bildet und der Entleerungsvorgang sich nicht zu aktivieren vermag,
3. Mangel an Obst und Gemüse in der Nahrung,
4. Mangel an Flüssigkeit durch zu geringe Wasseraufnahme,
5. Schwächen der Muskulatur, die der Darmentleerung dient.
6. Ein häufiger Grund der Verstopfung ist der gewohnheitsmäßige Gebrauch von Abführmitteln; diese reizen den Dickdarm, der sich daraufhin zusammenzieht und steif wird oder infolge der Überreizung zu schwach. Die heutigen Abführmittel, die in so verlockenden Formen wie Bonbons oder Schokolade angeboten werden, sollten völlig vermieden werden. Ihr häufiger Gebrauch schon im Kindesalter ist dann meistens die Hauptursache für hartnäckige Verstopfungsbeschwerden in späteren Jahren.

Die Menschen haben sich allerlei Mittel ausgedacht, um Verstopfung zu beheben; wie der Dickdarm durch Abführmittel mißbraucht werden kann, so kann dies auch durch reizerzeugende Einläufe geschehen.

In der Durchführung von *basti,* der Yoga-Reinigung des Enddarms, kommt es zu keiner irgendwie gearteten Reizung. Da hierbei das Wasser beim Einziehen des Bauches durch ein Vakuum in den Dickdarm eingesogen wird, besteht keinerlei Verletzungsgefahr, auch nicht die Gefahr, daß zuviel Wasser in den Darm gelangt. Zudem ist diese Methode wirklich natürlich. Der Reinigungsprozeß des *basti* kann etwa einmal in der Woche oder zweimal im Monat durchgeführt werden.

Basti ist die letzte der Reinigungsübungen des Yoga. Diese Übungen machen es uns möglich, fast alle Giftstoffe aus dem Körper zu eliminieren.

Der nächste Darstellungsschritt führt nun in die zweite Stufe der Yoga-Praxis ein, in die Körperübungen.

Kapitel 4

DER UNTERSCHIED ZWISCHEN YOGA-ÜBUNGEN UND KÖRPERTRAINING

Das vorhergehende Kapitel behandelte wissenschaftlich sorgfältig ausgearbeitete Reinigungsmethoden der verschiedenen Körpersysteme. Der Yogi sieht in seinem Körper ein Werkzeug zur Erreichung der Vollkommenheit. Es gibt heute unzählige Trainingssysteme des Körpers, etwa um die Muskulatur zu entwickeln; in diesen Systemen wird das durch mechanische Bewegungs- und Übungsformen erreicht. Doch Yoga-Übungen entfalten nicht nur körperliche Fähigkeiten, sondern auch die des Geistes. Zudem erlangt der Yogi auch Herrschaft über den unwillkürlich funktionierenden Muskelbereich seines Organismus. Der wohl grundlegende Unterschied zwischen Yoga-Übungen und gewöhnlichen Körperübungen ist folgender: Letztere legen den Nachdruck auf rasch und heftig vollzogene Muskelbewegungen, während Yoga-Übungen solche vermeiden, denn sie erzeugen in den Muskelfasern große Mengen von Milchsäure, die wiederum Müdigkeit hervorruft. Diese Säurebildung mit ihrem Müdigkeitseffekt läßt sich wohl durch basische Stoffe ausgleichen sowie durch Einatmen von Sauerstoff.

Gestützt auf ihr theoretisches Wissen, arbeiten die Vertreter solcher Körperentwicklungsmethoden. Sie versuchen die Sauerstoffzufuhr während der körperlichen Anstrengung künstlich zu vergrößern, um die Ermüdungserscheinungen herabzusetzen. Diese Theorie mag erfolgreich sein, doch die Gründer des Yoga-Systems vor vielen Jahrhunderten besaßen ein Wissen, das dem der modernen Theorien überlegen ist; es hat zwar nicht den Vorzug, modern zu sein, doch wurde es durch Jahrhunderte hindurch gelehrt und hat sich bewährt, bevor die modernen Theorien entwickelt wurden.

Gut entwickelte Muskeln sind nicht identisch mit Gesundheit, wie meistens angenommen wird; Gesundheit ist vielmehr ein Zustand, in dem alle Körperorgane richtig und unter der Kontrolle des Geistes funktionieren. Rasche Muskelbewegungen stellen für das Herz eine große Anstrengung dar. Im System des Yoga werden alle Bewegungen langsam und schrittweise ausgeführt, stets begleitet von angemessener Atmung und in stetem Wechsel mit Entspannung. Durch jede Muskeltätigkeit werden Kohlendioxyd und andere Stoffwechselprodukte erzeugt. Schon eine geringe Menge dieser Stoffe veranlaßt das Herz, kräftiger zu schlagen. Übungen produzieren also selbst die notwendigen Anregungsmittel für die Herztätigkeit.

Während einer Übung kehrt mehr Blut zum Herzen zurück als während des Ruhezustandes; es fließt mehr Blut durch die Venen zurück, was auf die Kontraktion der Skelettmuskeln zurückzuführen ist; denn der Druck der sich zusammenziehenden Muskeln auf die Gefäße bringt das Blut zum Weiterfließen, während die Venenklappen ein Zurückfließen des Blutes verhindern. Durch den Druck der Muskelbewegung muß das Blut zwangsläufig auf das Herz zufließen, was wieder zu einer besseren Herzfüllung führt, die wiederum die Streckfähigkeit der Fasern erhöht. Dies wieder bewirkt, daß sie sich stärker zusammenziehen, das bedeutet einen kräftigeren Herzschlag und somit, daß mehr Blut vom Herzen in den Körper gepumpt wird. Dieser Zusammenhang, die stärkere Kontraktion der Muskeln auf Grund einer höheren Streckung, wurde durch den Arzt Starling entdeckt und heißt deshalb »Starlingsches Gesetz«.

Das Herz ist das wichtigste Organ; es beginnt schon im Embryo zu schlagen, bevor sich noch die Nerven entwickelt haben, und es arbeitet weiter bis zum letzten Moment des menschlichen Lebens. Es ist also zu raten, anstrengende Übungen, die das Herz überlasten, zu vermeiden. Der Hauptzweck der Übungen ist es, die Durchblutung und damit die Sauerstoffzufuhr zu erhöhen. Das läßt sich schon durch einfache Bewegungen der Rückgratpartie und in den verschiedenen Körpergelenken ohne jede gewaltsame Muskelbewegung erreichen, wenn sie mit tiefer Atmung verbunden werden.

Körperliche Übungen sollen also durch die Bewegung der Skelettmuskeln die Durchblutung erhöhen und auch die Sauerstoffzufuhr steigern; dazu soll hier in einem kurzen Überblick auf die Funktionsweise der Muskeln eingegangen werden, einmal bei sehr anstrengenden Übungen, zum anderen bei maßvoll ausgeführten, wie es die Yoga-Übungen sind.

Wenn sich die Muskeln zusammenziehen, wird Glykogen zu Milchsäure abgebaut und dabei zusätzliche Energie freigesetzt. Diese Energie wird dazu verwendet, aus anorganischen Phosphaten und/oder organischen Verbindungen organische Phosphate herzustellen. Ein Fünftel der so erzeugten Milchsäure wird zu Kohlendioxyd und Wasser oxidiert; dabei wird wiederum Energie frei. Diese letztere Menge Energie wird dazu verwendet, aus den verbliebenen vier Fünfteln Milchsäure wieder Glykogen herzustellen. Ermüdung ist die Folge mangelnder Sauerstoffzufuhr zum Muskel, wodurch dieser nicht genug O_2 zur Verfügung hat, um genügend Milchsäure zu oxidieren. Sammelt sich zuviel Milchsäure an, können sich die Muskeln zeitweise nicht bewegen. Bei anstrengenden Übungen können wir, obwohl wir tiefer und schneller atmen, trotzdem nicht genug Sauerstoff einatmen, um den Muskeln einen ausreichenden Vorrat zuzuführen. Es kommt zu einem Sauerstoffmangel. Dieser Mangel ist die Differenz zwischen jener Menge Sauerstoff, die vom Muskel in Tätigkeit gebraucht würde, und der, welche er wirklich erhält. Daher atmen wir nach einer Übung tiefer und schneller, als wir es sonst normalerweise im Ruhezustand tun, um diesen Sauerstoffmangel auszugleichen. Was aber geschieht bei einem maßvollen Übergangsvollzug? Schon mit dem Beginn maßvoller Bewegungen, wie bei Haushaltarbeit, gemächlichem Gehen usw. werden die Skelettmuskeln in einem höheren Maße als im Ruhezustand aktiviert. Und doch ereignet sich allerlei, was sich in einem verstärkten Blutzufluß und damit erhöhter Sauerstoff- und Brennstoffzufuhr zu einem aktivierten Muskel bemerkbar macht. Mit der Steigerung der Muskeltätigkeit steigert sich auch der Stoffwechsel im Muskel. Verstärkter Stoffwechsel bedeutet größere Hitzeerzeugung. Die Erwärmung der Muskeln senkt ihre Viskosität und erhöht damit ihre Wirksamkeit. Die Körpertemperatur wird dabei kaum merklich steigen. Das erwärmte Blut, das die Muskeln verläßt, erreicht bald das Zentrum für die Wärmeregulation (Hypothalamus). Die reflexgesteuerte, hier tätig werdende Erweiterung der Hautgefäße gestattet es, daß mehr Wärme durch Ausstrahlung abgegeben wird. Dadurch wird die erhöhte Wärmeproduktion ausgeglichen.

Der erhöhte Muskelstoffwechsel führt zu größeren Mengen Kohlendioxid, das durch den erhöhten Abbau der Glukose hervorgebracht wird. Bei erhöhter Kohlendioxidmenge gelangt diese an die kleineren Blutgefäße in den Muskeln und führt zur Entspannung der Gefäßwände. Die so bewirkte Erweiterung der Blutgefäße führt dazu, daß mehr Blut und dieses schneller durch die Skelettmuskeln fließt.

Die erhöhte Menge an Kohlendioxyd im Blut hat nicht nur Einfluß auf die unmittelbare Umgebung, sondern sie hilft auch dazu, die allgemeinen Aufgaben des Kreislauf- und Atmungssystems mit den an sie gestellten Aufgaben zu koordinieren. Wenn das Kohlendioxyd das Herz erreicht, regt es den Herzmuskel direkt an und führt zu einer kräftigeren Kontraktion.

Das wiederum bedeutet je Kontraktion eine größere Menge Blut. Die höhere Kohlendioxydkonzentration im Blut regt, indem sie durch die medulla oblongata des Gehirns (verlängertes Rückenmark) fließt, direkt das Atemzentrum an. Das Atmungszentrum läßt dabei die Frequenz der Impulse, die es in rhythmischen Intervallen aussendet, steigen. Je mehr dieser Impulse das Zwerchfell und die intercostalen Muskeln erreichen, desto stärker ziehen sich diese zusammen. Dadurch wird die Atmung tiefer. Die Anregung des gefäßverengenden Zentrums bewirkt, daß von diesem längs der entsprechenden Nerven ausgesandte Impulse die Arteriolen der Bauchregion erreichen. Die Zusammenziehung der zahlreichen Arteriolen dieser Region erhöht deutlich den peripheren Widerstand wie auch den allgemeinen Blutdruck in den Arterien. Die Zusammenziehung dieser Blutgefäße führt auch dazu, daß Blut von den Bauchorganen zu jenen Skelettmuskeln, deren Gefäße erweitert sind, geleitet wird. Die erhöhte Zahl und Stärke der Skelettmuskelkontraktionen drückt nun stärker auf die Venen, was dazu beiträgt, daß das Blut schneller zum Herzen zurückgepumpt wird. Auch das Pumpsystem der Atmung trägt ebenfalls zu diesem Vorgang bei. Tieferes Atmen bewirkt größere Druckschwankungen in Brust- und Bauchhöhle. Das abwechselnde Dehnen und Zusammendrücken der Venen dieser Höhlen nimmt an Intensität zu, wodurch mehr Blut zum Herzen gedrückt wird. Je mehr Blut zum Herzen zurückkehrt, desto mehr wird der Herzmuskel gedehnt. Das wiederum erhöht die Kraft der Herzmuskelkontraktion und damit die Menge des gepumpten Blutes. Die schnellere Herzfrequenz und die stärkere Zusammenziehung des Herzmuskels erhöhen die Herzleistung pro Minute; damit steigt auch der Blutdruck. Schnelleres und tieferes Atmen belüftet die Lungen gründlicher. Dadurch wird mit der ausgeatmeten Luft ein Mehr an Kohlendioxyd ausgeschieden. Das verhindert, daß die Kohlendioxydkonzentration im Blut zu hoch wird, die ja zu einer gefährlich hohen Steigerung des Säuregehaltes im Blut führen könnte.

Während einer Übung oxidieren die Muskeln mehr Glukose und schneller als zuvor, da die Temperatur in ihnen gestiegen ist. Das kann den Blutzuckerspiegel übermäßig herabsenken. Da der Blutzucker mit dem Glykogen der Leber im Gleichgewicht steht, führt eine Senkung des Blutzuckerspiegels zu einem erhöhten Abbau von Glykogen zu Glukose, die ins Blut abgegeben wird.

Da die Muskeln dem Blut mehr Glukose entziehen, wird mehr von der Leber ins Blut abgegeben. Ein Teil der durch den Abbau von Glukose entstandenen Milchsäure gelangt ins Blut, wird der Leber zugeführt und dort in Glykogen umgewandelt. Es besteht also ein gut funktionierender Mechanismus, der den tätigen Muskel mit Brennstoff versorgt. Bei maßvoll ausgeführten Übungen kann der Nachschub an Sauerstoff mit dem Verbrauch mithalten, und es entsteht kein Mangel. Als Wirkung bleibt nur die natürliche Erschöpfung an Kohlehydraten und der Bedarf an Protein, um die Zellen, die während der Muskelaktivierung abgebaut wurden, wieder aufzubauen.

Wenn wir uns auf den Vollzug einer anstrengenden Bewegung vorbereiten, findet im allgemeinen auch ein geistiges und gefühlsmäßiges Aufwärmen statt. Erinnerungen und Emotionen, aus früheren Erfahrungen stammend, besonders wenn es sich um eine Art Wettkampf handelte, stimulieren das Nervensystem zu einem erhöhten Tonus, was den Körper auf die bald an ihn zu stellenden Forderungen vorzubereiten hilft. Diese subjektiven Gefühle können Wirkungen des autonomen Systems zur Folge haben; häufige Anzeichen dessen sind: schnellerer Puls, schnelleres Atmen, Pupillenerweiterung.

Die mancherlei verändernden Vorgänge, die für die maßvoll ausgeführten Bewegungen beschrieben wurden, treten natürlich auch bei anstrengenden Übungen auf. Man könnte meinen, daß mehr geschieht; doch die Unterschiede zeigen sich eher im Ausmaß als in der Art dieser Vorgänge; d. h. der Herzschlag ist schneller, der Blutdruck höher, die Atmung schneller und tiefer und der Kreislauf auf höheren Touren als bei maßvoll ausgeführten Übungen. Vom Nebennierenmark kann Adrenalin abgegeben werden, das bei den Änderungen im Atem- und Kreislaufsystem mitwirkt. Es begünstigt auch die Erzeugung von Glukose aus Leberglykogen und verzögert die Ermüdung der Skelettmuskeln.

Was einschränkend beim Durchhalten außerordentlicher Anstrengungen am meisten ins Gewicht fällt, ist die Sauerstoffzufuhr. Obwohl bei solchen Übungen die Milz dazu angeregt wird, sich zusammenzuziehen und dadurch mehr rote Blutkörperchen ins Blut abzugeben, kann das Einatmen von Sauerstoff das Bedürfnis der Muskeln nicht mehr befriedigen; daraus folgt eine Ansammlung von Milchsäure in Muskeln und Blut. Ist nicht genug Sauerstoff vorhanden, sie wieder umzuwandeln, tritt Müdigkeit ein. Doch es gibt eine Grenze in der Größenordnung des Sauerstoffmangels, den ein Mensch aushalten kann; deshalb betont Yoga bei allen Übungen die langsame Bewegungsart.

Die allgemein übliche und wohl auch beste experimentelle Methode, die Arbeitsleistung eines Menschen zu messen, besteht darin, die Testperson Luft aus der Atmosphäre einatmen und in einen tragbaren Sack ausatmen zu lassen, während sie gleichzeitig eine bestimmte Arbeit verrichtet. Bei dieser Art von Meßmethode der Atmung und Sammlung ist das Rohr, welches das

Mundstück mit dem Sack verbindet, mit einer Reihe von Klappen versehen. Nach Ablauf der Testzeit wird das Gasvolumen gemessen und die Zusammensetzung der Atemgase analysiert. Daraus kann die verbrauchte Menge Sauerstoff berechnet werden. Man weiß, daß durch die Verbrennung einer bestimmten Menge Sauerstoff eine ganz bestimmte Größe an Arbeit verrichtet werden kann. Wird dieser Wert mit der tatsächlich geleisteten Arbeit, die indirekt gemessen wird, verglichen, erhält man einen Wert für die Leistungsfähigkeit.

Welche Faktoren beeinflussen und modifizieren die Leistung eines Muskelaktes? Es gibt deren fünf wichtige: die anfängliche Dehnung der Muskeln, die Temperatur, die Viskosität der Muskeln, die Geschwindigkeit der Ausführung und die Ermüdung. Es ist festgestellt worden, daß eine vorherige Dehnung dem Muskel eine viel stärkere Kontraktion ermöglicht. Ein gedehnter Muskel kann also viel mehr Arbeit leisten als ein normal entspannter.

Es ist nachgewiesen, daß beim Heben mittelschwerer Lasten mehr Arbeit geleistet wird als beim Heben schwererer oder leichterer Lasten. Das mäßige Belasten eines Muskels ist also die wirksamste Methode, das Maximum an Arbeitsleistung zu erzielen. Wird der Muskel nicht ausreichend gestreckt, ist sein Leistungsquantum nicht sehr groß.

Unter Viskosität versteht man die innere Reibung; sie entsteht durch die Berührung der Moleküle mit den Gerüsten der Muskelfasern während der Kontraktion und verlangsamt den Kontraktionsvorgang. Um diesen Widerstand zu überwinden, muß ein Teil der bei der Kontraktion entwickelten Energie verbraucht werden. Viskosität setzt also das Wirkquantum des Muskels herab.

Es wurde gezeigt, daß ein Muskel, um eine bestimmte Quantität an Arbeit zu verrichten, weniger Energie braucht, wenn die Kontraktion langsam statt schnell erfolgt. Je größer die Kontraktionsgeschwindigkeit, desto schneller fließt das flüssige Protoplasma im Gerüst der Muskelfasern und desto mehr Reibung wird erzeugt. Obwohl die Viskosität die Leistungsfähigkeit eines Muskels herabsetzt, ist sie in Wirklichkeit ein Sicherheitsfaktor, denn sie stellt eine Bremse für den Muskel dar, die eine derart schnelle Kontraktion verhindert, daß es zu einem Selbstzerreißen des Muskels kommen könnte. Aus dem, was eben über die Viskosität gesagt wurde, ersieht man leicht, daß es eine optimale Kontraktionsgeschwindigkeit gibt, bei der das meiste an Leistung erzielt wird. Zu hohe Kontraktionsgeschwindigkeit führt nur zu geringerer Arbeitsleistung, da die innere Reibung verstärkt und damit die Leistungsfähigkeit herabgesetzt wird. Zu geringe Kontraktionsgeschwindigkeit führt zwar zu einer hohen Arbeitsleistung, aber der Aufwand an Energie, um den Zustand der Kontraktion aufrechtzuerhalten, ist groß und das Leistungsquantum dadurch wiederum gering. Das optimale Wirkungsquantum wird also bei mäßiger Geschwindigkeit im Vollzug einer Bewegung erreicht. Es ist heute allgemein anerkannt, daß es für eine quantitative und qualitative Leistungssteigerung weder hinsichtlich der Gesundheit noch hinsichtlich der erzielbaren Leistung sinnvoll ist, jemanden bis zur Erschöpfung anzutreiben. Für die Erhöhung der Leistungsfähigkeit hängt sehr viel von der bestmöglichen Koordination und der Sicherheit in der Durchführung von Leistungen ab; und das läßt sich durch Training erreichen. Letztlich hängen diese Leistungsfaktoren vom Zentralnervensystem ab.

Ein untrainierter Mensch wird viel öfter physisch und geistig stolpern als ein trainierter. Die bessere Form der Durchführung führt zu größerer Zuversicht in das Leistungsvermögen und bindet sich an immer bessere Koordination, und das führt zu jener angemessenen und doch wirksamen Ausführungsweise, in der die Yoga-Übungen vollzogen werden. Wenn auch nicht jeder der Vollendung eines trainierten Yogis nacheifern will, so kann doch jeder, da bekanntlich alles eine Übungssache ist, die eigene Leistungsfähigkeit für weniger hochgesteckte Leistungen, die wir zu erbringen haben, erhöhen. Maßvoll ausgeführte, aber beständig betriebene Yoga-Übungen steigern das Wohlbefinden und bescheren angenehme Entspannung, außerdem verhelfen sie dazu, daß der Körper den Anforderungen, die an ihn gestellt werden, besser gewachsen ist. Aber über all das hinaus bedeutet Körper-trainieren auch den Geist trainieren; und das ist der Hauptzweck allen Yogas, denn nur im Geiste kann man vollkommene Freiheit und Unsterblichkeit, Ziel aller Religionen dieser Welt, erlangen.

Wenn wir die Yoga-Übungen richtig ausführen, können wir Ansammlungen von toxischen Säuren verhindern oder, wenn sie sich im Blut in zu hoher Menge angesammelt haben, diese ausscheiden. Die folgenden Zeilen sind ein Auszug aus einer medizinischen Zeitschrift: »Die Haupttodesursache ist eine Krankheit, die als Arteriosklerose oder Arterienverhärtung bekannt ist. Die Arterien werden steif, ihre innere Wand bekommt einen Überzug aus Kalzium. Manchmal verstopfen sie sich und brechen, und die betroffene Person stirbt an einem Schlaganfall. Oder es wird das Herz überanstrengt, da es Blut durch Röhren hindurchzupumpen versucht, die infolge der Kalziumablagerungen enger geworden sind; und so kommt es zum Herzversagen.«

Es ist nun wohl klar, daß Yoga-Übungen sehr wohl dazu beitragen können, die Durchblutung zu erhöhen und die Arterien elastisch zu erhalten.

Vor kurzem hat ein Arzt eine Studie gemacht, in der er dreihundert Männer und Frauen, die lange an chronischer Müdigkeit gelitten hatten, untersuchte. Einige waren zu ihm gekommen, weil sie dachten, die Ursache ihrer Beschwerden seien infizierte Zähne, niedriger Blutdruck, Plattfüße oder Anämie. Der Arzt fand jedoch heraus, daß die häufigsten Ursachen der Müdigkeit Herzbeschwerden, Diabetes, Niereninfektionen und Drüsenstörungen waren. Die meisten dieser Symptome könnten leicht durch natürliche Ernährung, Entspannung, richtige Atmung und durch Yoga-Übungen beseitigt werden.

Die Elastizität der Muskeln spielt für die Jungerhaltung des Körpers eine große Rolle. Übernormale Fettansammlung im Muskelgewebe, ob nun gleichmäßig oder ungleichmäßig verteilt, und je nachdem, ob nun eifrig geübt wird oder nicht, führt auf jeden Fall zur Verhärtung der Muskelgewebe im Körper.

Deswegen messen Yoga-Übungen der Funktion der Wirbelsäule und der Gelenke besonders große Bedeutung zu, und sie sind darauf ausgerichtet, jedem Teil des Körpers gleichmäßig Blut zuzuführen.

Auch die Elastizität der Arterien spielt bei der Gesunderhaltung des Körpers eine große Rolle, indem sie zwischen den Herzschlägen den Blutdruck erhalten und das Blut gleichmäßig fließen lassen. In verhärteten Arterien wäre der Blutfluß unterbrochen, und nach jeder Systole (Kontraktion der Herzmuskulatur) käme es zu einem Blutschwall. In elastischen Arterien dagegen ist das Blut gezwungen, in den Kapillaren und Venen gleichmäßig zu fließen.

Auch die sonstigen Gewebe können ohne richtige Blutzufuhr nicht in einem funktionsfähigen Zustand erhalten werden. Das strenge Anlegen einer Binde z. B. hemmt die Blutzirkulation, senkt in dem nun schlecht durchbluteten Teil die Temperatur und verursacht eine Schwellung. Sicher mögen in normalen Fällen so schwere Symptome wie Schwellungen kaum auftreten, doch für alle Fälle gilt, daß die Gewebe nicht in einem gesunden Zustand erhalten werden können, und die Fähigkeit, die ihnen zugeteilten Aufgaben zu erfüllen, schwindet, wenn nicht für gute Durchblutung gesorgt wird.

Wenn wir Tiere, z. B. Hunde oder Katzen, beobachten, fällt uns auf, daß sie nach jedem Erwachen ihr Rückgrat biegen und wieder strecken. Auch kleine Kinder bewegen ganz instinktiv ihr Rückgrat auf mannigfache Weise. Mit dem Wachsen des Körpers verliert jedoch leider das Rückgrat viel von seiner Flexibilität. Erste Anzeichen der Verknöcherung finden sich bereits in der achten Woche des intrauterinen Lebens; die letzte Stufe im Vorgang der Ersetzung des Knorpels durch Knochen findet freilich erst lange nach der Geburt statt. Das Knochenwachstum setzt sich in dem Umfang fort, in dem neues Knochenmaterial aus den tieferen Schichten der Knochenhaut an die äußere Oberfläche angelagert wird. Das Knochenwachstum hört bei Mädchen ungefähr im 18., bei Jungen bald nach dem 20. Lebensjahr auf.

Das Skelett hat zunächst Gerüstfunktion, stellt aber auch ein System von Ansatzpunkten für Muskelsehnen und Bänder dar. Über dem Becken stapeln sich 24 Wirbel. Dieses Gerüstgebilde des Körpers kann also nicht nur stehen, sondern sich auch biegen, schaukeln und drehen.

Für die meisten Menschen engen sich die Bewegungsmöglichkeiten infolge biologisch bedingter Veränderungen der Bänder allmählich ein. Der Durchschnittsmensch kann im Alter von 20 Jahren den Boden mit den Fingerspitzen nicht mehr berühren, ohne seine Knie einzubiegen. Durch Yoga-Übungen kann diese natürliche Bänderversteifung auf einem Minimum gehalten werden und der Körper mit 80 Jahren noch so biegsam erhalten werden wie der eines Kindes.

Die Bänder (Ligamente) sind band- bis plattenartige Strukturen aus faserigem Gewebe, die zwei oder mehr Knochen, Knorpel oder andere Strukturen miteinander verbinden. Achtet man auf gute Körperhaltung und Körperbalance, bleiben die Bänder für eine lange Lebenszeit elastisch, andernfalls kommt es zu Beschwerden, unangenehmen Zuständen bis zu Schmerzen. Deshalb ist es wichtig, Natur und Funktion des Rückgrats und seiner Bänder, die ja bei den Yoga-Übungen eine große Rolle spielen, zu untersuchen.

Die Wirbelsäule eines alternden Menschen wird allmählich steif, da sich die Bänder verfestigen. Es muß daran erinnert werden, daß die Bänderstrukturen untereinander in einem engen Zusammenhang stehen, d. h. daß allgemeine Unbeweglichkeit auch die Unbeweglichkeit einer Region zur Folge hat.

Außergewöhnliche Steifheit kann verschiedene Ursachen haben, aber in den meisten Fällen ist eine falsche Körperhaltung, die zu einer Verkürzung der Bänder führt, daran schuld. Bänderverkürzungen kann man leicht bei Menschen feststellen, die einen großen Teil ihrer Zeit sitzen müssen, wie Büroangestellte, Studenten, Schriftsteller, Künstler. In der sitzenden Haltung werden meist Kopf und Nacken vorgebeugt und das zwingt den Rücken, sich ausgleichshalber abzurunden.

Wollen dann Personen solcher Sitzhaltung sich während des Sitzens oder im Aufstehen, Gehen usw. wieder zu einer geraden Rückgratstellung aufrichten, können Schmerzempfindungen auftreten, die vom Nacken über die Schultern bis in die Arme ausstrahlen; diese wiederum können zu Kopfschmerzen und zu einer Überempfindlichkeit der Kopfhaut führen. Der durch die Verkürzung der Bänder verursachte Druck auf die Schädelbasis reizt die dort austretenden Nerven. Diese Nervenreizung wird in einem gewissen Maße von den peripheren Nerven aufgenommen und äußert sich an bänderverkürzten Punkten auch der weitest entfernt gelegenen Extremitäten. Durch Yoga-Stellungen wie z. B. den Fisch und den Schulterstand können solche Schmerzen in Kopf, Schultern und Armen beseitigt werden, denn diese Stellungen strecken die Bänder und gestatten Kopf und Nacken, sich frei zu bewegen und sie heben den Druck auf die Nerven und die Reizung der Nervenfasern auf.

Um freilich eine dauerhafte Wirkung und eine dauerhafte Streckung der Bänder zu erreichen, muß auf eine dauernd richtige Kopf- und Rückgrathaltung und auf Elastischerhaltung des Rückens geachtet werden; das alles kann durch tägliches Üben der Yoga-Stellungen erreicht werden. Die Bänder der Kopfregion bestehen aus mehreren Schichten Bindegewebe, das aus parallelen Faserbündeln zusammengesetzt ist; sie sind derart ineinander verwoben, daß sie auch enormen Anstrengungen und Belastungen gewachsen sind. Die Bänder besitzen also eine große Kraft, und sie sind für unsere täglichen Bewegungenwie Gehen, Stehen, Heben unbedingt notwendig. Die Bänder haben nun aber die Tendenz, sich nach einer Periode der Anstrengung in einer folgenden Periode der Untätigkeit zu verkürzen.

Diese Tendenz zur Verkürzung kann bei Athleten, Sportlern und Tänzern beobachtet werden, die, wenn sie nach einer Trainingspause wieder hart arbeiten müssen, lange Aufholzeiten brauchen, um die verlorene Elastizität wiederzugewinnen.

Der Yogi mißt der Wirbelsäule und ihren Bändern eine große Bedeutung bei; sie ist die Stütze für Rumpf und Kopf und schützt das Rückenmark und die Wurzeln der Spinalnerven. Die Spinalnerven treten zwischen den Wirbeln aus.

Es gibt vier eindeutig bestimmbare Krümmungen der Wirbelsäule, nämlich die Hals-, Brust-, Lenden- und Becken- oder Kreuzbeinkrümmung. Die ursprünglichen, schon bei der Geburt vorhandenen Krümmungen sind die beiden in der Brust- und Beckenregion. Die Krümmung in der Halsregion entwickelt sich erst, wenn das Kind den Kopf zu heben beginnt, also im Alter zwischen drei und neun Monaten. Die Lendenregion-Krümmung taucht erst auf, wenn das Kind zu gehen beginnt.

Alle diese vier Krümmungen verleihen der Wirbelsäule Elastizität und Spannkraft, die besonders für Geh- und Springbewegungen sehr wichtig sind. Haltungsfehler können die Rückgratkrümmungen vergrößern; stärkere Krümmung im Brustbereich heißt Kyphose, im Lendenbereich Lordose, eine seitliche Krümmung des Rückgrates wird Scoliose genannt. Bei Wirbeltuberkulose kann auch der Wirbelkörper betroffen sein, was dann zu einer abnormen Krümmung führt.

Yoga-Übungen dienen hauptsächlich der Erhaltung der natürlichen Wirbelsäulenkrümmung und ihrer Flexibilität, die sich durch Streckung der vorderen und hinteren Längsbänder auch erhöhen läßt. Das hintere Längsband erstreckt sich vom obersten Wirbel bis zum Kreuzbein; es verbindet alle Bandscheiben und Wirbelkörperränder. Ein Fünfzehnjähriger kann noch verhältnismäßig leicht bei durchgestreckten Knien seine Zehen mit den Fingerspitzen berühren. Im Alter von dreißig oder verzig Jahren hat sich die Elastizität des Rückens bereits merklich verringert; im Alter von sechzig und mehr Jahren bereitet eine Beugung schon erhebliche Schwierigkeiten und manchmal sogar Schmerzen. Die steifgewordenen Bänder lassen sich überhaupt nicht mehr dehnen; der Körper wird von der Schädelbasis an, den ganzen Rücken entlang bis zum Becken und bis zu den Knien von Bändern gehalten, die ihre Elastizität verloren haben.

Wer Yoga praktiziert, erhält sich auch im fortgeschrittenen Alter biegsame Bänder und einen elastischen Rücken. Einige der in diesem Buch gezeigten Yoga-Übungen demonstrieren deutlich, bis zu welchem Grad maximaler Biegsamkeit des Rückens und der Gelenke der menschliche Körper trainiert werden kann.

DER ZUSAMMENHANG ZWISCHEN DEM ENDOKRINEN DRÜSENSYSTEM UND YOGA

Schon lange, bevor die Wissenschaftler etwas über die endokrinen Drüsen und ihre Funktionen wußten, verfügten Yogis über Übungen für diese wichtigen Organe. Sie wußten bereits, daß diese Hormondrüsen das Gefühlsleben des Menschen beeinflussen und umgekehrt.

Man nennt sie auch Drüsen mit innerer Sekretion, weil sie ihre Ausscheidungen direkt ins Blut oder in die Lymphe abgeben, ohne besondere Ausführungsgänge zu besitzen. Hormondrüsen sind: die Bauchspeicheldrüse, die Schilddrüse, die Nebenschilddrüse, die Nebenniere, die Hypophyse und die Geschlechtsdrüsen.

Volles Wachstum, Entwicklung und volle Funktionsfähigkeit der verschiedenen Körperteile sind nur dann gewährleistet, wenn diese inneren Sekretionsdrüsen harmonisch funktionieren. Ihre Sekrete werden Hormone genannt (was aufreizen, ansteigen lassen bedeutet). Ihre Wirkung macht sich entweder sofort oder mit einer gewissen Verzögerung bemerkbar. Sie sind relativ einfache chemische Verbindungen, die, nachdem sie ihren Zweck erfüllt haben, entweder oxidiert werden oder ausgeschieden werden müssen.

Wenn diese Sekretionen ausbleiben, treten schnell pathologische Zustände in verschiedenen Körperteilen ein.

Die Schilddrüse liegt im vorderen Mittelstück des Halses. Sie besteht aus zwei seitlichen Lappen, die durch einen dünnen Abschnitt, der Isthmus genannt wird, verbunden sind.

Die Schilddrüse trägt zur Steuerung einerseits der Aufbauvorgänge (Wachstum, Wiederherstellung – anabolische Funktionen), andererseits der Abbauvorgänge (der katabolischen Prozesse) bei; sie steuert auch den geistigen und den sexuellen Entwicklungsprozeß. Die Schilddrüse ist zugleich eine der wirkungsvollsten Einrichtungen der Natur, den Körper gegen Gift zu schützen.

Es gibt zwei Arten von Unterfunktion der Schilddrüse, den exophtalmischen und den adenomatösen Kropf. Im ersteren Falle macht sich die abnorme Funktion der Schilddrüse in Verdauungsbeschwerden, Schlaflosigkeit, Nervosität, schnellem Puls, Herzklopfen, übermäßiger Schweißabgabe, Zittern und Gewichtsverlust bemerkbar. Die Körpertemperatur steigt nicht über das Normalmaß, da durch die erhöhte Schweißbildung und die Erweiterung der Blutgefäße der Haut mehr Wärme abgegeben wird.

Nimmt die Größe der Schilddrüse soweit zu, daß sie als Dickung am Hals deutlich sichtbar wird, wird sie Kropf genannt. Es gibt verschiedene Arten des Kropfes; sie haben verschiedene Ursachen

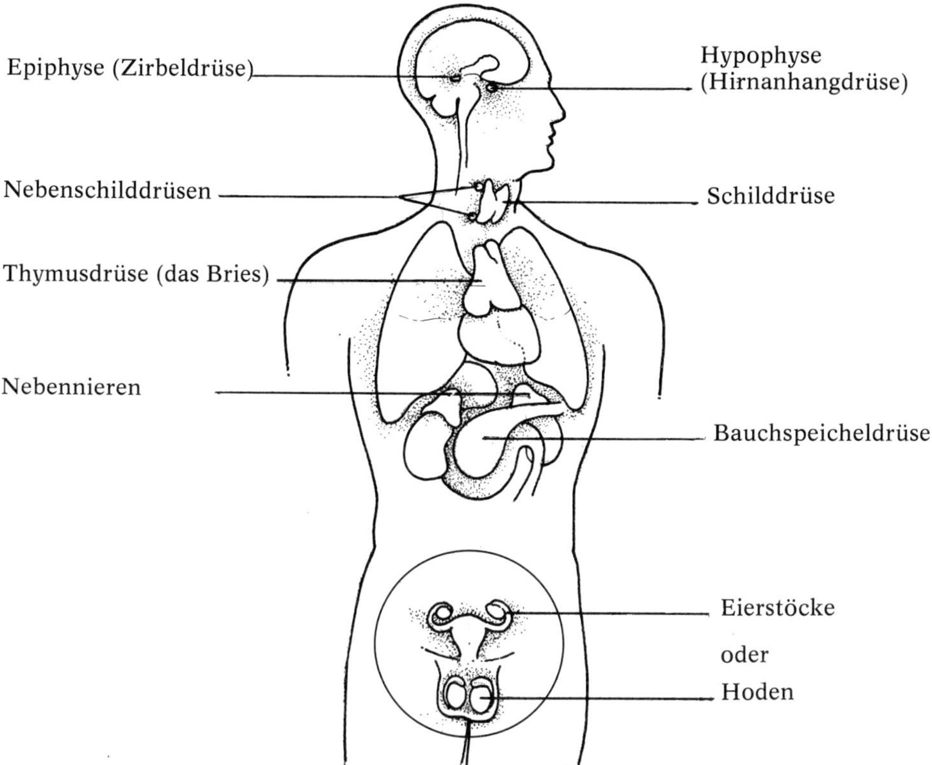

Drüsen mit innerer Sekretion

und auch verschiedene Bedeutung für unsere Gesundheit.

Ein Kropf sollte jedenfalls medizinisch untersucht werden, um die jeweilige Ursache festzustellen und ob eine Behandlung erforderlich ist. Vorbeugen ist besser als heilen; mit Hilfe bestimmter Yoga-Übungen wie z. B. *sarvangasan* (Schulterstand) und unter Beachtung einer entsprechenden Diät kann die Schilddrüse gesunderhalten werden. Eine Kropfart z. B. resultiert aus Mangel an Jod in der Nahrung. Dieser Mangel läßt sich durch Diätmaßnahmen leicht beseitigen.

Nach Aussage medizinischer Autoritäten ist der gefährlichste Kropftyp die relativ kleine Drüse mit einem sehr rasch wachsenden Toxitätsspiegel. Dieser Störungstyp wurde exophthalmischer Kropf genannt, da er häufig mit hervorquellenden Augen verbunden ist. Durch Experimente wurde bewiesen, daß große Dosen von Schilddrüsenhormonen bei gesunden Personen Thyreotoxikose hervorrufen können. Diese toxische Form der Schilddrüsenstörung trifft man meistens bei Personen zwischen fünfzehn und vierzig; sie tritt häufig gepaart mit nervösen und emotionellen Störungen auf. Oft besteht auch ein Zusammenhang zwischen einer Schilddrüsenerkrankung und einem labilen Nervensystem. Ist die Hormonabgabe der Schilddrüse dem als normal bezeichneten Gesundheitszustand nicht angemessen, kann der Sauerstoffverbrauch und der Grundumsatz des Stoffwechsels bis zu 40 % des Normalwertes, bezogen auf Alter, Größe und Gewicht, abnehmen. In den Laboratorien wird der Grundumsatz am stündlichen Sauerstoffverbrauch gemessen. Die Testperioden erstrecken sich üblicherweise auf einen Zeitraum von acht bis zehn Minuten; die Testperson atmet durch ein Gummimundstück aus einem Sauerstofftank, dessen Inhalt gemessen ist. Kohlendioxyd und Feuchtigkeit, die in den Behälter ausgeatmet werden, werden absorbiert, und die Gasmenge verringert sich, soweit die Testperson Sauerstoff verbraucht.

Ein abnorm niedriger Grundstoffwechsel kann verschiedene Formen der Verfettung hervorrufen; das kann durch jene Yoga-Übungen verhindert werden, die auf die Schilddrüse gezielt sind.

Eine stark ausgeprägte Form von Unterfunktion der Schilddrüse bei Erwachsenen wird als Myxödem bezeichnet. Sie bewirkt eine Verringerung der geistigen Aktivität, Verlangsamung der Sprache und der Bewegung, eine grobe und trockene Haut und Haarverlust. Beim adenomatösen Kropf tritt eine Erhöhung der normalen Sekretion ein, und erst wenn die Drüse sich vergrößert hat, treten die Symptome der Unterfunktion auf.

Die Nebenschilddrüsen liegen auf der hinteren Oberfläche der Schilddrüse, in einer Kapsel der Schilddrüse. Ihr Hormon regelt den Kalzium- und Phosphor-Stoffwechsel und kontrolliert die Konzentration des Kalziums und des anorganischen Phosphors im Blut.

Bei Unterfunktion der Nebenschilddrüsen ist das Hauptsymptom die sogenannte »Tetanie«; sie kann durch Entfernen der Nebenschilddrüsen oder durch eine spontane Entwicklung verursacht sein. Dieser Zustand ist durch Rastlosigkeit und durch tetanische Krämpfe in den Beugemuskeln gekennzeichnet.

Die Yoga-Therapie zielt mit einer ganzen Reihe von Stellungen darauf ab, die innere Sekretion dieser Drüsen wieder zum Normalstand zurückzuführen. Um diese Drüsen zu stärken, gibt es verschiedenartige Übungen.

Es wurde festgestellt, daß Emotionen wie Furcht, Sorgen, Ärger, Eifersucht, Haß, Liebe und Neid je nach ihrer Intensität den Körper beeinflussen. Bei extremen Sorge- oder Angstzuständen kann sogar der Tod eintreten. Solche Emotionen sind wie Schockwellen, die das Nervensystem angreifen und die Hormondrüsen schädigen. Das Hormondrüsensystem wird durch die beiden Anteile des autonomen Nervensystems, den Sympaticus und den Vagus, gesteuert. Wenn Emotionen auch nicht immer gleich eine ernstliche Gefahr bedeuten oder gar zum physischen Tod führen, greifen sie jedoch in jedem Falle auf das Nerven- und Hormonsystem über.

Eine bekannte Wirkung emotionaler Reaktionen ist hoher Blutdruck; bei Ärger oder Furcht kann allgemein ein schnellerer Herzschlag beobachtet werden. Emotionen beeinflussen auch die Nebenniere; es wird mehr Adrenalin ausgeschieden. Adrenalin erhöht den Blutstrom, beschleunigt den Herzschlag und läßt den Blutdruck steigen. Geistige Zustände belasten also dauernd das Herz und können Nervenstörungen und Herzbeschwerden verursachen.

Auch hier können Yoga-Stellungen dazu beitragen, die Hormondrüsen zu stärken und die Emotionen durch Konzentration und Entspannung unter Kontrolle zu bekommen.

YOGA IN SEINER WIRKUNG AUF DIE ZELLEN UND DEN KREISLAUF

Zunächst sollen die Yoga-Übungen in ihrer Wirkung auf die kleinen Zellen, aus denen unser Körper zusammengesetzt ist, betrachtet werden. Der physische Körper ist aus Billionen von Zellen aufgebaut. Jede dieser Zellen enthält in sich ein Miniaturleben und ihre eigene Energie, jeweils für einen bestimmten Zweck. Dieses Einzelleben stellt zwar nur einen sehr geringen Grad von Vernunft dar; doch dieser reicht aus, die Zellen richtig arbeiten zu lassen. Obwohl die Zellen instinktiv funktionieren, unterliegen sie doch der Kontrolle des menschlichen Geistes und führen gehorsam, bewußt oder unbewußt, seine Befehle aus. Unter den Lebewesen gibt es bekanntlich die Einzeller, die aus nur einer Zelle bestehen. Unabhängig von einer übergreifenden Zellstruktur hat jede einzelne Zelle ihr Zytoplasma und einen Kern. Der Zellkern ist der lebendige Teil der Zelle und offensichtlich das Zentrum der lebensnotwendigen chemischen Prozesse.

Ein Verband gleichartiger Zellen kann als Gewebe definiert werden. Es gibt vier Grundarten von Gewebe. Die auf verschiedenartige Weise kombinierten Gewebe ergeben die verschiedenen Gewebeformen des Körpers, hier die Membranen und die Haut.

Der Haut soll hier besondere Beachtung geschenkt werden, da sie eine sehr wichtige Struktur ist. Sie hat verschiedene Funtionen. Einmal dient sie als mechanischer Schutz gegen Verletzungen der tiefer gelegenen Gewebe; Bakterien können nur schwer durch die toten Zellen der äußeren Hautschicht hindurchdringen, und so schützt die Haut auch gegen das Eindringen fremder Organismen. Ferner stellt sie den Tastsinn dar. Aus der Farbe der Haut können Körperzustände abgelesen werden; bei hohem Blutdruck und auch bei anderen Zuständen, bei denen die Blutgefäße der Haut erweitert sind, sieht sie sich rot an. Bei Anämie ist sie infolge der geringeren Anzahl der roten Blutkörperchen bleich. Bei Herzkrankheiten und bei Lungenentzündung ist sie infolge der geringeren Sauerstoffüllung des Blutes purpurrot. Bei einer Gelbsucht-Erkrankung färbt sich die Haut infolge der Erhöhung des Gallenfarbstoff-Spiegels im Blut gelb.

Durch das Studium der Farbveränderungen der Haut können viele Informationen gewonnen werden. Fließt eine erhöhte Blutmenge durch die Hautgefäße, so trägt das dazu bei, diese in einem gesunden Zustand zu erhalten. Hier muß auch wieder daran erinnert werden, daß die verschiedenen Körperzellen, die wie Ziegel zum Aufbau des Körpers verwendet werden, ihre Energie und ihre Nahrung aus dem Blutstrom erhalten. Ohne das ihnen zukommende Material können die Zellen ihre zugedachte Funktion nicht richtig erfüllen. Unterernährte Personen besitzen nicht die normale Menge an Blutzellen, und deshalb arbeiten ihre Systeme auch nicht richtig. Die Zellen müssen körperaufbauendes Material besitzen. Der einzige Weg, auf dem diese ihre Funktion gesichert werden kann, besteht in der Ernährung der Zelle aus den Stoffen, die durch den Blutkreislauf an sie herangebracht werden. Der Erhaltung eines gesunden Blutkreislaufes dienen ebenfalls eine ganze Reihe von Yoga-Übungen.

Kapitel 5

SIEG ÜBER DAS ALTER DURCH YOGA-ÜBUNGEN

In den vorigen Kapiteln wurde der therapeutische Wert der Yoga-Übungen aufgewiesen. In diesem Kapitel soll nun die Technik der verschiedenen Stellungen, ihr Nutzen und ihre Wirkung auf Muskulatur, Gelenke, Muskelbänder und Drüsen behandelt werden.

Der physische Körper läßt sich mit einem Auto vergleichen. Um mit einem Auto fahren zu können, braucht man Treibstoff, elektrischen Strom für die Zündung, ein Kühlsystem, Schmierung und einen vernunftbegabten Fahrer, der den gesamten Fahrbetrieb zu steuern vermag. Für den physischen Körper lassen sich fünf ähnliche Bedürfnisse anführen, deren Erfüllung für sein perfektes Funktionieren notwendig ist. Wie ein Auto ohne die erwähnten Funktionsfaktoren nicht fahren kann, so kann auch der physische Körper ohne Treibstoff, elektrischen Strom, Kühlsystem, Schmierung und ohne befehlende Intelligenz nicht funktionieren, jedenfalls nicht für längere Zeit.

Als wichtigstes Betriebsmittel bezieht auch der Körper Treibstoff, und zwar aus der Nahrung, aus dem Wasser, das wir trinken, aus der Luft, die wir atmen, und zu einem kleinen Teil auch aus den Sonnenstrahlen. Das größte Energiequantum bezieht der Körper aus der Luft und nicht, wie allgemein angenommen wird, aus Nahrung und Wasser. Die Energie-Aufnahme aus der Luft wird in einem späteren Kapitel (Kapitel 8 – Atmung) behandelt.

Die Batterie im Körper ist der Solar Plexus, der ihn mit Energie in Form von *prana* versorgt (über *prana* und Solar Plexus wird ebenfalls im Kapitel 8 gesprochen).

Der Körper braucht auch ein Kühlsystem; denn wie eine Maschine kann auch der menschliche Körper nicht lange ohne Kühlung arbeiten. Im Körper kann Kühlung nur durch Entspannung erreicht werden.

Die nächstwichtige Betriebsbedingung ist die Schmierung der Gelenke; sie wird durch Körperbewegungen verschiedener Art erreicht. Die elektrische Energie des Körpers wird durch die Nervenströme dargestellt; ein Mangel an dieser Nervenenergie bringt schon bestimmungsgemäß das ganze System in Unordnung. Schließlich bedarf auch der Körper eines vernunftbegabten

Fahrers; diese Funktion hat der Geist; er wird durch Gebet, Hingabe an das eine höchste Wesen, durch Mitgefühl, Liebe, Mut und durch Unterscheidungsfähigkeit zwischen Wirklichem und Unwirlichem so weit entwickelt, daß er die Intelligenzfunktion eines Fahrers leistet.

Um den größtmöglichen Funktionseffekt zu erreichen, werden die erwähnten fünf Funktionselemente des Körpers in der Yoga-Praxis voll und ganz zur Entfaltung gebracht.

Es ist bekannt, daß das moderne, auf Leistung gezielte Körpertraining wesentlich mehr Energie verbraucht als Yoga-Übungen, da jede gewaltsam bewirkte Bewegung den Energieverbrauch vervielfacht; zudem wird dabei in der Muskulatur der Milchsäuregehalt überhöht, was zu Ermüdungserscheinungen führt.

Die langsam ausgeführten Gelenkbewegungen der Yoga-Übungen verschwenden keine Energie. Das tiefe, von angemessenen Anhalteperioden unterbrochene Atmen während der Yoga-Übungen erhöht die Sauerstoffaufnahme beträchtlich. Dabei wird nur wenig Milchsäure erzeugt, die zudem durch basische Stoffe in Blut und Gewebe leicht zu neutralisieren ist; somit kommt es kaum zu Ermüdungserscheinungen. Die bei den Yoga-Übungen praktizierten Drehungen und sonstigen Bewegungen strecken und dehnen die Blutgefäße und bewirken eine gleichmäßige Verteilung des Blutes im ganzen Körper. Immer werden im Ablauf der Yoga-Übungen gestreckte Muskeln und Bänder wieder entspannt, wodurch den Muskelfasern immer wieder neue Energie zugeführt wird; denn so wie Wasser aus einem Hahn fließt, so fließt Energie in einen entspannten Muskel. Alle Yoga-Übungen basieren auf der Formel: Strecken – Entspannen – Tief-Atmen. Sie steigern damit Blutzirkulation und Konzentration.

MEDITATIONSSTELLUNGEN

Die Yoga-Kultur ist in acht Stufen geteilt:

1. *Yama,* Sittenlehre
2. *Niyama,* religiöse Vorschriften
3. *Asana,* Stellungen
4. *Pranayama,* Atemübungen
5. *Pratyahara,* Abwendung der Sinne von den Wahrnehmungsobjekten
6. *Dharana,* Konzentration
7. *Dhyana,* Meditation
8. *Samadhi,* Überbewußtsein

Es gibt laut Yoga-*Shastras* 840 000 Stellungen, von denen 84 wichtig sind. In diesem Buch werden alle Hauptstellungen mit ihren Variationen detailliert erklärt und beschrieben.

Asana heißt Stellung. *Asanas* lassen sich grob in zwei Hauptgruppen einteilen, und zwar in Meditationsstellungen und in formende Stellungen. Es gibt vier Meditationsstellungen: den Lotus oder *padmasan, siddhasan, swastikasan* und *sukasan* oder die leichte oder Bequemstellung. Eine weitere, *vajrasan* genannt, ist für Personen gedacht, die keine der vier genannten Stellungen einnehmen können.

Diese Meditationsstellungen sind von entscheidender Bedeutung, wenn der Schüler Atemübungen oder Meditation ausführen will. Man muß freilich imstande sein, in einer dieser vier Stellungen ein bis zwei Stunden lang ohne Bewegung sitzen zu können. Ihr Wert besteht erstens darin, daß in aufrechter Haltung das Rückgrat in seiner natürlichen Krümmung gehalten wird, zweitens darin, daß durch das lange unbewegte Sitzen der Stoffwechsel auf ein Minimum herabgesetzt wird. Ferner, wird der Körper für längere Zeit unbewegt gehalten, wird der Geist von all den physiologischen Störungen frei, die durch die Aktivitäten des Körpers entstehen. Und schließlich hilft die Geradhaltung des Rückens dem Schüler, sich zu konzentrieren, da in aufrechter Haltung der Nervenstrom oder die Nervenenergie gleichmäßig durch den Körper fließt. Fortgeschrittene können diese Bewegung des Nervenstroms im Rückgrat spüren, was ihnen ohne jeden Sonderaufwand zu wirklicher Konzentration verhilft. Das Maß dieser Nervenenergie kann noch zusätzlich durch Atemübungen und Konzentration erhöht werden und die Erweckung der spirituellen Kraft im Menschen befördern. Doch davon soll in späteren Kapiteln die Rede sein.

Je ruhiger die Stellung, desto besser die Konzentration und die Fähigkeit, den Geist in einem Punkte zu sammeln. Man wähle aus den vier Stellungen diejenige, die einem die angenehmste ist und nehme sie für zunächst etwa fünfzehn Minuten ein, dann erhöhe man die Sitzhaltungsdauer allmählich auf ein bis zwei Stunden. Immer muß Kopf, Nacken und Oberkörper in einer geraden Linie gehalten werden.

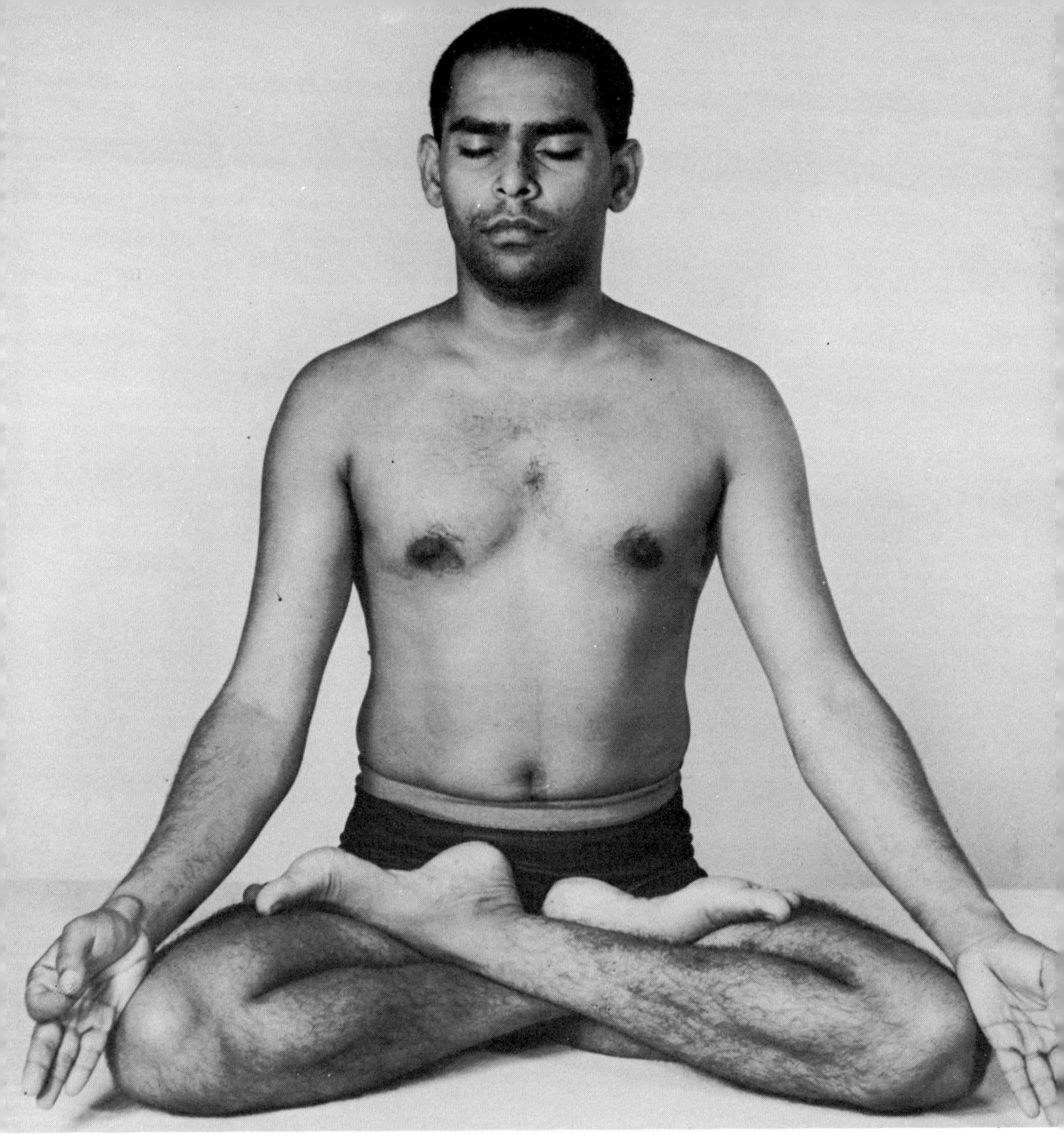

TECHNIK: **Padmasan** (Lotus) *Abbildung 13*

Man sitze auf einer zusammengelegten Decke mit zunächst vorgestreckten Beinen; darauf faßt man den rechten Fuß mit beiden Händen, beugt das Bein im Knie und legt den Fuß auf den linken Schenkel. Auf dieselbe Weise werden linkes Bein und linker Fuß in die entsprechende Stellung auf den rechten Schenkel gebracht. Halte den Körper aufrecht und lege die Hände, eine Hand über die andere, zwischen die Fersen. Wenn das nicht gewünscht wird, kannst du die Hände auch auf die Knie legen. Das linke Knie und der linke Oberschenkel sollen nicht vom Boden abgehoben werden.

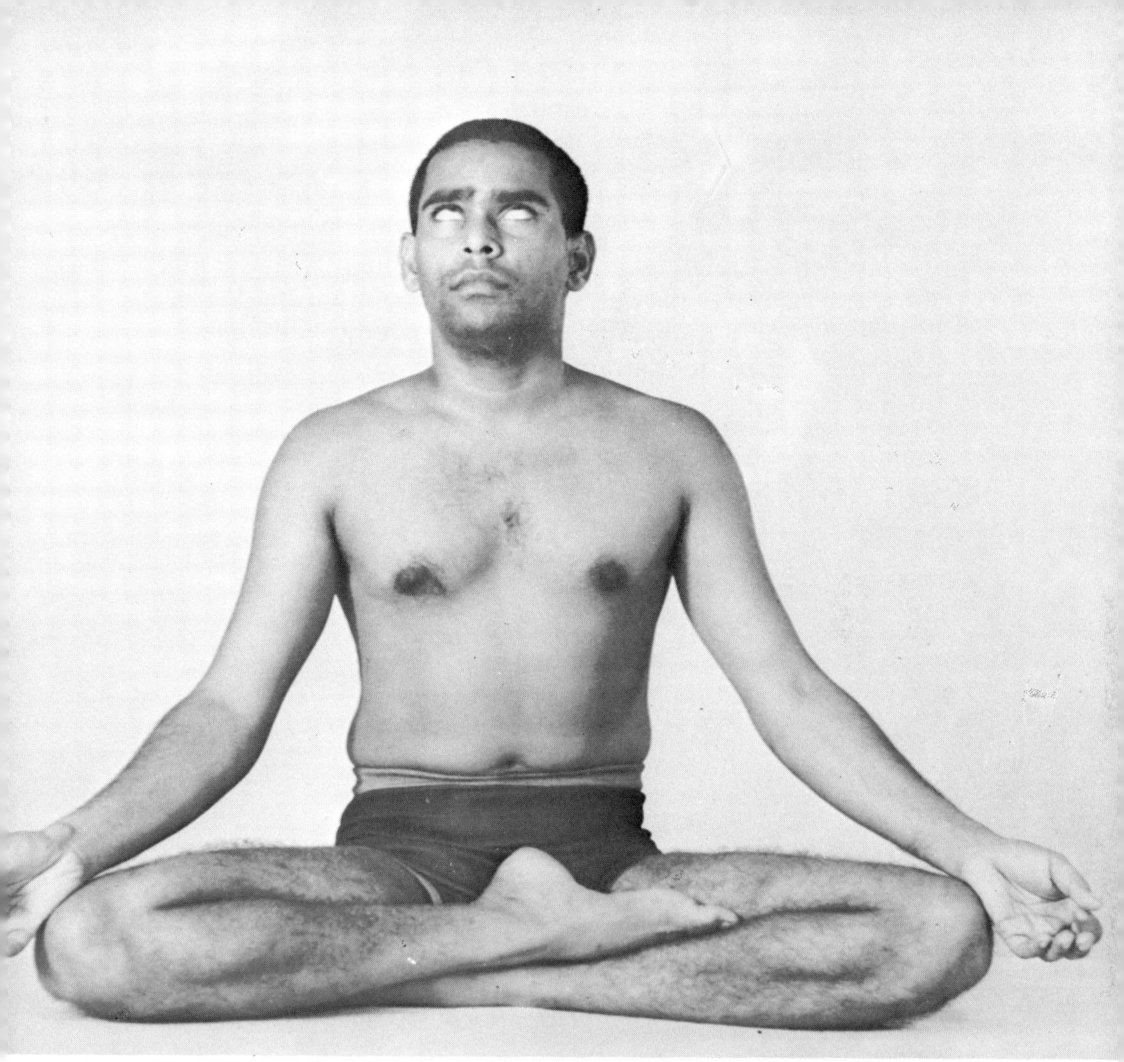

Abbildung 14

TECHNIK: **Siddhasan** (Meisterstellung)

Siddha heißt im Sanskrit Meister, die Stellung *siddhasan,* da sie große Meister benutzen und vollkommene Yogis dieses *asana* sehr empfehlen. Junge Schüler, die das Zölibat beachten, und solche, die ein Leben in Keuschheit erstreben, sollten dieses *asana* praktizieren.

Man setze sich und strecke die Beine vor; dann beuge man das linke Bein im Knie und bringe die linke Ferse an den weichen Teil des Damms, den Raum zwischen After und Hoden; dann beuge man das rechte Bein und lege die Ferse gegen das Schambein oder genau über die Genitalien. Dabei soll kein Druck auf die Genitalien ausgeübt werden. Der Körper muß aufrecht gehalten werden; die Position der Hände ist dieselbe wie im *padmasan.*

TECHNIK: **Mukthasan** oder **Guptasan**

Man strecke die Beine vor und beuge das rechte Bein im Knie und lege die rechte Ferse gegen das Schambein oder genau über die Genitalien. Dann biegt man das linke Bein und legt die linke genau über die rechte Ferse nahe dem Schambein auf. In dieser Stellung fällt jeglicher Druck auf Damm oder Genitalien weg. Personen, die *siddhasan* nicht praktizieren können, werden dieses *asana* einfacher finden.

Abbildung 15

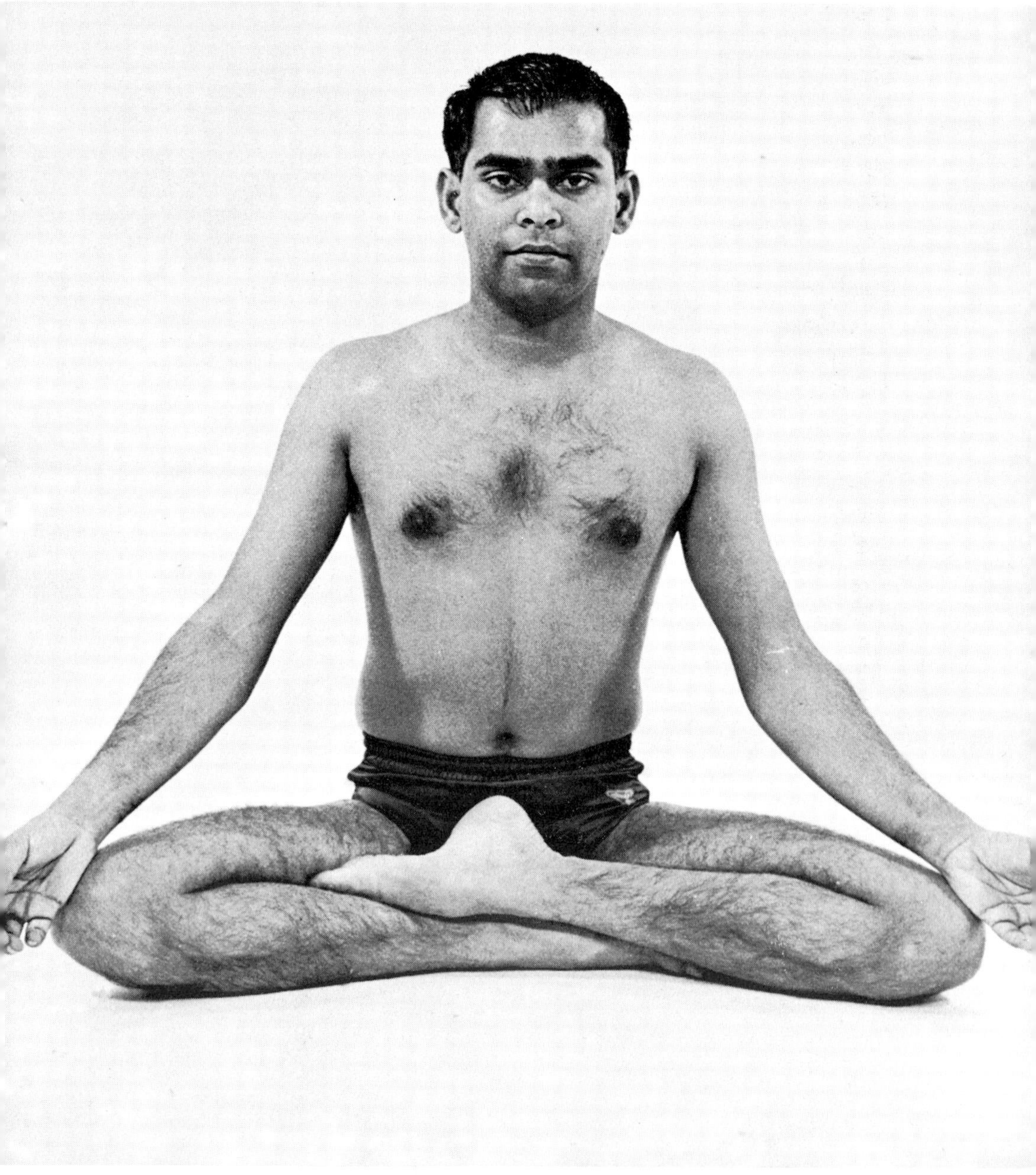

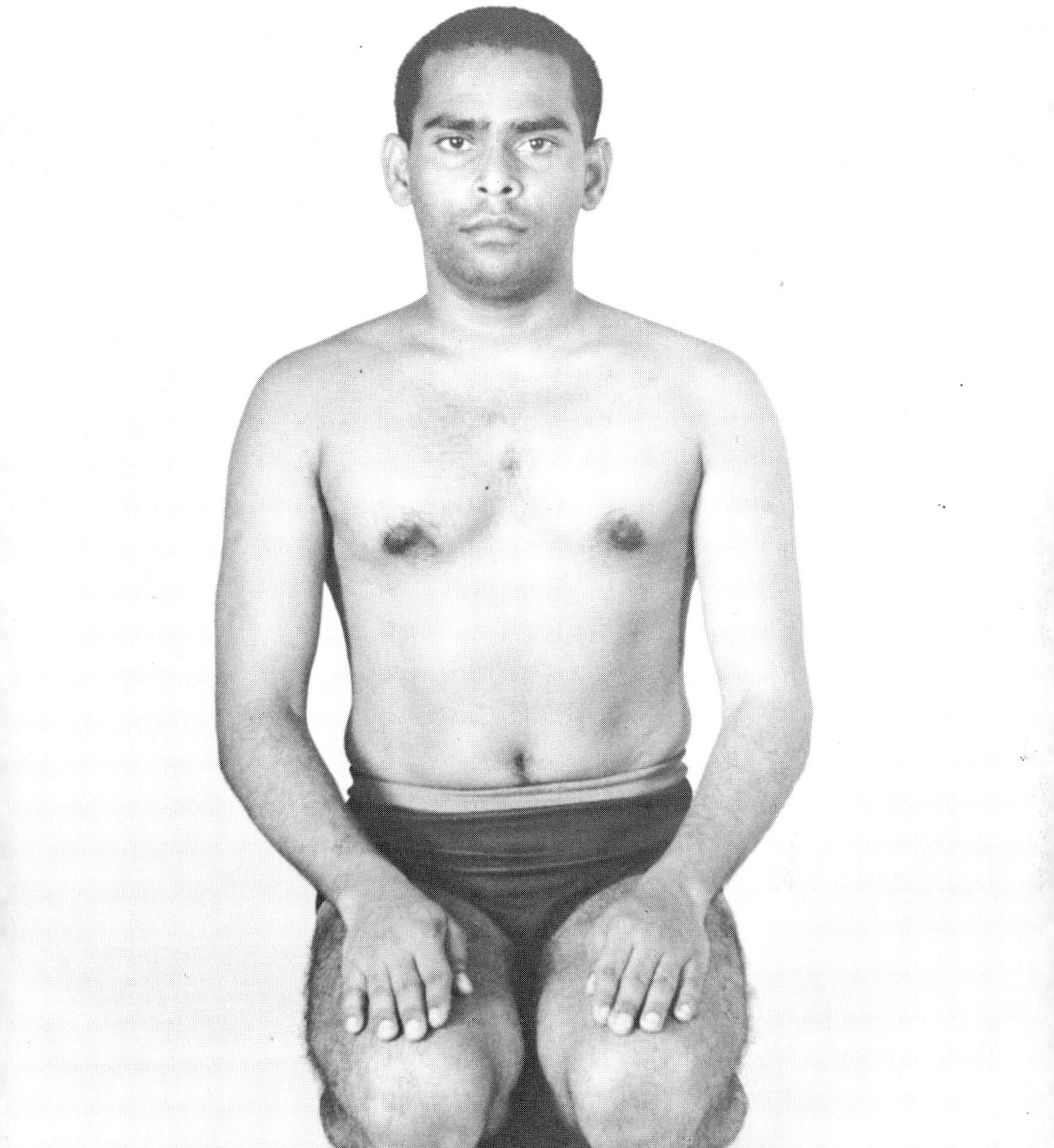

Abbildung 16

TECHNIK: **Vajrasan** (Kniende Stellung)

Man knie nieder, setze sich auf die Fersen und halte das Rückgrat gerade.

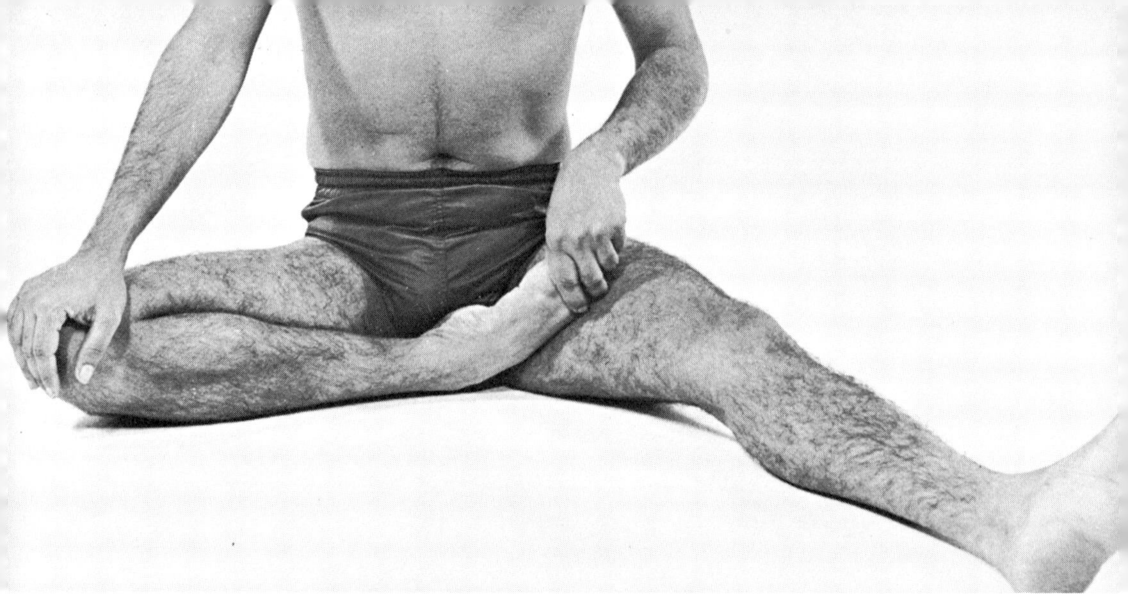

Abbildung 17

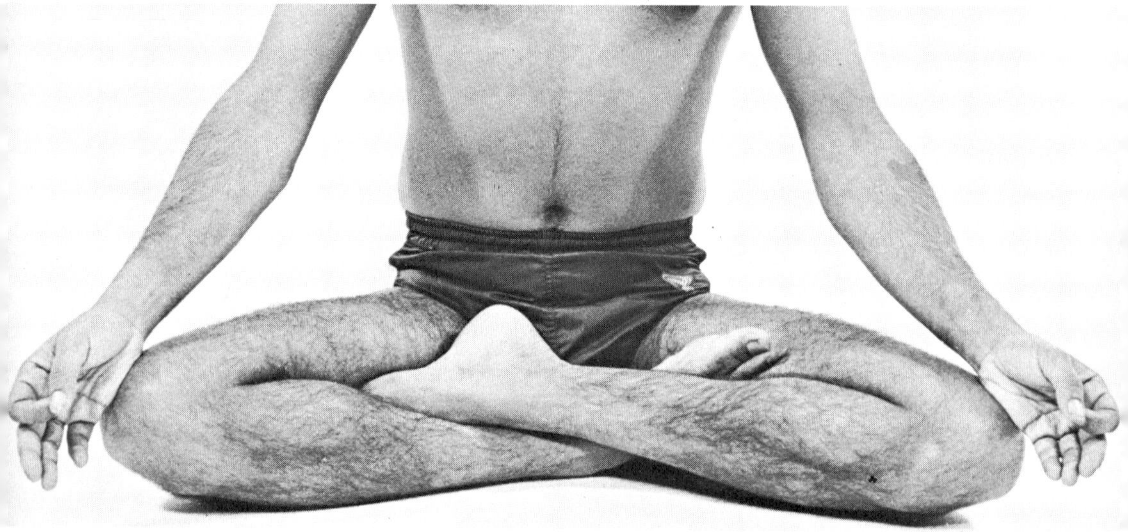

TECHNIK **Swastikasan** (Knöchelverschluß)

Abbildung 18

Swastika bedeutet im Sanskrit »Erfolgreicher«; wenn diese Stellung ausgeformt ist, vermittelt die Form des Knöchelschlusses die Vorstellung eines *swastika* (Erfolgreichen).

Man setze sich auf eine gefaltete Decke, strecke die Beine vor, beuge das rechte Knie und lege die rechte Ferse an die Leistengegend des linken Oberschenkels; die Zehen des linken Fußes stecke man zwischen rechte Wade und rechten Oberschenkel. Beide Füße befinden sich zwischen Waden und Schenkeln, eine für die Meditation recht angenehme Lage. Die Hände halte man, wie bei *padmasan* beschrieben.

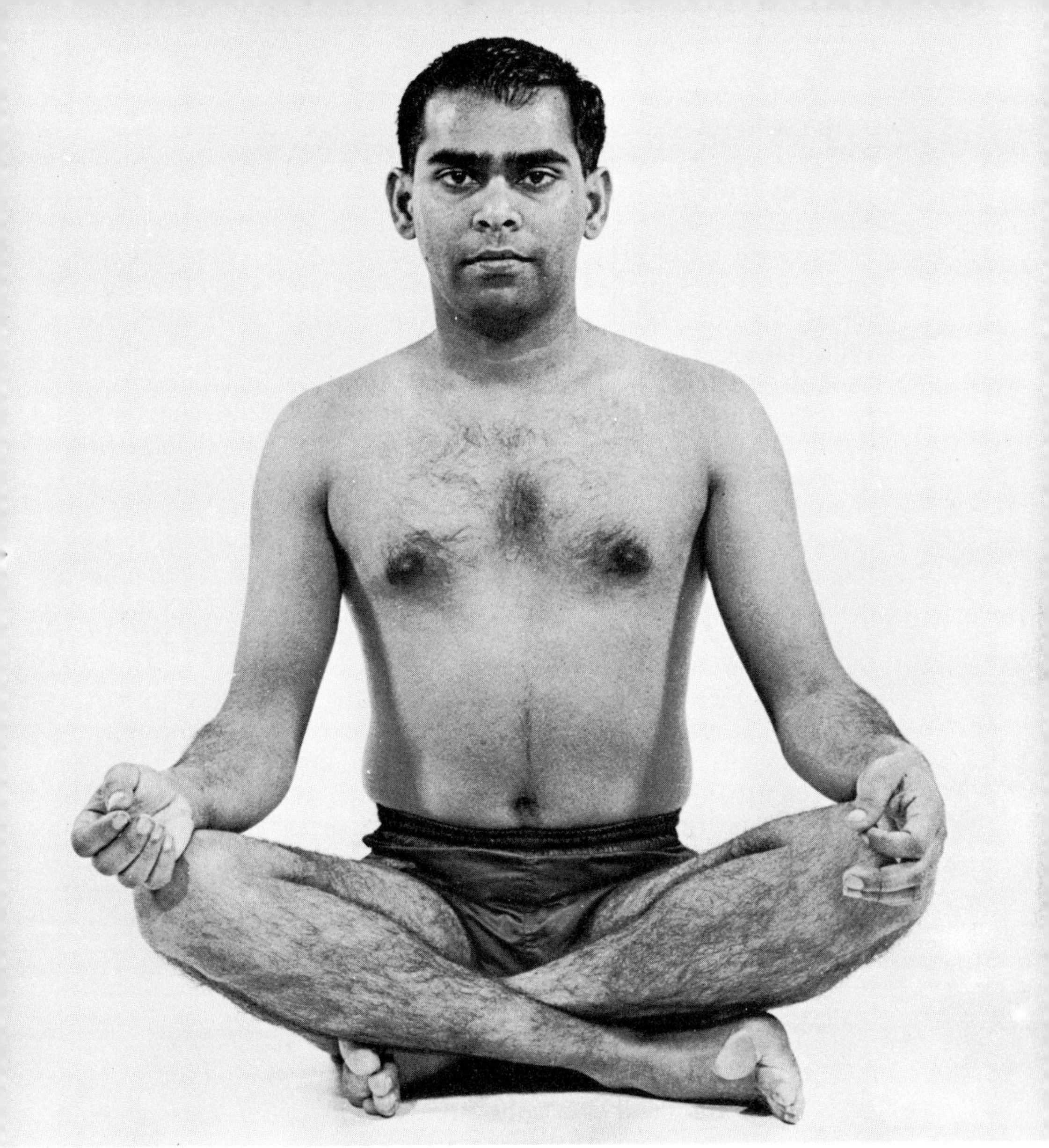

Abbildung 19

TECHNIK: **Sukhasan** (Leichte Stellung)

Sukhasan ist eine leichte, bequeme Stellung, geeignet für *japa* und Meditation. Auch für diese Stellung ist es wichtig, daß Kopf, Nacken und Rumpf in gerader Linie gehalten werden; das macht man mit ganz gewöhnlich gekreuzten Beinen; wenn nötig, kann man auch auf einem Stuhl sitzen.

SURYA NAMASKAR (Sonnengebet)

Der Name dieser Stellung leitet sich davon ab, daß sie am frühen Morgen, das Gesicht der Sonne zugewandt, ausgeführt wird. Die Sonne wird als Gottheit der Gesundheit und eines langen Lebens angesehen. In den alten Zeiten war diese Übung täglicher Brauch innerhalb der täglich vollzogenen spirituellen Praktiken. Man sollte diese Übung mindestens zwölfmal wiederholen und dabei die zwölf Namen des Sonnengottes wiederholen. Diese Übung ist eine Kombination aus Yoga-*asanas* und Atmung; sie reduziert das Fett der Bauchregion, macht Rückgrat und Glieder biegsam und erhöht die Atemkapazität. Es ist deshalb leichter, *asanas* erst nach der Ausführung von *surya namaskar* zu machen.

Bevor die Yoga-Schüler kompliziertere und schwierigere Stellungen beginnen, sollte das Rückgrat eine gewisse Biegsamkeit erreicht haben. Für steife oder steif gewordene Personen ist *surya namaskar* eine wundervolle Hilfe, ihre verlorene Flexibilität wieder zu erlangen.

Es gibt hier zwölf verschiedene Stellungen der Rückenpartie, die jeweils verschiedene Bändergruppen strecken und die Wirbelsäule jeweils verschiedene Bewegungen ausführen lassen. Der Rücken wird abwechselnd vor- und rückgebeugt, und es wird gleichzeitig tief geatmet. Jedesmal, wenn der Körper vorgebeugt wird, drücken die zusammengezogenen Bauchmuskeln und das Zwerchfell die Luft aus der Lunge. Wird der Körper nach hinten gebeugt, erweitert sich der Brustkorb, was automatisch ein tiefes Einatmen bedeutet. Auf diese Weise erhöht sich Geschmeidigkeit des Körpers und gleichzeitig wird die Atmung verbessert. Außerdem ist sie ein maßvolles Training für die Arm- und Beinpartien und steigert dadurch die Durchblutung.

Auf den folgenden Seiten werden die zwölf Stellungen gezeigt; sie bilden zusammen eine volle Runde von *surya namaskar*; man soll sie zwölfmal täglich wiederholen.

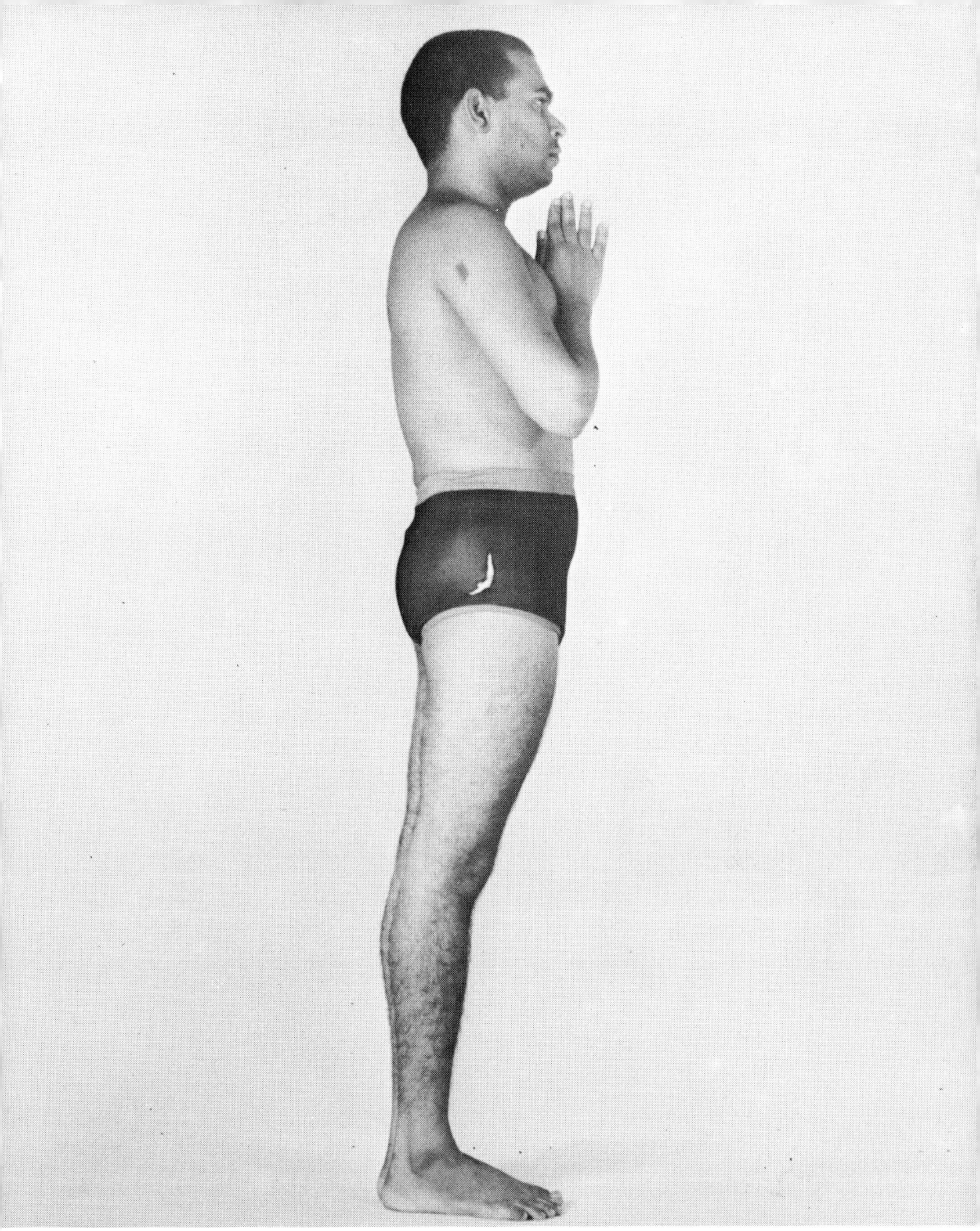

TECHNIK: **Surya namaskar** (Sonnengebet) *Abbildung 20*
Position Nr. 1

Wende dich zur Sonne, falte die Hände, stelle die Füße zusammen; stehe aufrecht!

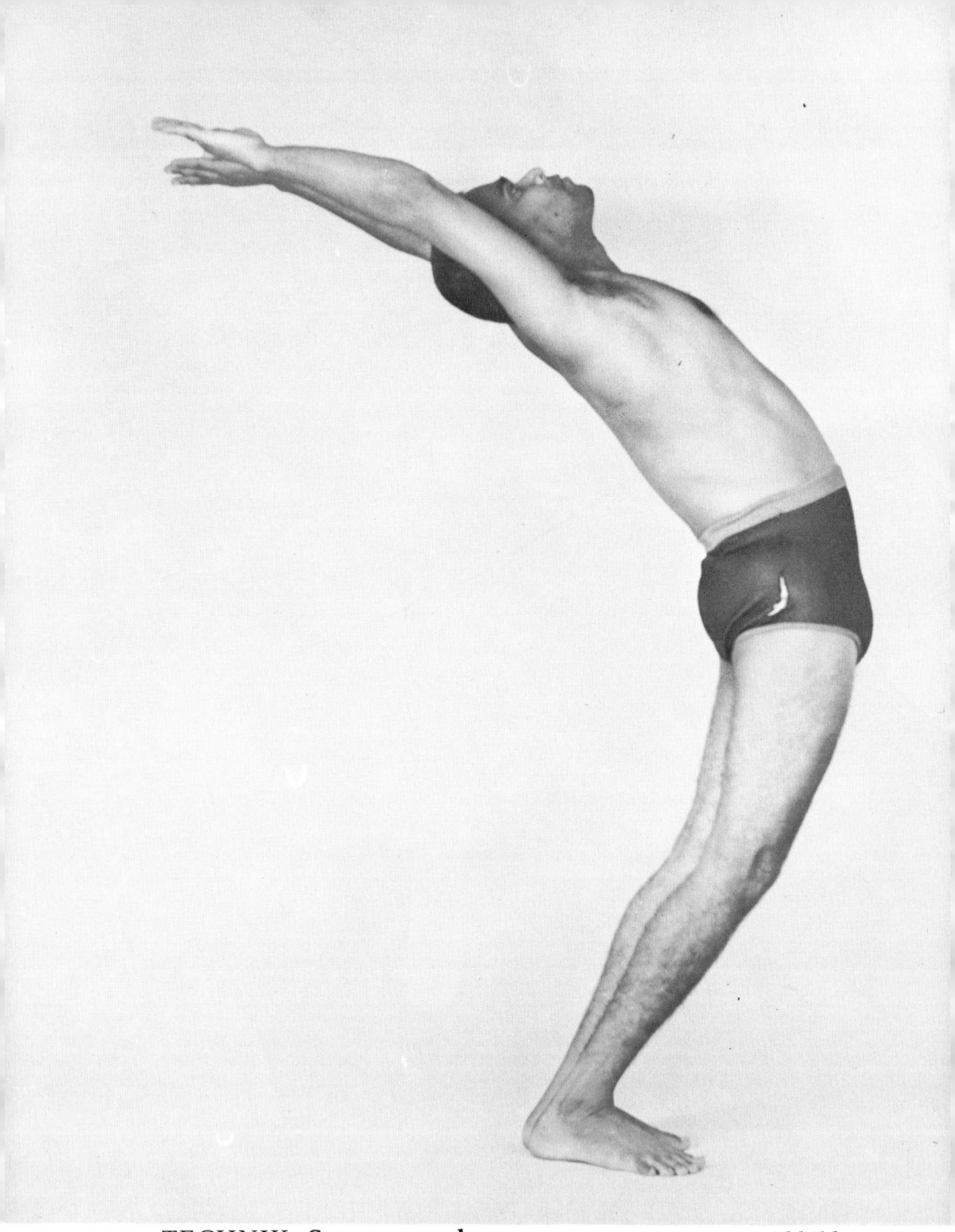

TECHNIK: **Surya namaskar** *Abbildung 21*
Position Nr. 2

Atme ein und hebe dabei die Arme, beuge dich nach hinten!

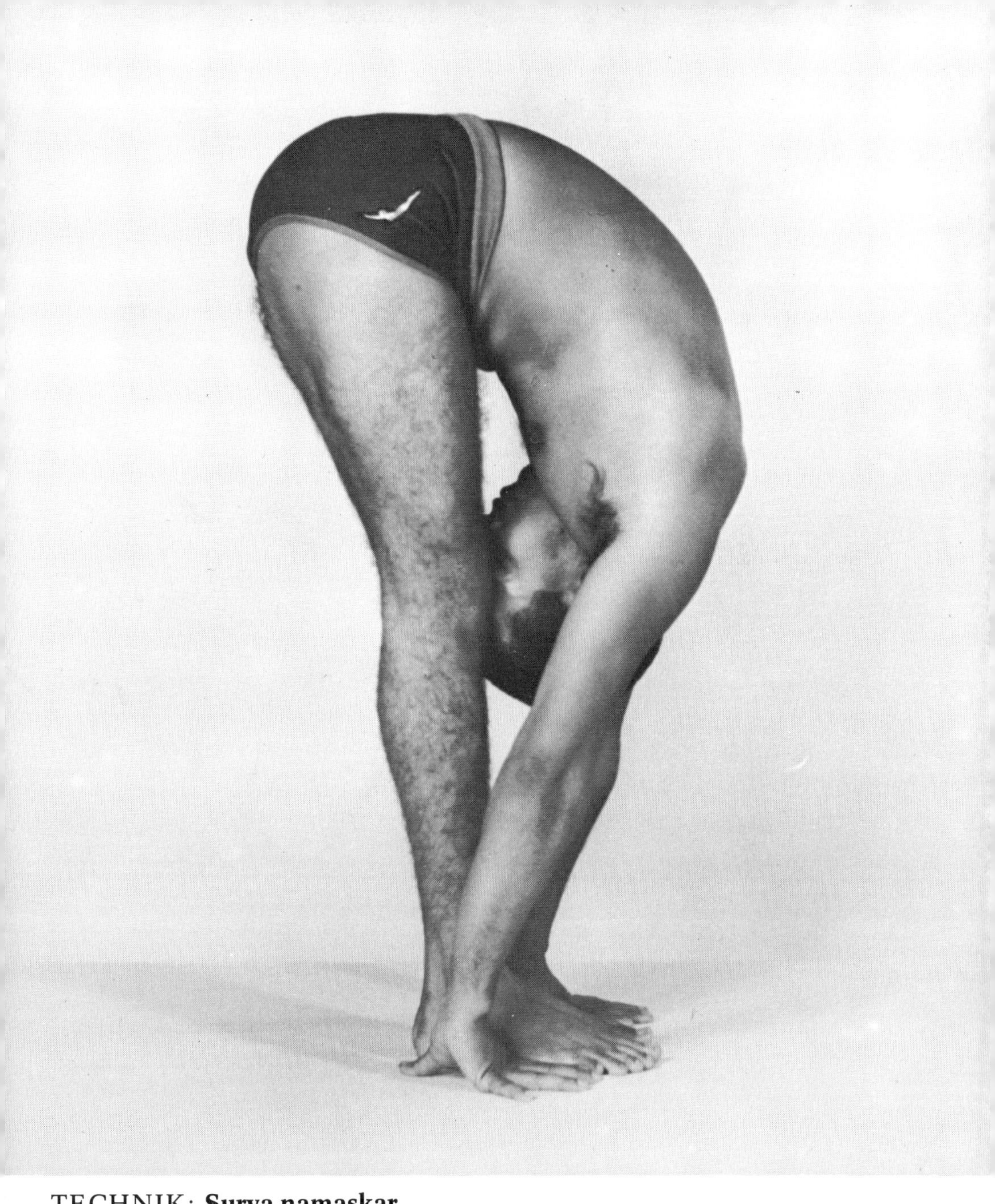

TECHNIK: **Surya namaskar**
Position Nr. 3

Atme aus und beuge dich nach vorn, bis die Hände in einer Ebene mit den Füßen liegen. Berühre die Knie mit dem Kopf; am Anfang dürfen die Knie leicht gebeugt werden, damit sie der Kopf berühren kann; nach einigem Üben aber sollten die Knie gestreckt bleiben.

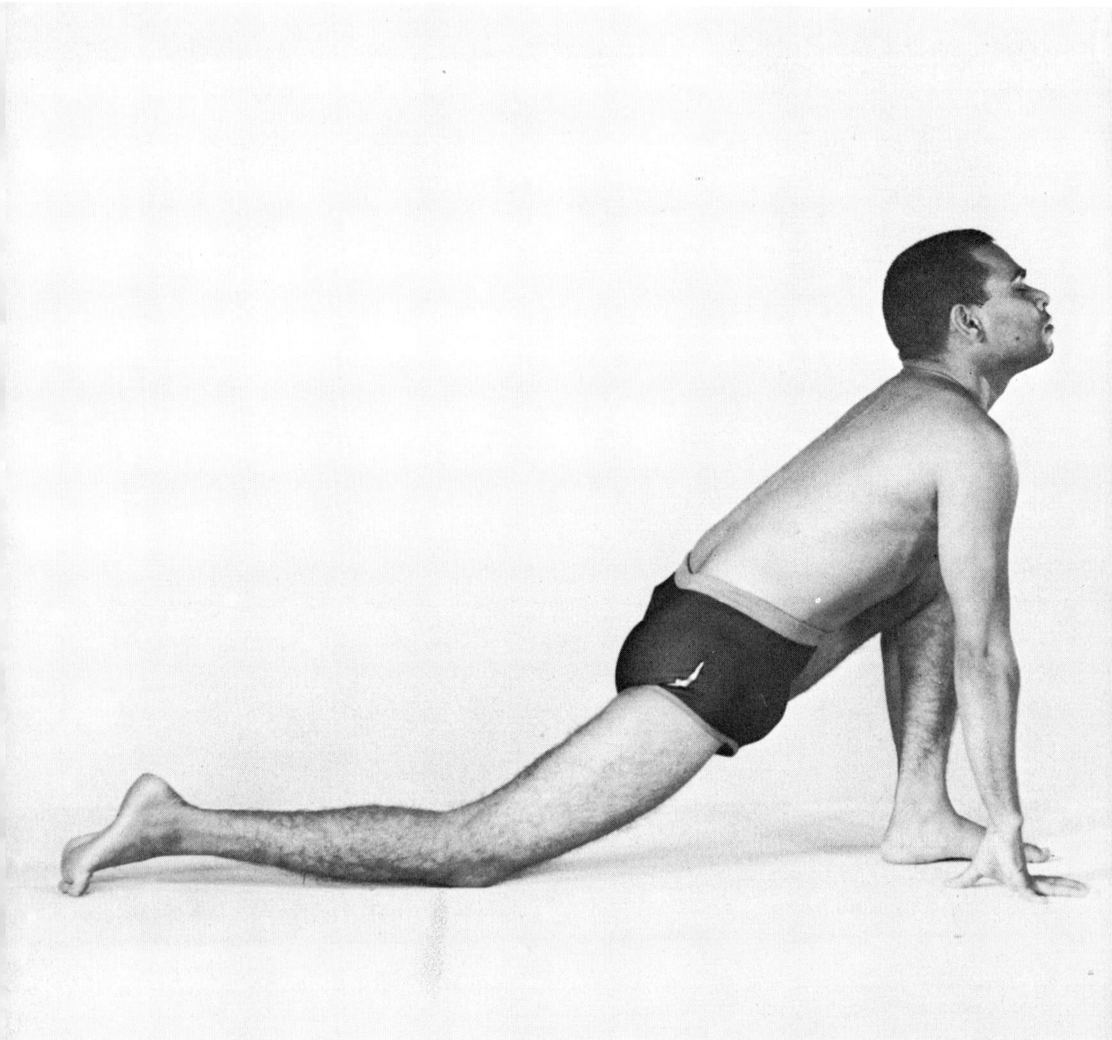

Abbildung 23

TECHNIK: **Surya namaskar**
Position Nr. 4

Atme ein und mache mit dem rechten Fuß einen großen Schritt nach hinten; dabei bleiben Hände und linker Fuß fest auf dem Boden; der Kopf wird zurückgebeugt. Das linke Knie soll sich zwischen den Armen befinden.

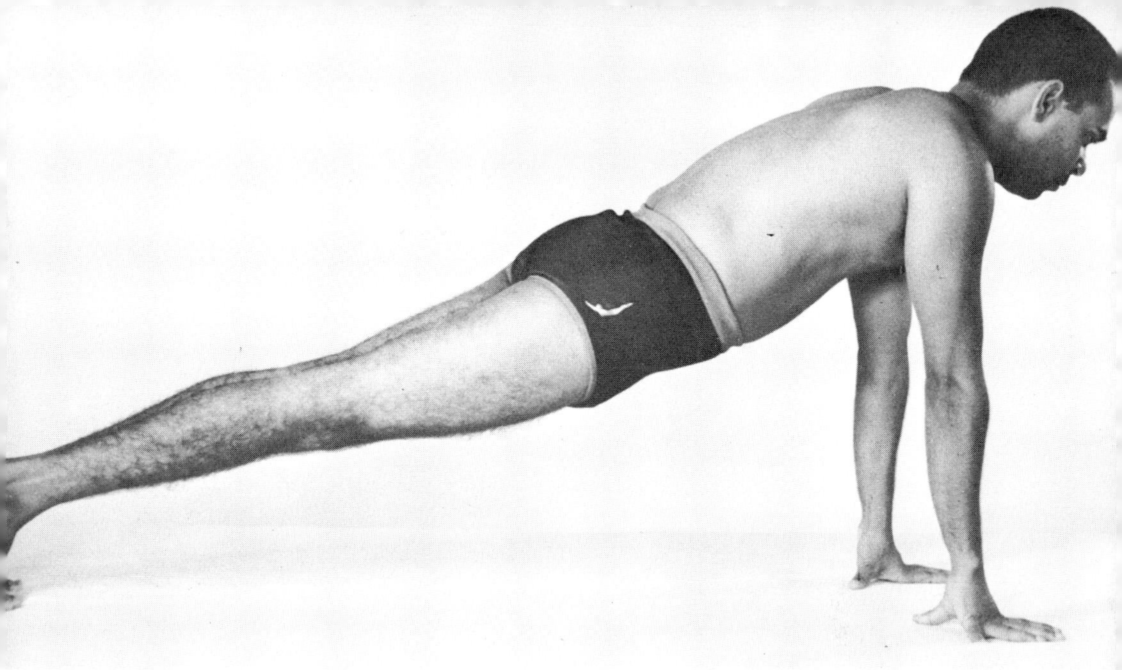

TECHNIK: **Surya namaskar** *Abbildung 24*
Position Nr. 5

Halte den Atem an. Stelle auch das linke Bein nach hinten und laß den Körper auf den Händen ruhen. Die Füße stehen zusammen, die Knie sind vom Boden abgehoben; die Arme sind gestreckt. Halte den Körper vom Kopf bis zu den Füßen in einer Linie!

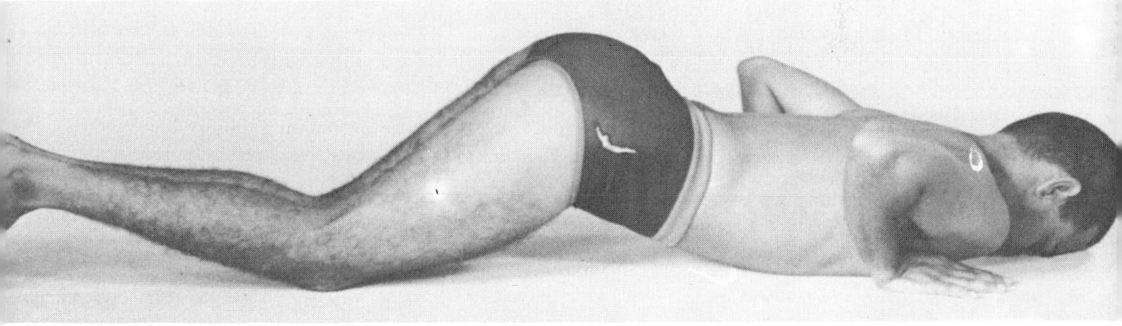

TECHNIK: **Surya namaskar** *Tafel 25*
Position Nr. 6

Atme aus und senke den Körper zum Boden hinunter. In dieser Stellung, die man *sashtanga namaskar* oder achtfach gekrümmtes Niederwerfen nennt, berühren nur acht Körperteile den Boden: die beiden Füße, die beiden Knie, die beiden Hände, die Brust und die Stirn. Der Bauch ist angehoben; auch sollte die Nase möglichst den Boden nicht berühren, sondern nur die Stirn.

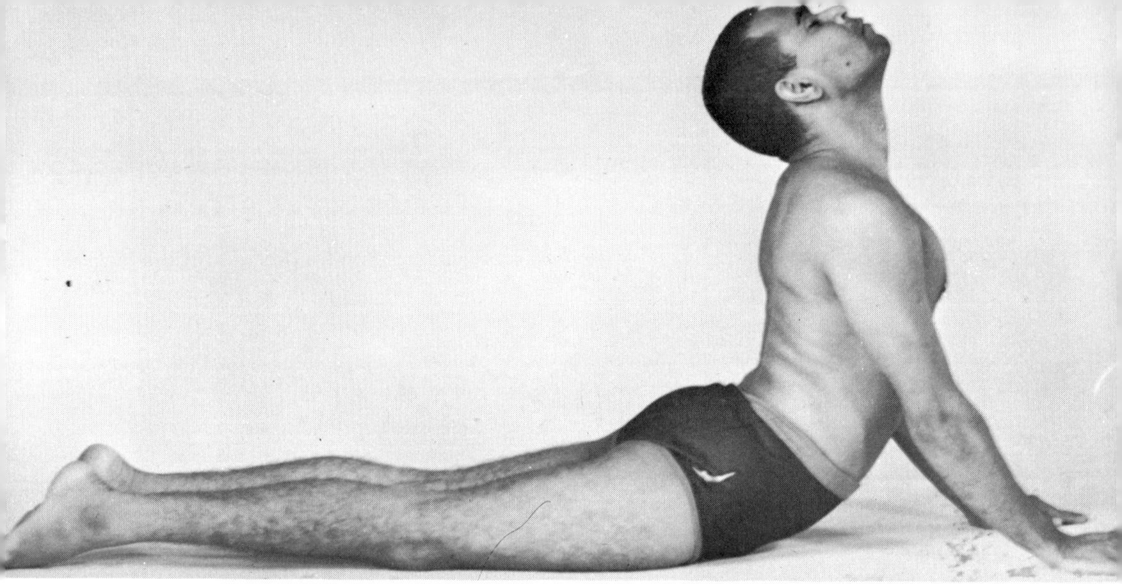

TECHNIK: **Surya namaskar** *Abbildung 26*
Position Nr. 7

Atme ein und beuge dich soweit wie möglich nach hinten. Die Biegung des Rückgrats soll das Maximum erreichen.

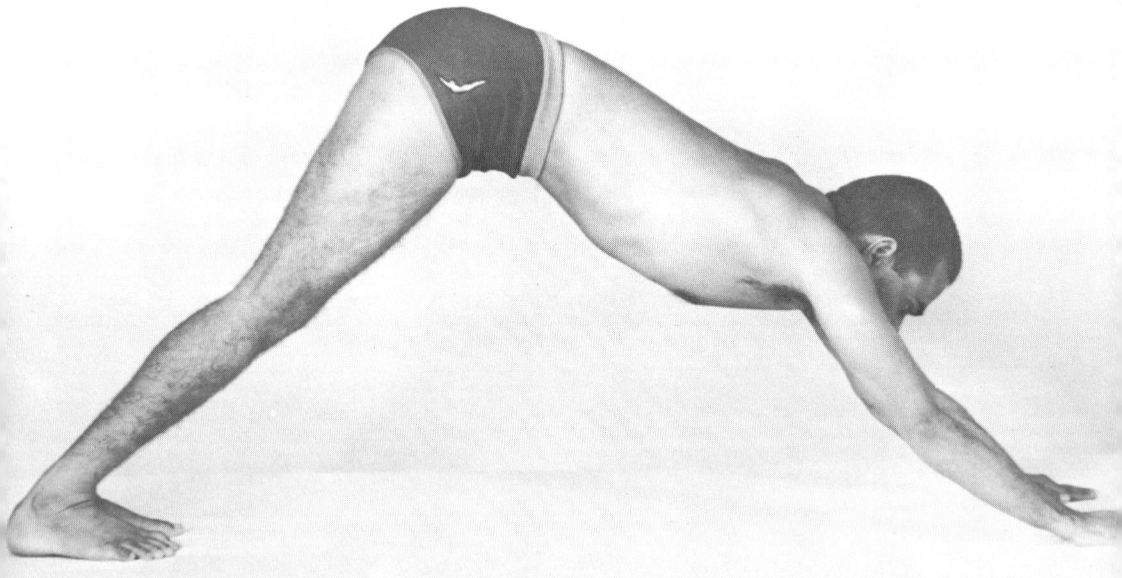

TECHNIK: **Surya namaskar** *Abbildung 27*
Position Nr. 8

Atme aus und hebe den Körper hoch, wobei Füße, Fersen und Hände flach auf dem Boden bleiben.

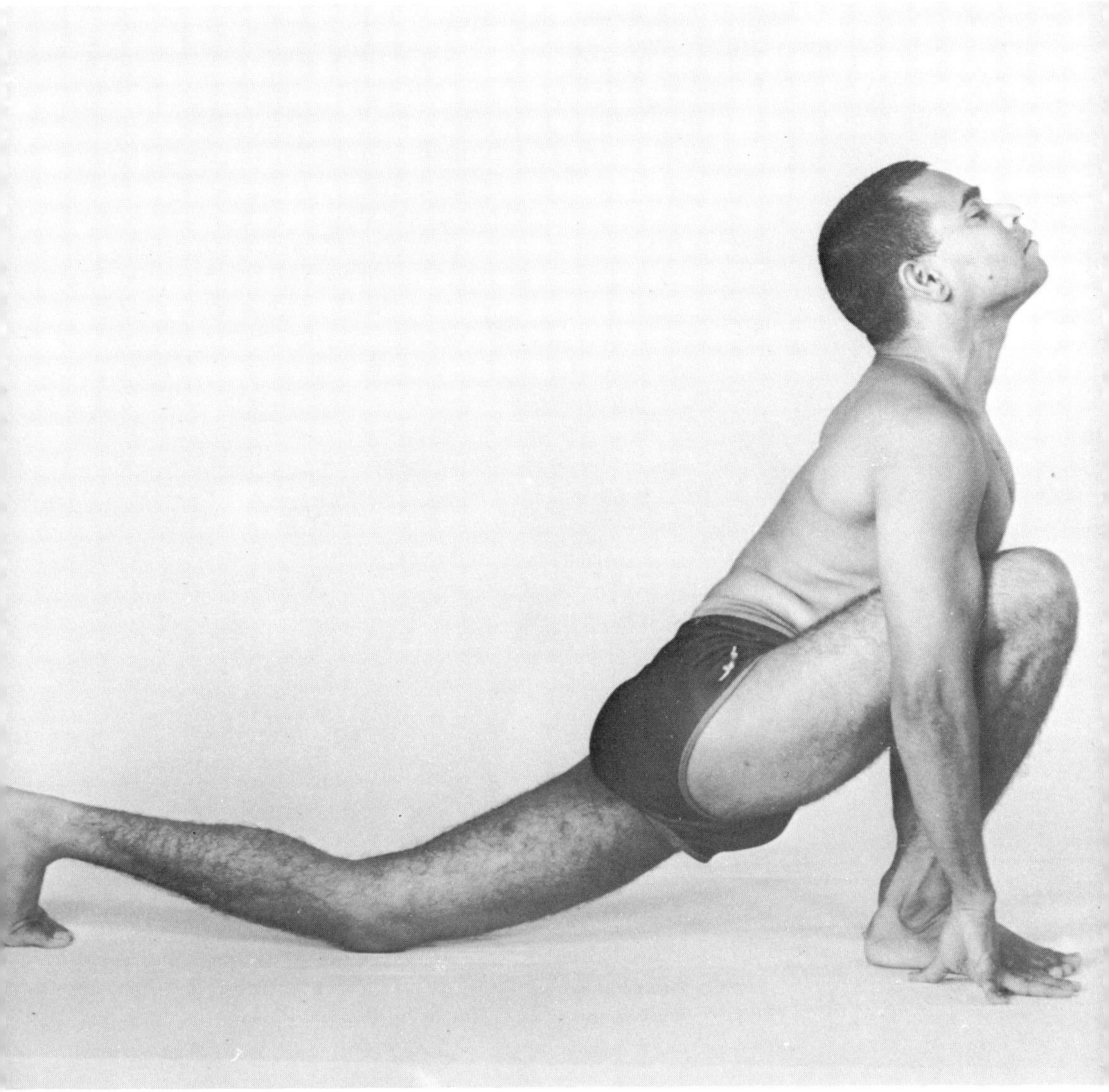

Abbildung 28

TECHNIK: **Surya namaskar**
Position Nr. 9

Atme ein und bringe den rechten Fuß bis zwischen die Hände nach vorn; der linke Fuß und das linke Knie berühren den Boden. Biege leicht das Rückgrat und schaue nach oben (wie Pos. 4).

TECHNIK: **Surya namaskar**
Position Nr. 10

Atme aus und bringe den linken Fuß nach vorn. Halte die Knie gestreckt und bring den Kopf wie in Position Nr. 3 zu den Knien!

Abbildung 29

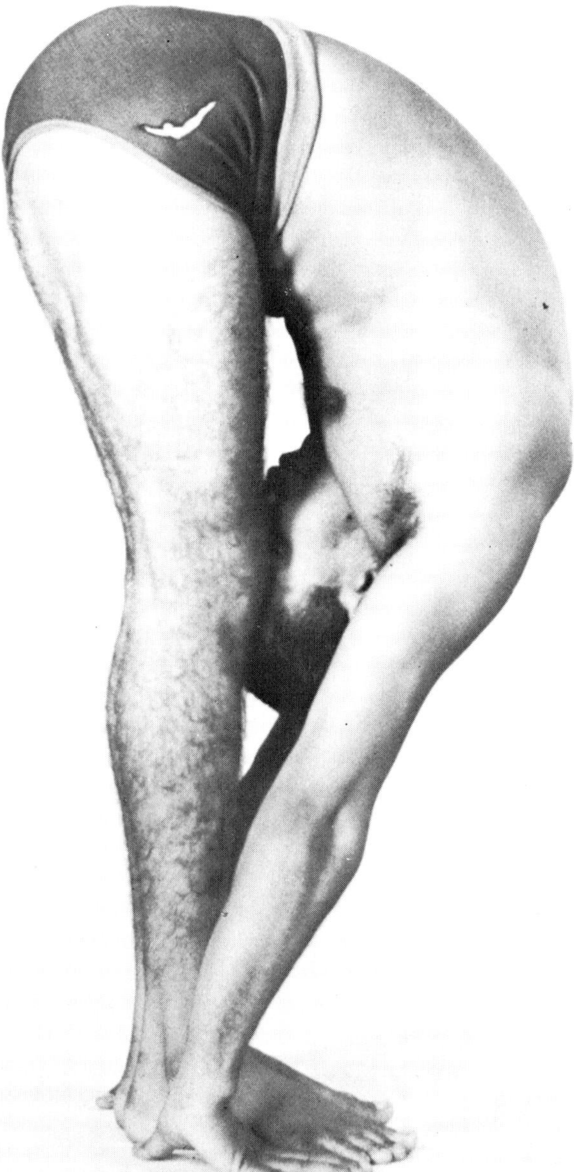

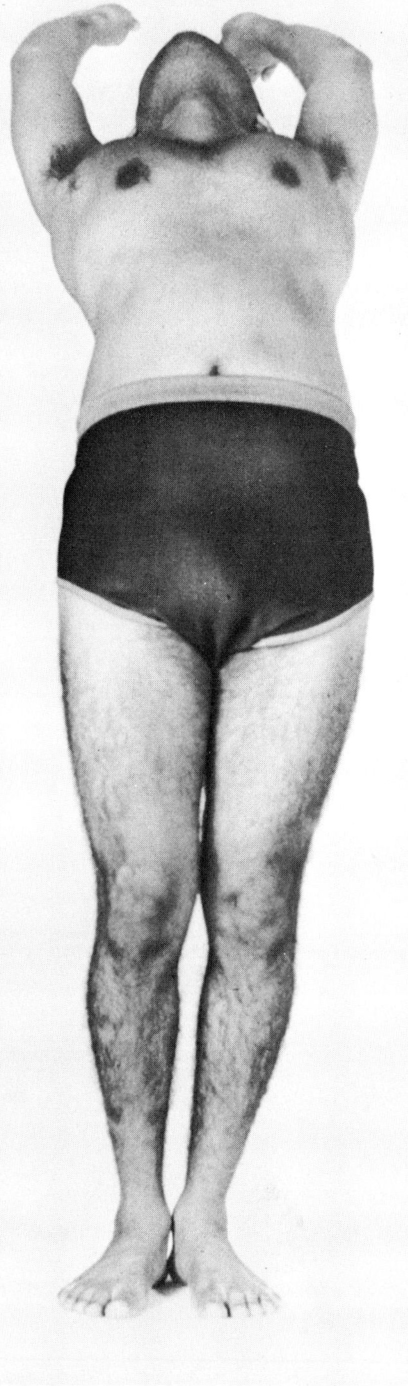

TECHNIK: **Surya namaskar** *Abbildung 30*
Position Nr. 11

Hebe die Arme über den Kopf und beuge dich einatmend nach hinten wie Position Nr. 2!

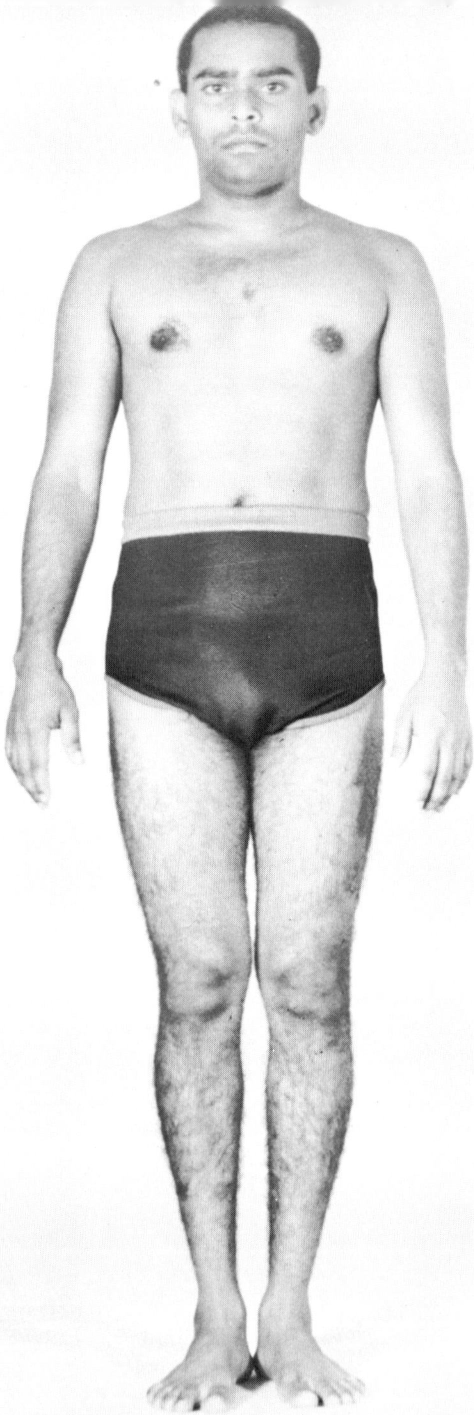

Abbildung 31

TECHNIK: **Surya namaskar**
Position Nr. 12

Atme aus, laß die Arme fallen und entspanne dich!

FORMENDE ÜBUNGEN

SIRSHASAN, der Kopfstand: seine Variationen und sein Nutzen

Diese Übung ist nach dem Sanskritwort *siras,* Kopf, benannt. In dieser Stellung steht der Körper umgekehrt zu seiner Normalstellung, und infolge der umgekehrten Schwerkraftwirkung werden der Aortabogen, die beiden Halsschlagadern und die beiden Armschlagadern reichlich mit arteriellem Blut versorgt. Nur in dieser Stellung kann auch das Gehirn reichlich mit gutem Blut versorgt werden.

In normal aufrechter Haltung wirkt die Schwerkraft der Rückkehr des Blutes aus der Region unter der Herzhöhe entgegen. Normalerweise sorgen die Bewegungen der Bauch- und Gliedermuskeln, die Kraft des Herzschlages und die Saugkraft der Atembewegungen für eine ausreichende Rückkehr des Blutes in den Venen.

Wenn man für lange Zeit unbeweglich aufrecht steht, sammelt sich das Blut in den unteren Körperteilen, und die rechte Herzpartie wird nicht richtig gefüllt. Die Folge kann sein, daß die Blutzufuhr zum Gehirn nicht ausreicht und man ohnmächtig wird. Solche Ohnmachtsanfälle passieren z. B. auf einem Paradeplatz, wenn Soldaten lange Zeit in Habt-Acht-Stellung stehen müssen. Da das Blut sich in den Bauchgefäßen staut, pumpt das Herz nicht mehr die genügende Blutmenge zum Gehirn. Wird ein Ohnmächtiger waagrecht gelegt, kehrt das Bewußtsein zurück, sobald die normale Blutmenge das Gehirn wieder erreicht. In waagrechter Stellung ist der Blutfluß nicht durch die Schwerkraft behindert, und das begünstigt die Füllung des Herzens und erleichtert den Pumpvorgang. Die erste Wirkung einer zu geringen Blutversorgung des Gehirns ist also der Verlust des Bewußtseins. Es ist eine bekannte Tatsache, daß Gehirnzellen nicht länger als drei Minuten ohne Sauerstoff leben können.

Da das Gehirn für vielerlei Lebensvorgänge von höchster Wichtigkeit ist, muß es ausreichend ernährt werden. Aus diesem Grunde gibt es keine Übung, die in ihrer Wirkung auf die Versorgung des Gehirns mit arteriellem Blut dem Kopfstand gleichkommt. Tägliches Üben dieser Stellung zehn bis fünfzehn Minuten lang erhöht zudem die Gedächtniskraft und die Kraft des Intellekts und erhöht die Durchblutung der oberen Teile des Rückens, des Nackens, der Augen und der Ohren.

Hirnblutung ist die häufigste aller Hirnschäden; Verdickung der Arterienwände ist ihre Ursache. Eine plötzliche Anstrengung erhöht den Blutdruck, und es kann zum Platzen eines der Gefäße kommen, was schwerwiegende Folgen hat. Personen, die an zu hohem oder zu niedrigem Blutdruck leiden, sollten den Kopfstand nicht machen.

Viele Venen sind mit Klappen ausgestattet, die den Rückfluß des Blutes in Richtung der Schwerkraft verhindern. Doch kommt es häufig in den Venen der unteren Gliedmaßen infolge ihrer Vergrößerung zur Bildung von Krampfadern; die Venenwände dehnen sich, und die Gefäße scheinen Knoten aufzuweisen. Ist die Rückkehr des Blutes aus den unteren Gliedmaßen behindert, so begünstigt das die Bildung von Krampfadern. Während des Kopfstandes haben die Klappen ausgiebig Ruhe, da die Schwerkraft das venöse Blut automatisch und ohne Hilfe der Klappen aus den unteren Gliedmaßen zum Herzen befördert.

In dieser Stellung sind einige Varianten möglich, die besonders bestimmte Muskel- und Bänderpartien strecken und die Wirbelsäule biegsam machen.

In der Kopfstand-Stellung liegt mehr Druck auf dem Nacken- und Brustteil des Rückgrats, während die Lenden- und Kreuzbeinpartien der Wirbelsäule sowie die Bandscheiben weitgehend entlastet sind. Zudem ist der Kopfstand auch eine gute Übung zur Stärkung der Wirbelsäule. Denen, die bei ihrer Arbeit ein hohes Maß an Konzentrationsfähigkeit benötigen wie z. B. Studenten, Politiker, Wissenschaftler und Schriftsteller, wird diese Übung von großem Nutzen sein.

Abbildung 32

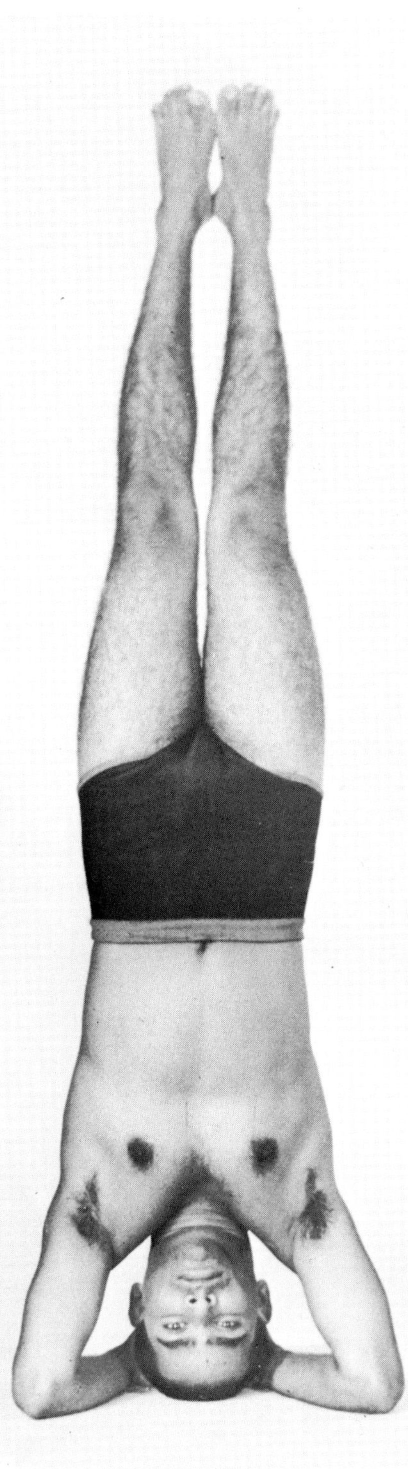

TECHNIK: **Sirshasan** (Kopfstand)

VARIATION 1

Die Übung wird unter Zuhilfenahme von Händen und Armen durchgeführt. Das ganze Gewicht des Kopfes und Rumpfes kommt auf die ineinander verschränkten Finger und die Ellbogen zu liegen. Die zwei Ellbogen und die verschränkten Finger bilden die Eckpunkte eines Dreiecks, auf dem der Körper im Gleichgewicht gehalten wird. Der Gewichtsdruck auf dem Kopf muß so klein sein, daß man ihn kaum verspürt. Wenn man das Gewicht gleichmäßig auf Ellbogen und Hände verteilt, ist es ziemlich leicht, das Gleichgewicht zu halten.

Man breite ein weiches Kissen oder eine gefaltete Decke auf den Boden. Man setze sich auf die Fersen, verschränke die Finger ineinander und lege sie auf die Decke, so daß die Hände die Spitze und die Ellbogen die Schenkel eines Dreiecks bilden; so läßt sich der Körper auf den Unterarmen balancieren. Der Scheitel des Kopfes kann in diesem *asana* durch die ineinander verschränkten Finger von hinten unterstützt werden.

Nun lege man den Scheitel des Kopfes eng an die Finger gedrückt auf die Decke. Der Scheitel, nicht die Stirn, muß den Boden berühren; dadurch wird der Rücken bei diesem *asana* gerade gehalten. Wenn der stirnnahe Teil des Kopfes auf dem Boden aufliegt, krümmt sich beim Balancieren des Körpers der Rücken.

Jetzt werden die Knie nahe an den Körper herangezogen, während die Zehen zum Ausbalancieren des Körpers noch den Boden berühren. Ist der Rumpf weit genug nach hinten gehoben worden, können die Zehen langsam vom Boden gelöst werden. Nun hebe man die Beine langsam hoch und höher, bis der Körper gerade aufrecht steht. Zunächst halte man den Kopfstand nicht länger als etwa fünf Sekunden und erhöhe erst im allmählichen Übungsfortschritt bis auf fünfzehn Minuten. Aber schon bei einer Kopfstanddauer von fünf bis zehn Minuten läßt sich ein sehr hoher Nutzeffekt erzielen.

Man atme ausschließlich durch die Nase, niemals durch den Mund; das mag am Anfang ziemlich schwierig erscheinen, aber das ist nach einigen Tagen vorbei.

Wenn man den Kopfstand nach der oben beschriebenen Art und Weise übt und erlernt, bedarf es keiner irgendwie gearteten Hilfe. Auch die Schwierigkeiten des Balancierens wird man nach einigen Versuchen meistern. Anstatt die Fingerverschlußmethode anzuwenden, kann man auch die Handflächen, jede auf ihrer Seite, auf den Boden pressen. Manche werden dies einfacher finden und die Übung lieber nach dieser Methode lernen; sie sollten aber, wenn sie die Körperbalance beherrschen, zur Methode der verschränkten Finger übergehen. Nach dem Kopfstand senke man die Beine zum Boden in die Ausgangsstellung zurück, verfahre aber dabei betont langsam und vermeide Sprünge. Nach Abschluß dieses *asanas* sollte man den Kopf ein bis zwei Minuten gesenkt halten, um die Blutzirkulation wieder auszugleichen.

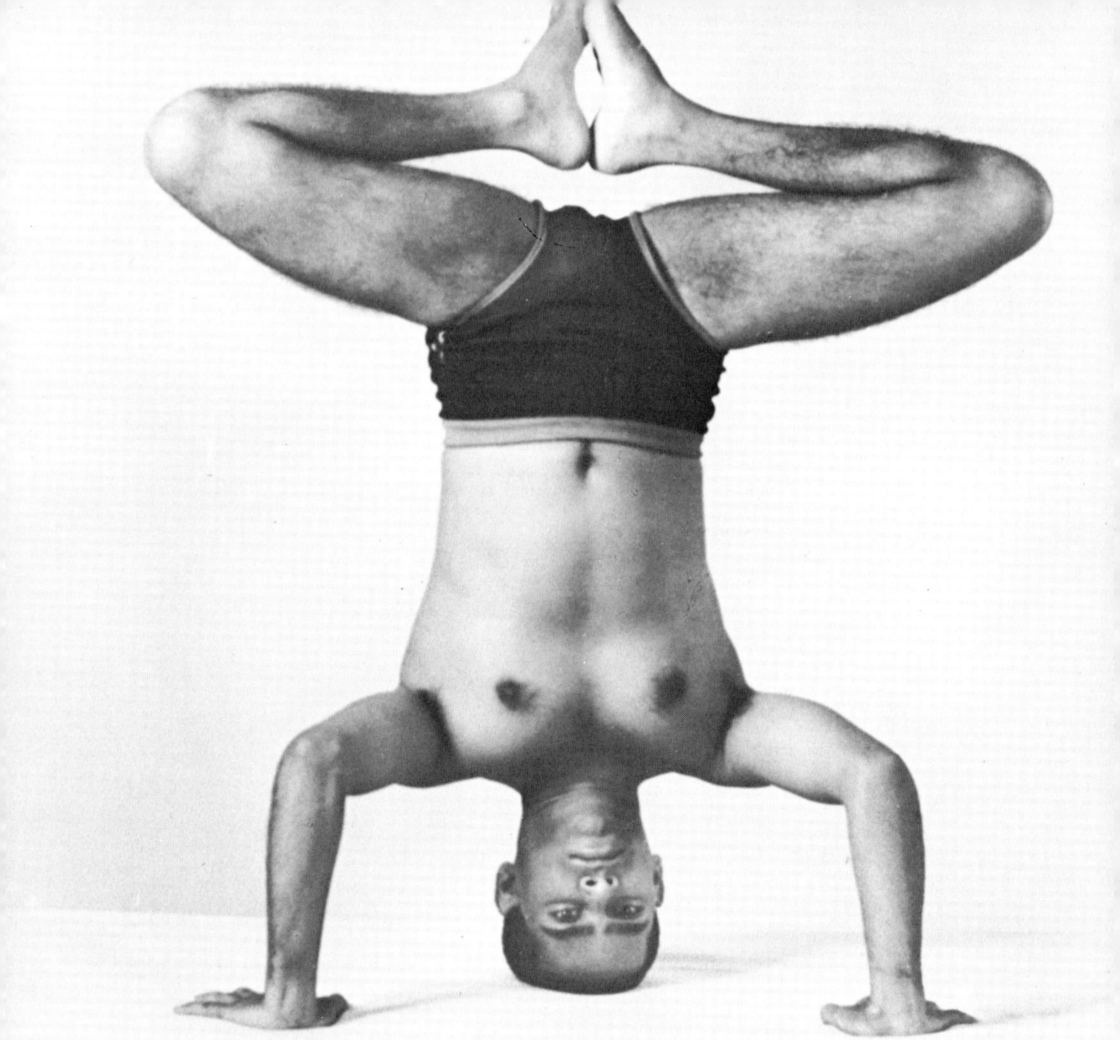

Abbildung 33

TECHNIK: **Sirshasan** (Kopfstand)

VARIATION 2

In dieser Stellung werden die Hände seitwärts gespreizt und der Kopf nimmt einen Teil des Körpergewichtes auf. Diese Übungsform zielt auf Stärkung der Schulter- und Armmuskeln und der Oberflächenmuskeln des Rückens. Indem bei dieser Variation die Beine voll abgeknickt und so die Fußsohlen zur Berührung gebracht werden und auch die Oberschenkelmuskeln dabei gedehnt werden, fördert diese Variation die Durchblutung der unteren Gliedmaßen, streckt die Venen und stärkt die Muskulatur der Ober- und Unterschenkel und Füße.

TECHNIK: **Sirshasan** (Kopfstand)

VARIATION 3

Aus der Verknotung der Beine wird im wesentlichen der gleiche Nutzen gezogen wie in Variation 2, doch ist die Streckung und Dehnung der Ober- und Unterschenkelmuskeln größer, und aus den ermüdeten Venen wird das Blut herausgepreßt.

Abbildung 34

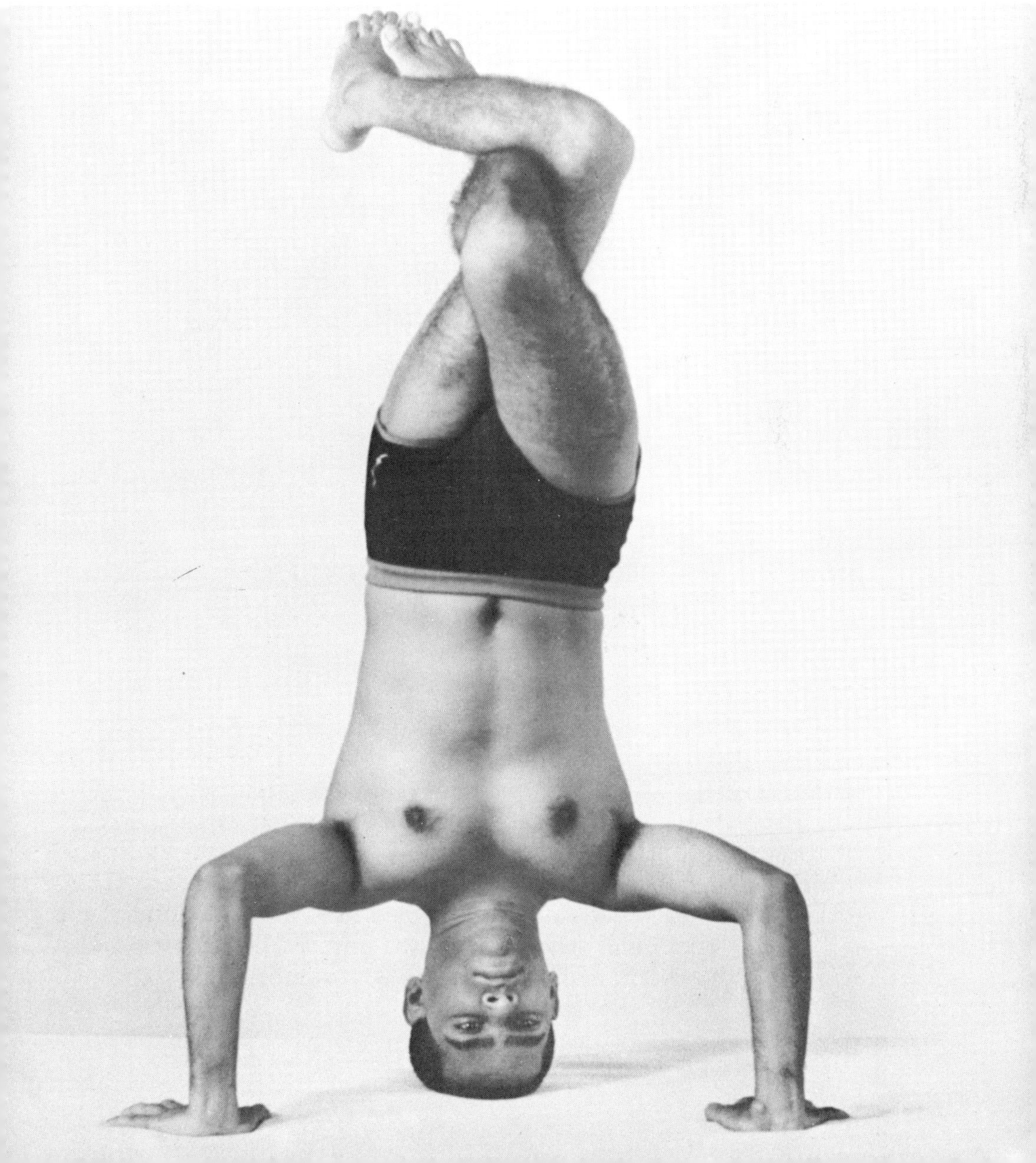

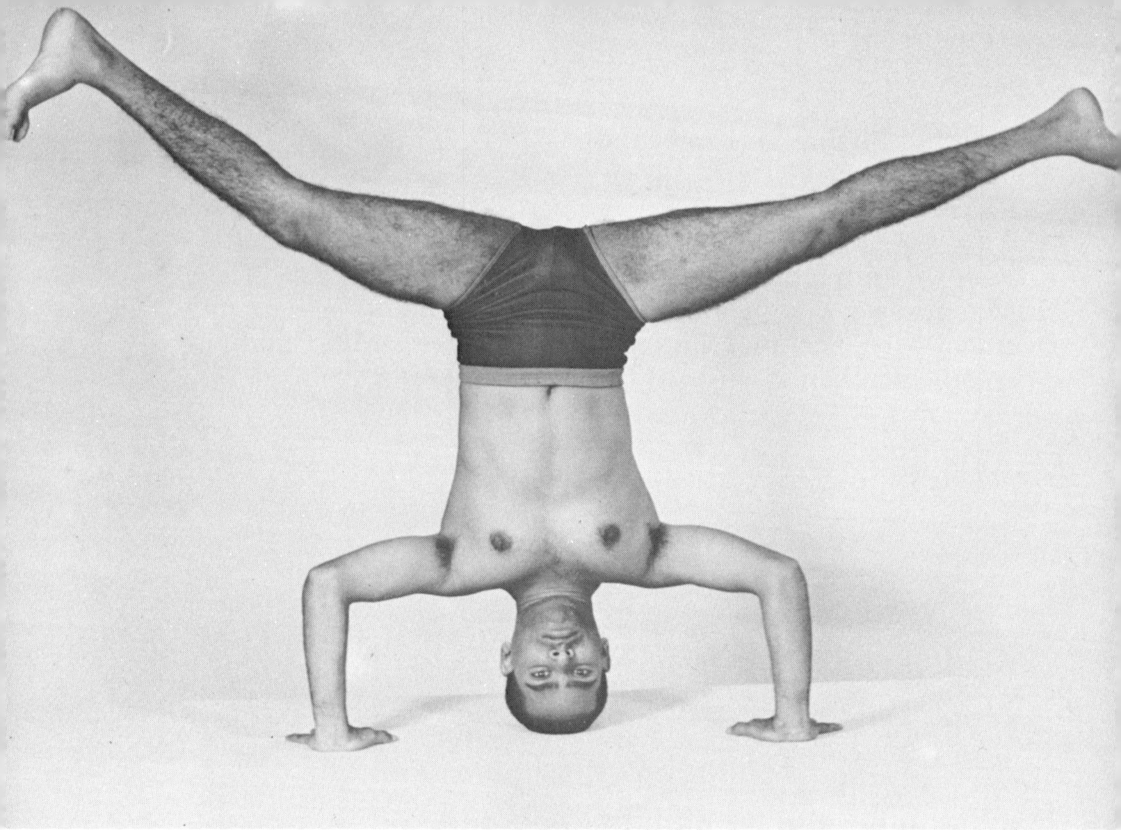

Abbildung 35

TECHNIK: **Sirshasan** (Kopfstand)

VARIATION 4

In dieser Variation mit Spreizstellung der Beine wird eine maximale Streckung der Schenkelmuskulatur, die für Gehen und Stehen besonders wichtig ist, erreicht.

TECHNIK: **Sirshasan** (Kopfstand)

VARIATION 5

In dieser Variation werden die Arme vor dem Kopf als Stütze verschränkt, dabei liegt wesentlich mehr Druck auf dem Kopf; damit stehen auch die Hals- und Brustwirbel und die Bänder, die mit der Wirbelsäule verbunden sind, unter hohem Druck und werden dadurch mit mehr arteriellem Blut versorgt.

Abbildung 36

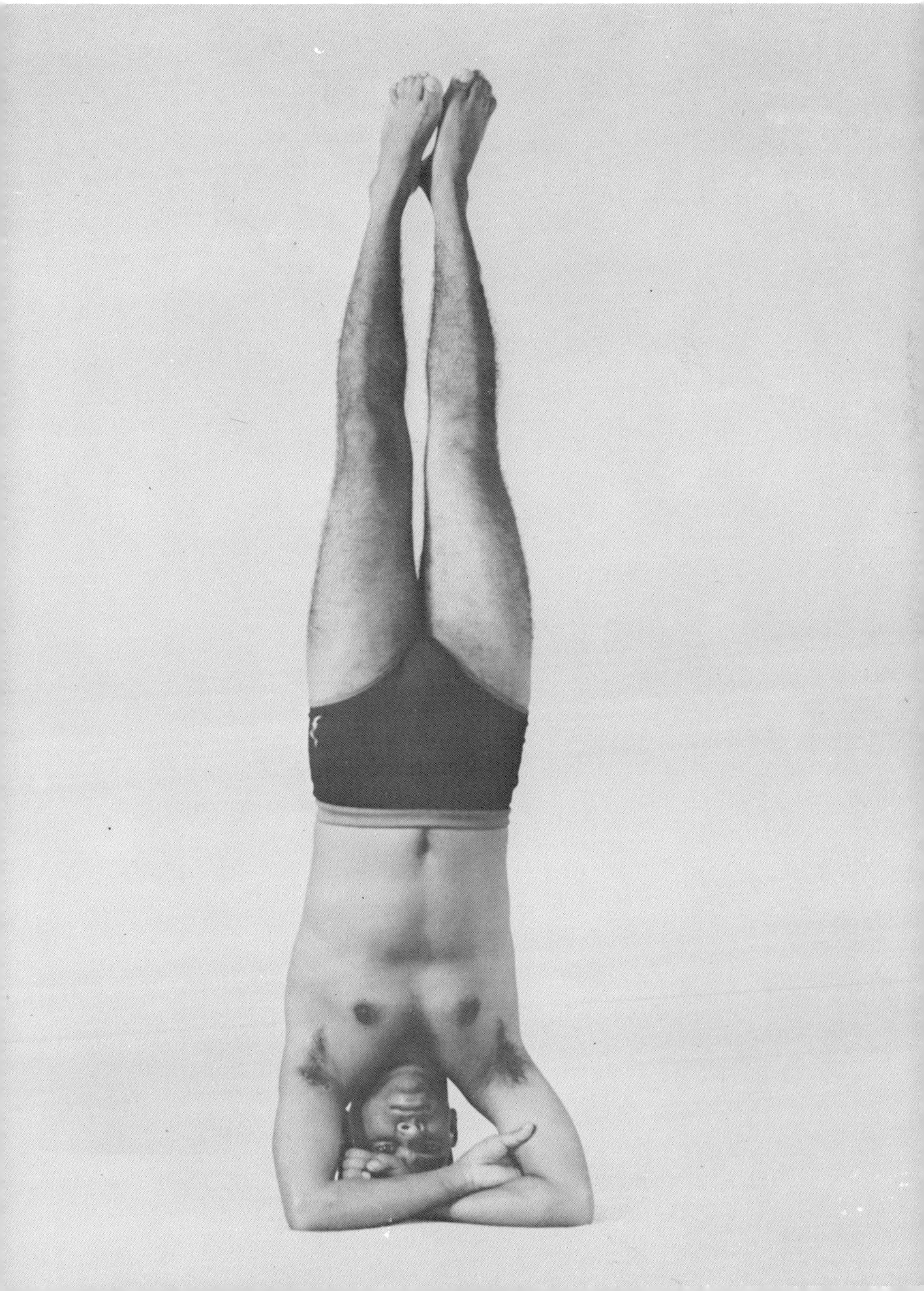

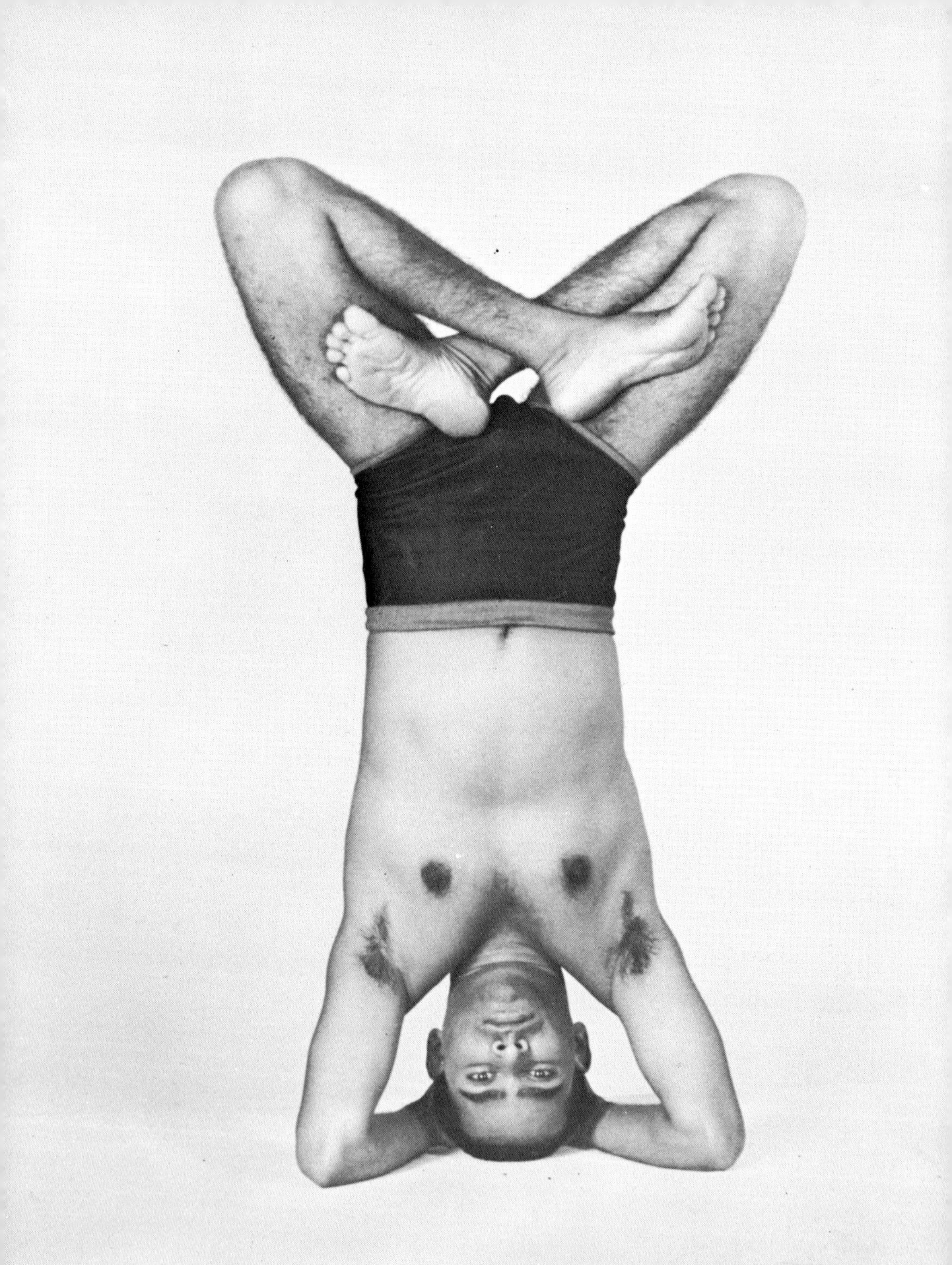

Abbildung 37

TECHNIK: **Urdhwapadmasan** (Lotus im Kopfstand)

VARIATION 1

Nachdem fortgeschrittene Schüler Gleichgewichtssicherheit im Kopfstand erreicht haben, sollten sie diese Variation versuchen; sie gibt den Sprung-, Knie- und Hüftgelenken ein Höchstmaß an Biegsamkeit. Bevor man an diese Übung geht, sollte man den Lotussitz beherrschen. Technik und Nutzen gleichen denen des normalen Kopfstandes. Doch diese Variation geht darüber hinaus; sie verschränkt während des Kopfstandes die Füße in *padmasan* oder Lotus-Stellung. Man versuche jedoch nicht, schon vom Lotussitz aus in den Kopfstand zu gehen.

Es gibt drei Variationen der Lotusstellung, die auf die Streckung der Lendenwirbelsäule bzw. auf die Streckung der Bänder der Lenden- und Kreuzbeinwirbel ausgezielt sind. Man beugt den Lenden und Kreuzbeinteil der Wirbelsäule und dreht nach beiden Seiten, Zumindest in dreimaliger Wiederholung, wie auf den Bildern gezeigt. Hierbei werden besonders die Wirbelsäule und ihre Bänder gestärkt.

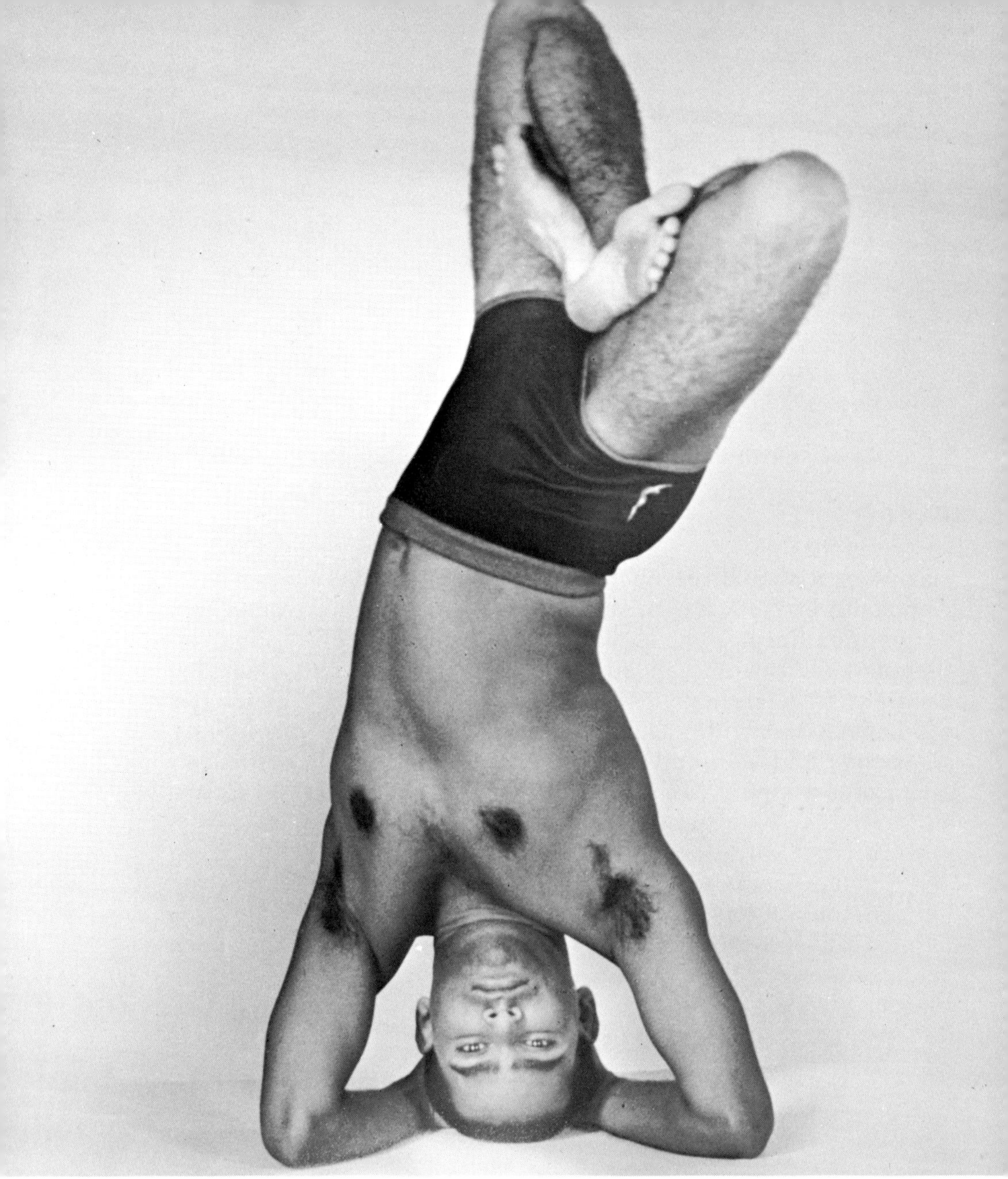

Abbildung 38

TECHNIK: **Urdhwapadmasan** (Lotus im Kopfstand)

VARIATION 2

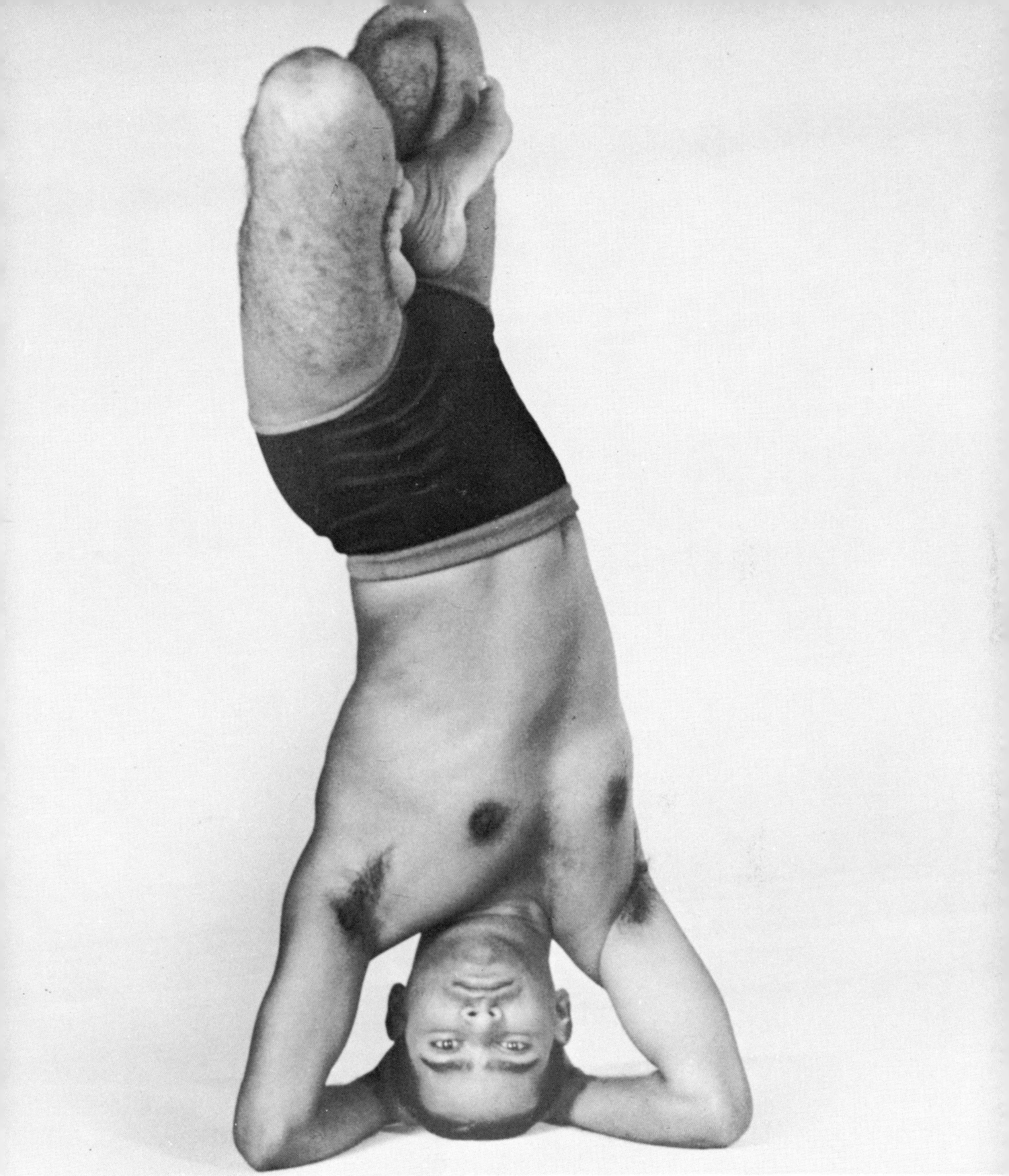

Abbildung 39

Besonders fortgeschrittene Schüler sollten diese Variation ausführen, die im Abknicken und Drehen der Hüften nach beiden Seiten besteht. Freilich drehen wir den Körper auch im Sitzen und Stehen, aber in dieser Stellung ist der Lendenwirbelbereich natürlich entspannt und somit eine freie Drehung der Wirbelsäule möglich.

Abbildung 40

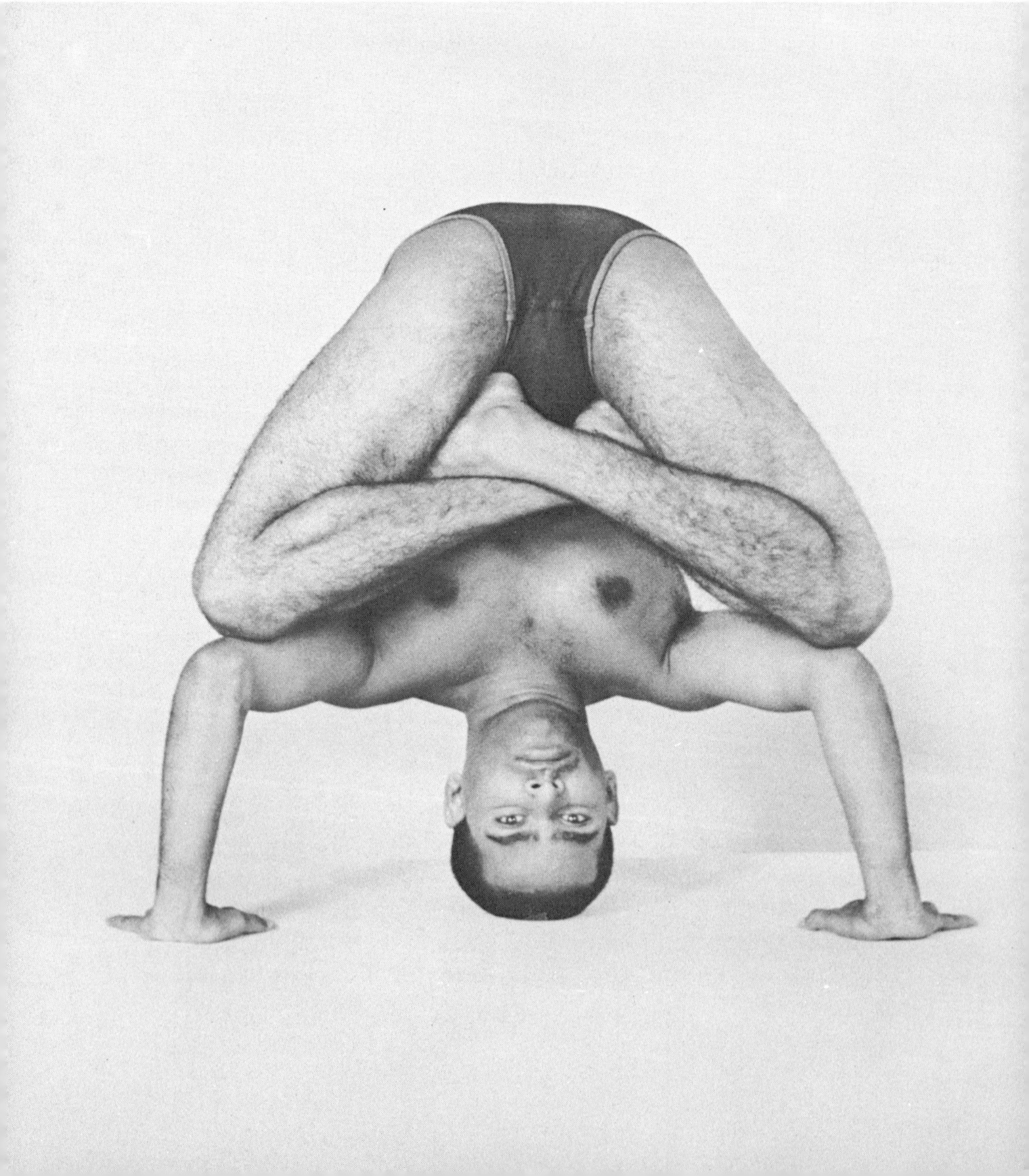

TECHNIK: **Urdhwapadmasan** (Lotus im Kopfstand)

VARIATIONEN 3 und 4

Um die Bewegungsmöglichkeiten der Lotusstellung auszuschöpfen, werden in dieser Variation die Knie gesenkt, ohne dabei den Lotus zu öffnen; beim Kopfstand mit gespreizten Händen kommen dabei die Knie auf die Arme zu ruhen.

Abbildung 41

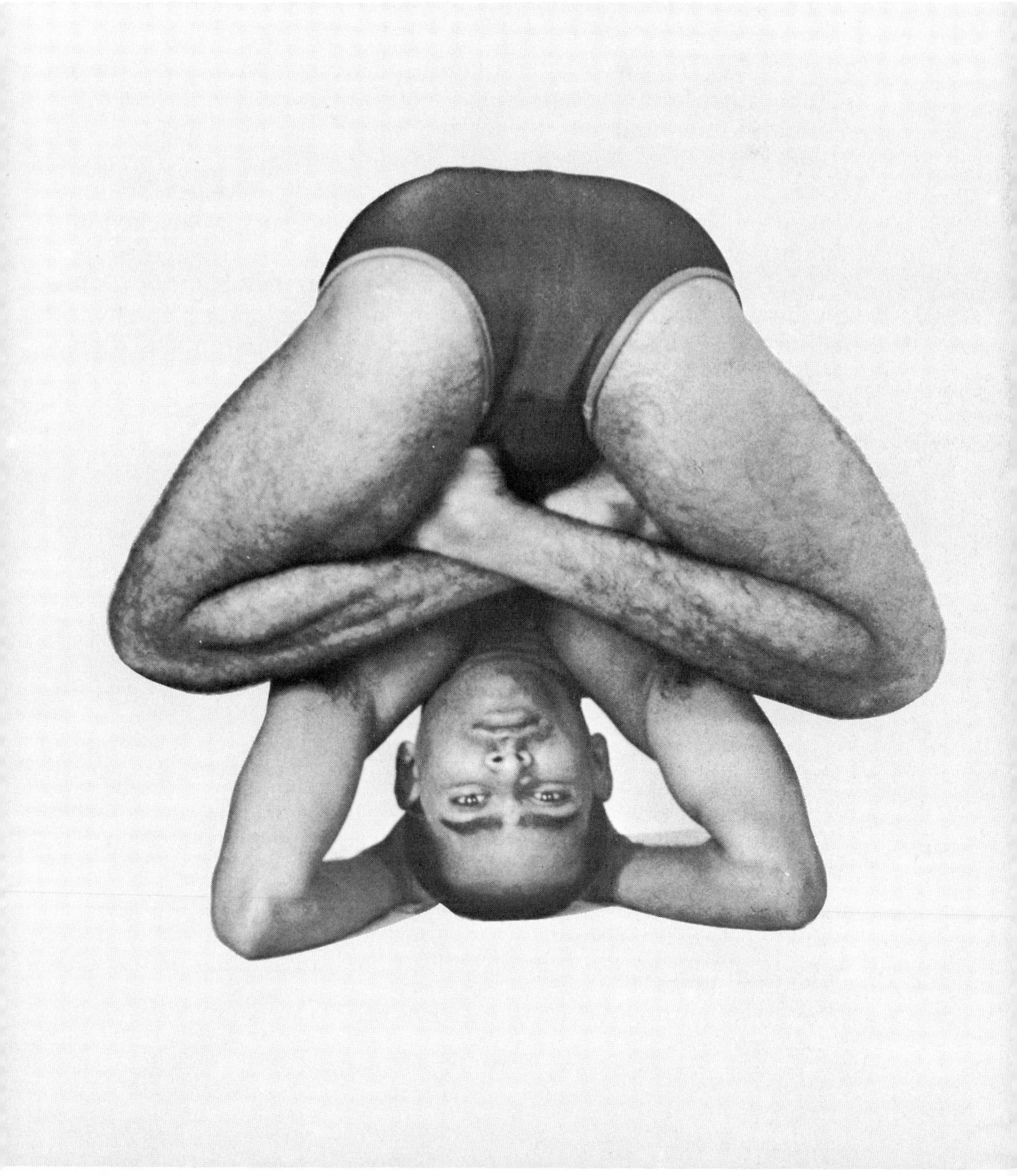

TECHNIK: **Sarvangasan** (Schulterstand)

Diese Übung ähnelt dem Kopfstand. Waren im Kopfstand Durchblutung und Konzentration auf das Gehirn bezogen, so hier auf die Schilddrüse und Nebenschilddrüse. In früheren Kapiteln wurde die Funktion der Schilddrüse im Körper dargestellt; sie ist die wichtigste aller Hormondrüsen, und diese Übung dient dazu, sie reichlich mit Blut zu versorgen. Außerdem werden der musculus deltoideus sowie der supra- und infraspinatus in der Schulter gestreckt. Der Druck des Kinns auf die Brust übt einen zusätzlichen Druck auf die Schilddrüse aus, durch die ihre Sekretion im Gleichgewicht gehalten wird. Dieses *asana* ist ein guter Ersatz für die modernen Schilddrüsentherapien. Und endlich werden bei dieser Übung auch die Nackenbänder gestärkt. Zwecks Erhöhung der Durchblutung und der Streckung verschiedener Muskeln und Bänder läßt sich der Schulterstand vielfach variieren. *Sarvanga* bedeutet »alle Teile«, d. h. daß alle Körperteile in dieser Stellung betroffen sind. Schließlich wird diese Übung auch Menschen mit Krampfadern helfen.

Fünfzehn Minuten soll die Maximaldauer des Haltens dieser Stellung sein, beginnen sollte man mit einer Dauer von einer Minute. Es gibt Personen, die bis zu einer halben Stunde in dieser Stellung bleiben. Man atme durch die Nase!

VARIATION 1

Man breite eine weiche Decke auf den Boden und lege sich darauf flach auf den Rücken. Dann hebe man langsam die Beine, dann Rumpf und Hüften, bis der Körper senkrecht hochragt. Die Ellbogen werden fest an den Boden gelegt, so daß der Rücken mit beiden Händen unterstützt werden kann. Die Beine müssen senkrecht stehen, das Kinn wird gegen die Brust gepreßt (Kinnverschluß).

In diesem *asana berühren* Nacken, Hinterkopf und Schultern den Boden. Man atme langsam, konzentriere sich auf die Schilddrüse und vermeide jede Schaukelbewegung des Körpers. Beim Auflösen der Stellung senke man die Beine langsam und gleichmäßig; man vermeide ruckhafte Bewegungen. Das gesamte Körpergewicht ruht auf den Schultern. Man kann diese Übung zweimal täglich, morgens und abends, ausführen. Um den vollen Nutzen aus diesem *asana* zu ziehen, sollte man unmittelbar *matsyasan* anschließen.

Abbildung 42

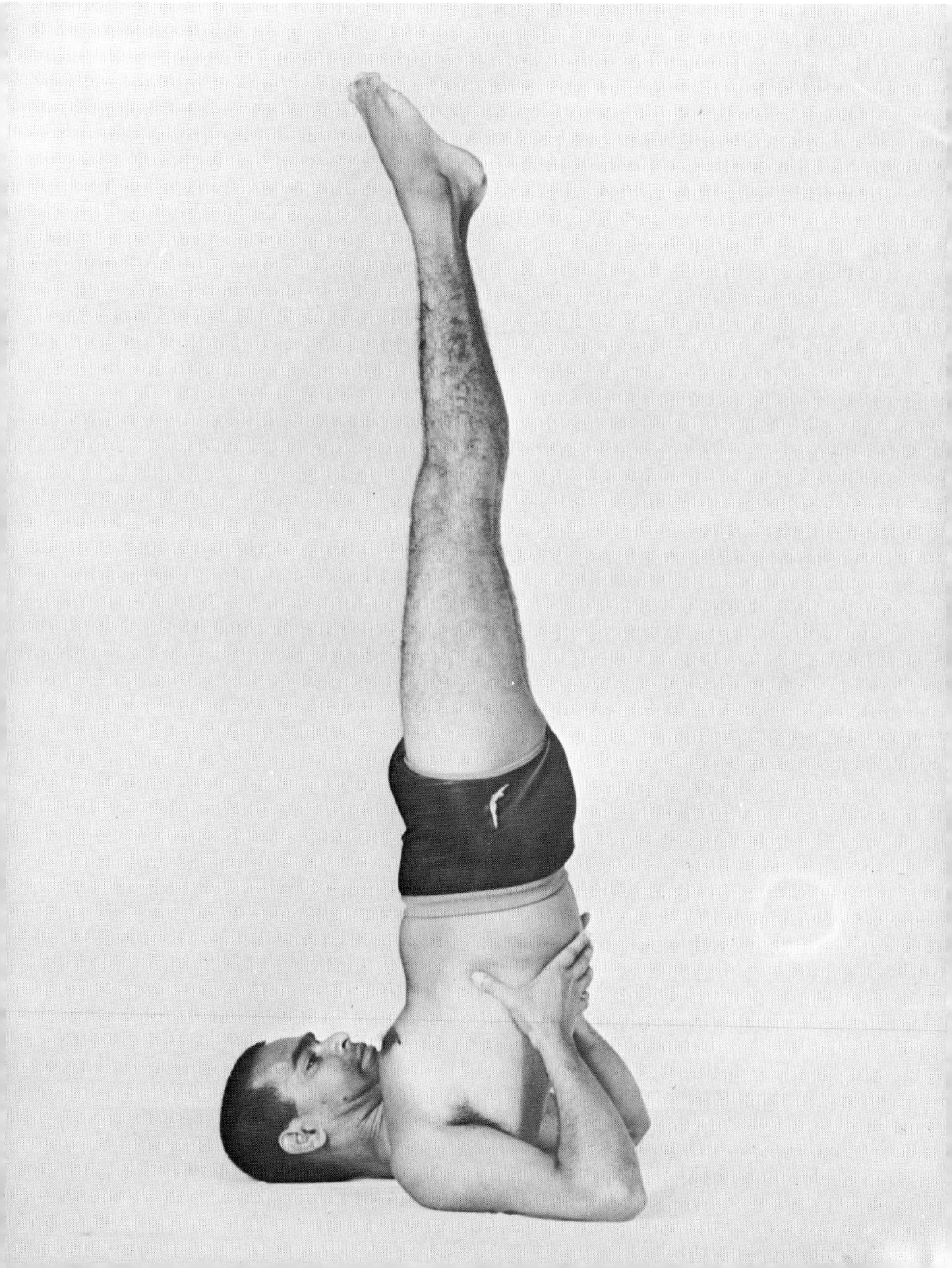

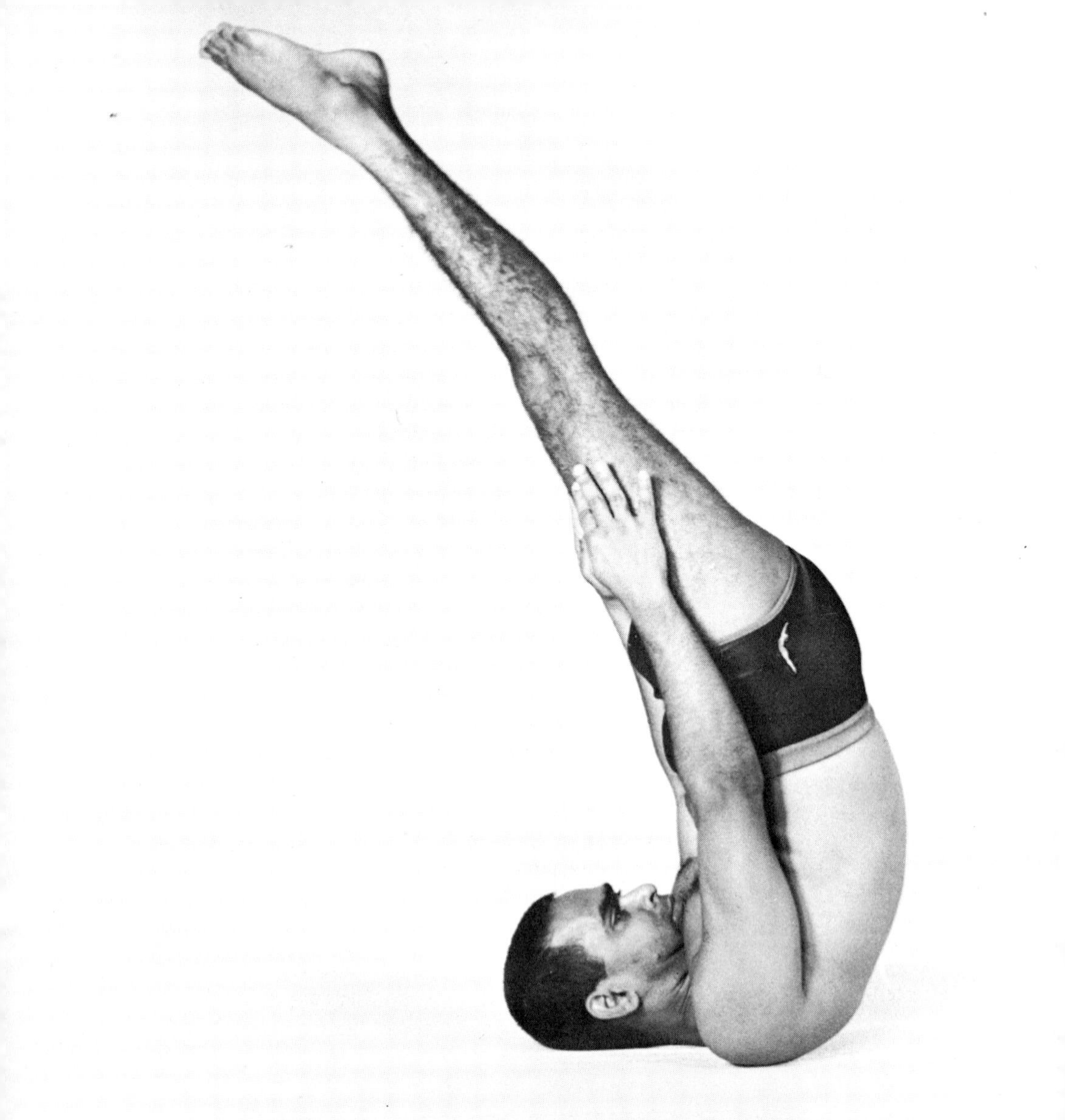

Abbildung 43

TECHNIK: **Sarvangasan** (Schulterstand)

VARIATION 2

In dieser Variation werden die Hände, die sonst den Körper hochstützen, vom Rücken genommen und am Körper entlang senkrecht hochgehalten. Dadurch fällt das ganze Gewicht auf die Nakkenpartie und die Schultermuskeln.

TECHNIK: **Sethu bandhasan** (Brücke)

Man senke die Beine aus dem Schulterstand (*sarvangasan*) langsam ab und setze sie auf den Boden auf; das ist *sethu bandhasan*. Am besten führt man die Übung nach dem Schulterstand aus, um den Brust- und Lendenteil des Rückens in die entgegengesetzte Richtung zu biegen.

Abbildung 44

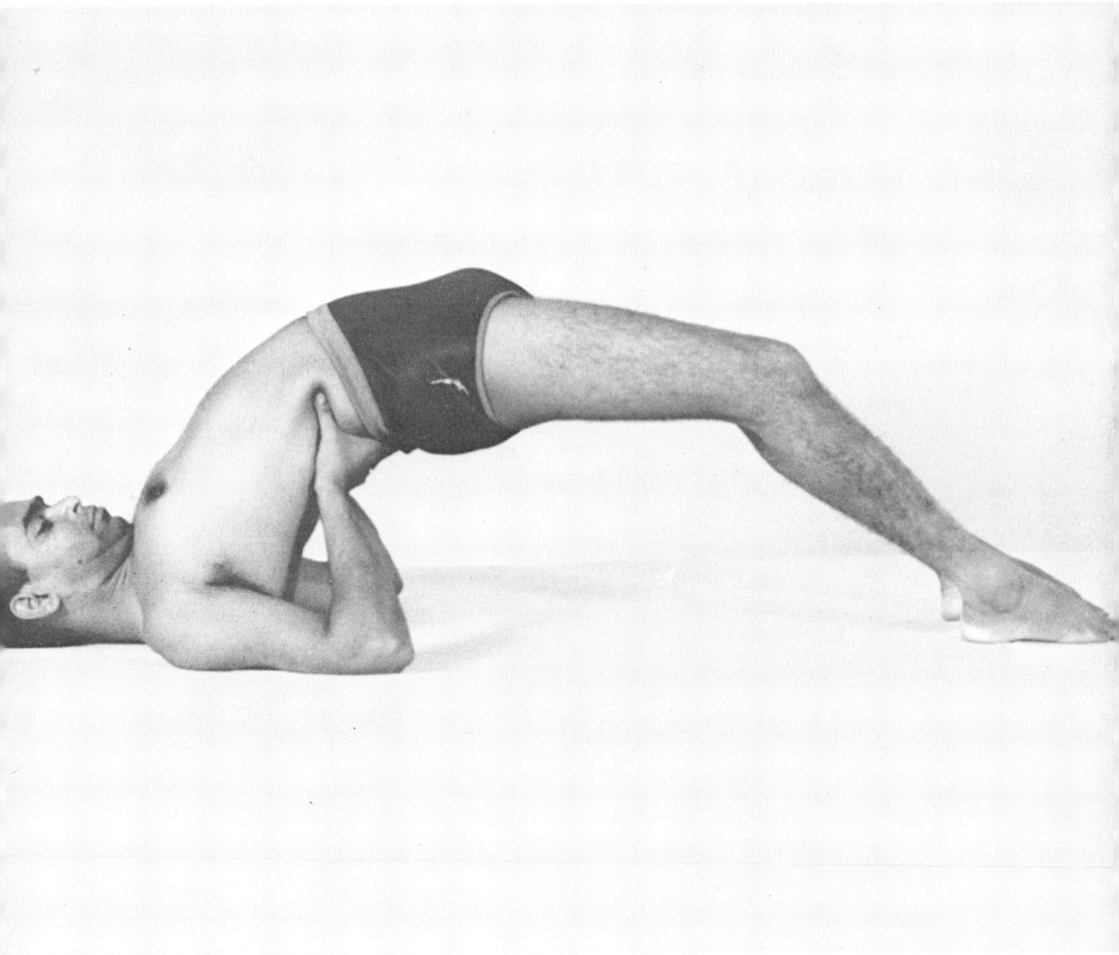

ÜBUNGEN FÜR DIE SCHULTERMUSKULATUR UND DIE HALSWIRBEL

MATSYASAN (Fisch)

Durch die nicht immer körpergemäße Kleidung werden die Bewegungen unseres Körpers, besonders der Nackenregion der Wirbelsäule und die Schultermuskelregion, in ziemlich hohem Maße eingeschränkt. Hosenträger und Schultergurte ziehen die Schultern nach vorne und nach unten. Das ist z. B. unter anderem eine der verbreitetsten Haltungsschäden bei Studenten. Es ist erwiesen, daß Kleider von der Stange durch ihren Schnitt auf Nacken und Schultern drücken und diese dauernd nach vorn und nach unten ziehen. Auch Krawatten, enggeknöpfte Hemdkragen und eng geschnittene Jacken behindern die Bewegung der Nackenregion und die freie Blutzufuhr zu den oberen Körperteilen. Enge Mieder können auf den Blutkreislauf, die Atmung und die Bewegungsfähigkeit der Lenden- und Kreuzbeinbereiche eine verheerende Wirkung haben, die Bauchmuskulatur erheblich schwächen und Kopfschmerzen bewirken.

Matsyasan oder die Fisch-Stellung ist eine unschätzbare Hilfe, um Nacken- und Lendengegend biegsam zu machen, die Schultermuskeln zu trainieren und die Blutzirkulation in den betroffenen Teilen zu erhöhen. Außerdem stärkt sie die Schilddrüse und Nebenschilddrüse und löst den Blutandrang und die Schulterverkrampfung, die durch den Schulterstand hervorgerufen werden können. Deswegen sollte diese Übung dem Schulterstand folgen.

TECHNIK: **Matsyasan** (Fisch)

Übung für Anfänger: Man lege sich auf den Rücken, strecke die Beine vor und schiebe die Hände, die Handflächen nach unten, unter die Oberschenkel. Dann hebe man mit den Ellenbogen die Brust, beuge den Nacken so weit wie möglich nach hinten, bis der Scheitel des Kopfes den Boden berührt.

Übung für Fortgeschrittene: Man breite eine Decke auf den Boden und setze sich mit gestreckten Beinen auf sie. Dann beuge man das rechte Bein und lege den Fuß auf das linke Hüftgelenk und verfahre entsprechend mit dem linken Bein (*padmasan*, Fußverschluß). Man lege sich dann auf den Rücken, ohne die Kniekehlen vom Boden abzuheben. Dann werden die Ellenbogen auf den Boden gelegt und Kopf und Rumpf angehoben und zugleich der Nacken soweit wie möglich zurückgebogen, bis der Scheitel des Kopfes den Boden berührt und erfasse nun die Zehen. Das ist *matsyasan*. Man verweile in dieser Stellung zwei bis drei Minuten. Wer Schwierigkeiten mit der Lotus-Stellung hat, sollte bei der Variation 1 bleiben. In der Fisch-Stellung wird die Brust hochgehoben, und das sollte Anlaß sein, tief durch die Nase durchzuatmen. Das hilft gegen krampfartige Verengungen der Bronchien und heilt Asthma.

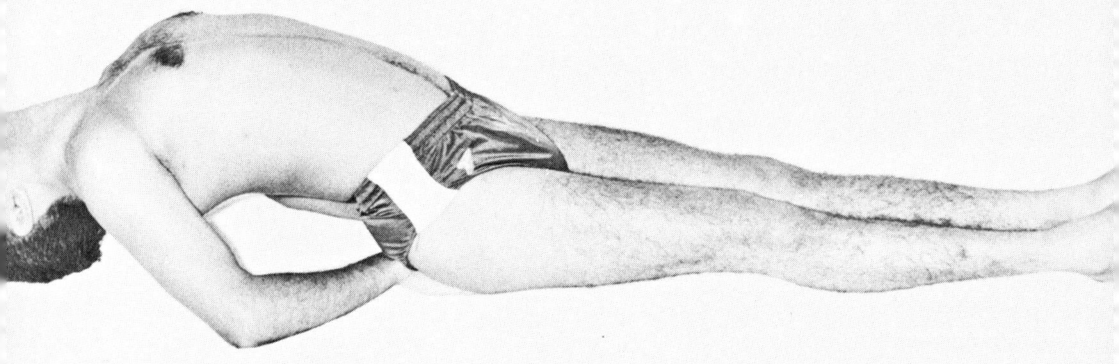

Abbildung 45 Variation 1

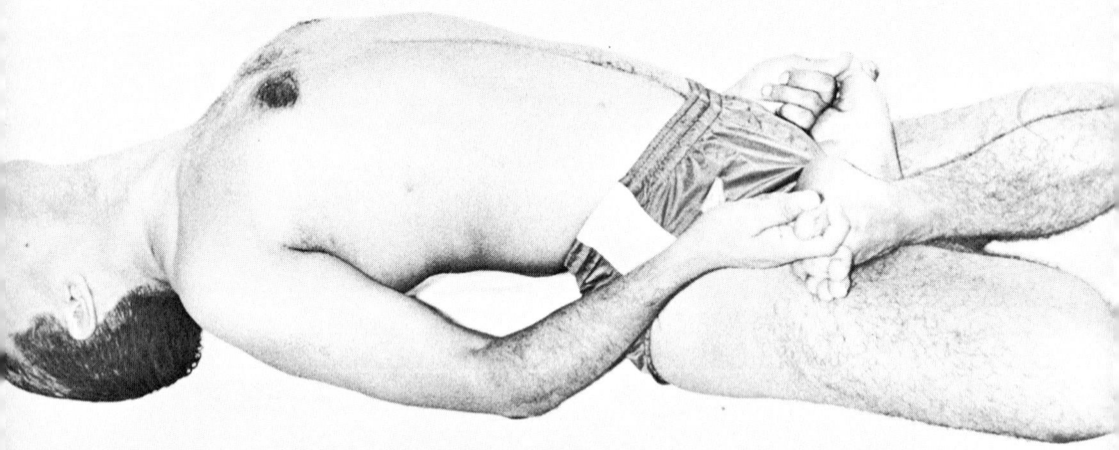

Abbildung 46 Variation 2

Abbildung 47 Variation 3

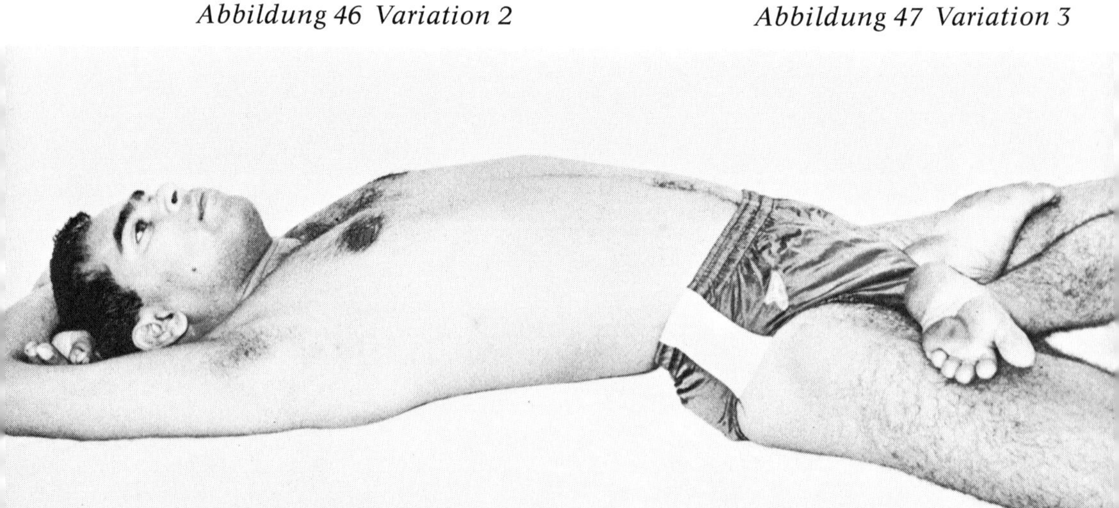

TECHNIK: **Matsyasan** (Fisch)

VARIATION 4

Man lege sich aus dem Lotussitz auf den Bauch und lege die Hände verschränkt vor den Kopf. Die Oberschenkel sollen so flach wie möglich auf dem Boden liegen. Man atme tief und verbleibe vier bis fünf Minuten in dieser Stellung. Sie trägt besonders zur Stärkung der Hüftgelenke bei.

Abbildung 48

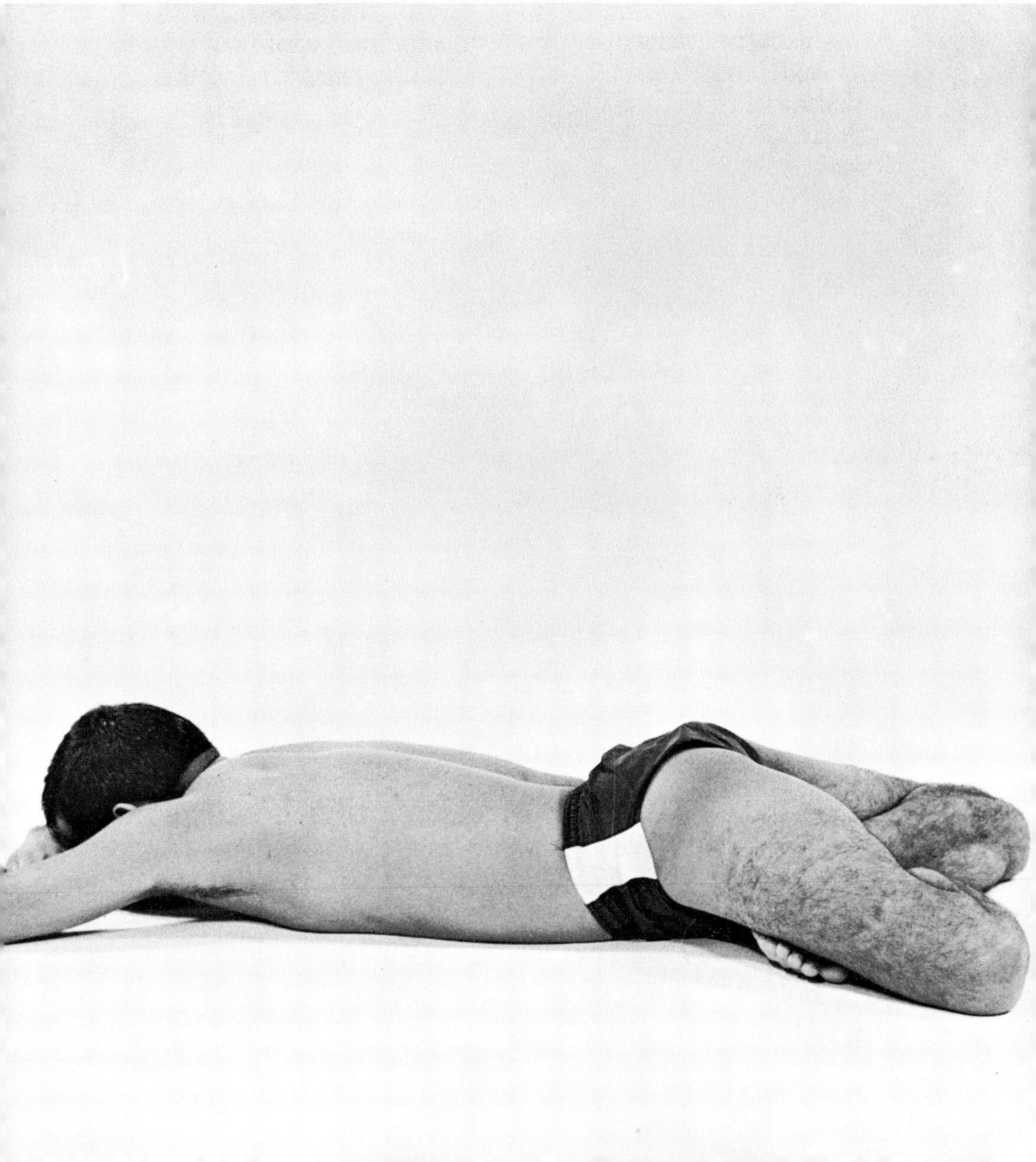

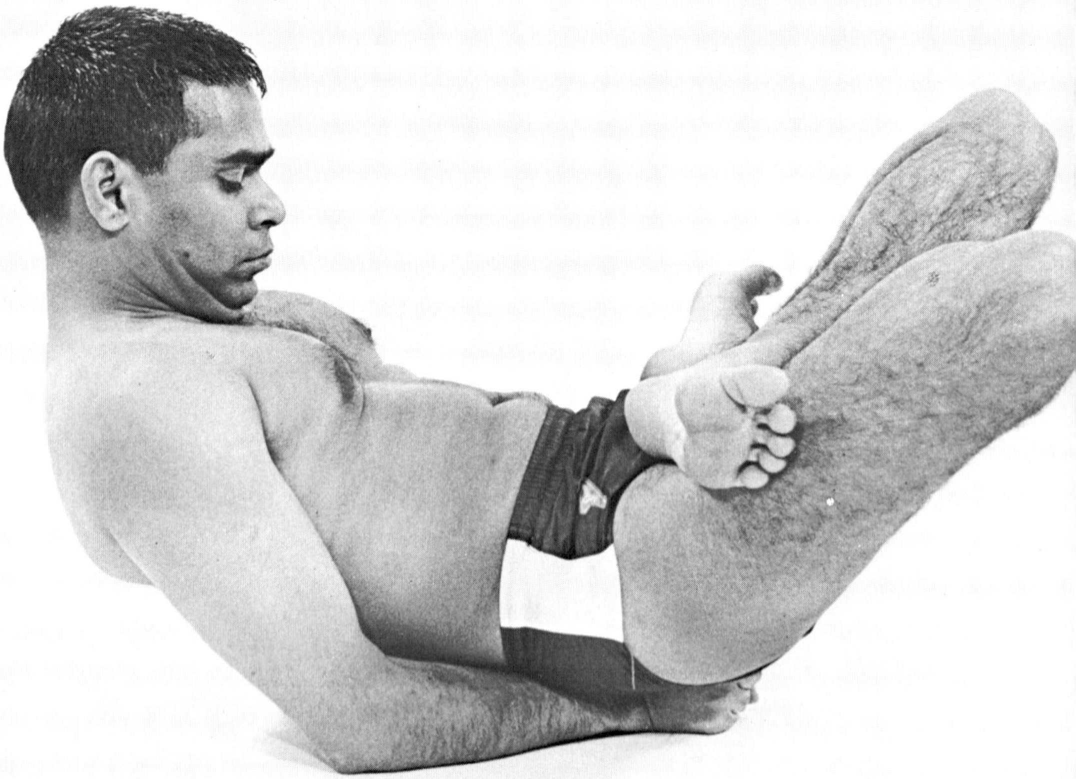

Abbildung 49

TECHNIK: **Tolangulasana** (Balance-Stellung)

Man sitze, die Ellbogen fest auf dem Boden, in Lotusstellung, hebe dann das Gesäß hoch und lege es auf die untergeschobenen Hände. Dann wird der Rumpf angehoben und der Kopf nach vorne gebeugt, bis das Kinn auf die Brust drückt. Solange man in dieser Stellung verbleibt, halte man den Atem an. Diese Übung beseitigt Spannungen aus Hüftgelenken und Schultern.

JUGENDLICHKEIT UND GESCHMEIDIGKEIT DES RÜCKENS DURCH YOGA-STELLUNGEN

Gute Haltung und ein biegsames Rückgrat sind Heilmittel für mancherlei Übel, und sicherlich sind sie Vorbeugemittel. Vorbeugung hat besonders in der Kindheit große Bedeutung für die Lebenserwartung. Doch auch in späteren Jahren kann man noch mit entsprechenden Übungen Haltungs- und Rückgratschäden beheben.

Man muß freilich ein fundiertes Wissen über das Rückgrat und seine Bewegungen haben, erst dann kann man den Körper entsprechend trainieren und dadurch seine Geschmeidigkeit von früher Kindheit bis zum Tod erhalten.

Der Nutzen, der durch Bewegungsübungen des Rückgrats erzielbar ist, läßt sich in einem Buch nicht umfassend darlegen; doch wird ein sorgfältiges Studium der hier aufgeführten Stellungen darüber Aufschluß geben, bis zu welchem Grade man seinen Körper im Rücken und in den Gelenken optimal biegsam erhalten kann.

Um die Richtigkeit einer Haltung zu überprüfen, sollte man folgenden Test durchführen: Zuerst prüft man seine Fähigkeit, wirklich richtig aufrecht stehen zu können. Die Längsachse des Rumpfes soll die Verlagerung der Längsachse von Kopf und Nacken bilden. Um das genauer bestimmen zu können, spannt man eine Schnur von der Vorderseite des Ohres bis zum Vorderfuß. Bei schlechter Haltung wird die Achse Kopf-Nacken-Rumpf nicht eine gerade sondern eine Zick-Zack-Linie bilden. Eine andere Methode, um Deformationen festzustellen, besteht darin, sich neben eine senkrecht gestellte Stange zu stellen. Es gibt drei Abweichungen von der Idealhaltung: 1. den Gorilla-Typ (vorgestreckter Kopf, eingesunkene Brust und vorgewölbter Bauch); 2. den Rund-Rücken-Typ (die normale Rückenkrümmung nicht mehr erkennbar); 3. der Typ, der durch vorgedrückte Brust, abnorme Verlängerung des unteren Rückgratteiles und deutliche Verstärkung der natürlichen Lendenkrümmung gekennzeichnet ist.

Durch Yoga-Praxis können wir uns nicht nur die Geschmeidigkeit der Jugend erhalten und die abnorme Zunahme von Mineralablagerungen in den Knochen beseitigen, sondern wir können auch bis zu einem gewissen Maß die verlorene Jugend zurückgewinnen. Die Elastizität des Körpers hängt weitgehend vom Zustand der Blutgefäße und der Wirbelsäule ab. Zunehmende Anhäufung von Ablagerungen durch Verunreinigungen des Blutes, z.B. Kalk in den Arterien und Venenklappen, läßt diese steif werden. Je schneller diese Ablagerungen zunehmen, desto schneller altern wir. Die Bewegungsmöglichkeit des Rückens im Yoga kann man grob in vier

Kategorien einteilen: Vorwärtsbeugen, Rückwärtsbeugen, Seitbewegungen und Verdrehen des Rückgrates.

DAS VORWÄRTSBEUGEN DER WIRBELSÄULE

Es kann wiederum in vier Kategorien eingeteilt werden:

1. Vorbeugen in der Nackenregion
2. Vorbeugen in der Brustregion
3. Vorbeugen in der Lendenregion
4. Vorbeugen in der Kreuzbeinregion

Anschließend werden verschiedene Übungen für die jeweilige Region aufgewiesen.

YOGA-ÜBUNGEN FÜR DIE NACKENREGION

TECHNIK: **Halasan** (Pflug)

VARIATION 1

Man lege sich auf einer Decke flach auf den Rücken und lege die Hände mit den Handflächen nach unten nahe den Oberschenkeln an den Boden. Man hebe dann, ohne die Beine abzubiegen, die Hüften und den unteren Teil des Rückens hoch und beuge die Beine über den Kopf weg, bis die Zehen hinter dem Kopf den Boden berühren. Dabei sind die Knie gerade und eng zusammenzuhalten: Beine und Oberschenkel müssen eine gerade Linie bilden. Das Kinn wird gegen die Brust gepreßt, was zur Beugung des Nackens und zur Durchblutung dieser Region beiträgt. Man atme langsam durch die Nase.

Man bleibe so lange wie möglich in dieser Stellung und kehre dann langsam wieder in die Liegestellung zurück. Diese Übung soll drei- bis sechsmal wiederholt werden.

Abbildung 50

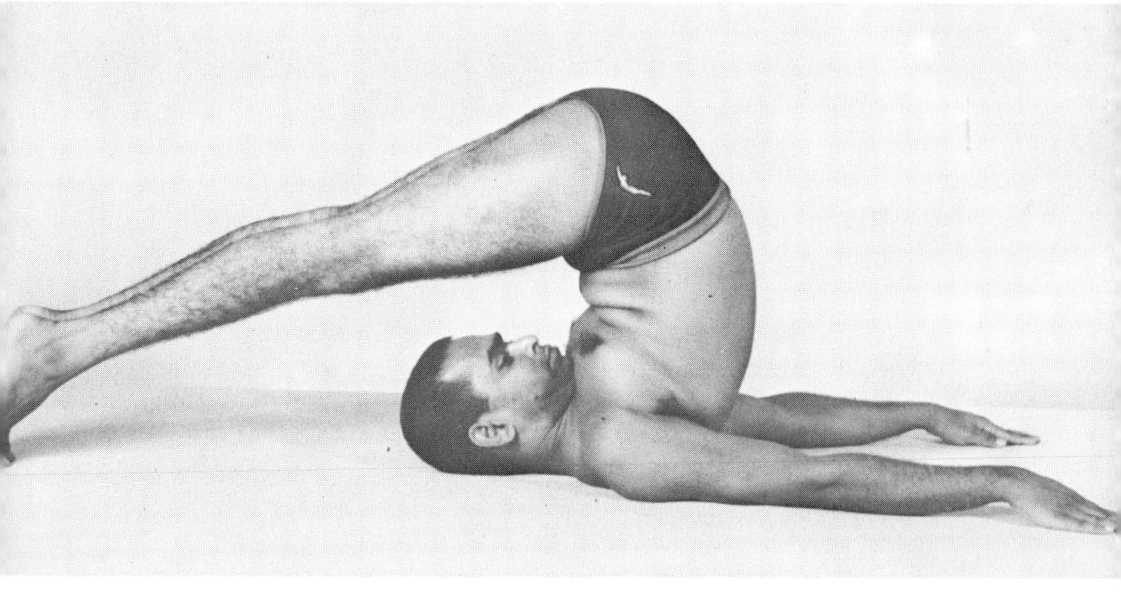

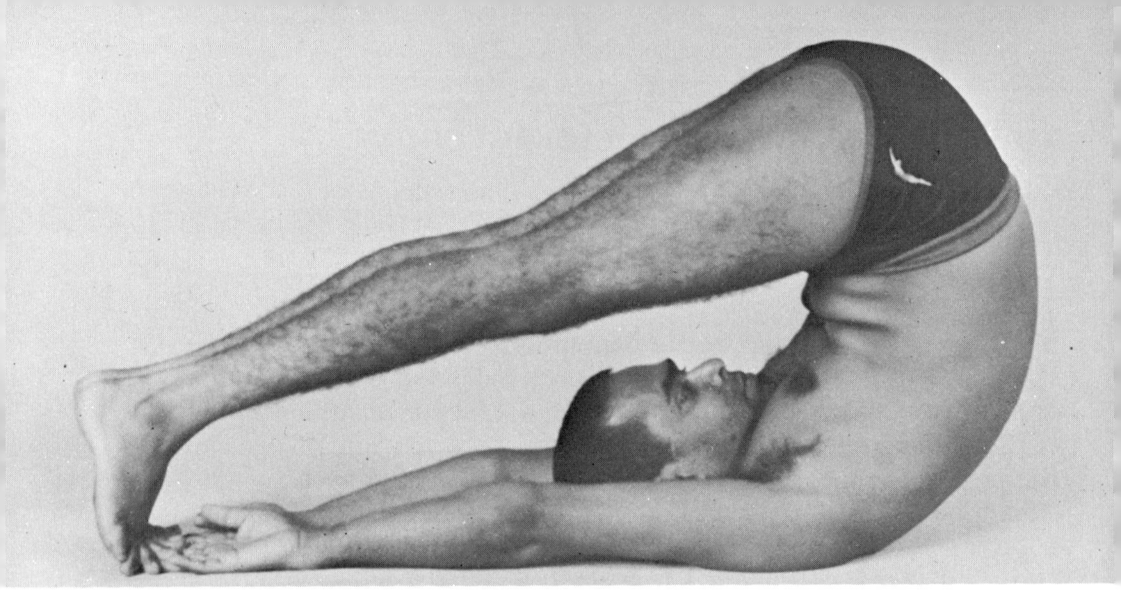

Abbildung 51

VARIATION 2

Man lege sich flach auf den Boden, die Arme mit den Handflächen nach oben hinter den Kopf gestreckt. Es folgt die Bewegung wie in Variation 1, bis hier die Hände die Zehen berühren. Diese Variation bewirkt eine zusätzliche Streckung der Lenden- und Halsregion der Wirbelsäule.

VARIATION 3

In dieser Variation wird die normale Pflugstellung durchgeführt, doch spreizt man dabei die Beine so weit wie möglich auseinander. Die Hände bleiben fest auf dem Boden. Diese Variation streckt besonders die Beinmuskeln

Abbildung 52

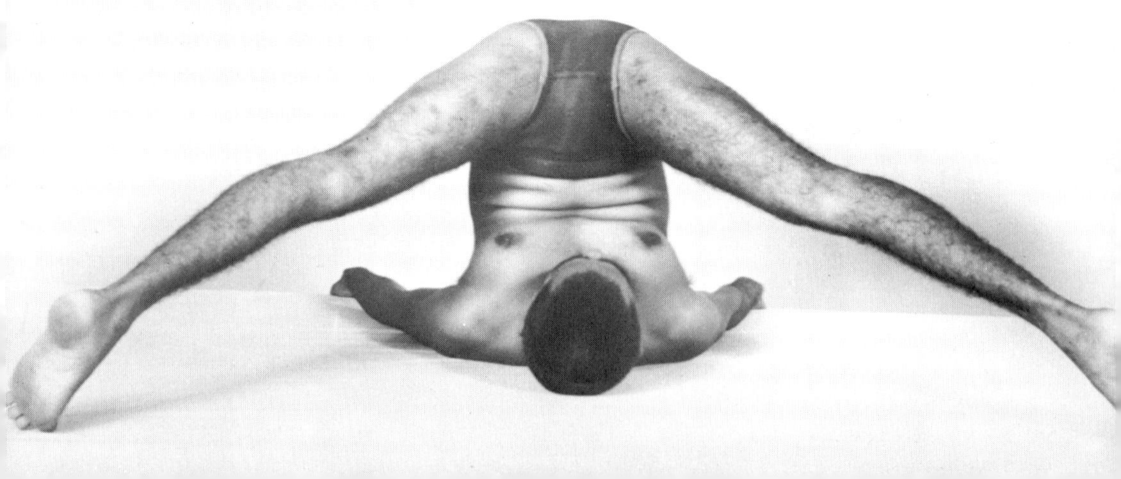

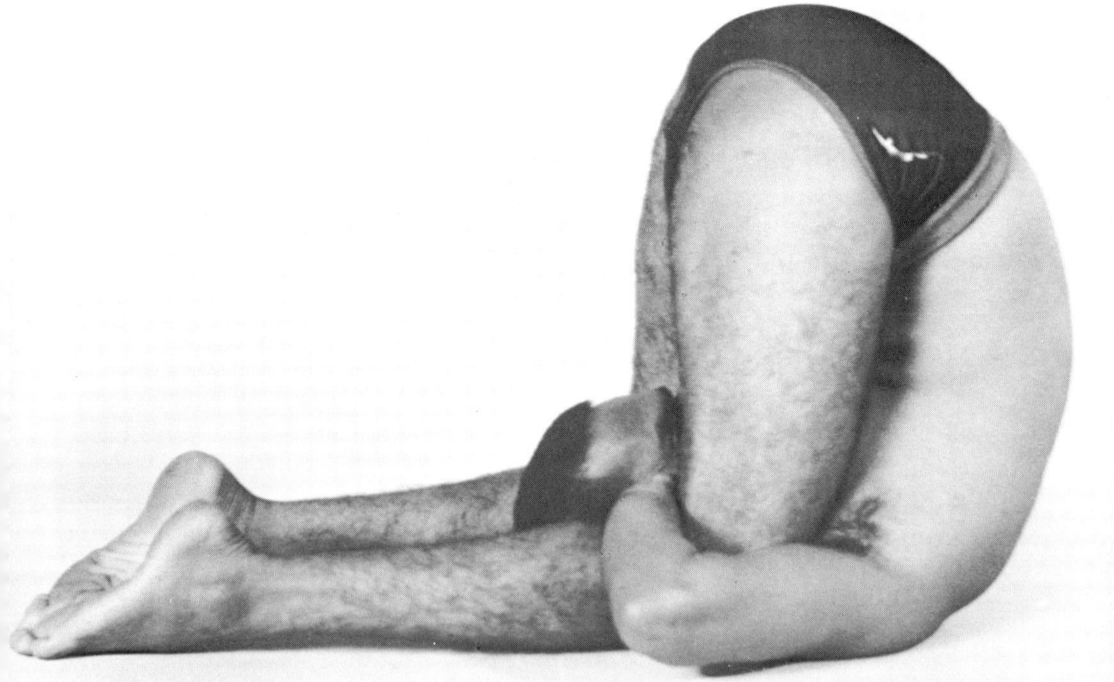

Abbildung 53

TECHNIK: **Karna Pidasan** (Ohr-Knie-Stellung)

Beim *karna pidasan* wird der Körper mit angewinkelten Knien so weit zurückgebeugt, daß die Knie beidseitig des Kopfes zu den Ohren zu liegen kommen, wo sie auf den Boden gedrückt werden. Diese Übung zieht den Rücken sehr stark nach hinten; dadurch erhält jeder Wirbel, jedes Band der Nackenregion reichlich Blut, was sie in gesundem Zustand erhält. Alle Bewegungen des Rückgrates stellen direkt oder indirekt auch eine Übung zum Vorteil der inneren Organe und der Bauchmuskulatur dar. Beim Vorwärtsbeugen des Rückens werden auch die Bauchmuskeln kräftig gespannt, bei jedem Rückbeugen des Rückens werden sie gestreckt.

Da sich in der Bauchregion Fettgewebe ansammelt, werden anspruchsvollere Rückgratübungen meist als schwierig empfunden; aber wenn man maßvoll von den einfacheren zu den schwierigeren Übungen fortschreitet, wird man bald auch die letzteren einfach finden und das Fett in den Bauchmuskeln wird sich merklich verringern.

YOGA-ÜBUNGEN FÜR DIE LENDENREGION

TECHNIK: **Vatayanasan** (Gasentfernende Stellung)

Diese Übung ist ideal für diejenigen, die an einer übermäßigen Produktion von Verdauungsgasen im Magen und im Darmtrakt leiden. Sie hilft auch bei anderen Verdauungsbeschwerden und Beschwerden im Bauchbereich. Ebenso ist sie hilfreich für alte und dicke Menschen und bringt ihnen Erleichterung.
Technik: Man lege sich flach auf den Boden, atme lang und tief ein und hebe, während man den Atem anhält, das rechte Knie und presse das so gebeugte Bein mit den Händen an den Bauch. Man nehme beide Hände dazu, damit der Druck auch wirklich kräftig ausfällt. Währenddessen wird das linke Knie geradegehalten, es darf nicht gebogen werden. Man wiederhole diese Übung dreimal und wechsle dann das Bein. Schließlich verwende man beide Beine und drücke beide Knie an den Bauch: das ebenfalls drei mal.

Abbildung 54

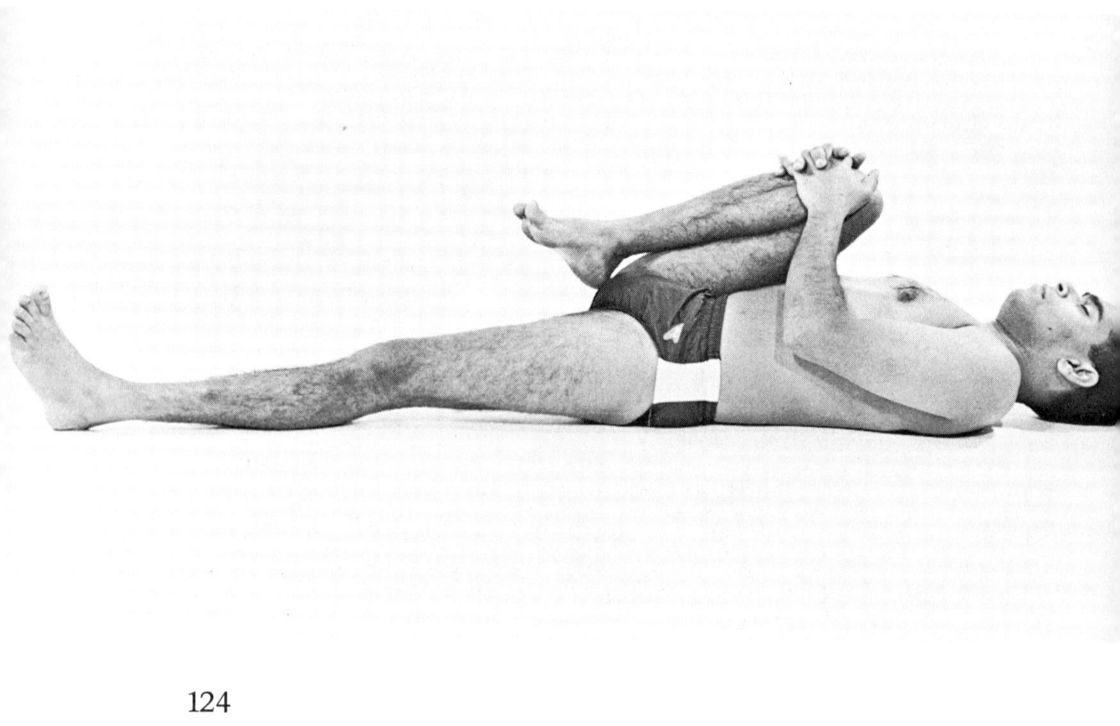

TECHNIK: **Paschimothan Asana** (Kopf-Knie-Stellung)

Man lege sich auf einer Decke flach auf den Rücken und lege die Arme gestreckt hinter dem Kopf auf den Boden. Die Füße und Oberschenkel bleiben fest auf dem Boden liegen. Man versteife nun den Körper und hebe langsam Kopf und Brust, bis man eine sitzende Haltung erreicht hat. Man atme aus und beuge sich so weit vor, bis man die Zehen fassen kann. Wer gelenkig ist, kann sogar seine Stirn bis zwischen die Knie absenken.

Man bleibt etwa fünf Sekunden in dieser Stellung und hebt sich dann langsam wieder in die sitzende Stellung zurück, wobei eingeatmet wird. Man wiederhole dieses *asana* drei- bis sechsmal.

Diese Übung wirkt sich auch auf die Bauchmuskeln aus und regt die Bauchorgane wie Nieren, Leber und die Bauchspeicheldrüse an. Sie ist aber auch Diabetikern zu empfehlen. Sie stärkt zugleich die hinteren Oberschenkel und Kniekehlenmuskeln, hält den Rücken elastisch und erhält einen jugendfrisch. Man kann *paschimothan asana* auch so durchführen, daß man auf dem Gesäß balanciert (siehe Abbildung 56, Variation 2!); dabei werden die Beinmuskeln noch mehr gestreckt.

Fortgeschrittene Schüler können diese Übung ausführen, ohne die Zehen zu fassen, wodurch der Biegsamkeitseffekt für das Rückgrat noch erhöht wird (siehe Abbildung 57, Variation 3!).

Unmittelbar nach dieser Übung sollte man den Rücken nach hinten biegen, dabei soll der Körper auf den Fersen und Händen aufgestützt werden und gerade bleiben. Diese Folge kann zwei- bis dreimal wiederholt werden; die Stellung soll jeweils ein paar Sekunden gehalten werden, wobei auch der Atem angehalten werden soll (siehe Abbildung 58!).

Abbildung 55

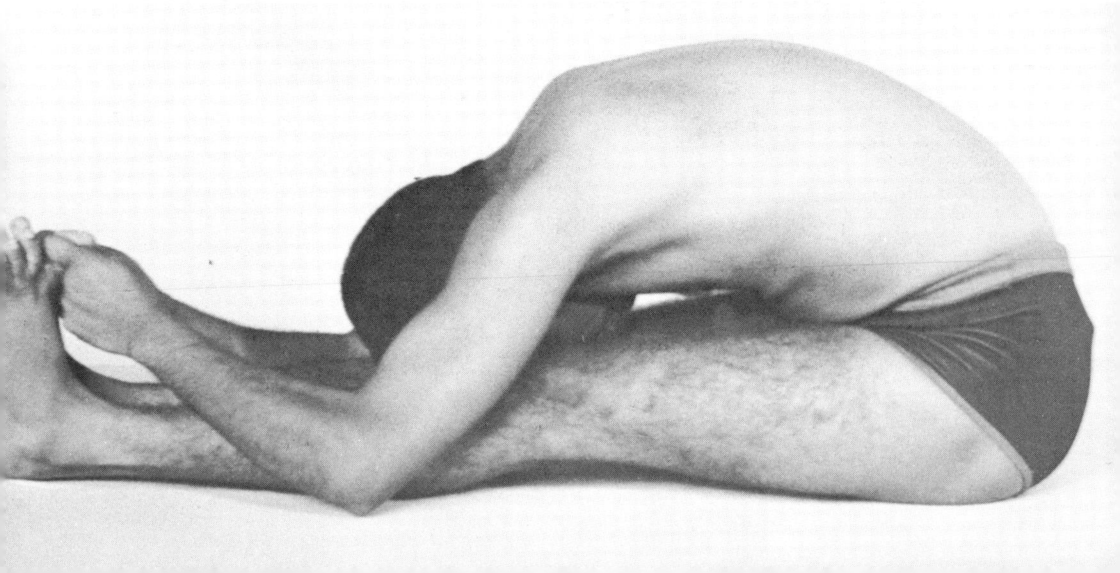

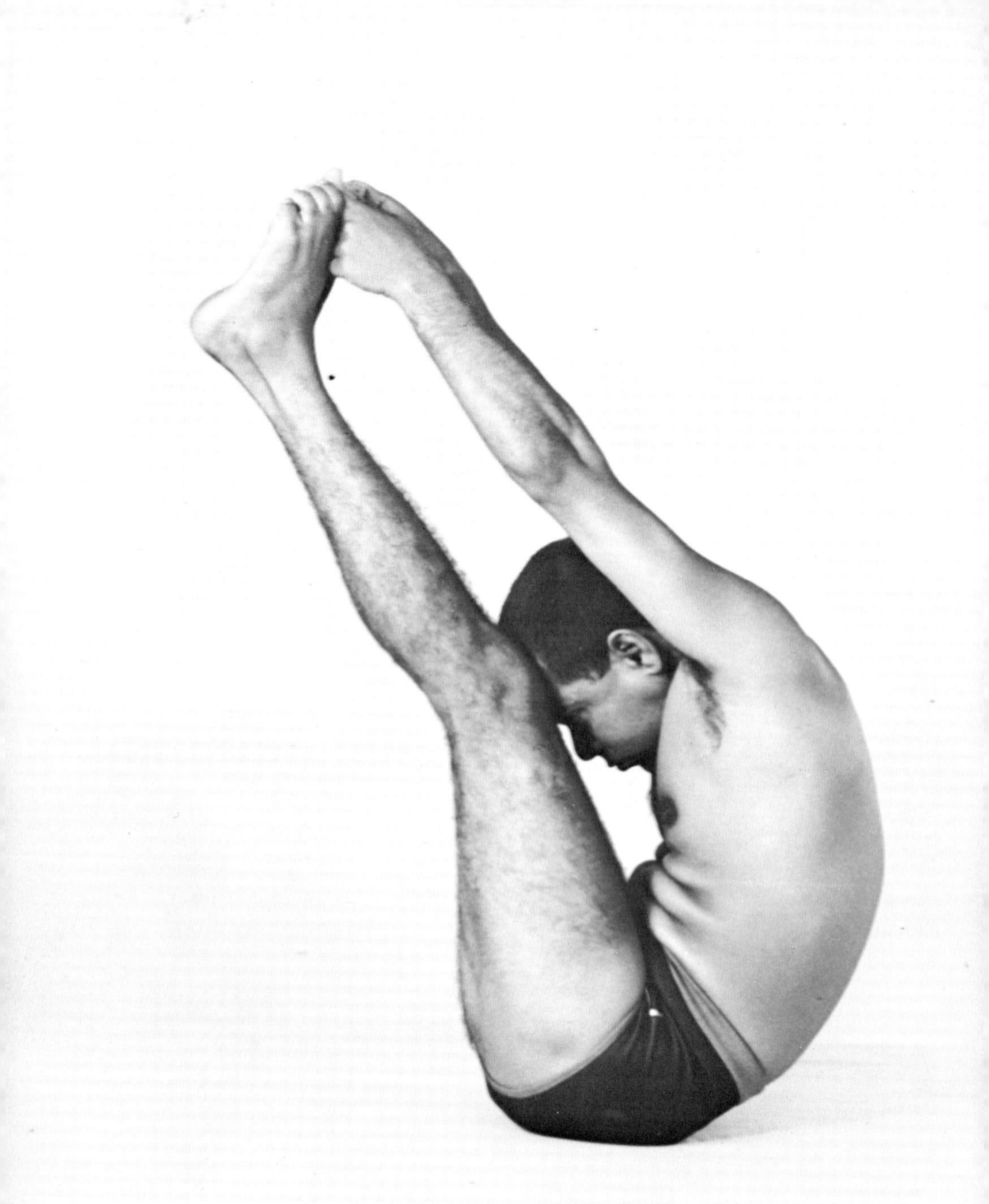

Abbildung 56

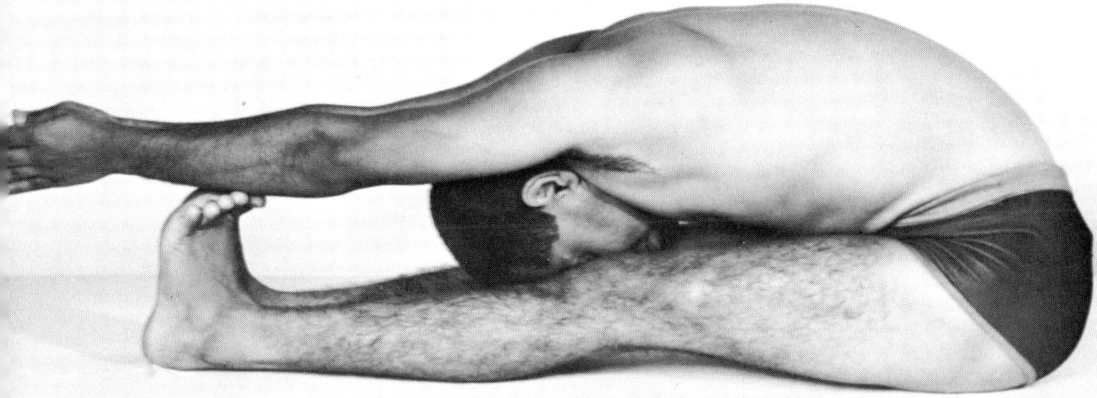

Abbildung 57

Abbildung 58

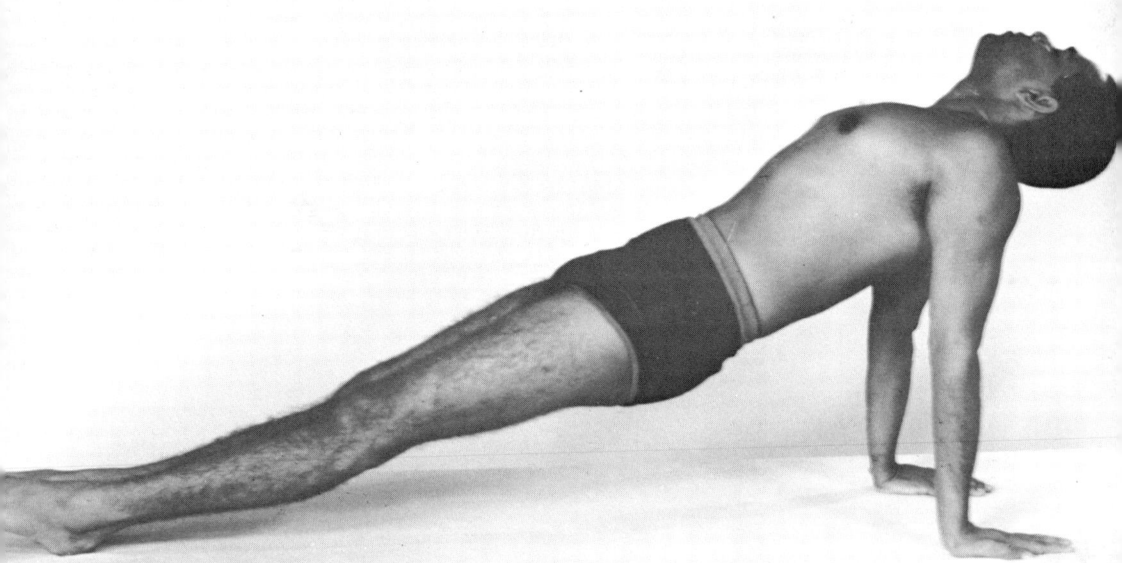

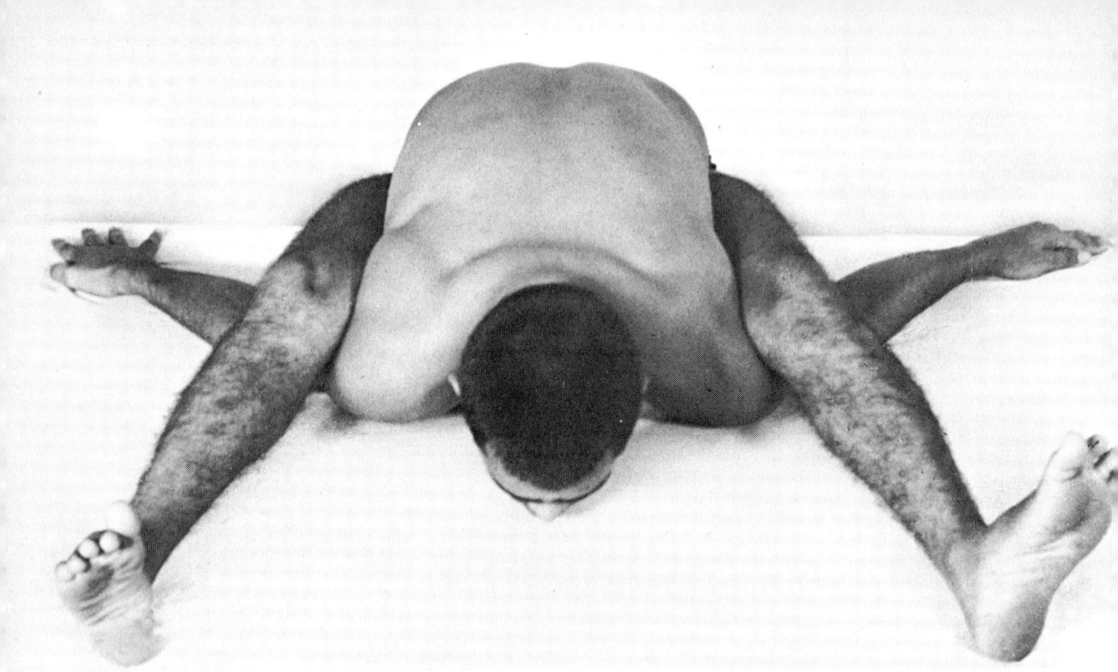

Abbildung 59

FORTGESCHRITTENE YOGA-ÜBUNGEN FÜR DIE LENDEN- UND BRUSTREGION

TECHNIK: **Kurmasan** (Schildkröte)

Man spreize die Beine, beuge den Körper vor und lege die Arme unter die Schenkel; die Hände bleiben fest am Boden, die Beine sind gestreckt.

TECHNIK: **Hastha Padasan** (Streckübung für Beine und Arme)

Man setzt sich mit vorgestreckten Beinen auf den Boden, erfaßt die Zehen und zieht die Füße so weit wie möglich voneinander weg. Man beugt sich vor und legt das Kinn auf den Boden. Knie und Arme dürfen nicht abgebogen werden.

Kurmasan wie auch *hastha padasan* sind ausgezeichnete Übungen, um die Lendengegend und ihre Bänder möglichst elastisch zu machen.

Abbildung 60

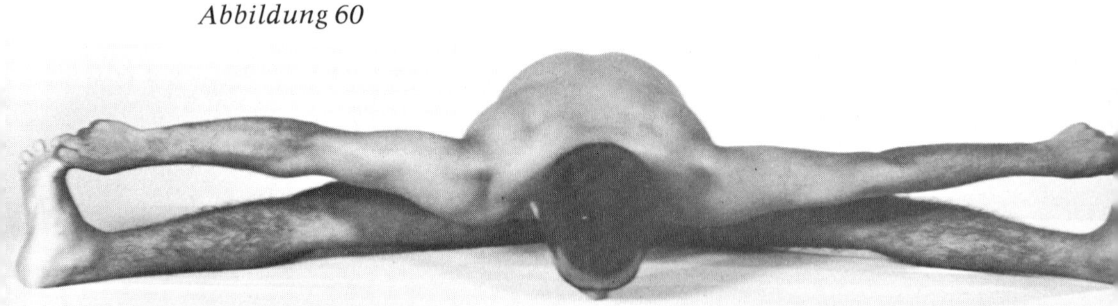

YOGA-ÜBUNGEN FÜR DIE LENDEN- UND BRUSTREGION

TECHNIK: **Janu Sirasan** (Kopf-Knie-Stellung)

VARIATION 1

Man setze sich nieder, drücke die linke Ferse an den Damm und strecke das rechte Bein vor, wobei es gestreckt bleiben soll. Dann fasse man mit beiden Händen die Zehen des rechten Fußes, atme aus, ziehe den Bauch ein und beuge sich langsam vor, bis die Stirn das rechte Knie berührt. Anfangs soll diese Stellung fünf bis zehn Sekunden, später für schrittweise erhöhte Dauer gehalten werden. Danach kehrt man wieder zur Normalstellung zurück und wiederholt drei- bis sechsmal. Dann wechsle man die Seiten.

VARIATION 2

Statt die Ferse an den Damm zu pressen, legt man den Fuß auf den Gegenschenkel. Bei dieser Variation wird beim Vorbeugen ein Druck auf die Bauchorgane ausgeübt.

VARIATION 3

Diese Variation geht etwas weiter; man muß die Zehen des auf den Schenkel gelegten Fußes erfassen und sich so nach vorne beugen. Mit der Beugung des Rückens werden hier auch die Muskeln der Schulter- und der Brustregion gestreckt.

Abbildung 61

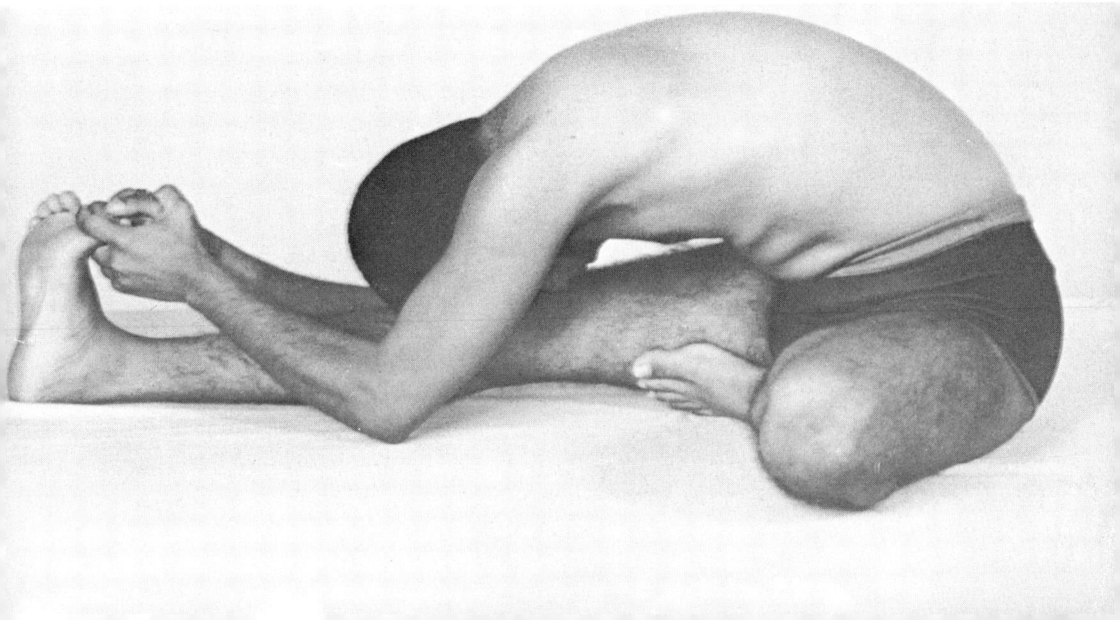

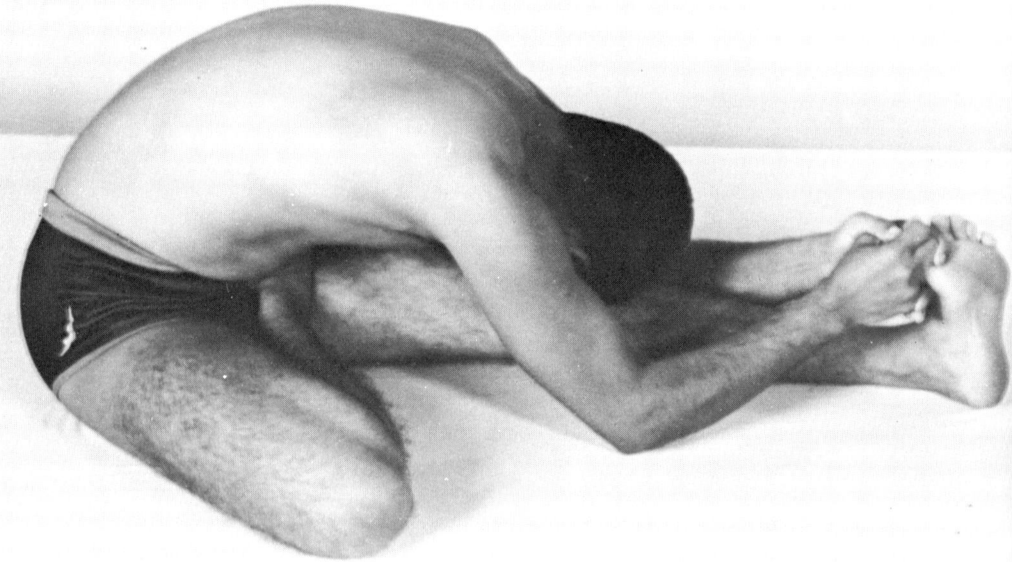

Abbildung 62

Abbildung 63

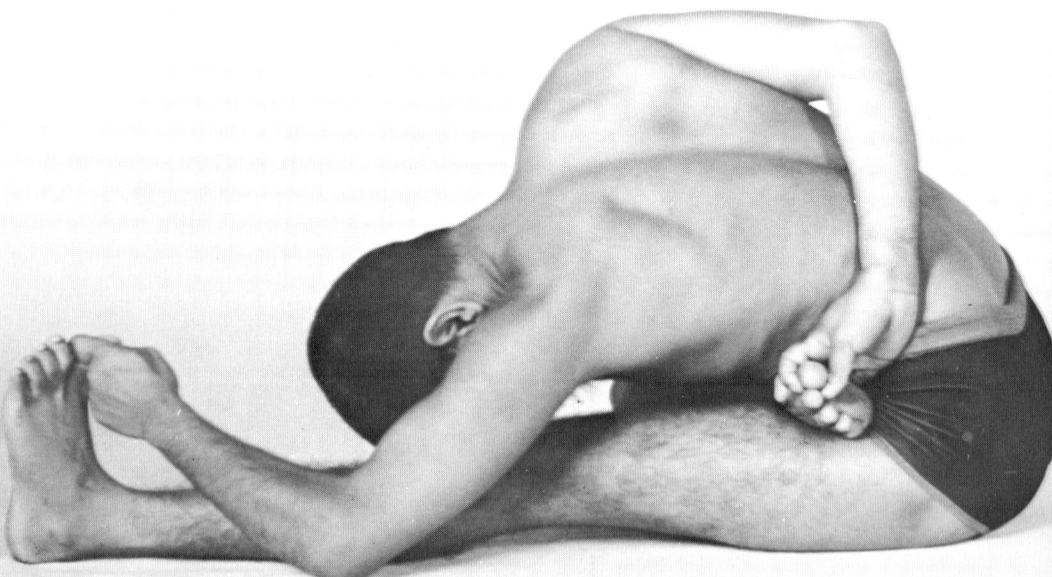

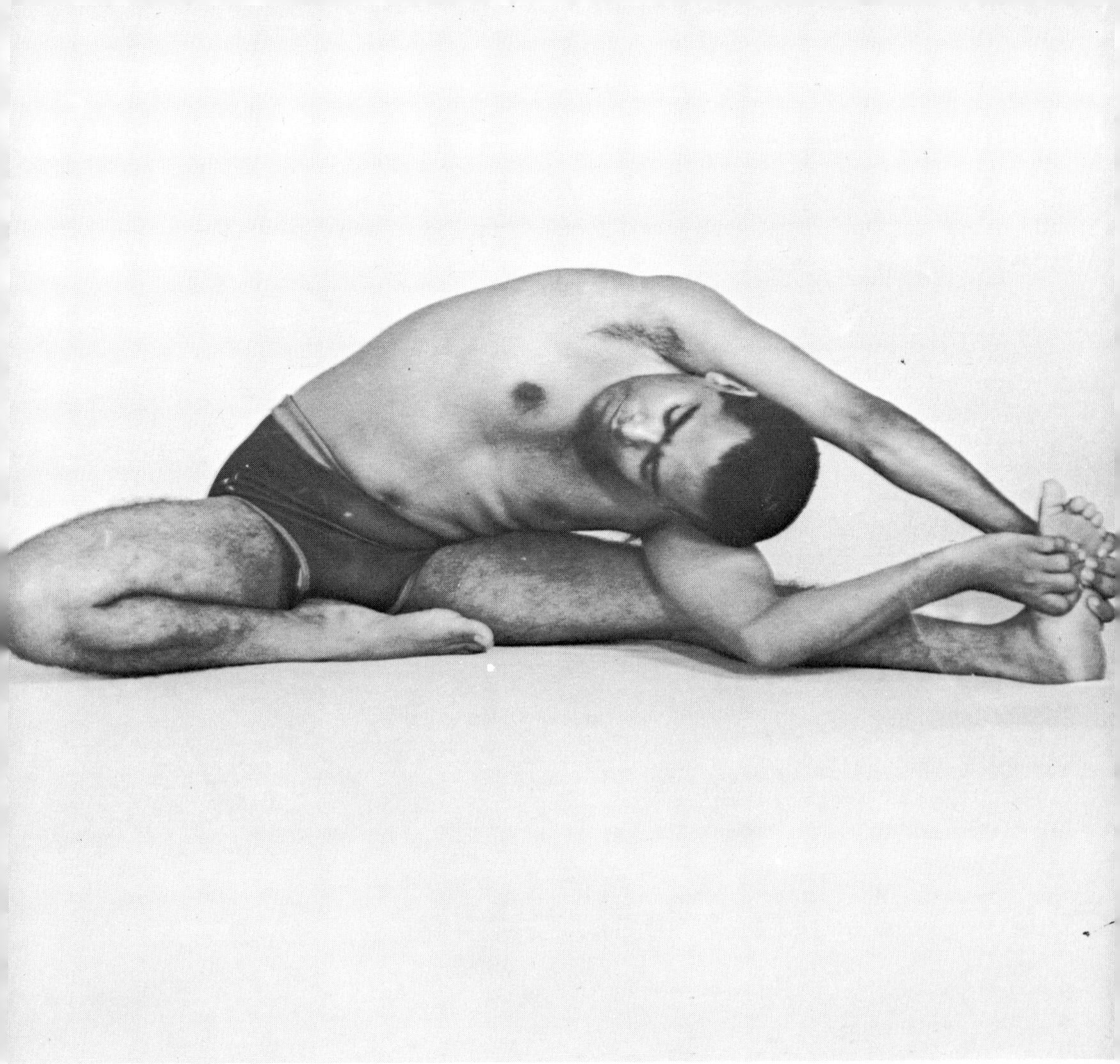

Abbildung 64

VARIATION 4 (Seitstellung)

Man beuge das rechte Bein und strecke das linke Bein zur Seite, fasse fest den linken Fuß und beuge den Rumpf zur Seite.

VARIATION 5

Man strecke zunächst die Beine, winkle dann das rechte Bein ab, bis der rechte Fuß eng am Damm liegt. Dann hebt man das linke Bein steil hoch und faßt es mit beiden Händen am Fuß. Dann beugt man den Kopf vor und berührt das linke Knie. Dann wechsle man die Seiten und wiederhole den Vorgang mehrere Male.

Abbildung 65

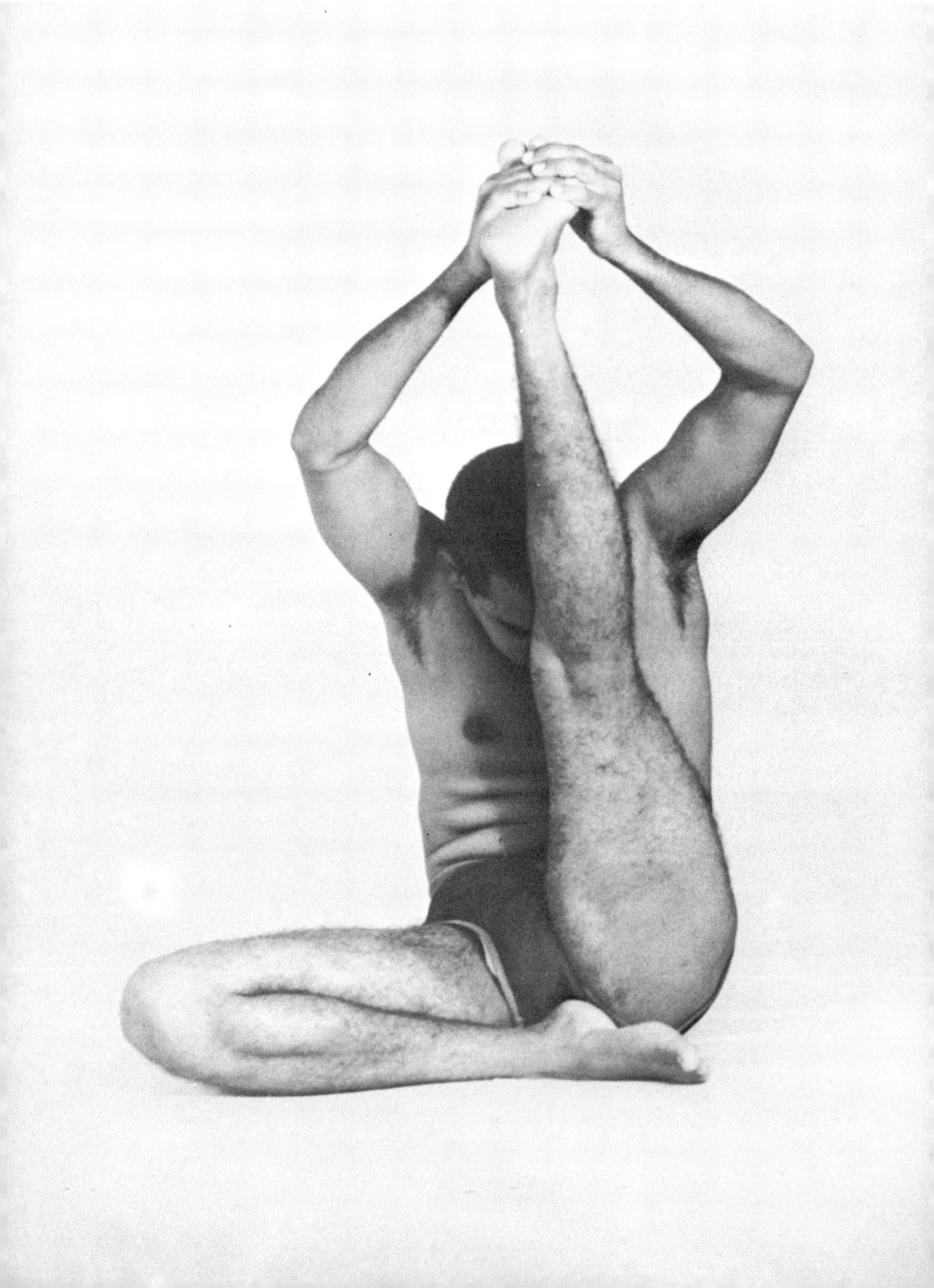

DAS STRECKEN DER BEINMUSKELN IN SITZENDER STELLUNG

TECHNIK: **Eka Pada Sirasan** (Bein-Kopf-Stellung)

VARIATION 1

Man sitze mit vorgestreckten Beinen aufrecht, fasse den rechten Fuß mit den Händen und bringe ihn hinter den Kopf; man halte das Bein in dieser Stellung und falte die Hände für ein paar Minuten vor dem Oberkörper. Dann wechsle man das Bein.

Abbildung 66

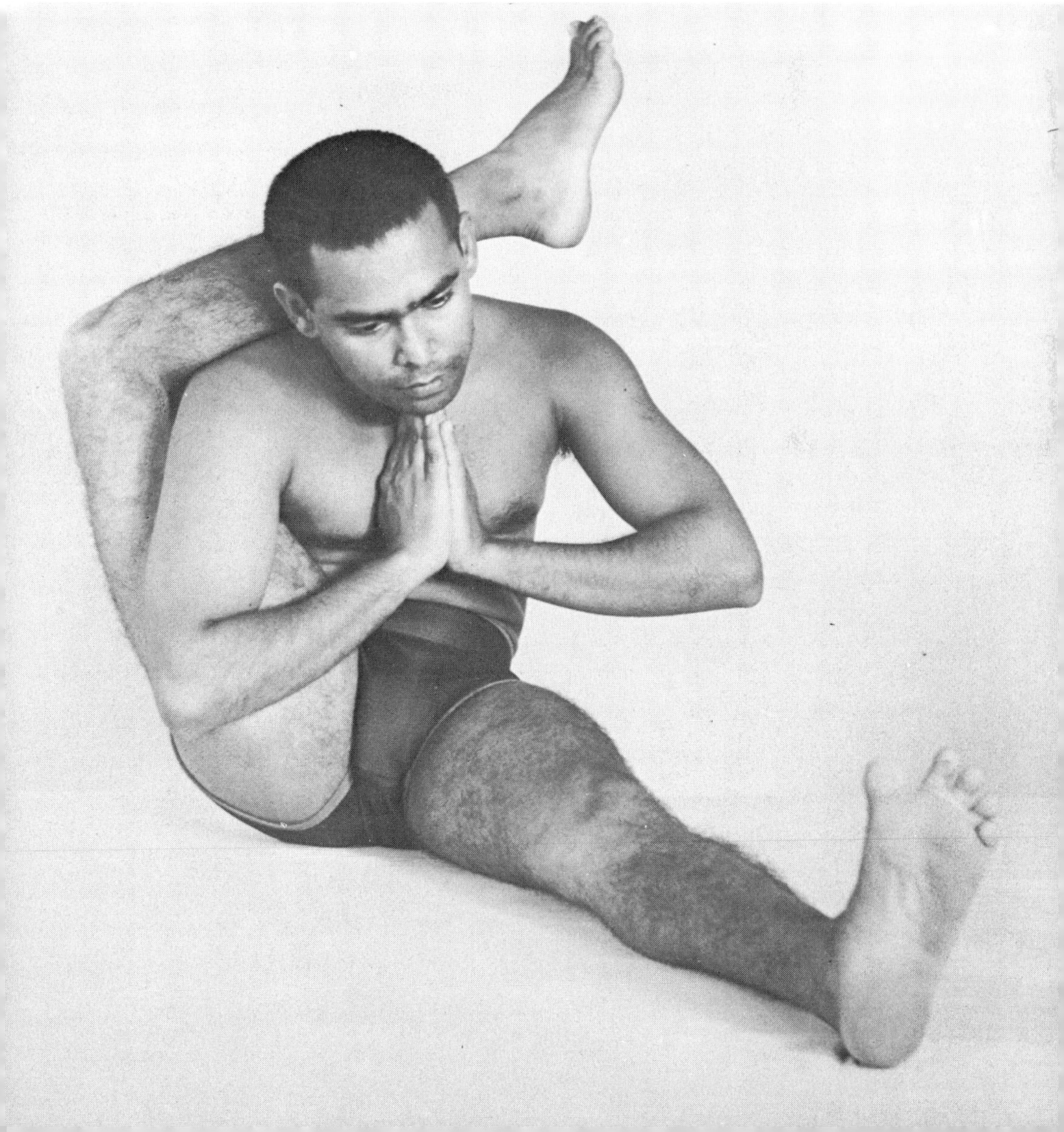

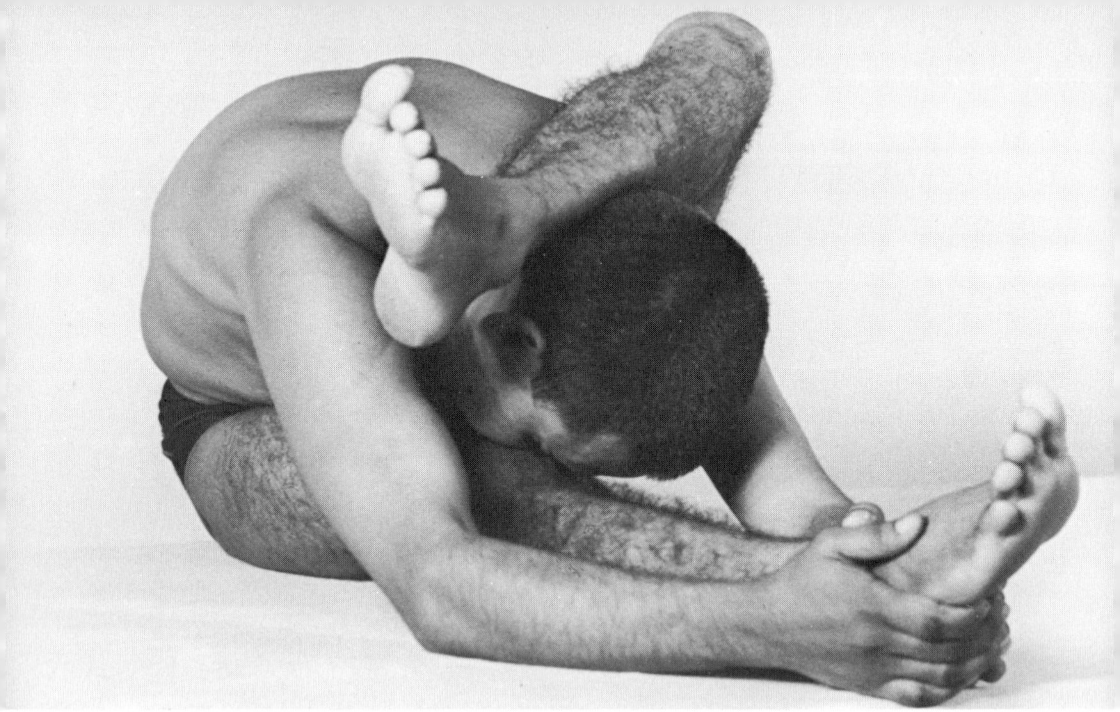

Abbildung 67

VARIATION 2

TECHNIK: **Eka Pada Sirasan** (Vorwärtsbeugen in Bein-Kopf-Stellung)

Man beuge sich aus der Sitzstellung des *eka pada sirasan* vor und fasse den rechten Fuß, dabei soll der linke Fuß fest im Nacken gehalten werden.

VARIATION 3

TECHNIK: **Eka Pada Sirasan** (Liege in Bein-Kopf-Stellung)

Man lege sich aus der Sitzstellung des *eka pada sirasan* langsam zurück, wobei das linke Bein gerade gehalten wird und der rechte Fuß sich im Nacken befindet.

Abbildung 68

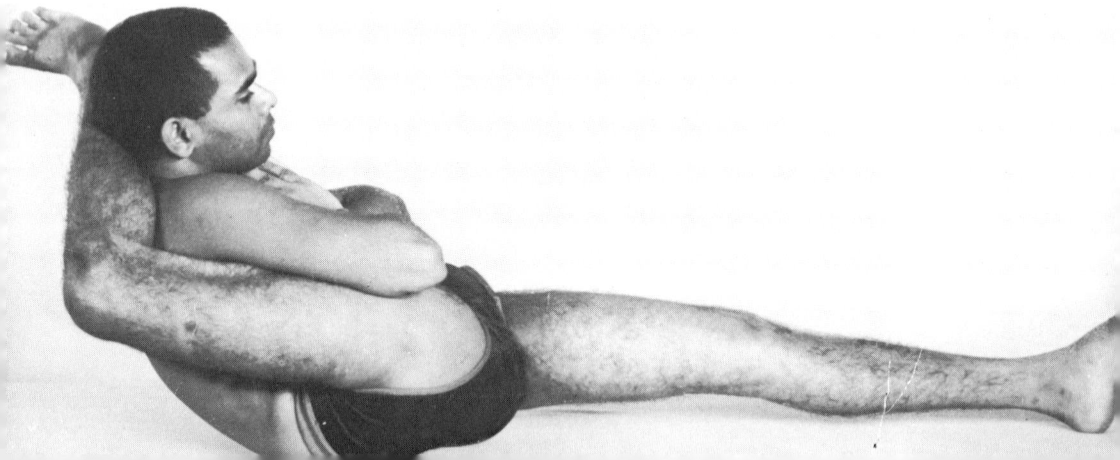

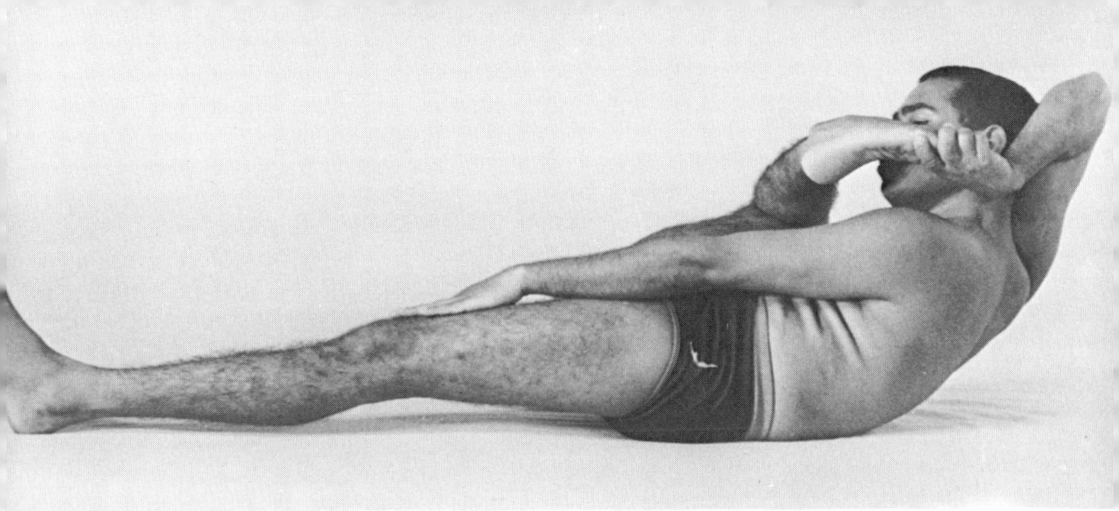

Abbildung 69

TECHNIK: **Eka Pada Sirasan** (Bein-Kopf-Stellung)

VARIATION 4

Man lege sich flach nieder und hebe das rechte Bein in Richtung linkes Ohr, fasse mit der rechten Hand hinter dem Kopf vor die Zehen des rechten Fußes und ziehe sie, so weit es geht, zum linken Ohr hin.

TECHNIK: **Eka Pada Sirasan** (Bein-Kopf-Stellung)

VARIATION 5

Man lege sich flach auf den Rücken, hebe Kopf und Brust und fasse bei gestrecktem rechten Knie den rechten Fuß und ziehe das rechte Knie zur Stirn. Das linke bleibt gestreckt am Boden.

Abbildung 70

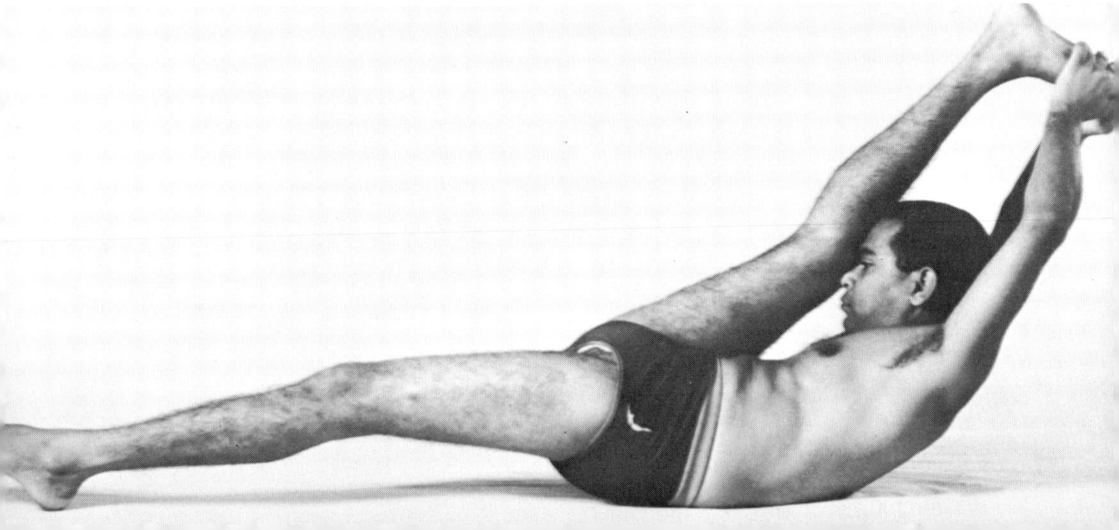

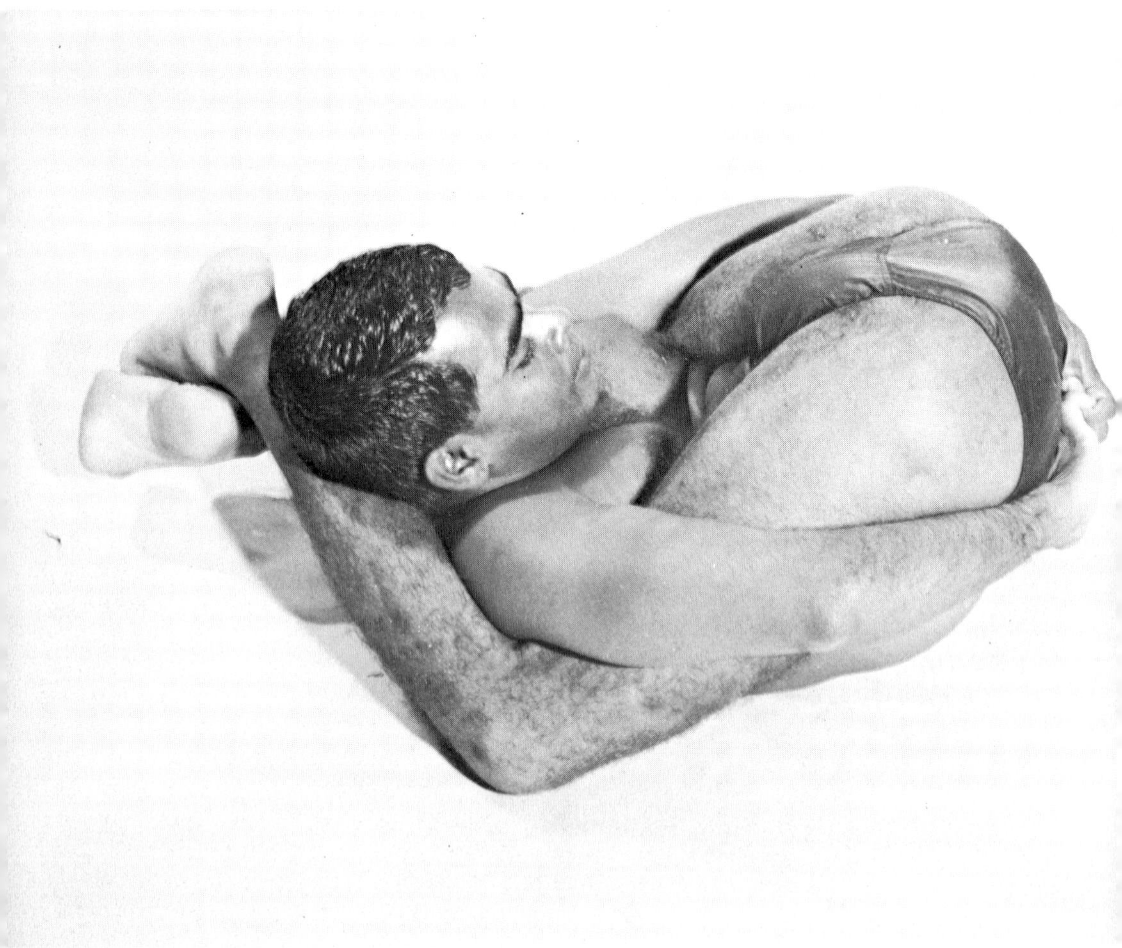

Abbildung 71

TECHNIK: **Dwipada Sirasan** (Kopf-Knie-Stellung)

Man lege sich flach auf den Rücken und ziehe langsam den rechten Fuß hinter den Kopf, ohne Gewalt anzuwenden. Wenn der rechte Fuß fest im Nacken liegt, ziehe man auch den linken Fuß hinter den Kopf und lege ihn dort über den rechten Fuß. Dann verschränkt man die Finger an den Hüftgelenken.

Diese Übung ist eine der fortgeschrittensten und sollte vorsichtig durchgeführt werden. es gibt innerhalb der Gruppe der Vorwärtsbeugeübungen keine andere, die einen so starken Druck auf die Bauchmuskeln ausübt und zusätzlich derart Rücken und Nacken beansprucht. Durch diese Übung bleiben auch die Beine und Schenkel elastisch und stark.

TECHNIK: **Omkarasana** oder **Pranavasana** (OM-Stellung)

Diese Stellung ähnelt dem Schriftbild der Sanskritsilbe OM, daher der Name *Omkarasana*.

Technik: Man lege den linken Fuß über den rechten Schenkel, fasse dann den rechten Fuß und ziehe ihn hinter den Kopf. Hierbei werden die Oberschenkelmuskeln maximal gestreckt und auf die Bauchorgane ein starker Druck ausgeübt, ähnlich wie beim vollen Drehsitz.

Abbildung 72

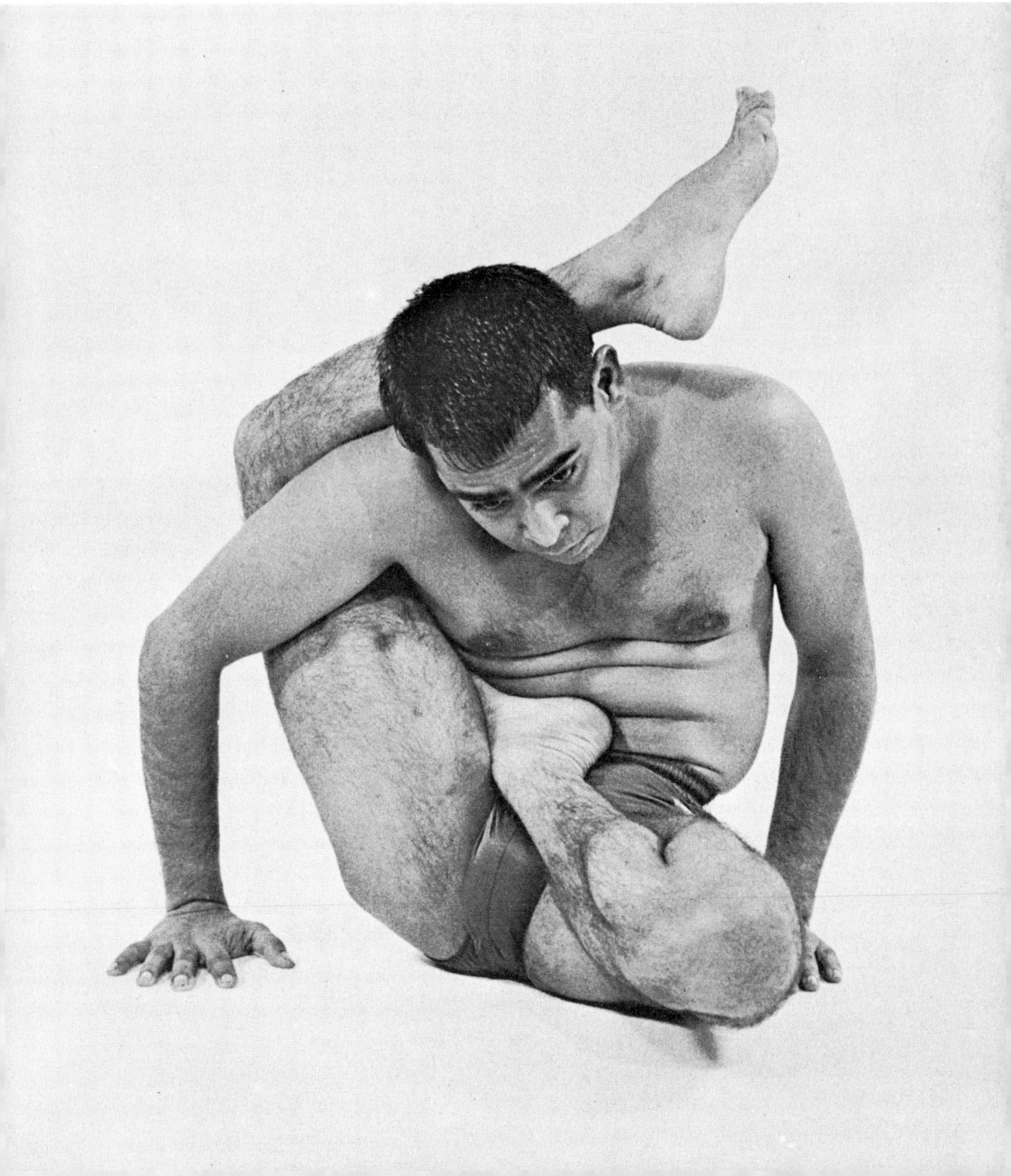

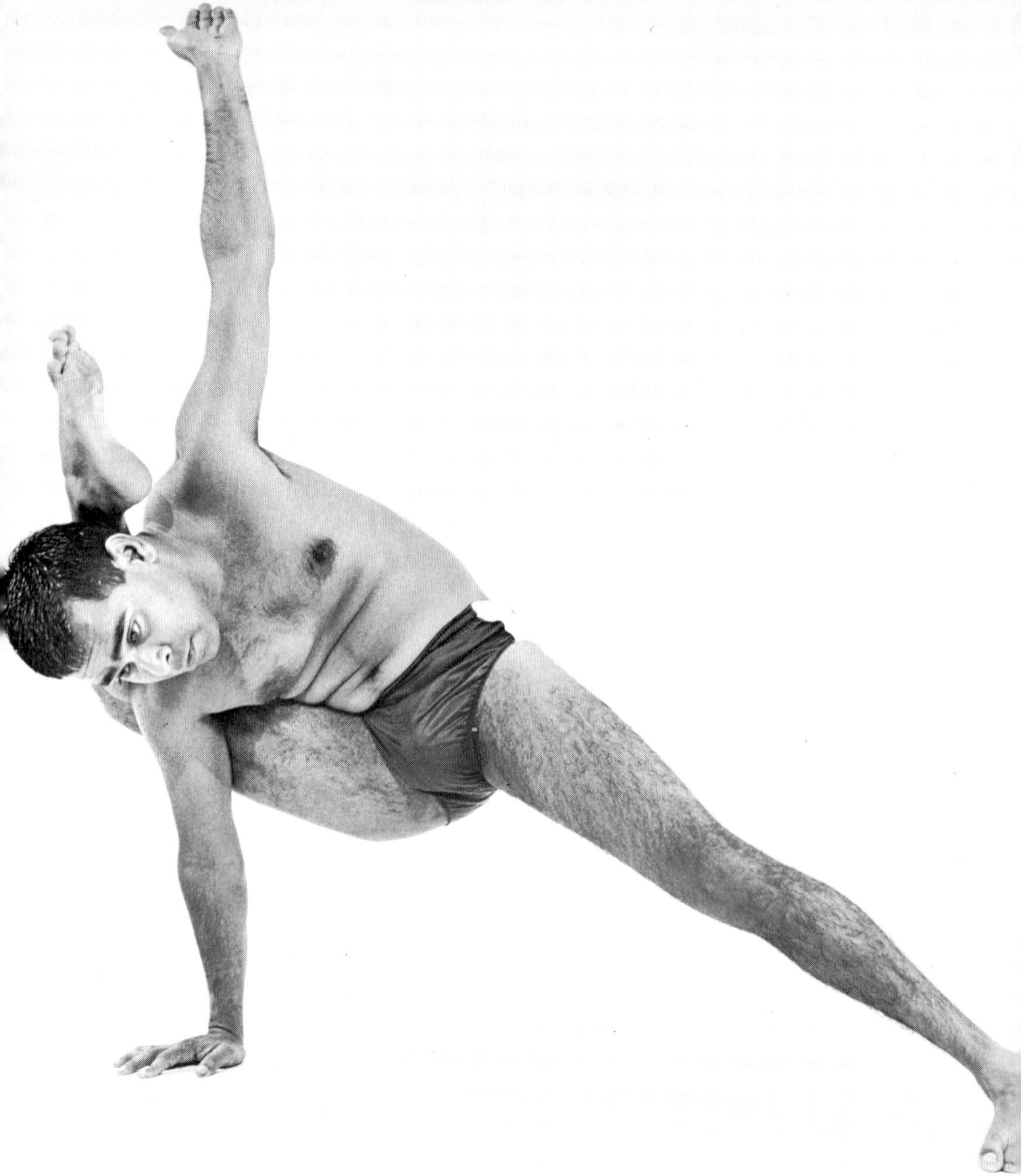

Abbildung 73

TECHNIK: **Krishna Asana** (Krishna-Stellung)

Ein Bein wird hinter den Kopf gezogen und im Genick festgeklemmt. Dann balanciert man den Körper auf dem anderen Fuß und der entgegengesetzten Hand. Die Übung umfaßt gleichzeitig Streckung und Seitbewegung.

TECHNIK: **Uthitha Kurmasan** (Schildkröte in Balancehaltung)

Man zieht den rechten Fuß hinter den Kopf und klemmt ihn gegen den Nacken, dann den linken Fuß bis hinter den rechten und fügt die Füße zu einer Knöchelsperre. Man balanciert nun den Körper auf den Händen. Da diese Übung ziemlich schwierig ist, sollte sie nur von fortgeschrittenen Schülern ausgeführt werden. Ihr Wert liegt darin, daß hierbei ein starker Druck auf die Schulter- und Bauchmuskeln ausgeübt wird.

Abbildung 74

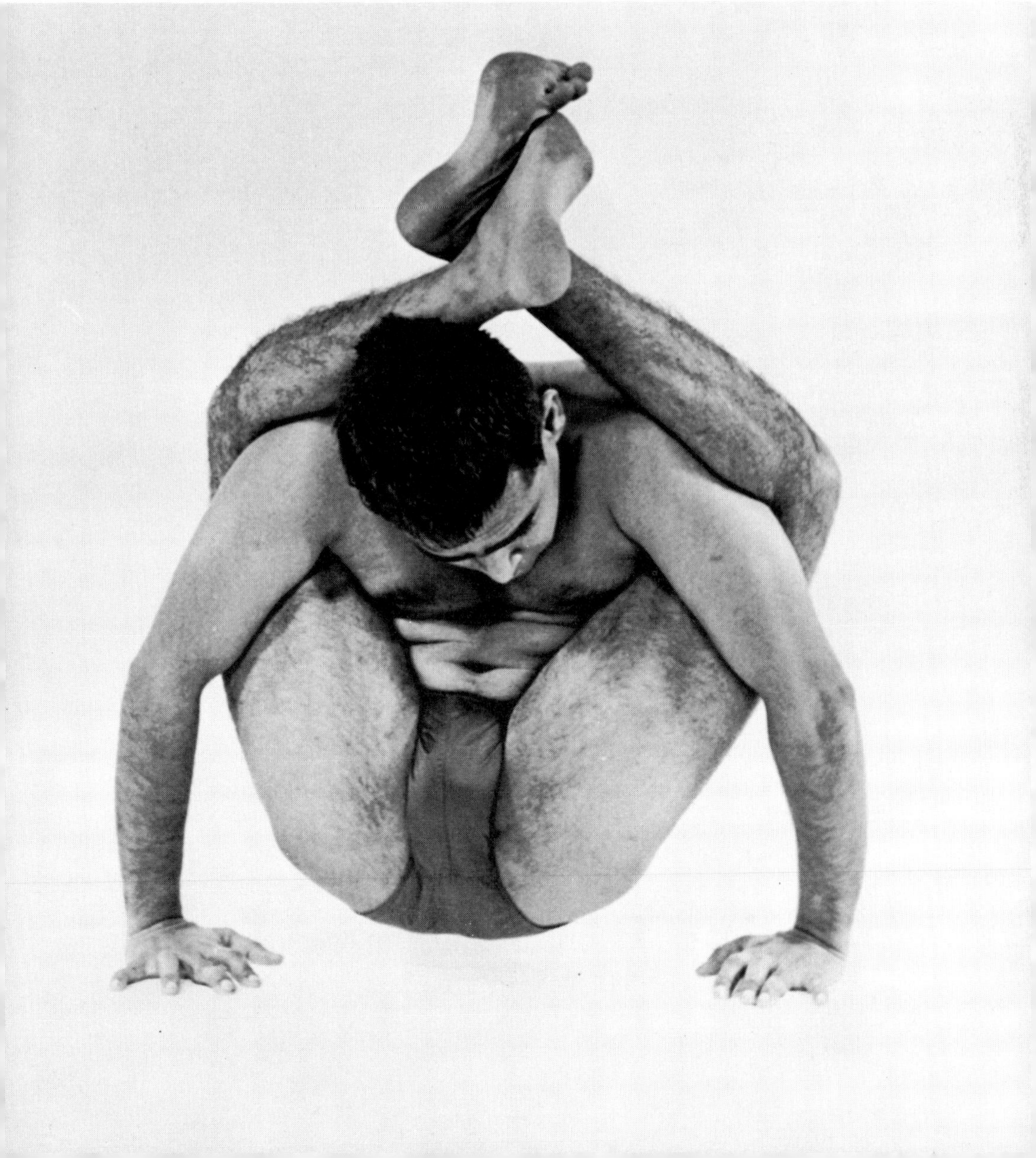

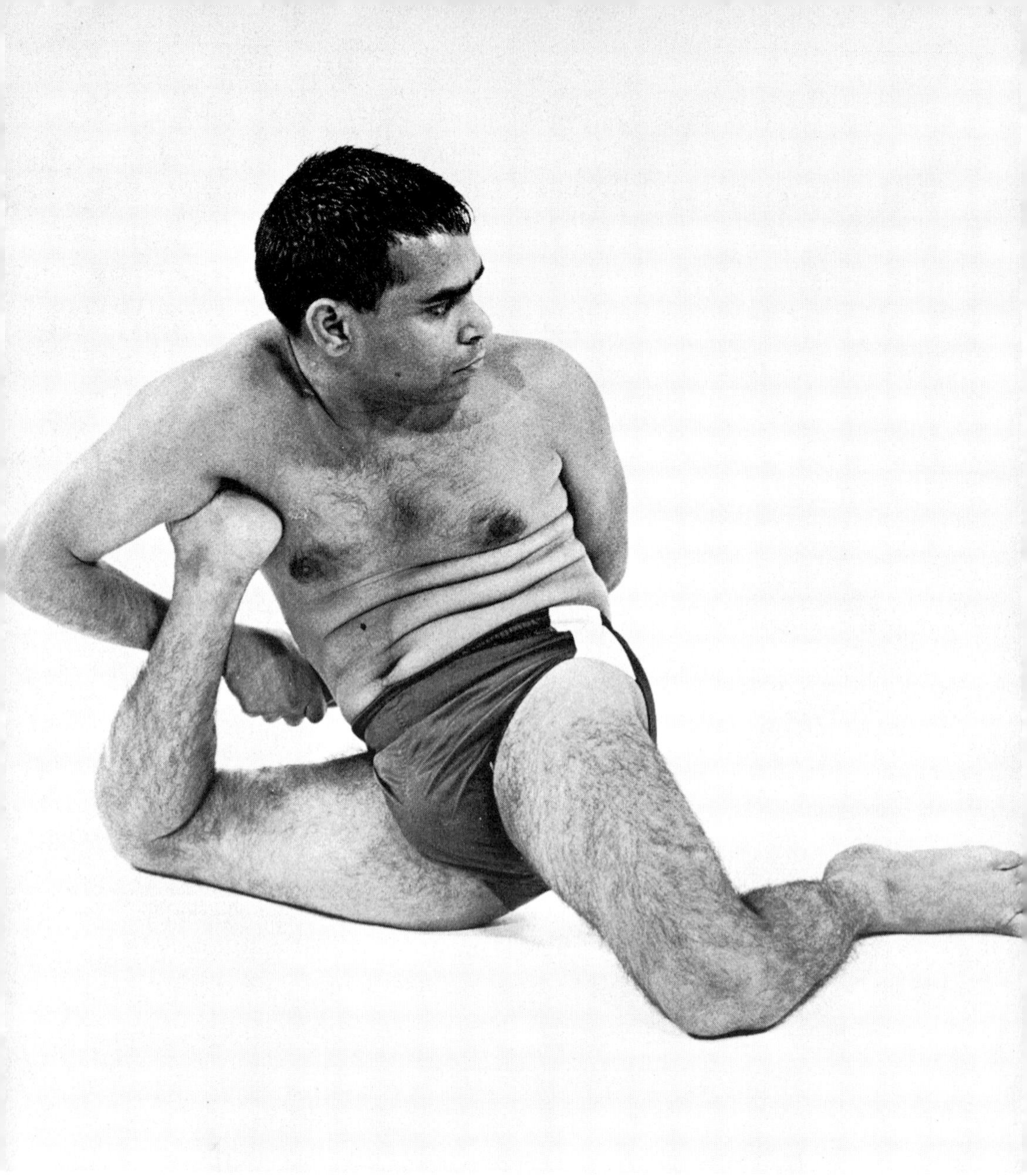

Abbildung 75

TECHNIK: **Yoga Danta Asana** (Yogi-Stab-Stellung)

Bei dieser Übung werden die Kniegelenke bei gespreizten Beinen nach außen verdreht und dabei der rechte Fuß nach oben in die rechte Achselhöhle gestemmt; die Hände werden hinter dem Rücken verschränkt. Diese Übung erhöht besonders die Biegsamkeit der Kniegelenke.

RÜCKBEUGE-ÜBUNGEN

YOGA-ÜBUNGEN FÜR DIE KREUZBEINREGION

TECHNIK: **Bhujangasan** (Kobra) VARIATION 1

Man lege sich bei entspannten Muskeln auf den Bauch und lege dabei die Hände unter den entsprechenden Schultern auf den Boden. Dann hebe man langsam, keinesfalls plötzlich mit einem Schwung, Kopf und Oberkörper hoch, so wie sich eine Kobra aufrichtet; dabei wird das Kreuz stark durchgebogen. Der Rücken wird so langsam zurückgerollt, daß man dabei wirklich das Biegen in jedem Wirbel spüren kann, ebenso wie der Druck sich von der Nackenregion, von der Brust- und Lendenregion bis schließlich zum Kreuzbein hin verlagert. Der Körper soll vom Nabel bis zu den Zehen den Boden berühren. Man halte eine Zeitlang diese Stellung und lasse dann Stück für Stück den Oberkörper wieder ab. Beim Hochheben des Körpers wird eingeatmet, während man die Stellung hält, wird auch der Atem gehalten, beim Absenken wird ausgeatmet. Man wiederhole diese Übung sechsmal.

Diese Kobra-Übung, die der maximalen Durchbiegung des Rükkens dient, hat viele Variationen. Sie beansprucht die tieferen wie die Oberflächenmuskeln des Rückens. Sie beseitigt Rückenschmerzen, die vielleicht durch Überanstrengung entstanden sind, sie dehnt und stärkt die Bauchmuskeln, erhöht den Druck in der Bauchhöhle und regt alle Bauchorgane an. Denn jeder Wirbel wird mit seinen Bändern nach rückwärts gezogen und reichlich mit Blut versorgt. Zudem erhöht sie die Körpertemperatur, was für viele Krankheiten heilsam ist.

Bhujangasan ist besonders für Frauen geeignet, um Eierstöcke und Gebärmutter zu stärken; diese Stärkung wird als sehr angenehm empfunden. Ebenso beseitigt diese Übung auch mancherlei andere Beschwerden dieser Organgruppe wie Ausbleiben der Regel oder schmerzhafte Blutung u. a. *Abbildung 76*

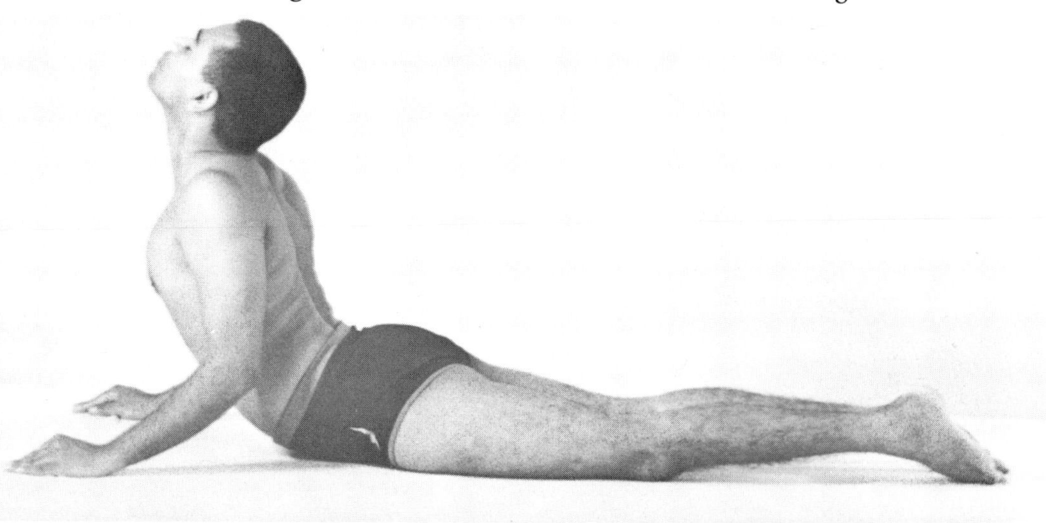

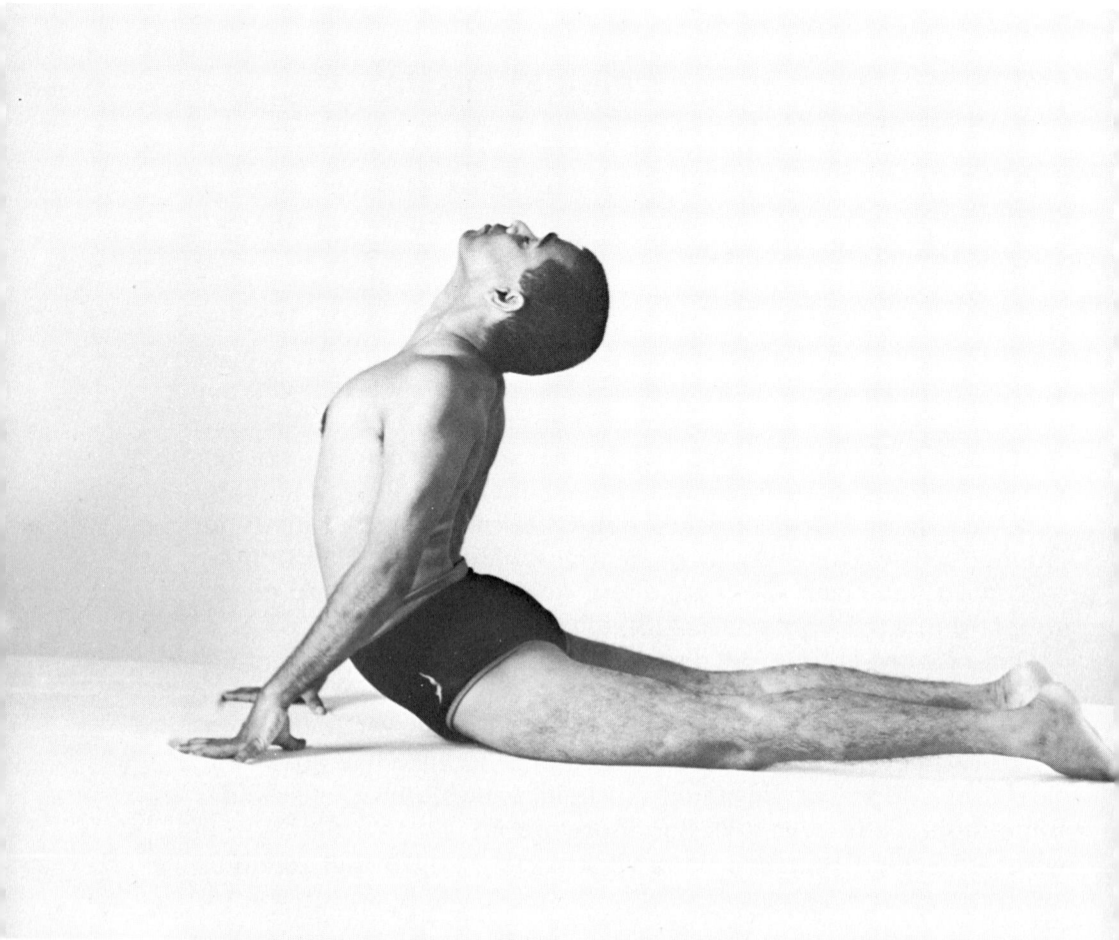

Abbildung 77

TECHNIK: **Bhujangasan** (Kobra)

VARIATION 2

Waren die Ellbogen bei der ersten Variation nicht gestreckt, so werden sie jetzt gestreckt. Wurde dort die Kreuzbeinregion durchgebogen, so wird hier das Rückgrat von der Kreuzbein- bis zur Nackenregion voll durchgebogen.

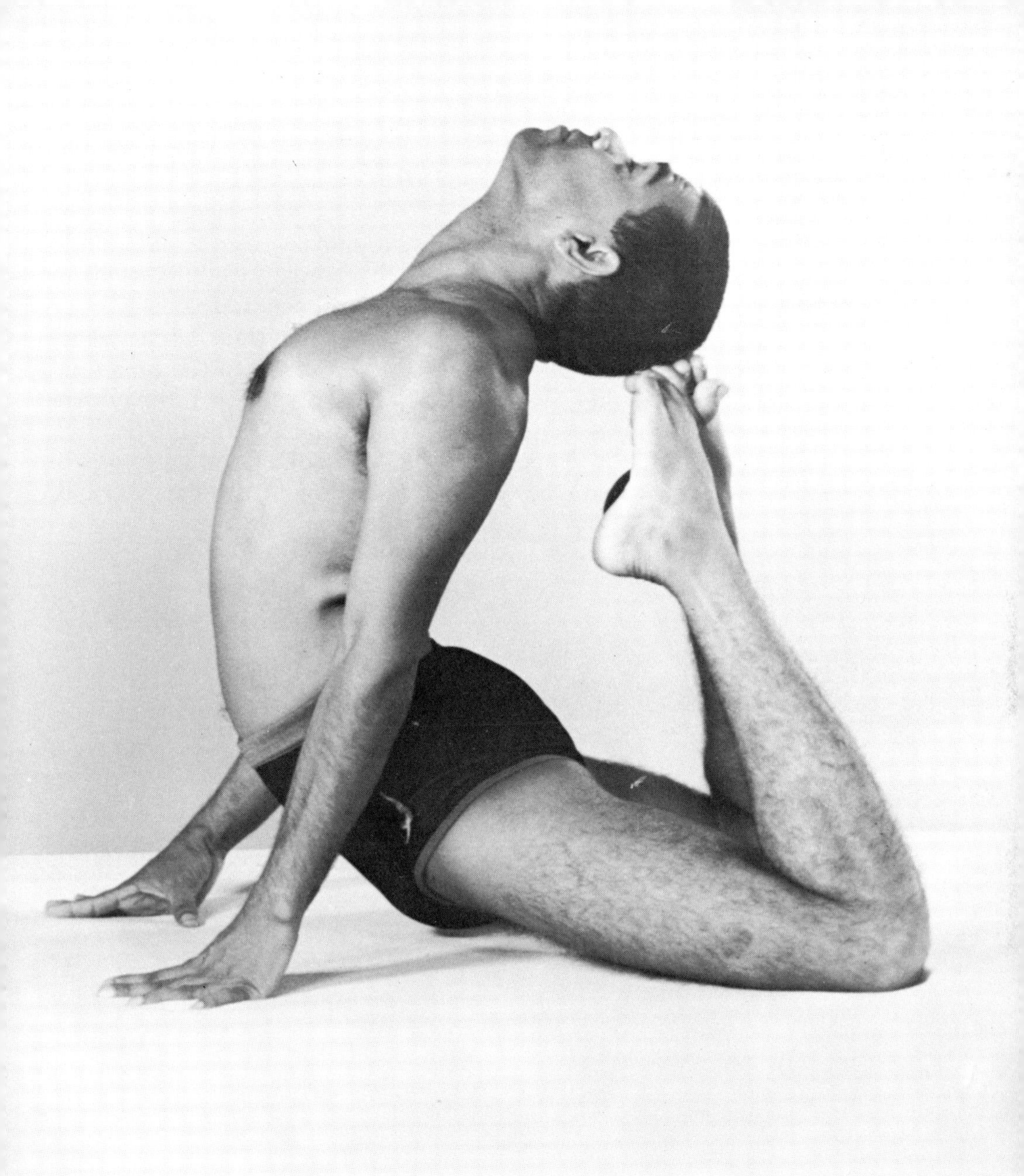

Abbildung 78

TECHNIK: **Bhujangasan** (Kobra)

VARIATION 3

Ausgehend von der Variation 2 beuge man jetzt zusätzlich die Beine hoch, bis die Zehen den Kopf berühren.

TECHNIK: **Salabhasan** (Heuschrecke)

VARIATION 1

Man lege sich bäuchlings auf eine Decke und lege Arme und Hände beidseits an den Körper, die Handflächen nach oben. Das Kinn ruht auf dem Boden. Man atme langsam ein, versteife den Körper und hebe die Beine bei gestreckten Knien langsam hoch. Dabei sollte auch das Steißbein mit den Beinen ein wenig angehoben werden. Oberschenkel, Waden und Zehen sollen eine Linie bilden. Brust und Hände tragen nun das Körpergewicht. Man bleibe etwa zwanzig Sekunden in dieser Stellung und senke dann langsam ab. Man wiederhole diese Übung, je nach Vermögen, drei- bis viermal.

Abbildung 79

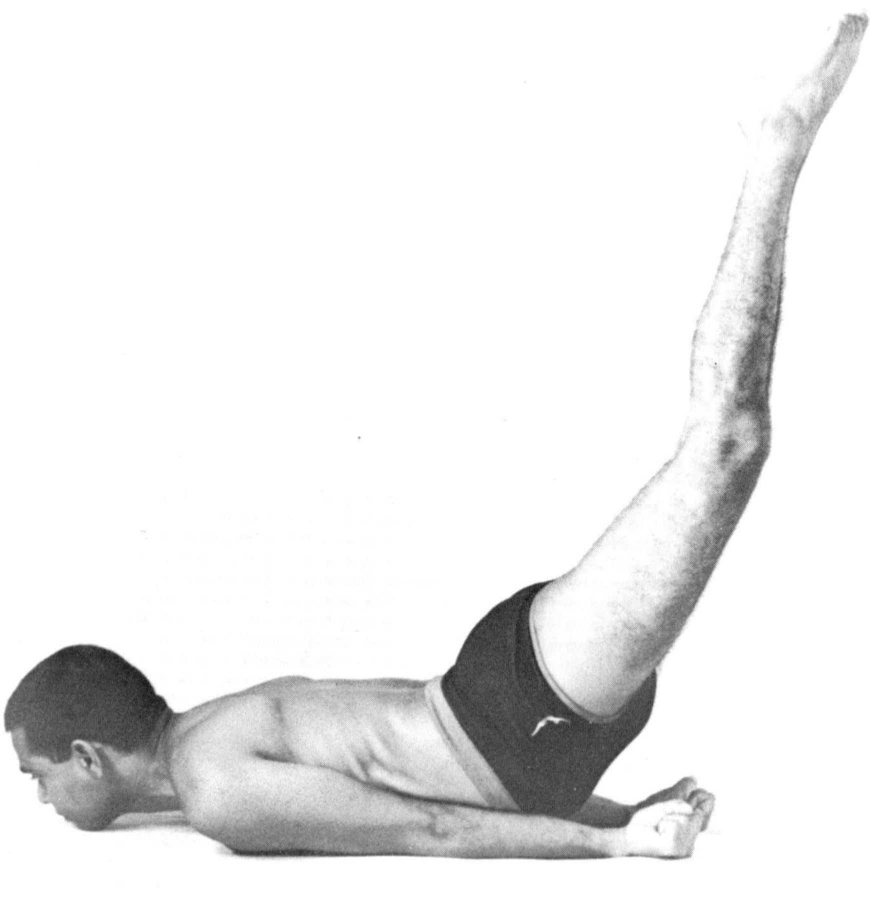

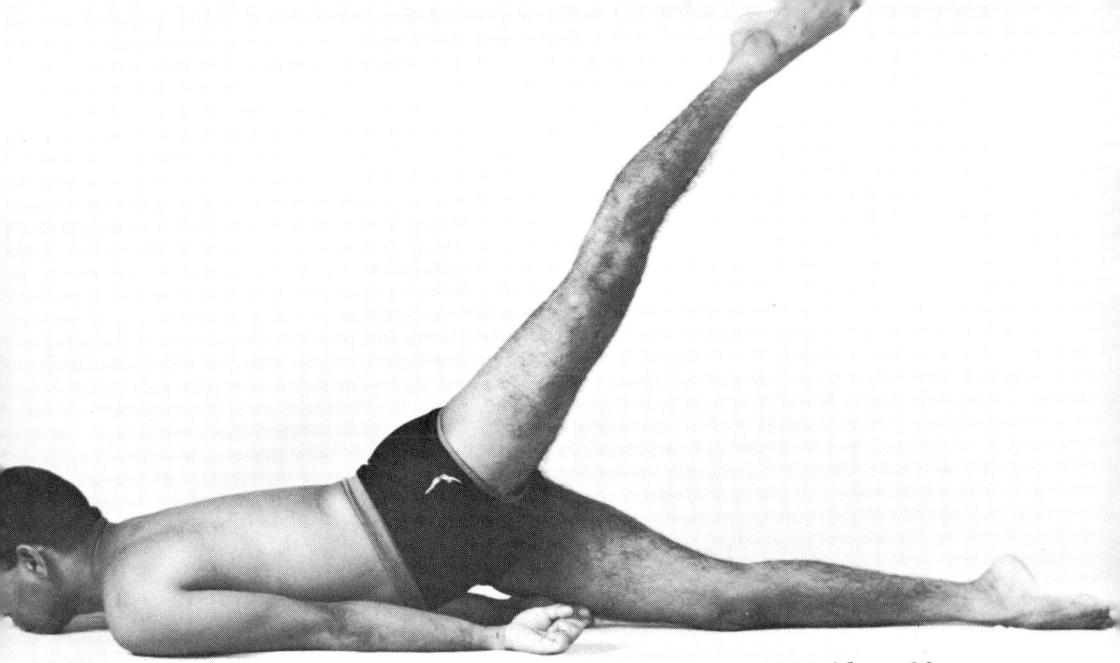

Abbildung 80

TECHNIK: **Ardha Salabhasan** (Halbe Heuschrecke)

VARIATION 2

Diese Übung ist eigentlich eine Vorübung zu *salabhasan* und besteht darin, daß man abwechselnd jeweils nur ein Bein hochhebt. Und man sollte erst, nachdem man in dieser Übung Fortschritte gemacht hat, zur beidbeinigen Übung übergehen.

TECHNIK: **Salabhasan** (Heuschrecke)

VARIATION 3

Während Variation 1 mehr die Kreuzbein- und Lendengegend beansprucht, beansprucht diese Variation mehr die Nackengegend und Bänder des Nackens. Die Technik ist dieselbe, nur daß jetzt die Kraft der Hände voll eingesetzt werden muß, um den Körper soweit hochzuheben, daß er nur mehr mit dem Kinn aufruht. Das übt auf die Rücken- und Schultermuskeln (platysma, trapezius, splenius capitis, sternocleidomastoideus) sowie auf den Bizeps und den Deltamuskel des Oberarms einen gewaltigen Druck aus, streckt Muskeln und Sehnen und fördert die Durchblutung. Wird diese Übung richtig durchgeführt, sieht sie wie das genaue Gegenstück des Schulterstandes aus.

Abbildung 81

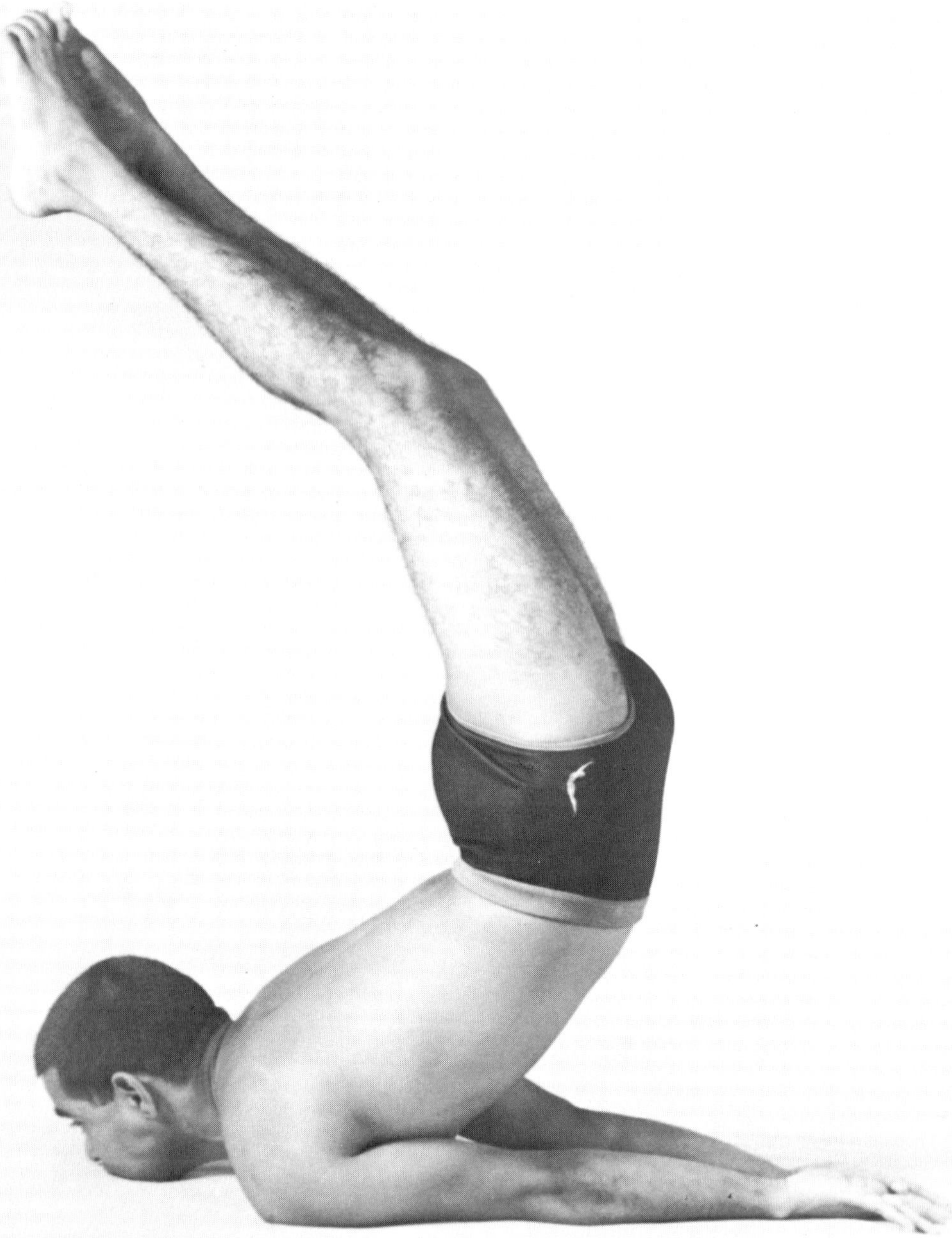

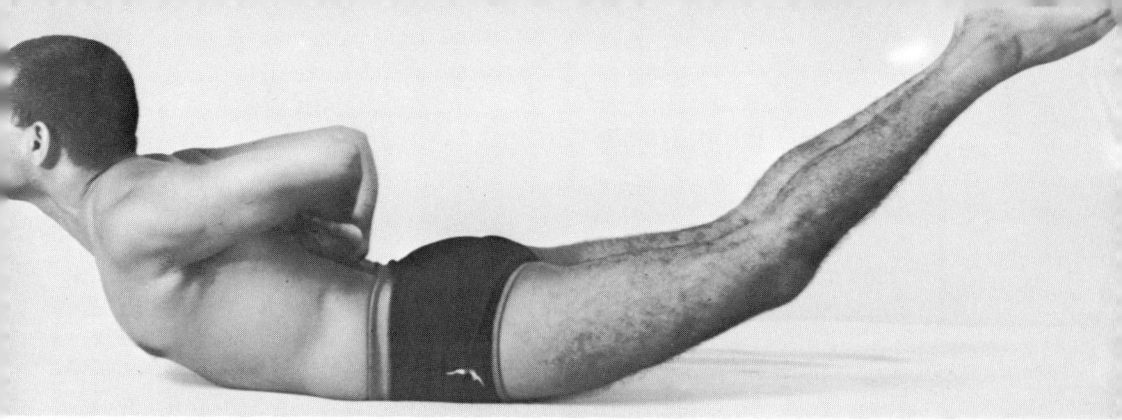

Abbildung 82

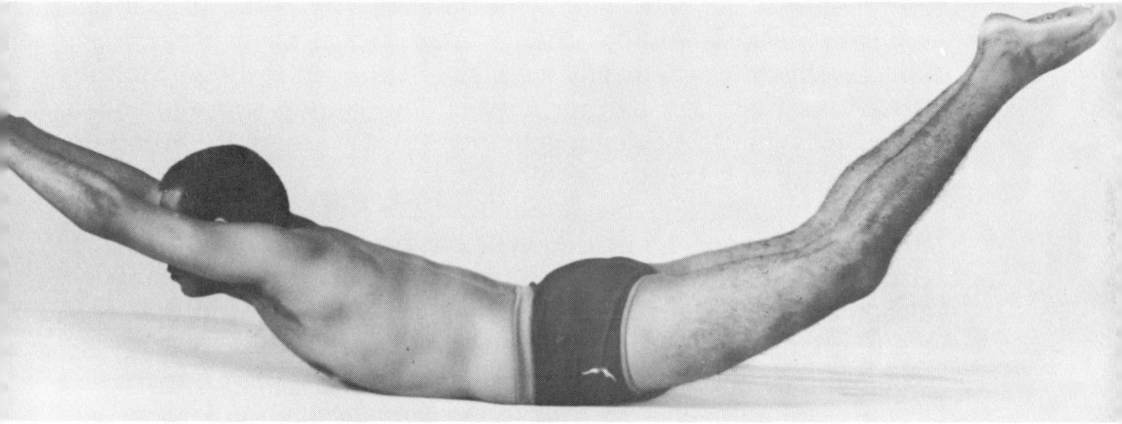

Abbildung 83

TECHNIK: **Salabhasan** (Heuschrecke)

VARIATION 4

Bei dieser Variation wird bei Verschränkung der Arme am Rücken zunächst das Kinn angehoben, anschließend, ohne die Arme zu Hilfe zu nehmen, auch noch die Beine und die Brust, so daß man nur noch auf dem Bauch aufliegt. Diese Stellung übt Druck auf die Lendengegend und die Bauchorgane aus und regt diese an.

TECHNIK: **Salabhasan** (Heuschrecke)

VARIATION 5

Die Technik gleicht der Variation 4, jedoch werden hier die Arme vorgestreckt, so daß bei gleichzeitigem Anheben der Beine Finger- und Zehenspitzen auf gleicher Höhe liegen. Diese Figur erinnert an die Gestalt eines Bootes.

TECHNIK: **Dhanurasan** (Bogen)

VARIATION 1

Dieses *asana* ähnelt dem Bild eines Bogens, die gestreckten Hände und Beine stellen die Bogensehne, der durchgebogene Körper und die Schenkel den eigentlichen Bogen dar.

Man lege sich bei entspannten Muskeln bäuchlings auf eine Decke, biege die Beine hoch und erfasse mit rechter und linker Hand jeweils den entsprechenden Knöchel. Wenn nun die Hände an den Füßen ziehen, heben sich Kopf, Brust und Knie, die Körperlast ruht nur noch auf dem Bauch. Der Rücken soll wie ein Bogen voll durchgebogen sein. Nach einigen Sekunden in dieser Stellung entspanne man den Körper wieder. Die Übung soll allmählich, ohne sprunghafte Bewegungen ausgeführt werden. Während der Übung wird der Atem angehalten.

Die Abbildung zeigt die Ähnlichkeit der Körperstellung mit dem Bild eines Bogens. Es ist die vielleicht beste Übung für die Hals-, Brust-, Lenden- und Kreuzbeinregion des Rückens; sie massiert gleichzeitig die Rückenmuskeln und beseitigt Verstopfung, Verdauungsstörungen, Rheumatismus und sonstige Bauchbeschwerden, reduziert Fett, belebt die Verdauung, steigert den Appetit und löst Ansammlungen von Blut in der Bauchregion auf; sie ist besonders auch Frauen zu empfehlen.

Bei dieser Stellung addieren sich die Wirkungen der Kobra- und der Heuschreckenstellung.

Abbildung 84

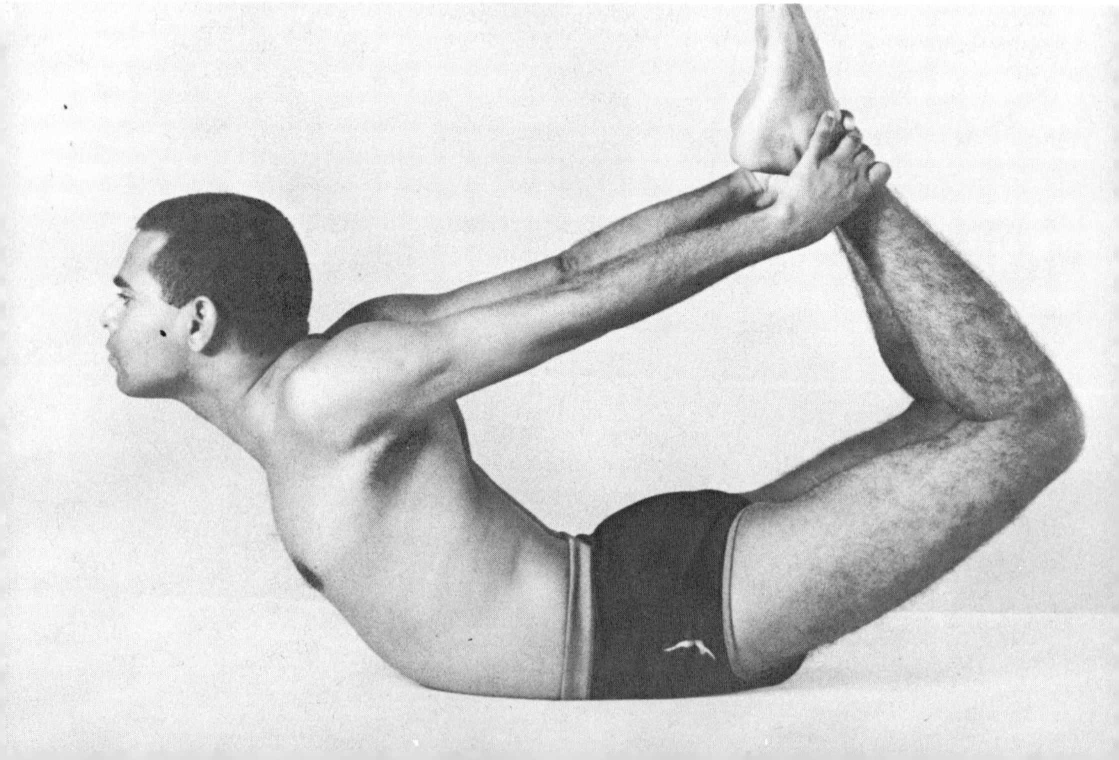

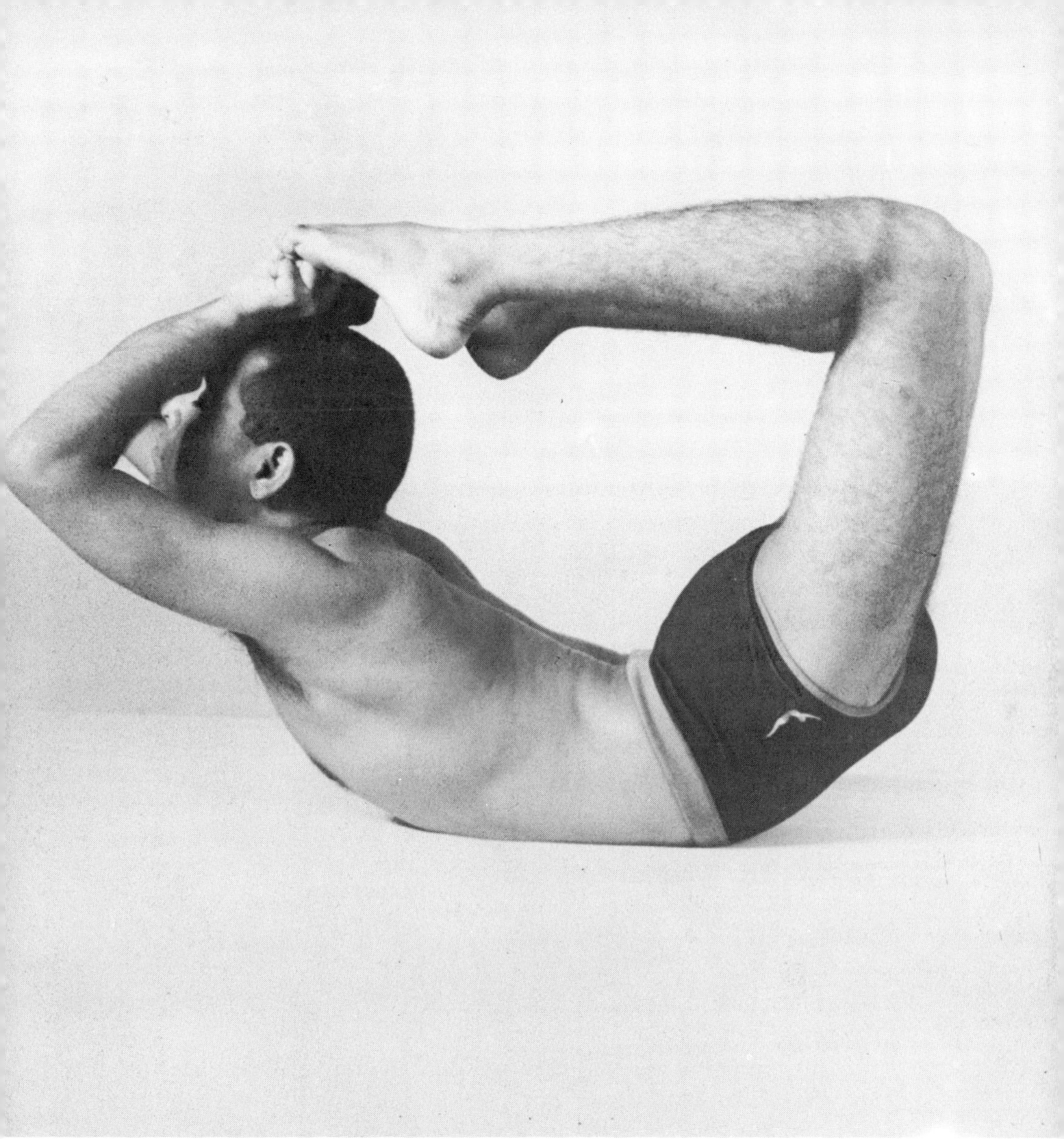

Abbildung 85

TECHNIK: **Purna Dhanurasan** (Voller Bogen)

VARIATION 2

Diese Volle-Bogen-Stellung läßt sich ausführen, wenn man einen sehr biegsamen Rücken hat. Man lege sich auf den Bauch, hebe die Beine an und biege sie, bis man mit den Händen die Zehen fassen kann, und ziehe dann langsam die Füße zum Kopf. Diese Übung beansprucht den Rücken besonders stark.

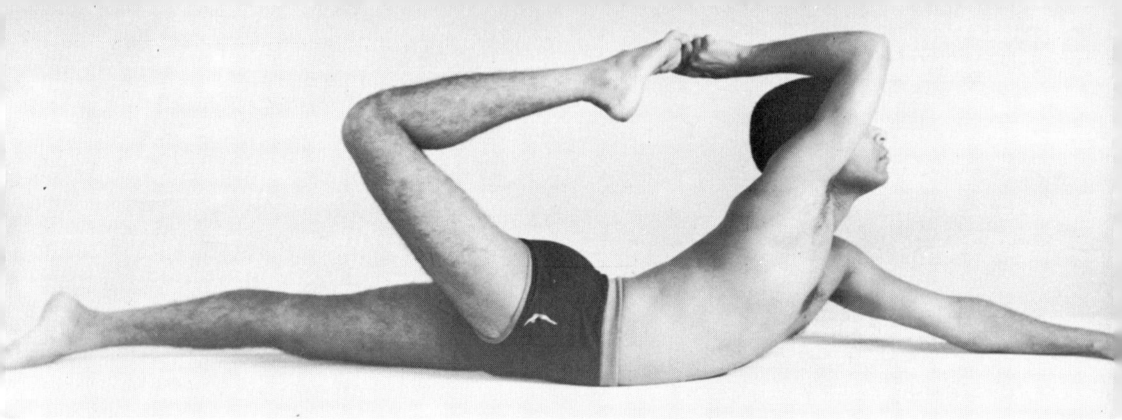

Abbildung 86

TECHNIK: **Dhanurasan** (Bogen)

VARIATION 3

Bei dieser Variation wird nur die eine Körperseite gebogen, während die andere gerade gehalten wird.

Aus der Bodenlage hebe man bei gebeugtem Knie das rechte Bein hoch, fasse mit der rechten Hand die rechte große Zehe und ziehe den rechten Fuß langsam zum Kopf; so wird nur die rechte Hälfte des Rückens durchgebogen. Man führe dieselbe Übung mit der linken Seite durch, etwa zweimal pro Seite.

TECHNIK: **Dhanurasan** (Bogen)

VARIATION 4

Diese Variation ist mehr auf Knöchel, Knie und Schultermuskeln ausgerichtet.

Man lege sich bäuchlings auf den Boden und winkle die Knie auswärts ab. Man fasse bei gehobenem Kopf die Füße mit den Händen und drücke sie so weit herab, bis die Fersen den Boden berühren.

Abbildung 87

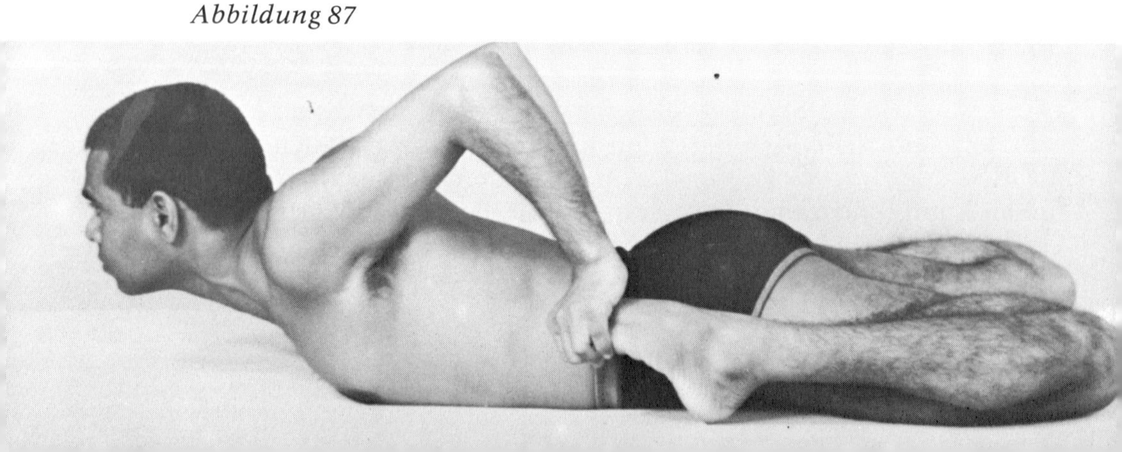

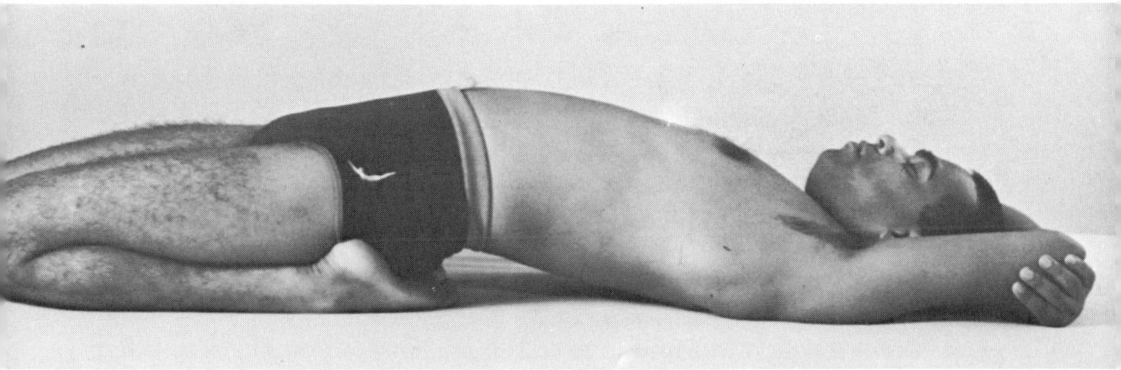

Abbildung 88

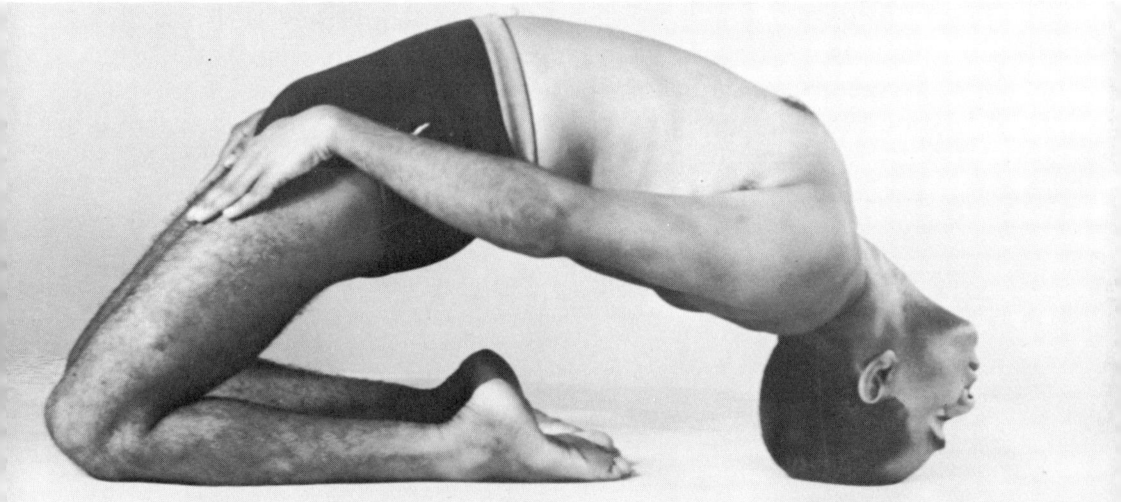

Abbildung 89

TECHNIK: **Supta Vajrasan** (Kniende Stellung)

VARIATION 1

Man setze sich auf die Fersen und lege sich langsam, indem man sich auf den Ellbogen abstützt, zurück, bis man flach auf dem Boden liegt. Die Arme werden hinter dem Kopf verschränkt. Diese Übung streckt die Bein- und die Gesäßmuskeln. Sie eignet sich sehr gut für Frauen.

TECHNIK: **Supta Vajrasan** (Kniende Stellung)

VARIATION 2

Hier wird der Rücken nach oben durchgebogen, so daß in der Rücklage der Körper nur auf Beinen und Kopf ruht. Die Hände werden auf die Oberschenkel gelegt. Die Übung ist ausgezeichnet für die Rückenpartie, sie beansprucht ferner die Halspartie, regt Schild- und Nebenschilddrüse an und fördert die Durchblutung.

TECHNIK: **Purna Supta Vajrasan** (Diamant-Stellung im Knien)

Man knie sich hin und lege sich langsam bei geschlossenen Knien zurück. Sobald der Kopf den Boden berührt, hebe man Gesäß und Körper an, Kopf und Unterschenkel bleiben dabei am Boden. Mit den Händen versuche man, den Kopf möglichst nah an die Fersen zu drücken. Nach längerem Üben wird man es sogar fertig bringen, den Kopf auf die Fersen zu legen. Diese Übung eignet sich für Anfänger, denn sie macht den Rücken voll biegsam und entwickelt den Brustkorb.

Abbildung 90

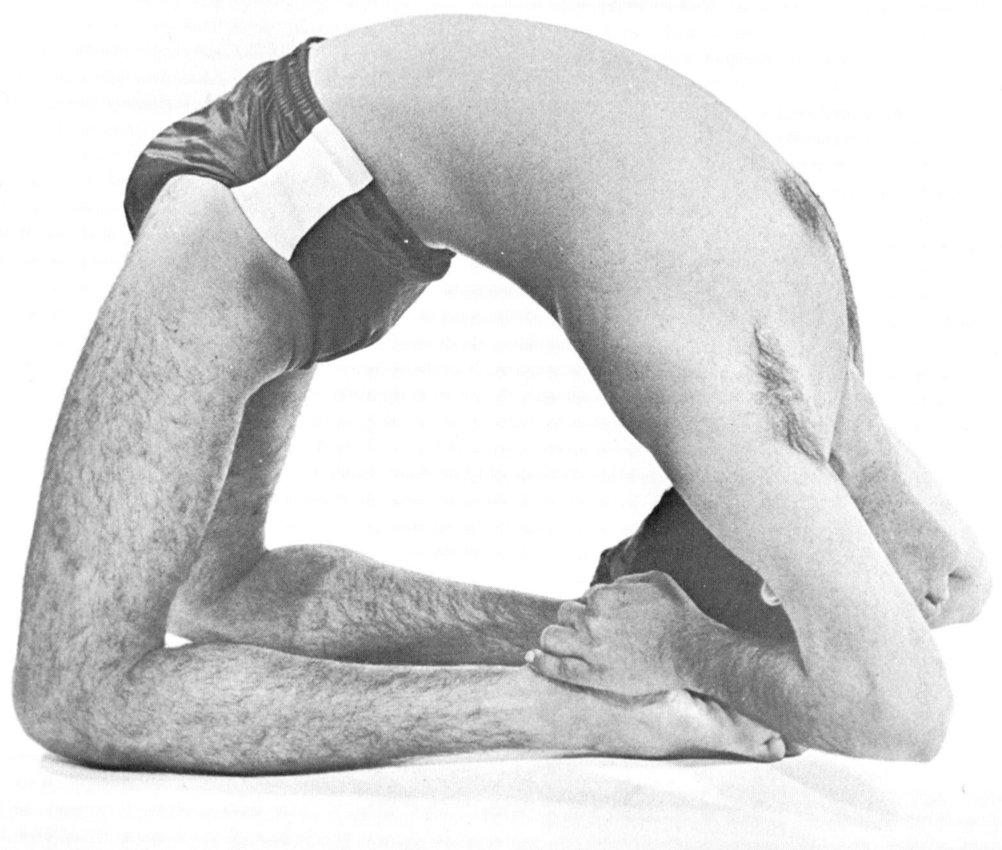

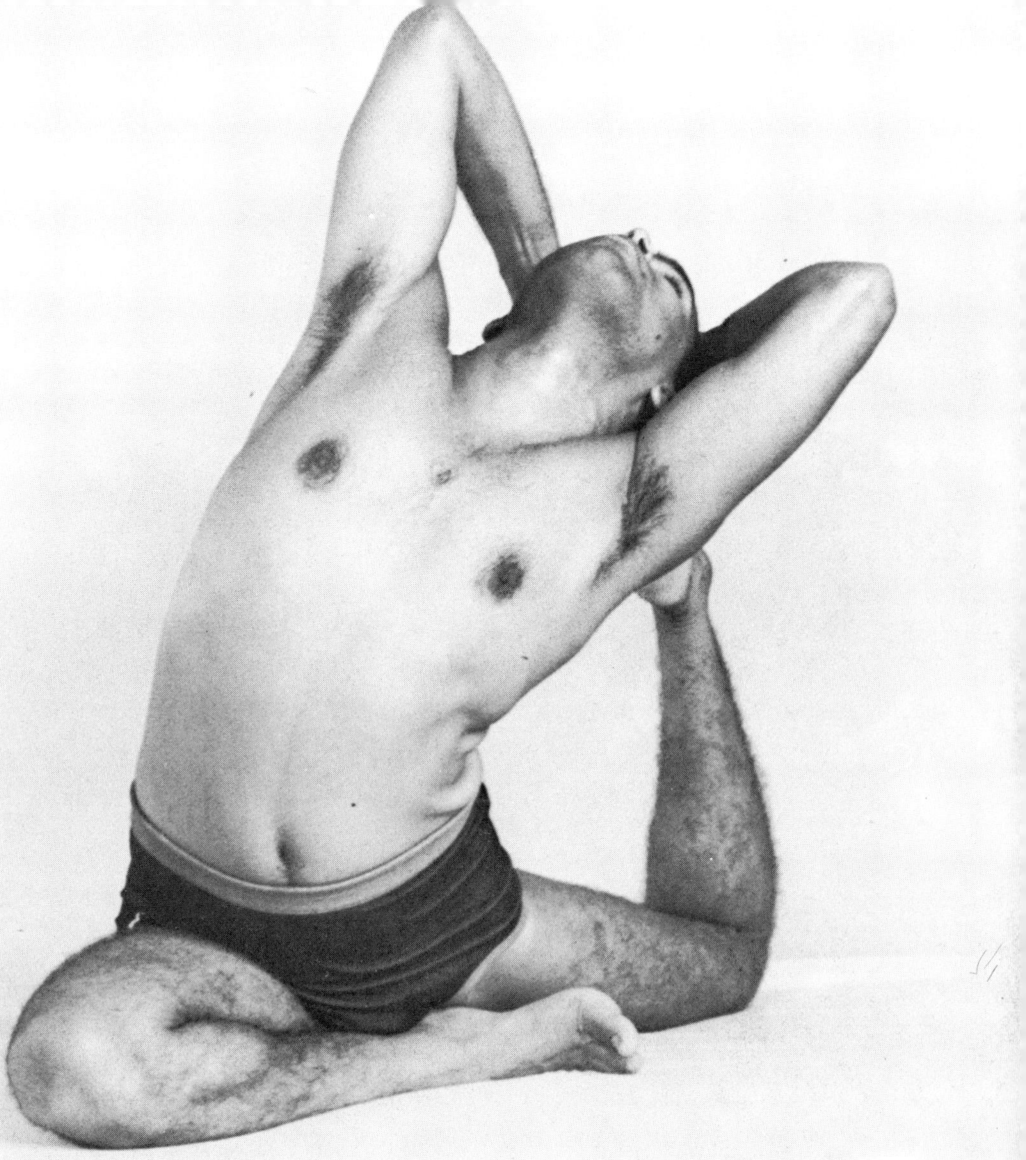

Abbildung 91

TECHNIK: **Kapotha Asana** (Taube)

Man winkle das rechte Bein soweit ab, daß der Fuß das linke Hüftgelenk erreicht, dann wird das linke Bein zurückgezogen und im Knie hochgebogen. Man zieht dann den linken Fuß mit den Händen zum Kopf. Brust und Kopf sollen soweit wie möglich zurückgebogen werden. Man führe diese Übung mit jeder Körperseite mehrere Male aus.

Diese Übung eignet sich besonders, um die Muskeln der Beine, der Oberschenkel und des Rückens zu strecken.

RÜCKBEUGE-ÜBUNGEN AUF DEN HÄNDEN

TECHNIK: **Vrischikasan** (Skorpion)

Erste Stufe: Man nimmt eine kniende Stellung ein, beugt sich vor und legt die Unterarme, Handflächen zum Boden, flach auf. Mit fest auf den Boden gepreßten Unterarmen wirft man nun die Beine hoch und streckt sie. Man balanciert nun den Körper aus; der Kopf wird dabei über dem Boden gehalten. *Abbildung 92*

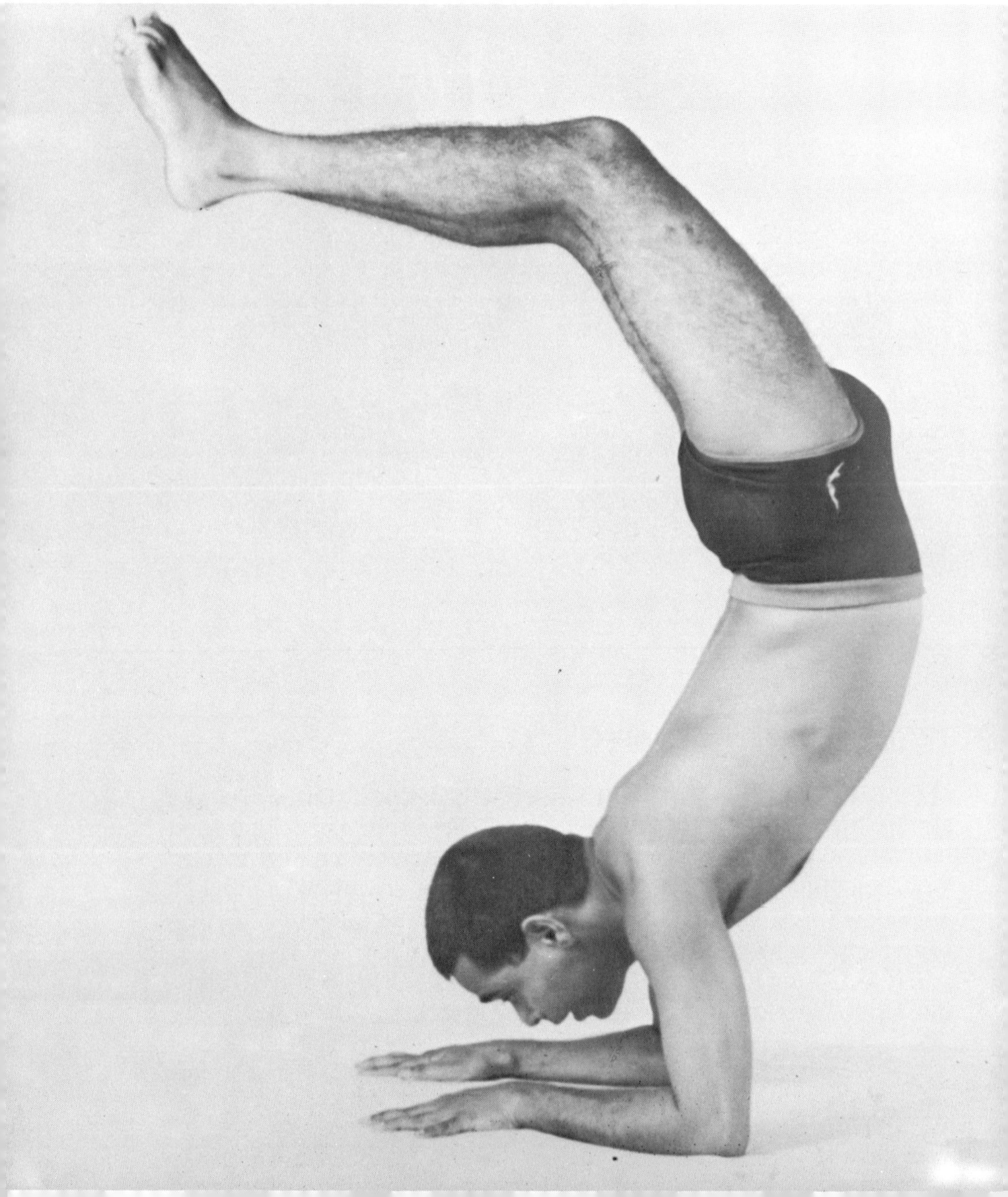

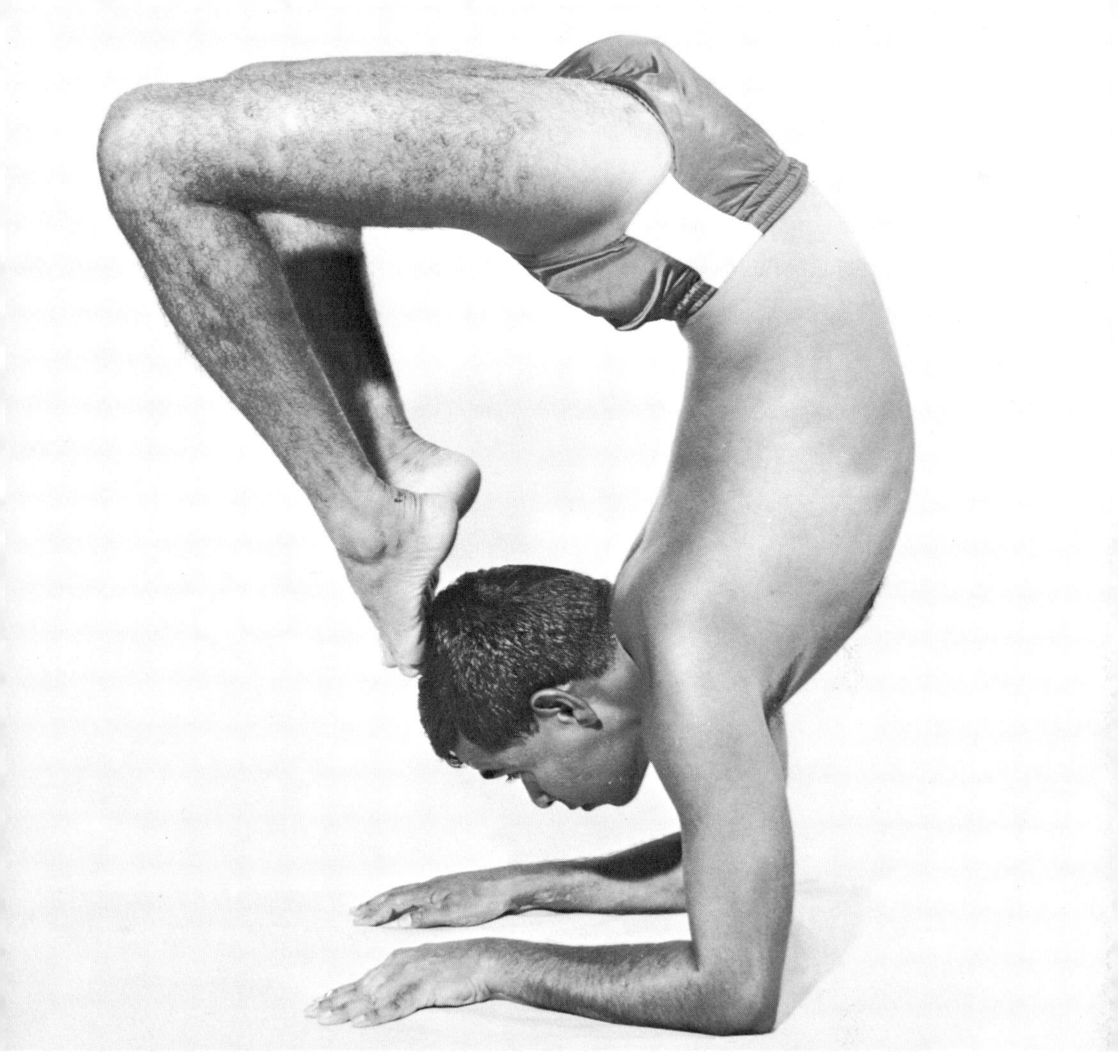

Abbildung 93

Zweite Stufe: Man führe zunächst die erste Stufe aus, beuge dann die Beine und senke sie langsam zum Kopf hinunter, der während der Übung über dem Boden gehalten werden muß, das Gesicht dem Boden parallel. Die Absenkung soll weitergeführt werden, bis die Fußsohlen den Scheitel berühren.

Dieses *asana* biegt das Kreuz maximal durch und bewirkt ein den ganzen Körper einnehmendes Gefühl für Harmonie und Balance. Es sollte freilich nur praktiziert werden, wenn man Kopfstand und Rad (*chakrasan*) perfekt beherrscht.

Diese Übung streckt nicht nur den Rücken und seine Bänder, sondern fast jeden Muskel des Körpers und erhöht die Blutzufuhr zu jedem Körperteil einschließlich des Gehirns. Da die Stellung schwierig ist, braucht es seine Zeit, bis man sie beherrscht.

TECHNIK: **Vrikshasana** (Baum)

Bei dieser Stellung wird auf den Händen balanciert. Bevor man sie ausführt, sollte man den Kopfstand ohne Schwierigkeiten meistern. Anfänger können, bis sie sicher balancieren, sich an einer Wand behelfen. Diese Übung stärkt Arme und Schultern. Da der Kopf (wie z. B. beim Kopfstand) den Boden nicht berührt, fällt der Druck auf die Wirbel weg. *Abbildung 94*

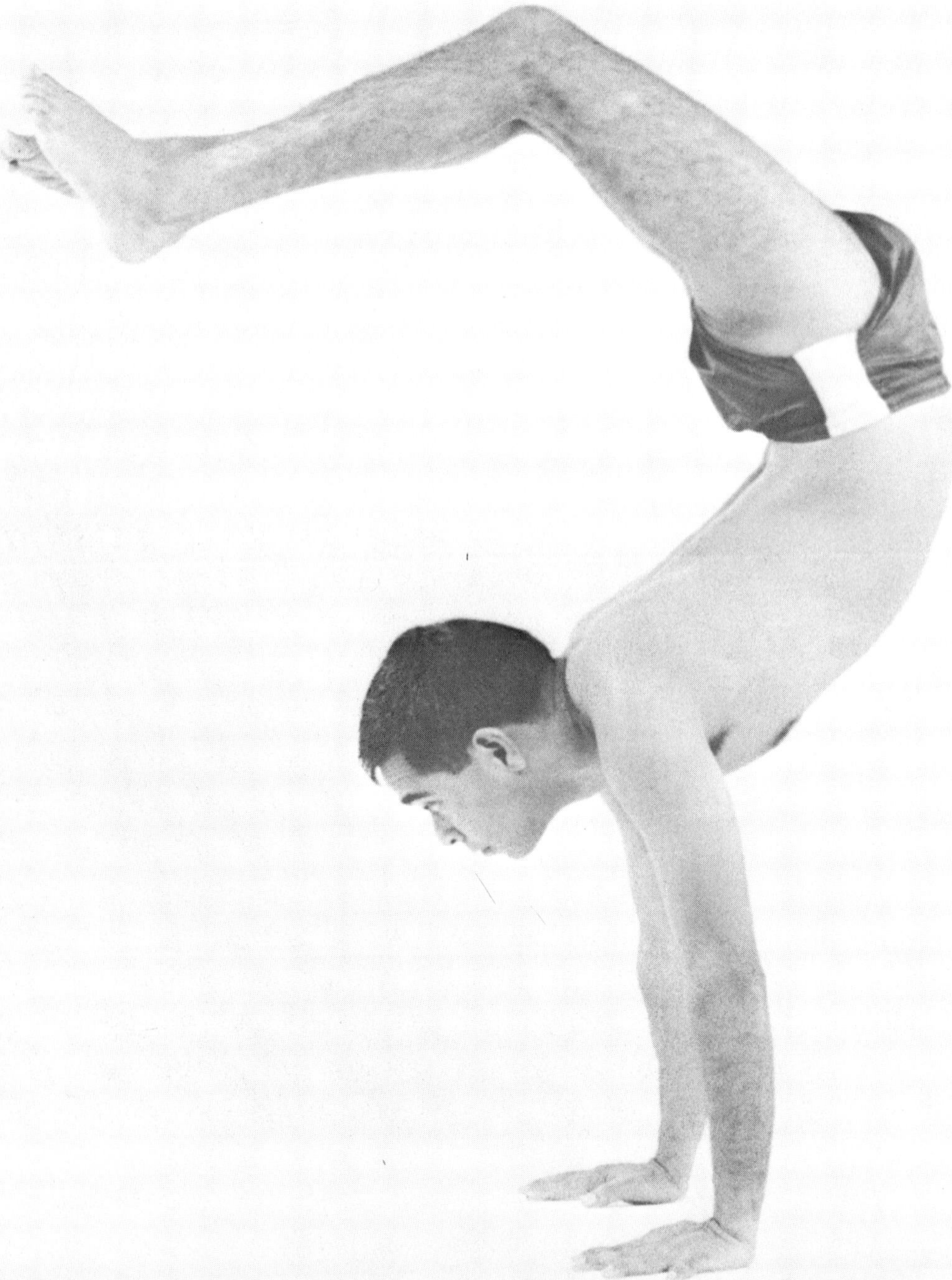

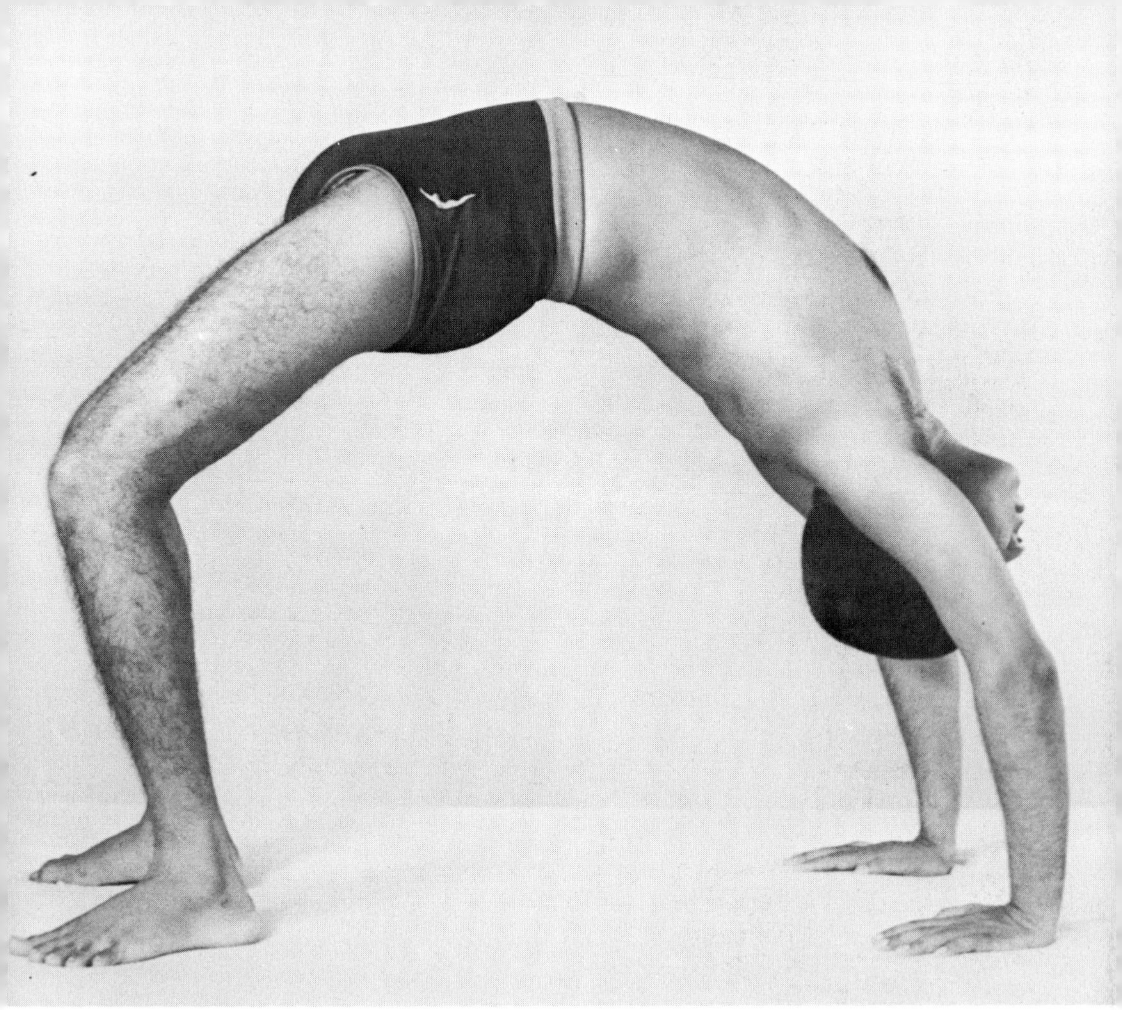

Abbildung 95

RÜCKBEUGE-ÜBUNGEN IN STEHENDER STELLUNG

TECHNIK: **Chakrasana** (Rad)

VARIATION 1

Diese Stellung kann auf zwei Arten ausgeführt werden.

Man lege sich rücklings hin, winkle Arme und Beine ab und hebe den Körper, so daß er auf Händen und Füßen ruht. Man biege nun das Kreuz durch und wandere mit den Händen auf die Füße zu.

In dieser Stellung werden mit Rücken und Rückenbändern auch die Muskeln der Beine, Hüften, Schultern und Arme voll gebeugt und gestreckt. Sie enthält alle Nutzeffekte der Rückbeuge-Übungen. Fortgeschrittene Schüler können, um einen noch höheren Nutzen daraus zu ziehen, diese Stellung variieren.

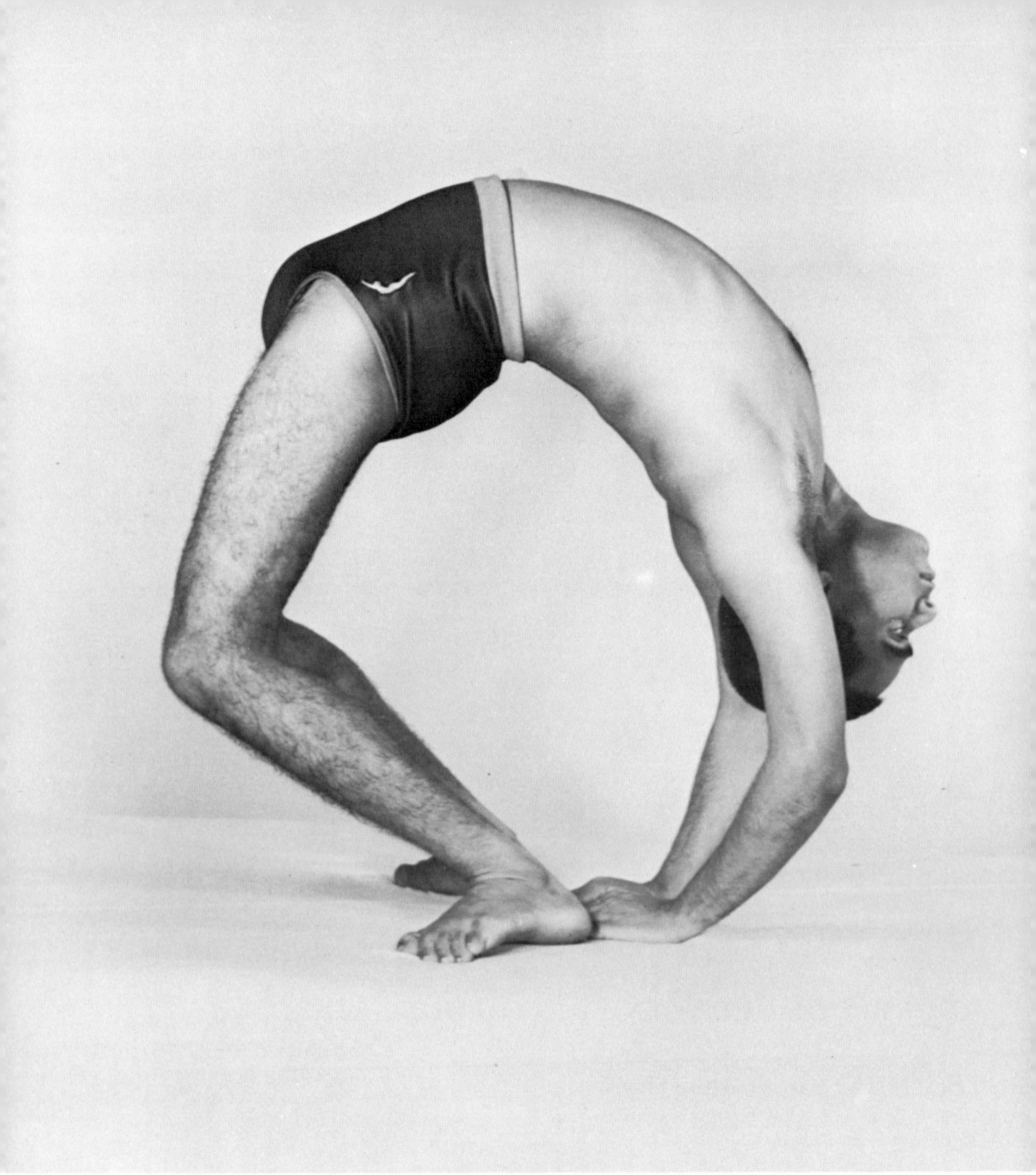

Abbildung 96

TECHNIK: **Chakrasana** (Rad)

VARIATION 2

Ausgehend von der Variation 1 wandert man mit den Händen so weit, daß diese die Fersen berühren. In dieser Endstellung beschreibt der Körper die Form eines Rades.

TECHNIK: **Eka Pada Chakrasana** (Rad auf einem Bein)

VARIATION 3

Ausgehend von der Variation 1 hebe man den rechten Arm und das rechte Bein und lasse den Körper auf linkem Fuß und linker Hand ruhen. Nach einer kurzen Entspannung führe man die Stellung mit der anderen Seite durch.

Die zweite Art des Rades wird so vollzogen, daß man sich aufrecht stehend langsam rückwürts beugt, bis die Hände den Boden berühren. Man halte dann die Stellung auf Armen und Beinen. Anfänger müssen vorsichtig üben, da die Gefahr besteht, nach hinten zu fallen und sich eventuell den Kopf zu verletzen. Die zweite Rad-Art setzt hohe Biegsamkeit und ein gutes Balancevermögen voraus. Man sollte diese Stellung zwei- oder dreimal wiederholen. Man praktiziere zunächst die erste Rad-Art. *Abbildung 97*

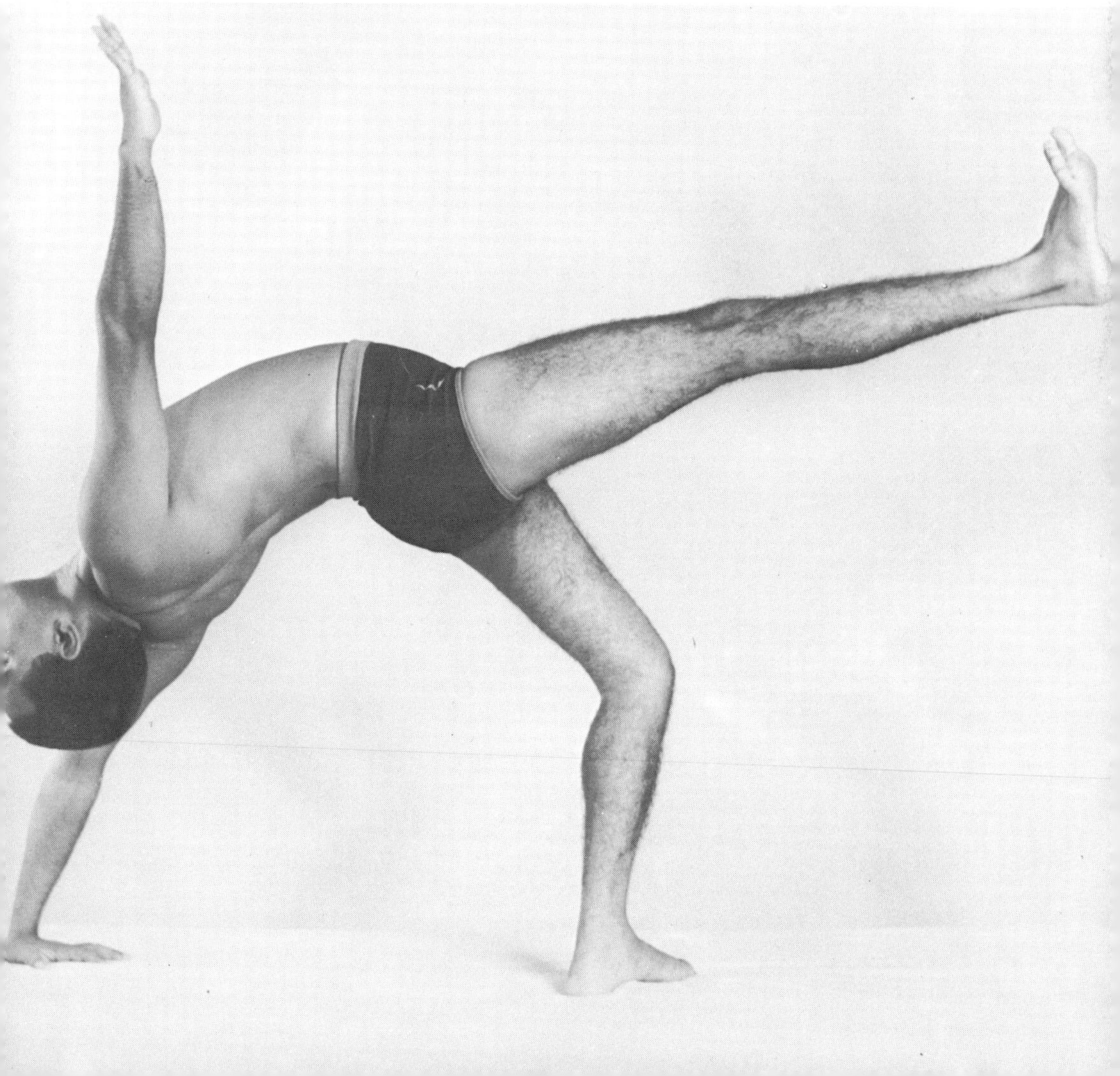

TECHNIK: **Chakrasana** (Rad)

VARIATION 4

Man stehe aufrecht, die Arme an den Oberschenkeln, beuge sich zurück und verlagere dabei das Gewicht auf die Fersen und die Waden. Beim Rückbeugen kommen die Hände den Knöcheln näher; man fasse die Knöchel und ziehe den Körper soweit wie möglich hinunter(Die Übung ähnelt einer stehenden Bogenform.)

Abbildung 98

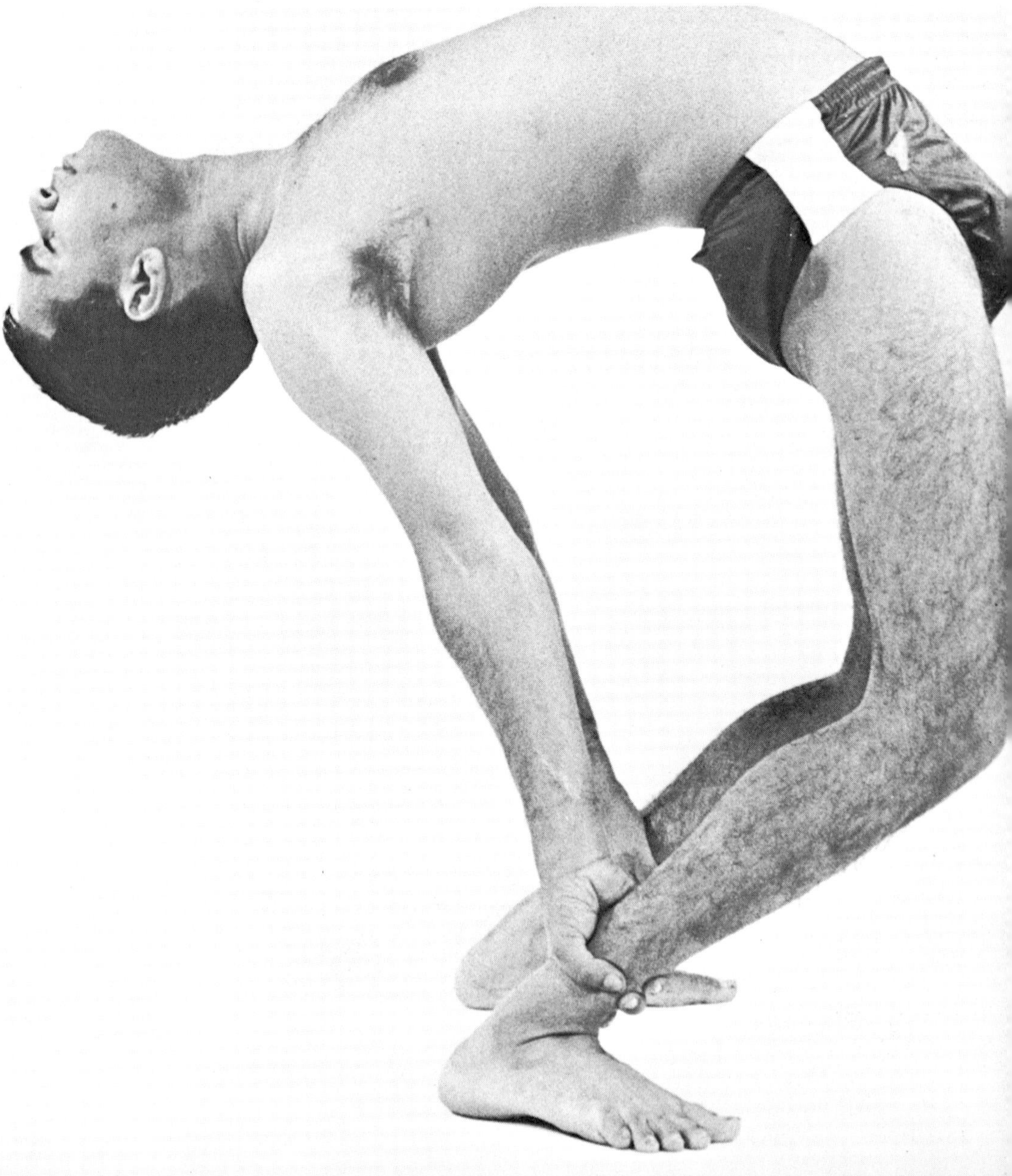

TECHNIK: **Chakrasana** (Rad)

VARIATION 5

Man knie sich hin, beuge sich zurück und hebe dabei die Hüften und erfasse mit den Händen die Knöchel. Dabei atmet man tief ein und hält den Atem für einige Sekunden an. Man wiederhole die Übung drei- bis viermal. Für Anfänger ist diese Übung merklich einfacher als die beiden oben beschriebenen.

Abbildung 99

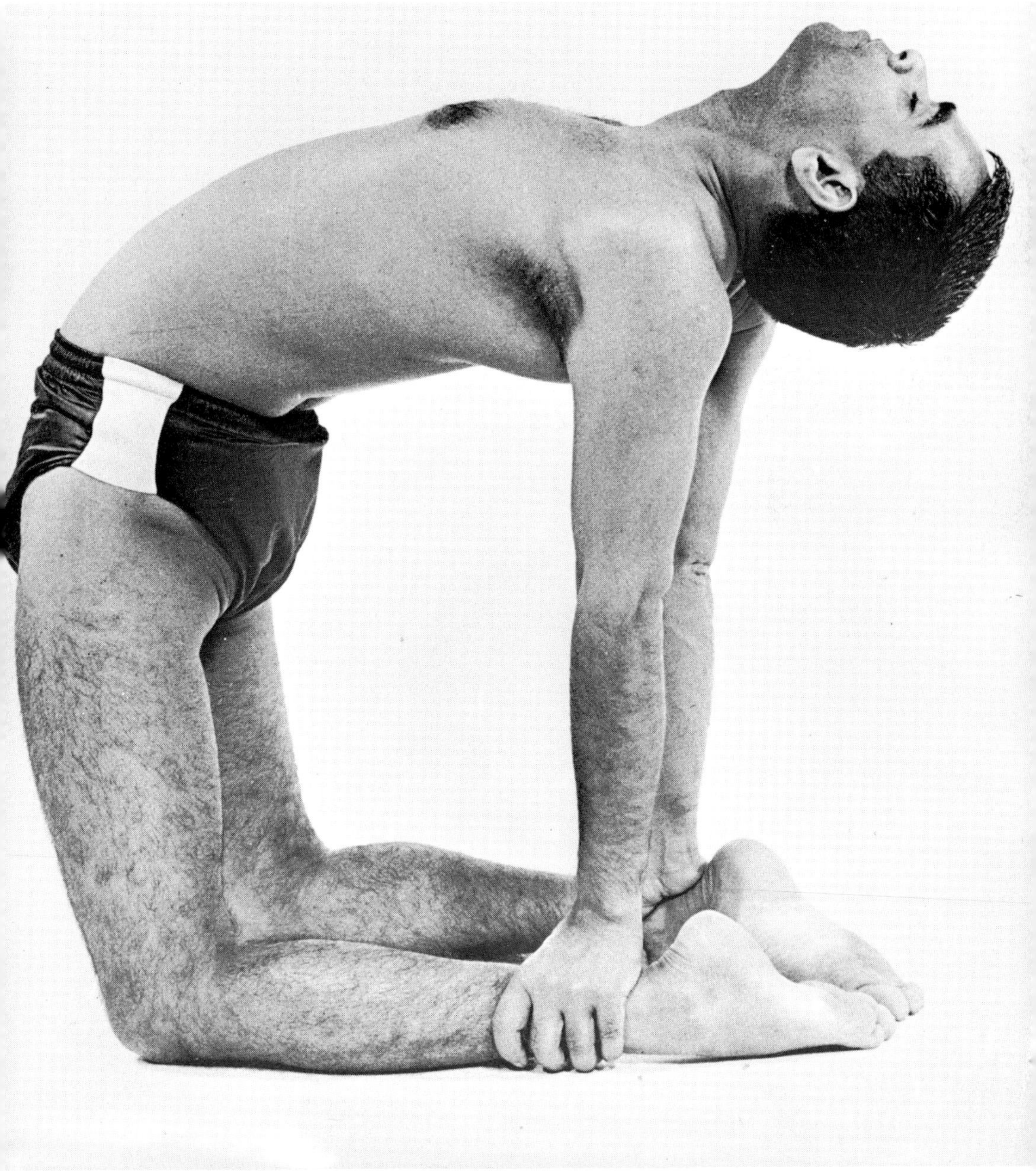

TECHNIK: **Anjaneyasana** (Spagat)

Man strecke den rechten Fuß soweit wie möglich zurück, während man den linken Fuß bei leicht gebeugtem Knie flach am Boden hält. Man hebe die Hände über den Kopf und rücke langsam den Kopf zurück, bis Hände, Rücken und Beine einen Halbkreis bilden.

Abbildung 100

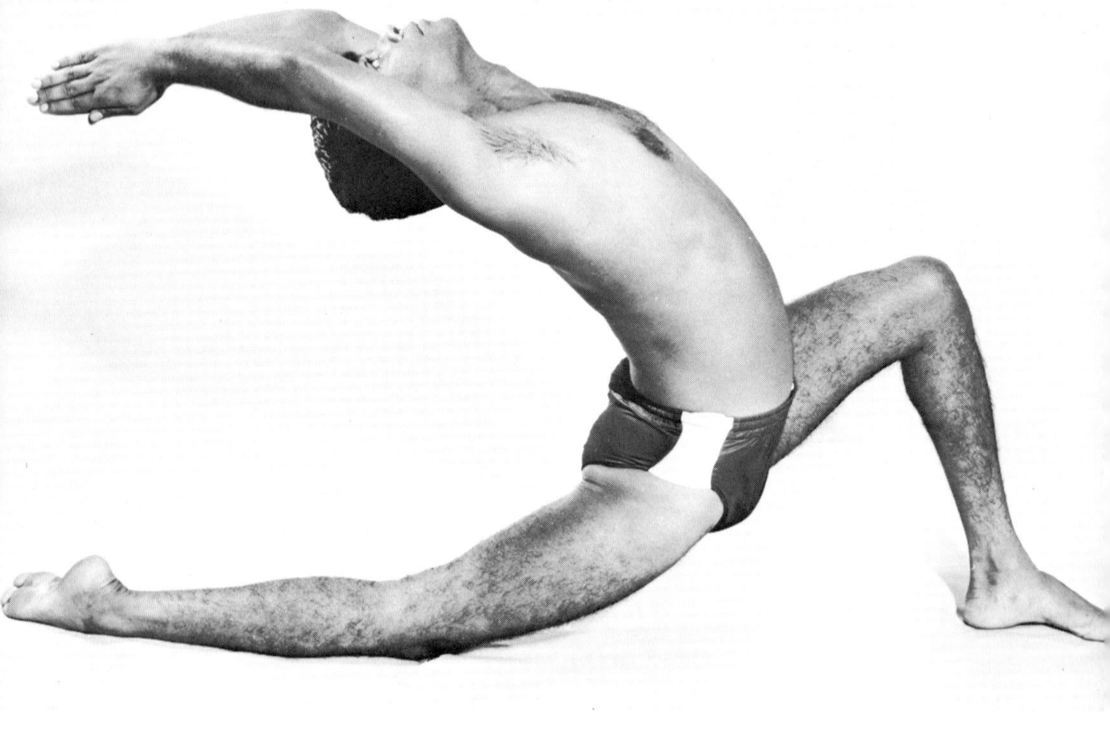

SEITDREHENDE BEWEGUNGEN DES RÜCKGRATS

TECHNIK: **Ardha Matsendrasan** (Drehsitz)

Nach der Darstellung der Vor- und Rückwärtsbeugeübungen des Rückens sollen jetzt Seitdrehbewegungen in der Brust-Lenden-, der Lenden- und der Kreuzbeingegend der Wirbelsäule verbunden mit Streckübungen in den Hüftgelenken beschrieben werden.

Man breite eine Decke auf den Boden aus und setze sich hin, die Knie nahe der Brust, die Füße flach auf dem Boden. Dann beugt man das rechte Bein und legt die Ferse gegen den Damm. Die Ferse darf im folgenden diesen Platz nicht verlassen. Man beuge jetzt das linke Bein und lege den linken Fuß mit den Händen an die Außenseite des entgegengesetzten Oberschenkels auf den Boden. Man führt den rechten Arm am linken Knie vorbei und faßt mit ihr fest den linken Fuß. Das linke Knie befindet sich jetzt in der Nähe der rechten Achselhöhle. Um die Drehung des Rückgrats zu erleichtern, wird die linke Hand hinter den Rücken zurückgeschwungen, bis sie den rechten Oberschenkel berührt. Nun ziehe man behutsam und gleichmäßig und verdrehe so den Rücken. Damit die ganze Rückenlänge von der Drehung erfaßt wird, soll auch der Nacken zur linken Schulter gedreht werden.

Die Brust soll aufrecht gehalten und vorgedrückt werden. Man halte die Stellung fünf Sekunden und wiederhole sie. Ebenso verläuft die Rechtsdrehung, indem man bei allen genannten Bewegungen die Seiten vertauscht. Die Drehübung wird so vervollständigt.

Diese Stellung hält den Rücken elastisch und massiert die Bauchorgane. Sie hilft gegen Hexenschuß und alle Arten von Muskelrheumatismus. Auch werden die Wurzeln der Spinalnerven und das sympathische System stimuliert und erhalten höhere Blutzufuhr. Ferner hilft sie bei Verdauungsstörungen und Verstopfung. Bei der Wirbeldrehung nach beiden Seiten wird die Blutzufuhr angeregt und ebenso das Nervensystem.

Auf den folgenden Seiten werden zwei Variationen dieser Stellung gezeigt.

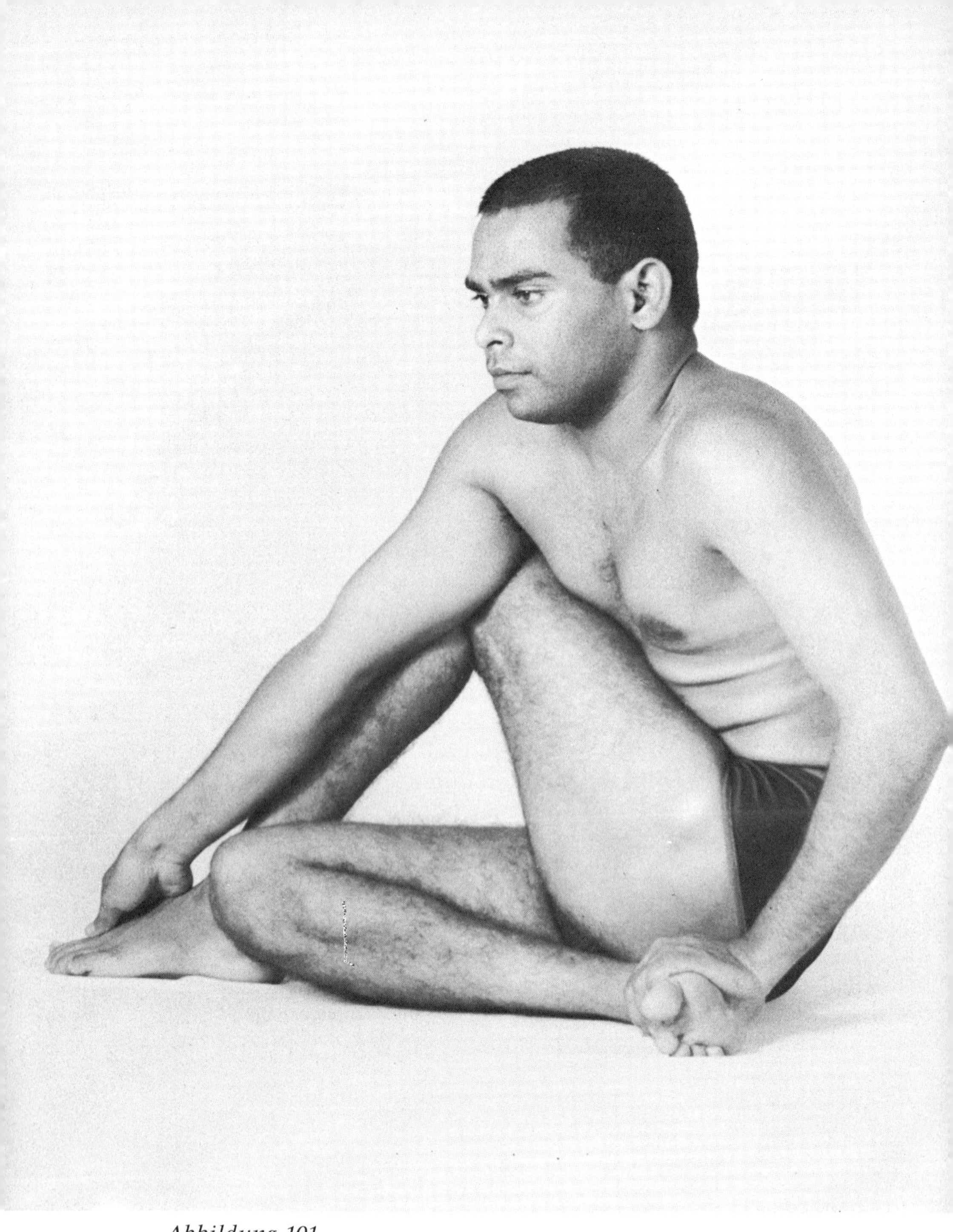

Abbildung 101

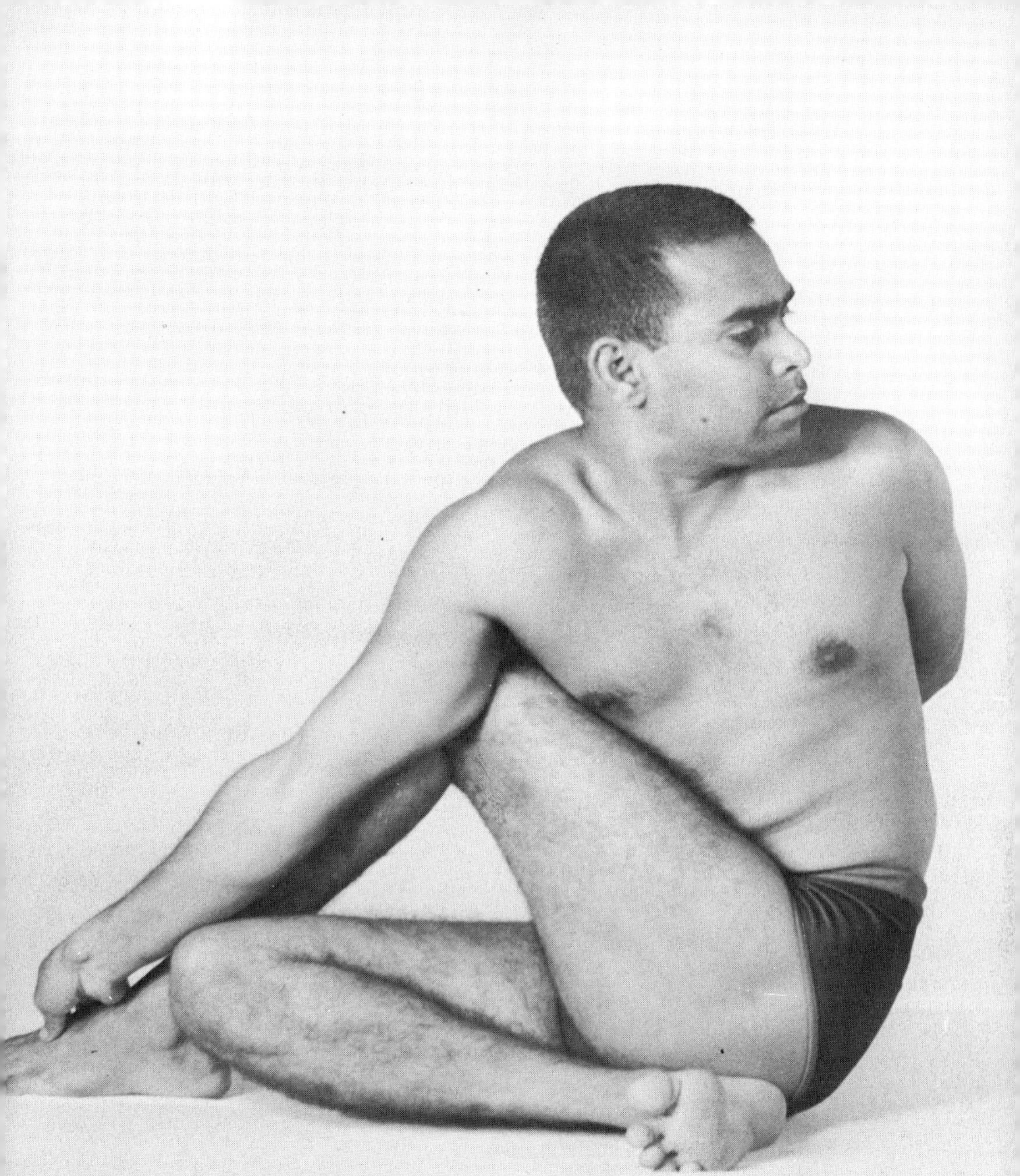

Abbildung 102

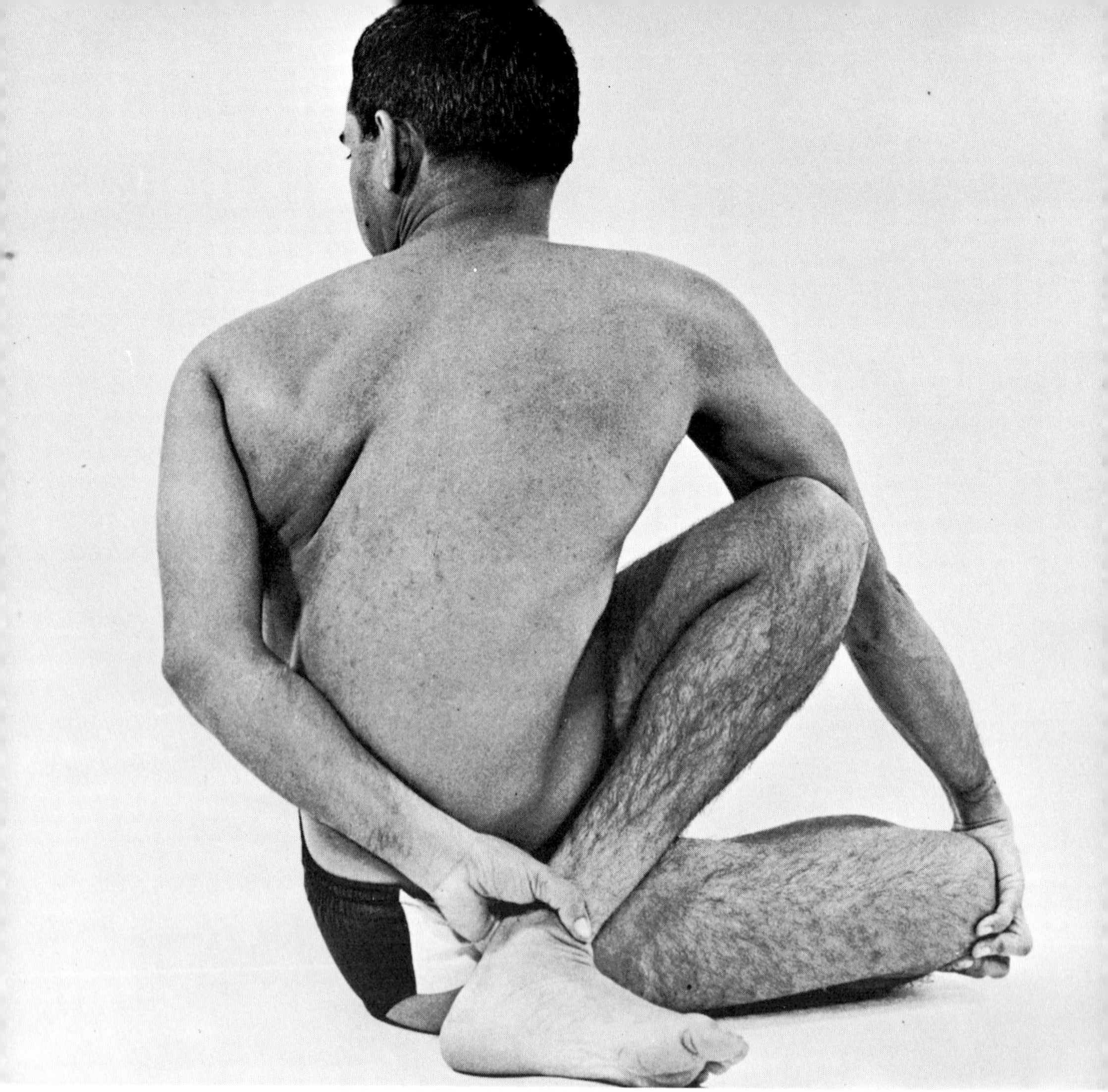

TECHNIK: **Ardha Matsendrasan** (Drehsitz) *Abbildung 103*

VARIATION 2

Die Variation 1 war auf eine gleichmäßige Drehung des ganzen Rückens abgezielt, in Variation 2 werden zusätzlich die oberen Schultermuskeln gedreht.

Technik: Man setze sich nieder und beuge das rechte Knie so, daß die rechte Ferse unter den Hoden liegt. Dann hebe man das linke Bein über den rechten Schenkel und setze den Fuß flach auf den Boden auf, führe den rechten Arm am linken Knie vorbei und fasse das rechte Knie. Man halte diese Stellung etwa eine halbe bis eine Minute und führe die Stellung anschließend gegenverkehrt aus. Diese Seitdrehung macht das Rückgrat geschmeidig, die Fasern des Sympathikus werden angeregt und die Rückenmuskeln massiert.

TECHNIK: **Purna Matsendrasan** (Voller Drehsitz)

VARIATION 3

Da diese Stellung eine der schwierigsten ist, muß man vorher den Lotus-Sitz vollendet beherrschen. Der Unterschied zu Variation 1 besteht nur darin, daß sich bei der Variation 1 der rechte Fuß unter dem Schenkel und der linke Fuß hinter dem rechten Knie befand, während in Variation 3 der rechte Fuß zwischen den Bauchmuskeln und dem linken Oberschenkel liegt und der linke Fuß sich in derselben Stellung (hinter dem rechten Knie) befindet. Wenn man den rechten Arm am linken Knie vorbeiführt, um den rechten Fuß zu erfassen, übt der rechte Fuß, der sich ja zwischen Bauch und Oberschenkel befindet, einen sehr starken Druck auf die Leber und den Magen aus. Dieser Druck wirkt auch auf die Nieren und die Gedärme. So werden alle Bauchorgane massiert, die Durchblutung erhöht und Giftstoffe, die beim Verdauungsprozeß entstehen, beseitigt.

Abbildung 104

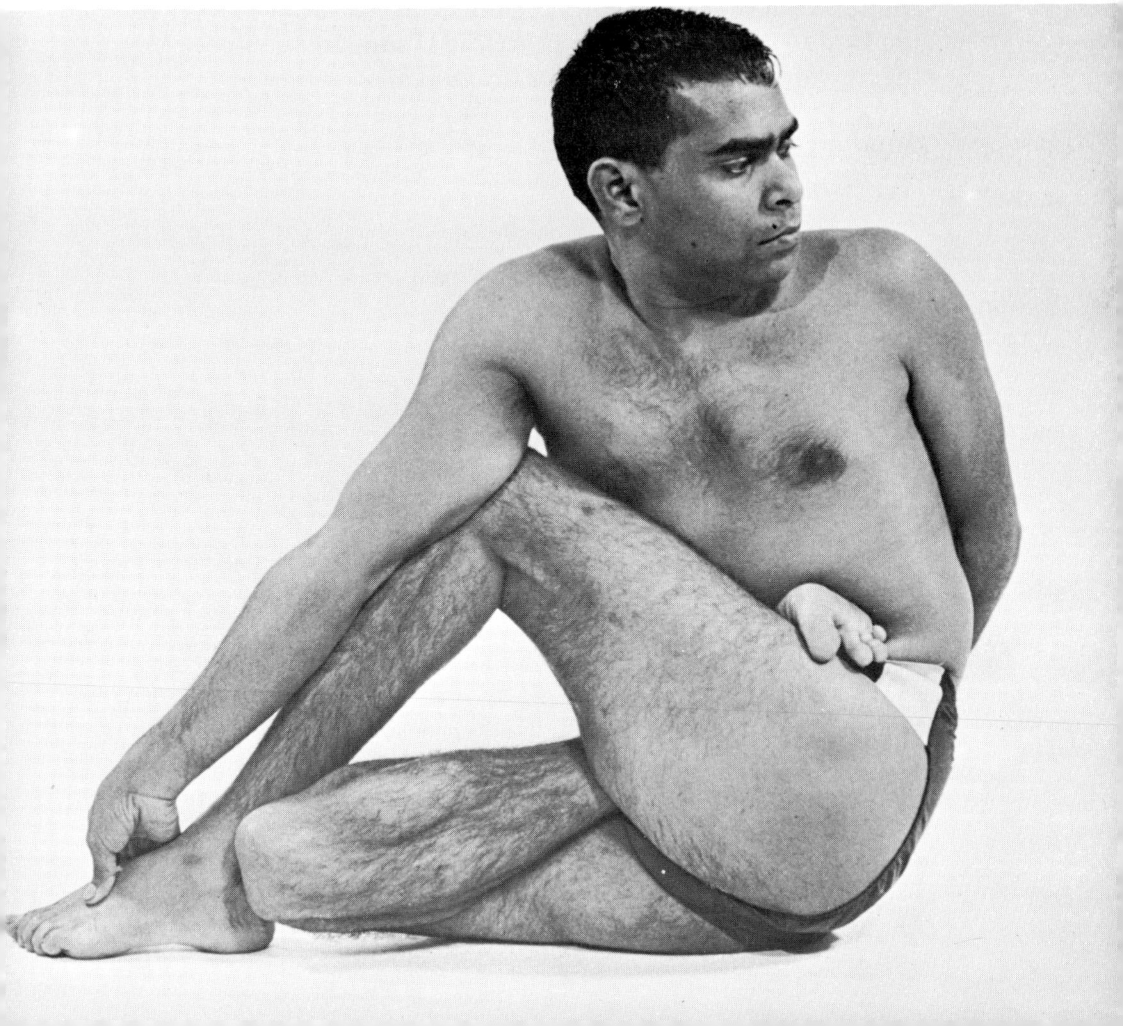

BALANCE-ÜBUNGEN

TECHNIK: **Mayurasan** (Pfau)

VARIATION 1

Mayur ist das Sanskritwort für Pfau. Wird dieses *asana* vorgeführt, sieht es aus, als ob ein Pfau eben seinen Federkranz am Rücken ausbreite.

Man knie sich auf eine Decke und lege die Arme zusammen, die Hände auf dem Boden, so daß die Finger in Richtung der Zehen weisen. Die Finger können leicht angehoben werden, was das Balancieren erleichtert; die Arme dürfen nicht aus ihrer Stellung gerückt werden; in solcher Ruhig- und Feststellung sind die Unterarme stark genug, das Gewicht des ganzen Körpers zu tragen. Man legt den Bauch auf die nach innen gedrückten Ellbogen und verlagert das ganze Körpergewicht auf sie. Die Beine werden gestreckt, es wird tief eingeatmet, und dann werden beide Beine zusammen vom Boden abgehoben, bis sie in Höhe des Kopfes parallel zum Boden schweben. Man führe die Übung mit mehrere Minuten langen Ruhepausen zwei- oder dreimal aus.

Abbildung 105

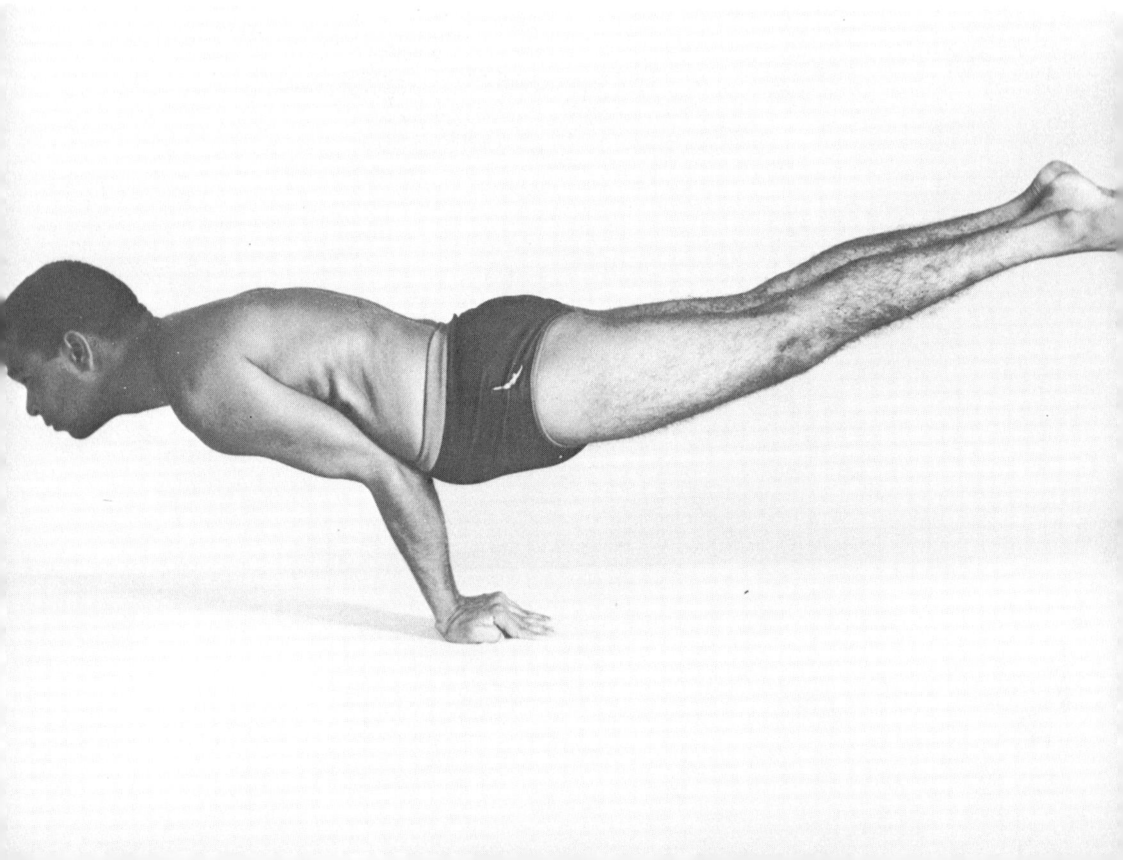

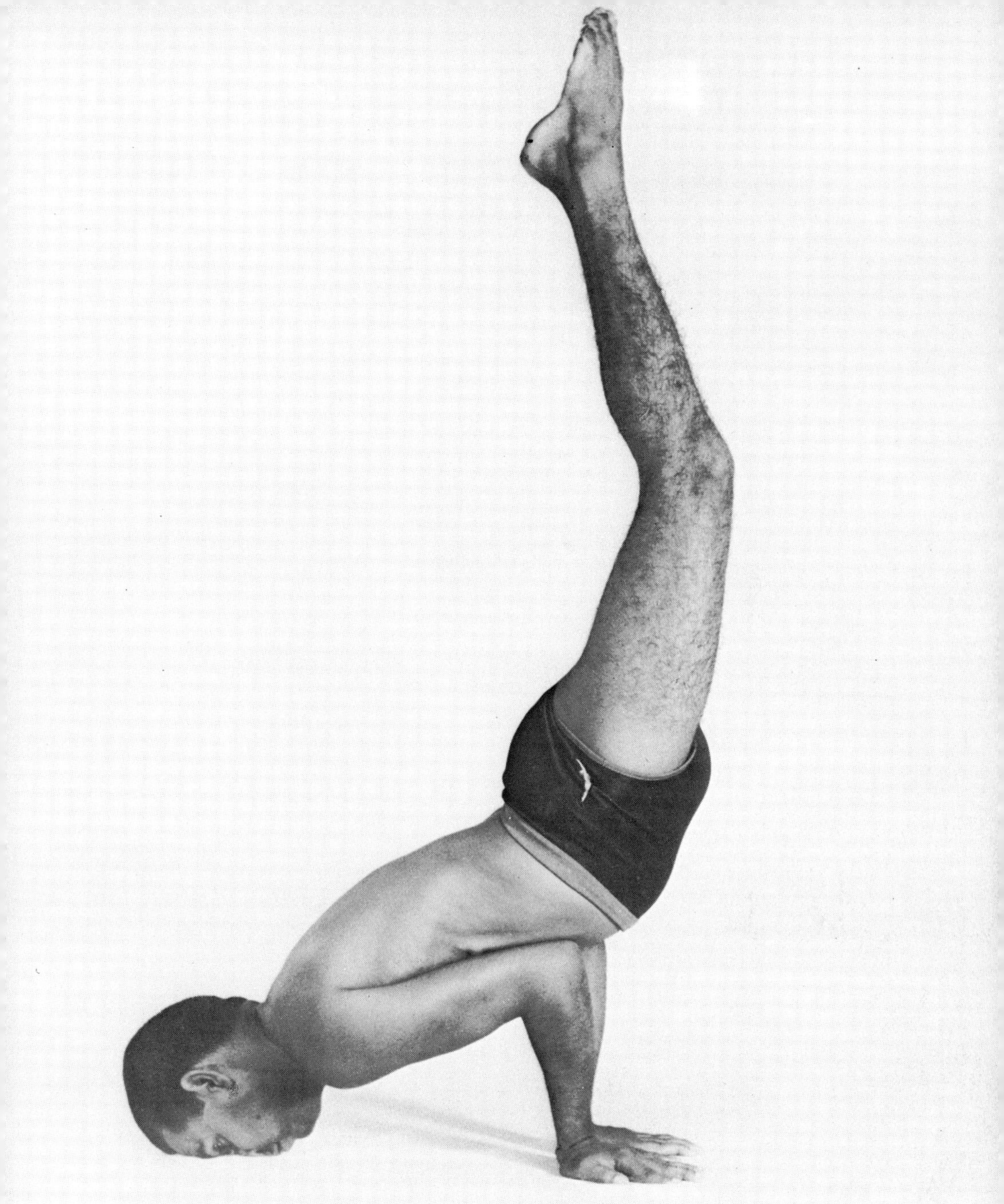

Abbildung 106

TECHNIK: **Mayurasan** (Pfau)

VARIATION 2

Ausgehend von Variation 1 senke man nun die Stirn auf den Boden und hebe dabei die Beine geschlossen so hoch wie möglich.

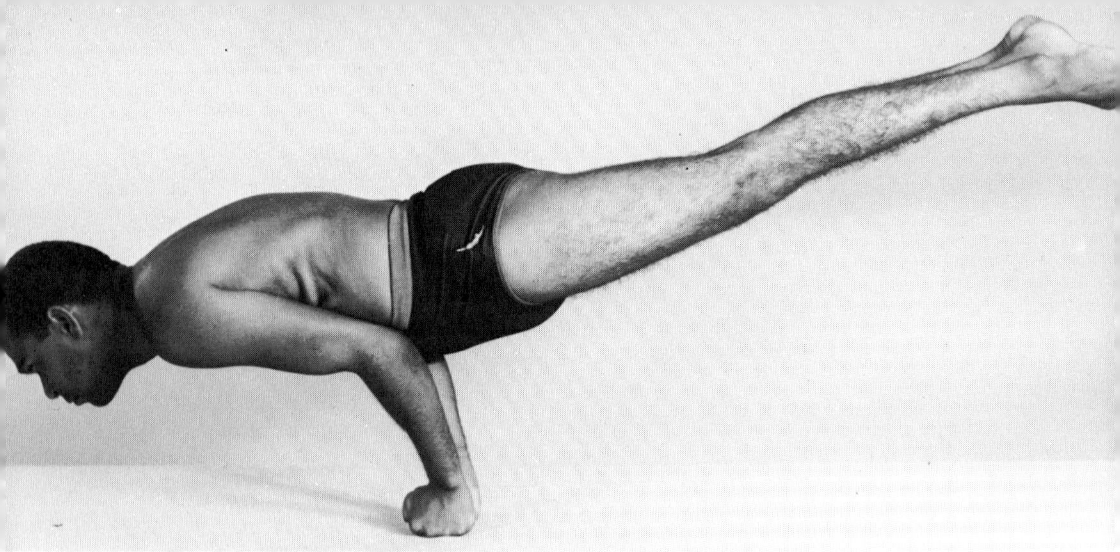

TECHNIK: **Mayurasan** (Pfau) *Abbildung 107*

VARIATION 3

Die Pfaustellung wird dahingehend variiert, daß man Fäuste macht und auf den Fäusten balanciert.

TECHNIK: **Mayurasan** (Pfau)

VARIATION 4

Bei dieser Variation werden die Hände so gestellt, daß die Finger Richtung Kopf zeigen. Dadurch werden die Handgelenke zusätzlich beansprucht.

Abbildung 108

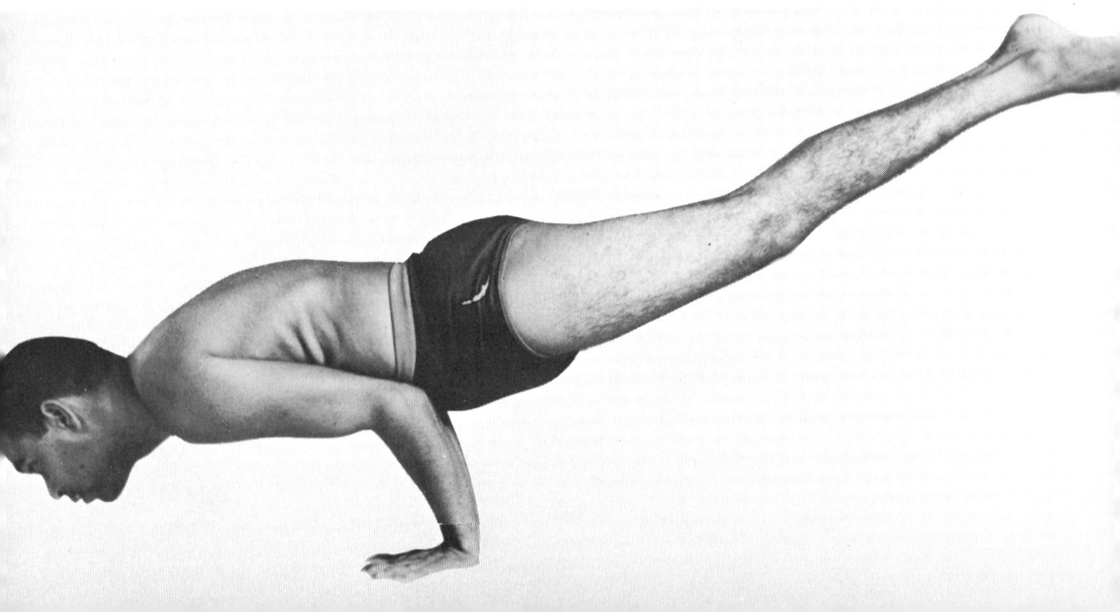

TECHNIK: **Mayurasan** (Pfau)

VARIATION 5

Man macht die Balance-Übung vom Lotussitz aus mit abgespreizten Daumen. Diese Übung streckt die vorderen und hinteren Handgelenksbänder, was für die Stärkung des Handgelenks von großer Bedeutung ist.

Alle Balance-Übungen stärken die Armmuskeln und erhöhen die Atemkapazität. Die Pfaustellung ist zudem gegen alle Magenbeschwerden hilfreich; denn durch den Druck der Ellbogen auf den Bauch unterhalb des Nabels wird die Bauch-Aorta teilweise zusammengedrückt und das auf diese Weise kontrollierte Blut den Verdauungsorganen zugeleitet. Auch die Leber, die Bauchspeicheldrüse, der Magen und die Nieren werden angeregt. Der in hohem Maß verstärkte Druck auf die Bauchhöhle läßt auch Leberträgheit verschwinden. Und endlich wird durch die Pfau-Stellung die *kundalini shakti*, die spirituelle Kraft, erweckt.

Abbildung 109

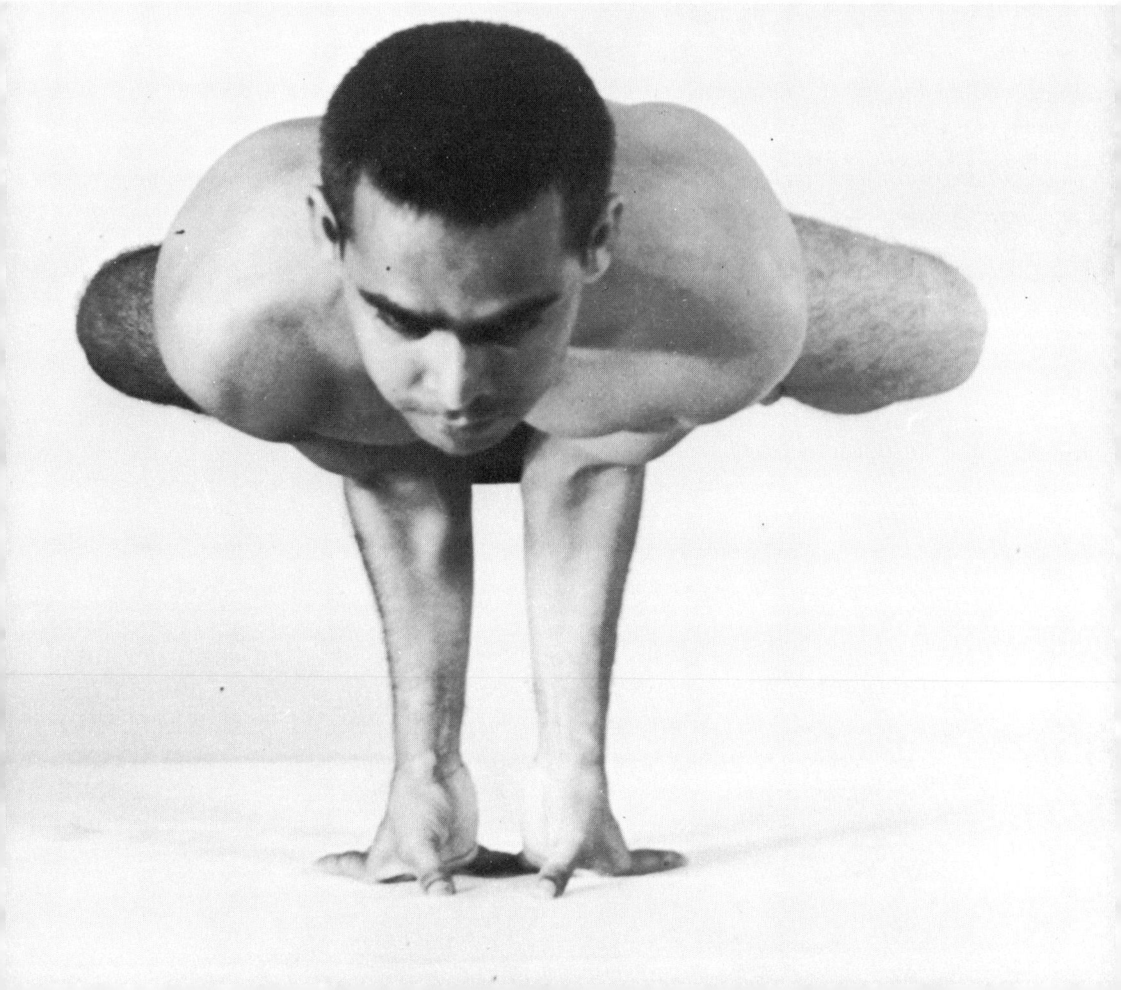

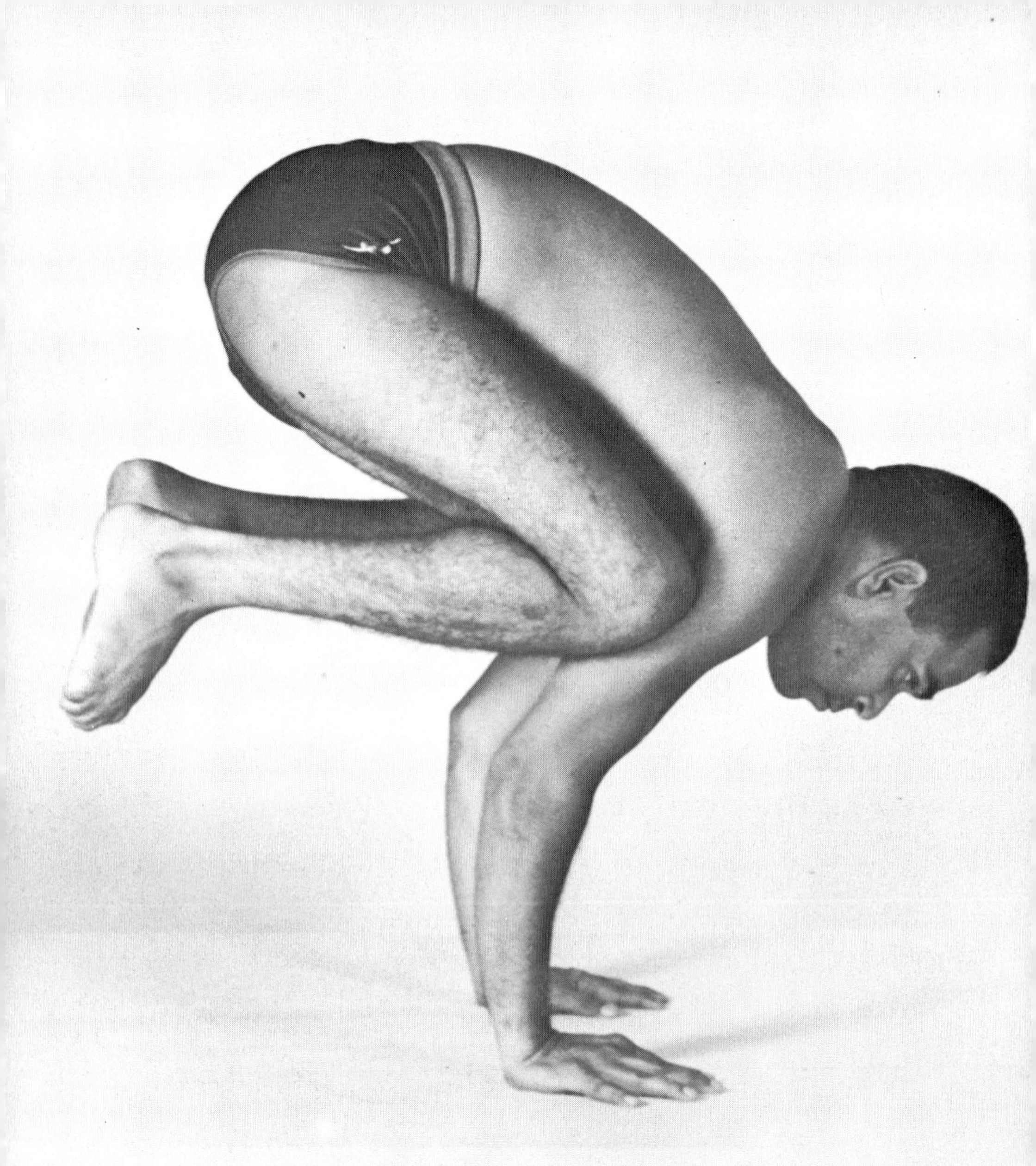

Abbildung 110

TECHNIK: **Kakasana** (Krähe)

Man setze sich auf die Zehen, spreize die Knie auseinander und drücke die Hände fest auf den Boden und lege die Knie auf die entsprechenden Arme. Man hebe nun die Zehen langsam hoch und balanciere so lange wie möglich. Man wiederhole diese Übung drei- bis viermal.

TECHNIK: **Parswa Kakasana** (Seitliche Krähe)

Man stemme die Hände fest auf den Boden, schwinge den Unterkörper seithoch, lege beide Knie geschlossen auf den rechten Oberarm und balanciere. Man wiederhole diese Übung seitenverkehrt.

Abbildung 111

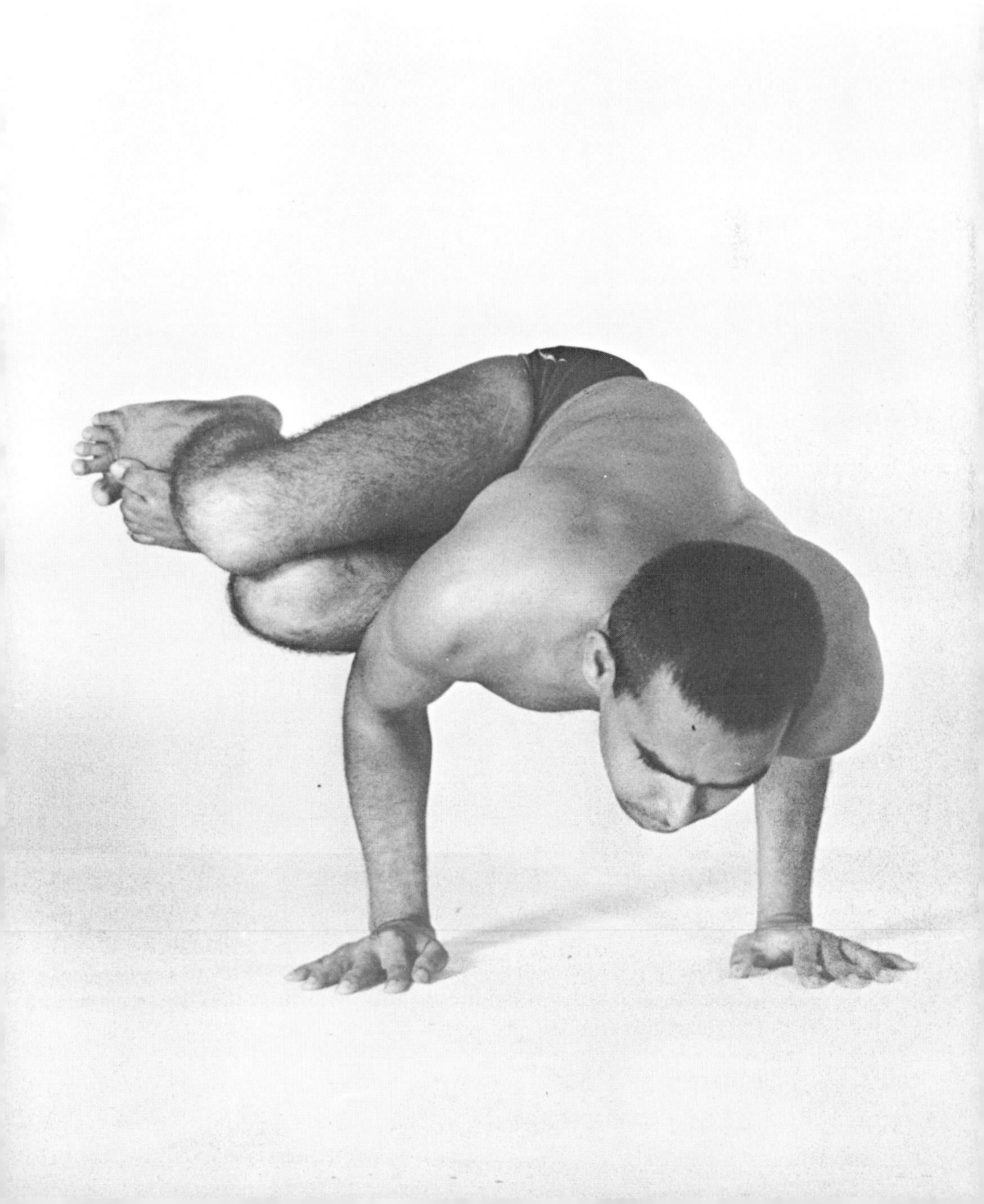

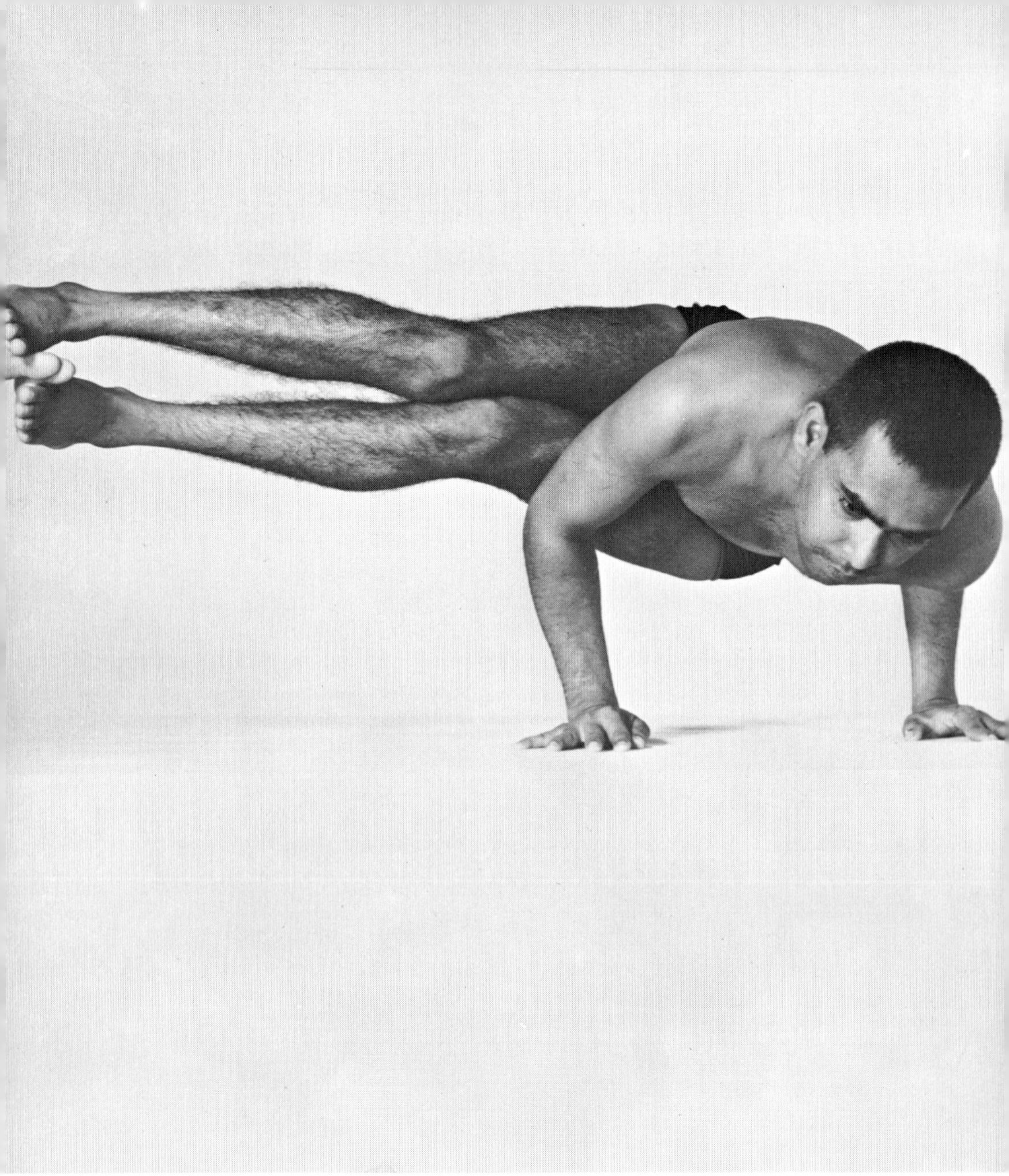

Abbildung 112

TECHNIK: **Vakrasana** (Gebogene Stellung)

VARIATION 1

Man führe zunächst die seitliche Krähen-Stellung aus und strecke dann langsam die Beine.

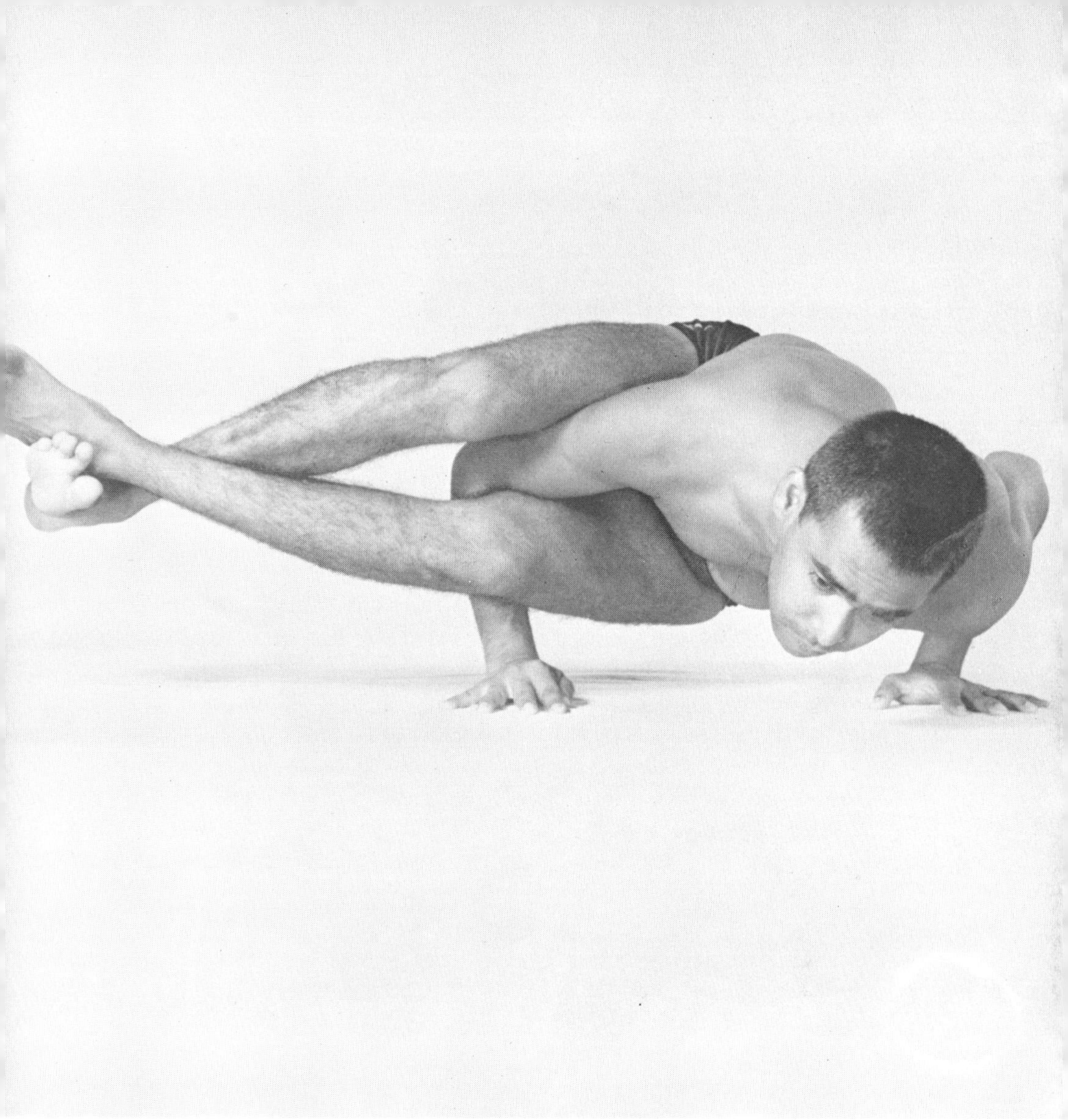

Abbildung 113

TECHNIK: **Vakrasana** (Gebogene Stellung)

VARIATION 2

Wie Variation 1, nur versuche man nun, die rechte Hand zwischen die Oberschenkel zu bringen und so abzustützen. Man bildet darauf eine Knöchelsperre, indem man den linken Knöchel über den rechten legt. Dann hebt man Körper und Beine an und balanciert auf den Händen. Diese Übung kann mehrere Male wiederholt werden und nützt besonders der Arm- und Schultermuskulatur.

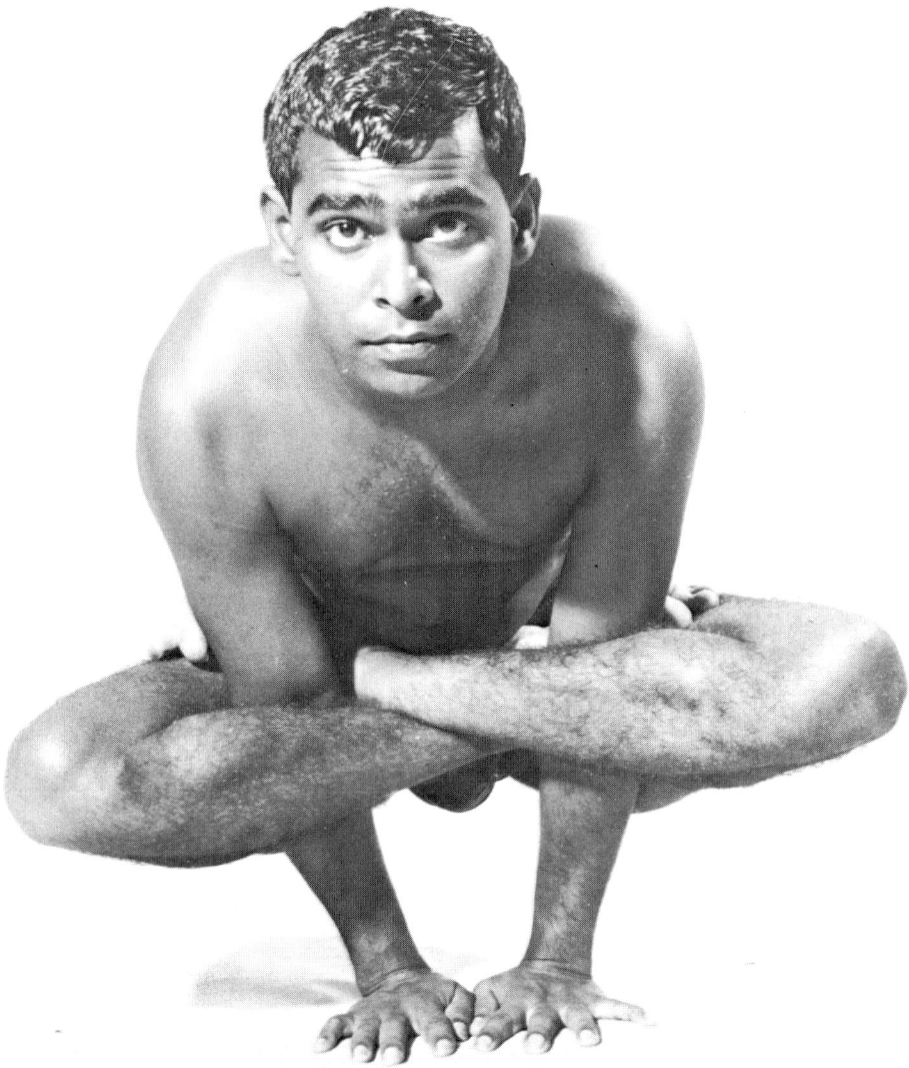

Abbildung 114

TECHNIK: **Kukutasan** (Hahn)

Man strecke aus dem Lotussitz die Hände zwischen den Oberschenkeln und den Waden bis zu den Ellbogen durch, atme tief ein, hebe den Körper vom Boden ab und balanciere auf den Händen. Bei dieser Übung werden besonders die Handgelenke und die Schultermuskeln beansprucht.

TECHNIK: **Parvatasana** (Berg)

Man setze sich im Lotus auf eine dicke Decke, hebe langsam den Körper hoch und ruhe zunächst auf den Knien und Händen; dann hebe man langsam die Hände hoch und balanciere auf den Knien.

Abbildung 115

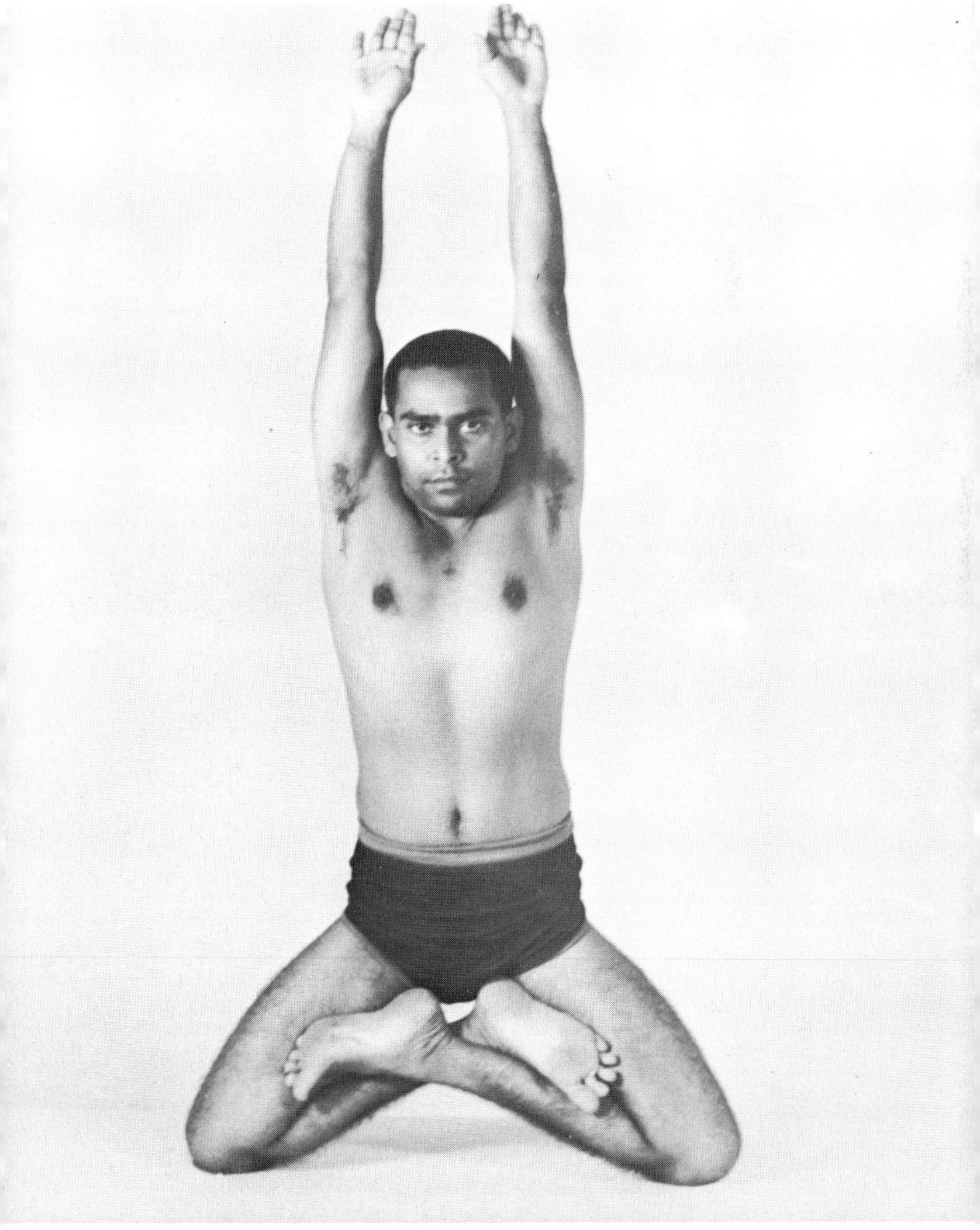

YOGA-ÜBUNGEN FÜR DIE BEINE

Zunächst sollen kurz die Bewegungen der Füße und der Zehen beschrieben werden. Die Aufwärtsbewegung der Füße wird Flexion genannt, die Abwärtsbewegung heißt Extension oder Plantarflexion.

Für die Zehen bezeichnet man die Aufwärtsbewegung als Extension, die Abwärtsbewegung als Flexion. Flexion und Extension haben also einmal auf das Knöchelgelenk bezogen, zum anderen auf die Region zwischen Mittelfuß und Zehen entgegengesetzte Bedeutung.

Die Muskeln werden in die vordere, seitliche und hintere Gruppe eingeteilt.

Der Fuß hängt derart stark mit der Stellung des Körpers im allgemeinen und der Gewebebeanspruchung vom Unterleib bis zum Kopf zusammen, daß jede Einwirkung auf seine Funktion sich auf den ganzen Körper auswirkt. Viele Störungen in Bein, Knie, Rücken, Hüften und auch Gesundheitsstörungen allgemeiner Art sind primär mit Unzulänglichkeiten der Fußbewegungen verbunden. Mit der Zivilisation sind auch Schuhwerk und Stutzen aufgekommen, die Gebrauch und Bewegung der Füße beeinflußten und an mancherlei Störungen, mit denen sich heute die Orthopäden befassen müssen, schuld sind.

Es ist bekannt, daß die Füße gut durchblutet werden müssen, wenn die Zehen gesund erhalten werden sollen. Diese Durchblutung kann nicht voll stattfinden, wenn die oberen Beinpartien durch enge Strumpfbänder oder Stutzen mit engem Gummiabschluß zusammengeschnürt werden. Solche Abschnürungen hemmen den normalen Blutfluß und führen zur Zerstörung der Venenklappen und zur Varizenbildung.

Nur wenige wissen, wie man durch Übungen für die Gesunderhaltung seiner Füße sorgen kann. Oft ist an Erkrankungen oder schmerzhaften Veränderungen der Füße der Zustand eines der Hauptknochen des Fußes, der astragalus, schuld. Das trifft besonders auf den sogenannten Senkfuß zu, von dem Frauen öfter befallen sind als Männer.

Viele Fußbeschwerden könnten vermieden werden, wenn man die Füße leichten Übungen unterzöge, wie z. B. dem abwechselnden Gehen auf Zehen und Fersen, und wenn man, wann immer möglich, Schuhwerk vermiede.

Die anschließend aufgeführten Übungen eignen sich besonders gut, um in den Füßen die Blutzirkulation voll in Gang zu halten und die Bein- und Fußmuskulatur zu stärken. Die Fußgewölbe müssen intakt sein, denn sie sorgen nicht nur für die Tragfähigkeit und Elastizität der Füße, sondern haben auch die Funktion, für die weichen Strukturen der Sohle, wie Blutgefäße und Nerven, eine geschützte Zone zu bieten. Der Fuß stellt die Basis einer festen Körperstütze dar.

Die Knochen des Fußgewölbes sind der Länge nach angeordnet und werden von einer vorderen und einer hinteren Stütze getragen.

Man unterscheidet zwei Abschnitte im vorderen Teil des Längsgewölbes. Der innere besteht aus den ersten drei metatarsalia, den drei cuneiformii, dem os naviculare und dem talus. Dieser innere Abschnitt spielt beim Springen eine große Rolle, der äußere ist als Stütze für die aufrechte Haltung wichtig. Das Quergewölbe wird in der vorderen Reihe durch die Metatarsalknochen und dahinter durch die von der Mittellinie abstehende Reihe des Tarsus gebildet.

Die Bänder, die das Gewölbe stützen, sind:

1. Ligamentum calcaneo naviculare inferioris (es füllt den Spalt zwischen naviculare und calcaneus im inneren Fußgewölbe). Unter diesem Ligament verläuft die Sehne des musculus tibialis posterior, die ebenfalls Stützaufgabe hat.

2. Ligamentum plantare longum, das für die darunter verlaufende Sehne des musculus peronaeus longus einen Kanal bildet. Es gibt zahlreiche Muskeln, die tief in der Sohle des Fußes liegen. Sie alle wirken auf die Zehen ein.

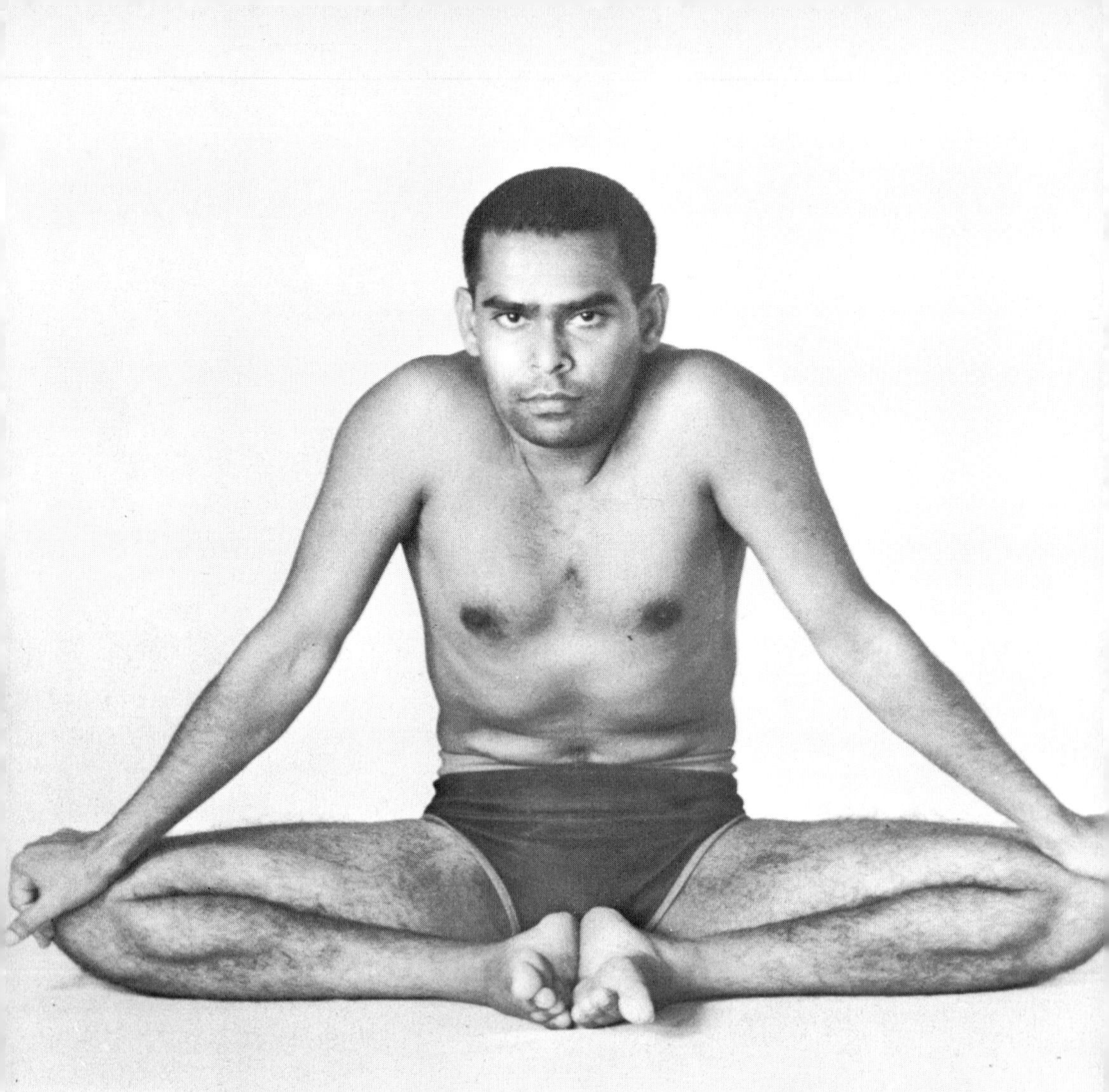

Abbildung 116

YOGA-ÜBUNGEN FÜR DIE BEINMUSKULATUR UND FÜR DIE FÜSSE

TECHNIK: **Bhadrasana** (Knöchel-Knie-Stellung)

Man winkle die Beine so auseinander, daß sich die Sohlen breitflächig berühren. Man zieht die angewinkelten Beine, ohne ihre Lage zueinander zu verändern, an den Sohlen zum Körper, möglichst nahe an die Leistengegend. Man lege die Hände auf die Knie und drücke diese zu Boden. Man führe diese Stellung einmal aus und halte sie drei- bis fünf Minuten. Sie streckt die Oberschenkel und Wadenmuskeln.

TECHNIK: **Goraksha Asana** (Knöchel-Knie-Stellung)

Man hebe von der *bhadrasan*-Stellung aus den Körper, so daß der Damm über die Fersen zu liegen kommt. Man sitze erst etwa eine Minute so und erhöhe die Übungsdauer allmählich auf drei bis fünf Minuten.

Abbildung 117

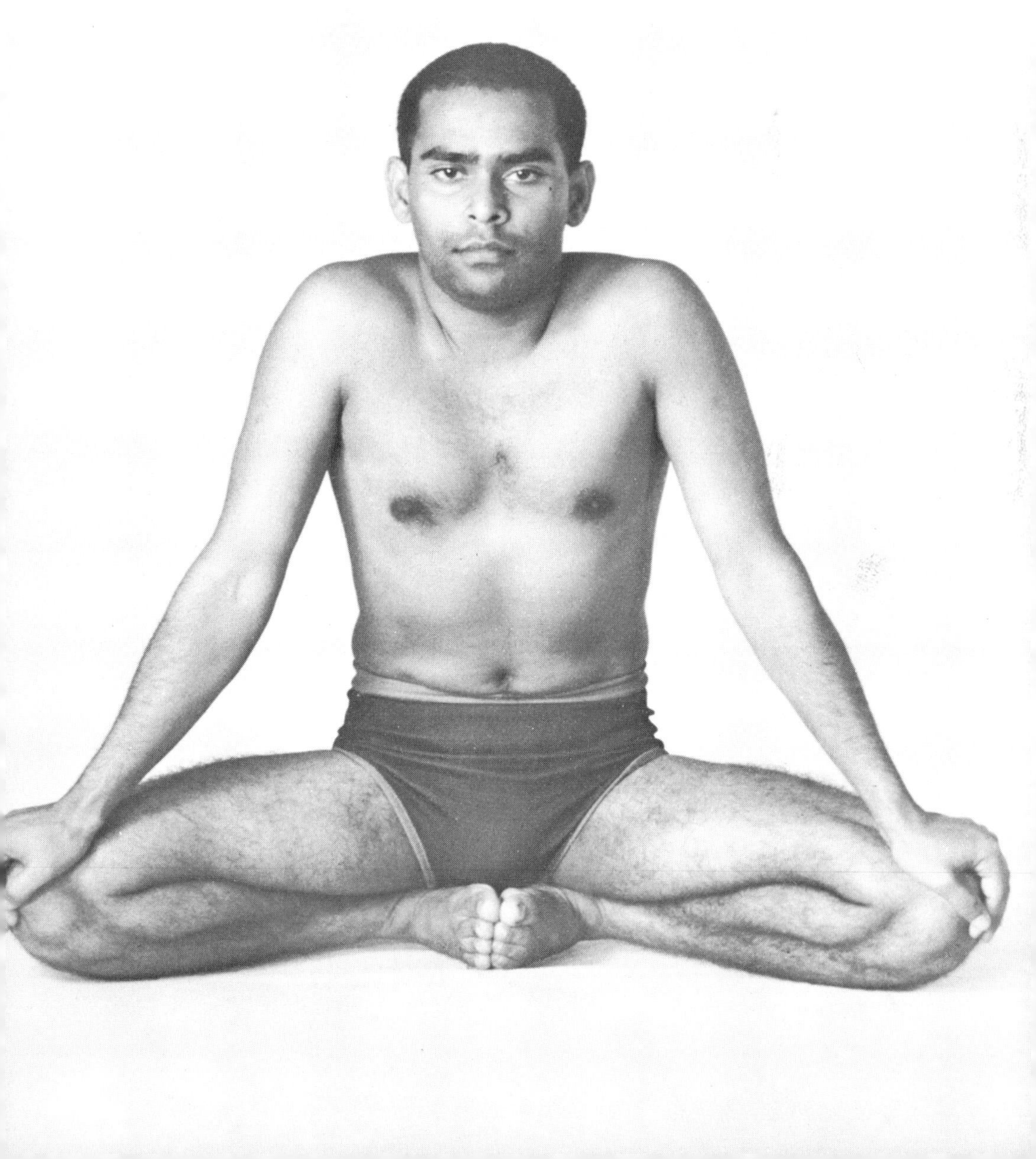

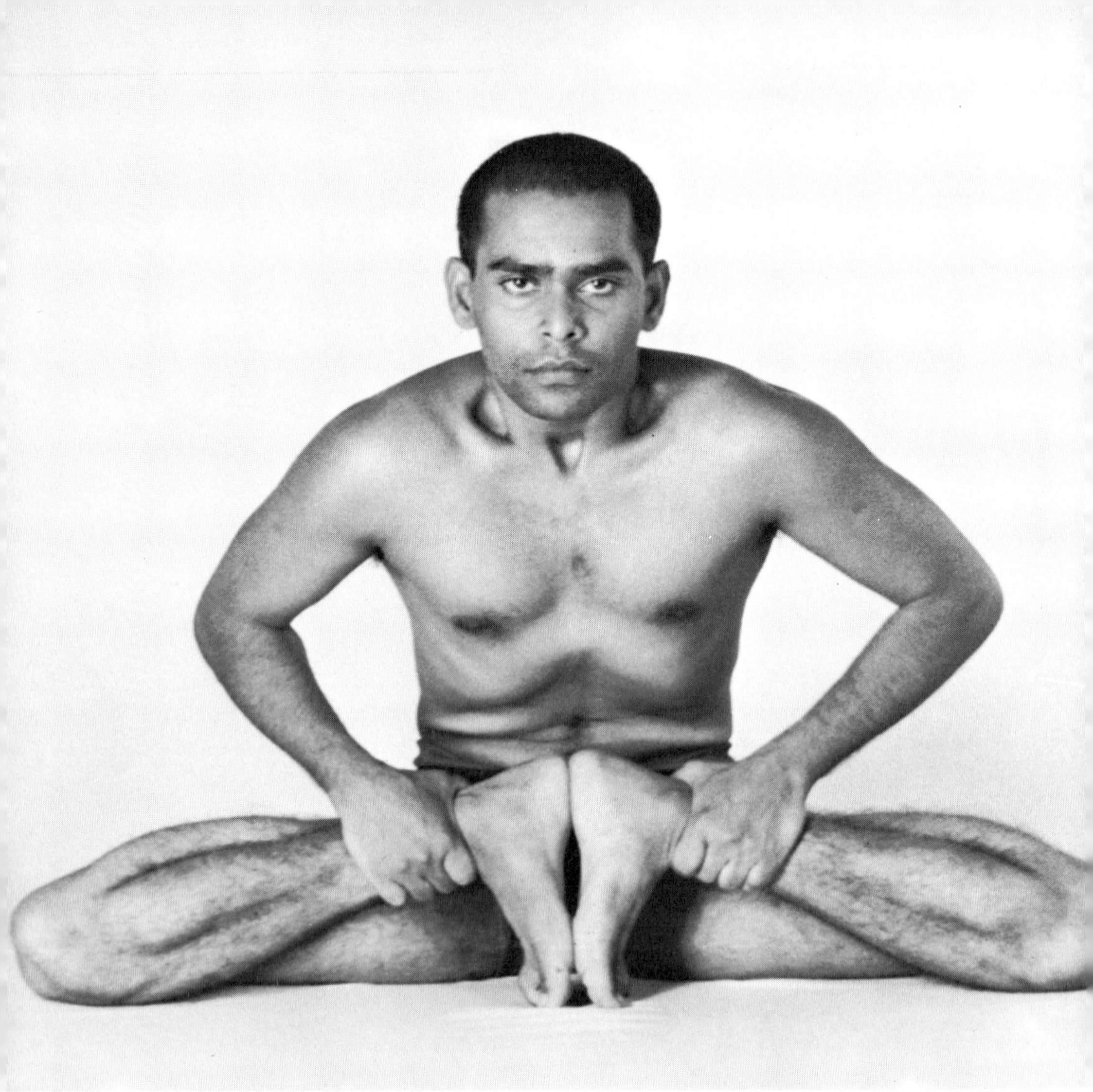

Abbildung 118

TECHNIK: **Shakti Chalini** (Stimulierung der Nervenkraft)

Man sollte, bevor man diese Übung versucht, die *bhadrasan*-Stellung beherrschen. Man sitze in *bhadrasan*-Stellung und schiebe die Hände zwischen Oberschenkel und Waden (wenn nötig, entspanne man die *bhadrasan*-Stellung, lasse die Sohlen jedoch zusammen). Die Hände fassen nun die Zehen mit kräftigem Griff, ziehen die Füße zum Körper und drehen die Füße in den Knöcheln so, daß die Fersen nach oben zeigen und die Zehen den Boden berühren. Die zusammengedrückten Sohlen stehen senkrecht auf dem Boden. Man fasse dann die Knöchel und ziehe sie zum Bauch.

TECHNIK: **Khanda Pida Asana** (Knöcheldrehung)

Man gehe zuerst in die *shakti chalini*-Stellung, nehme die Hände von den Knöcheln, hebe sich leicht vom Boden ab und bewege sich nach vorne. Die Zehen bleiben auf dem Boden. Man setzt sich jetzt über die Füße, die Zehen deuten nach hinten, die Fersen sind vorne. Dann werden die Füße bei aneinanderliegenden Sohlen zusammengedrückt; sie pressen jetzt gegen das *khanda*, den Damm.

Diese Stellung ist ziemlich schwierig und sollte nur vorsichtig und unter Anleitung eines Lehrers geübt werden.

Abbildung 119

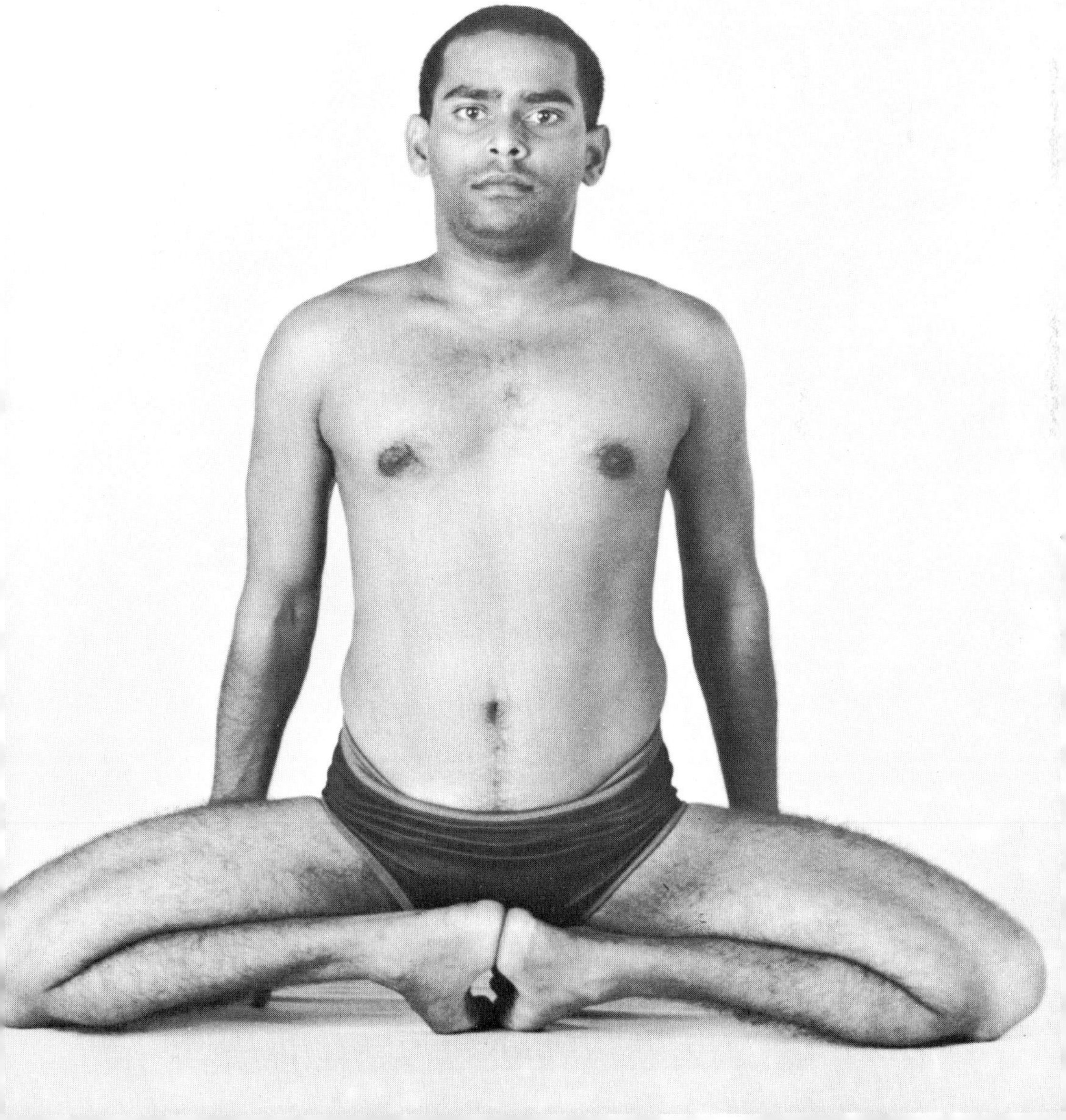

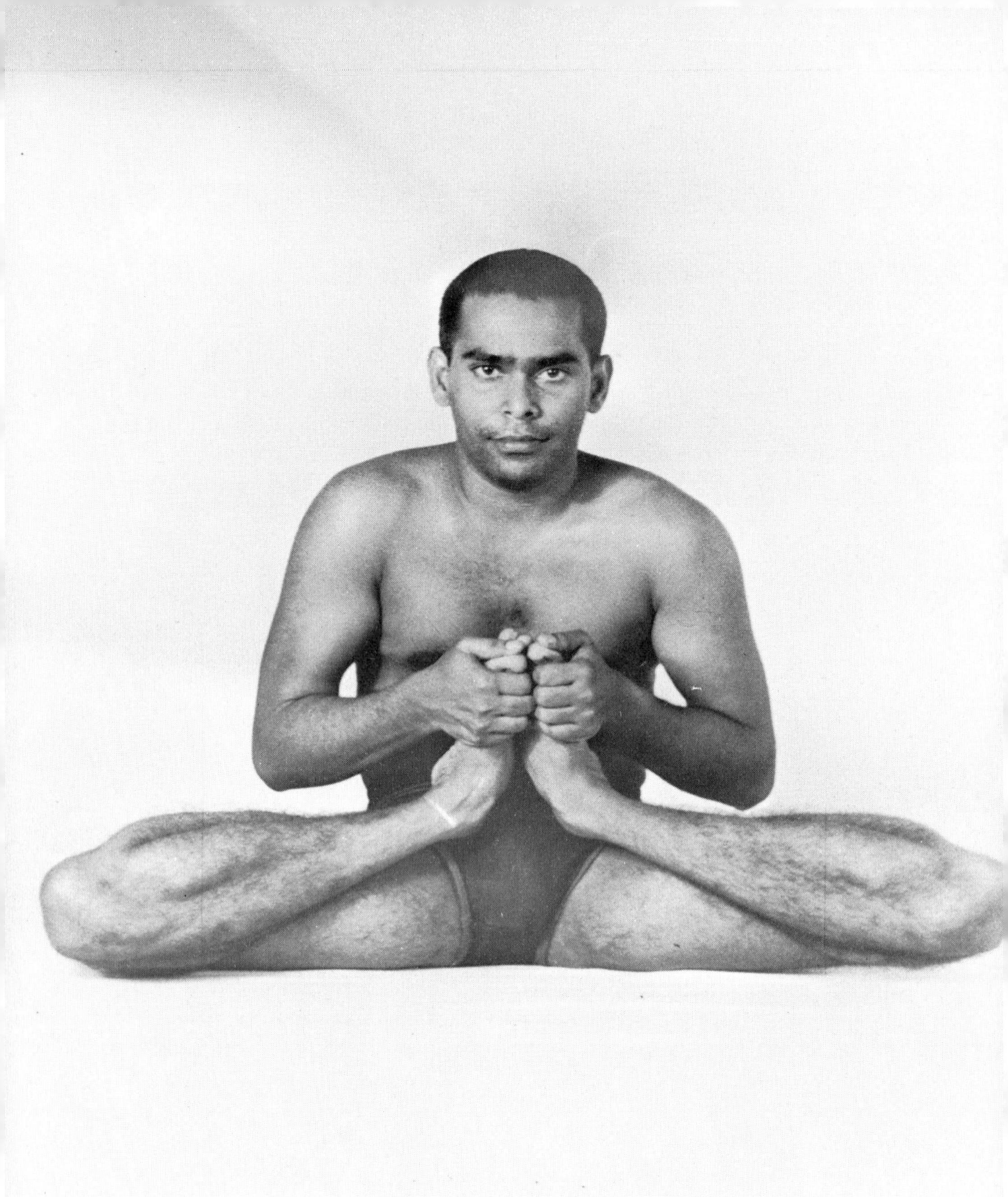

Abbildung 120

TECHNIK: **Nabhi Pida Asana** (Aufwärtsdrehung der Knöchel)

Man halte die Fersen eng zusammen und ziehe sie zum Nabel hoch. Die Bewegung der Knöchel ist hier der bei *khanda pida asana* entgegengesetzt.

TECHNIK: **Mandukasana** (Frosch)

Man knie sich nieder, lege die Füße zusammen und spreize dann die Knie soweit wie möglich auseinander. Bei festem Bodensitz lasse man die Zehen der beiden Füße einander berühren. Man lege dann die Hände auf die Knie und sitze zwei bis drei Minuten in dieser Stellung und ziehe nach und nach die Knie soweit wie möglich auseinander.

Diese Übung eignet sich ausgezeichnet für die Knöchel- und Kniegelenke.

Abbildung 121

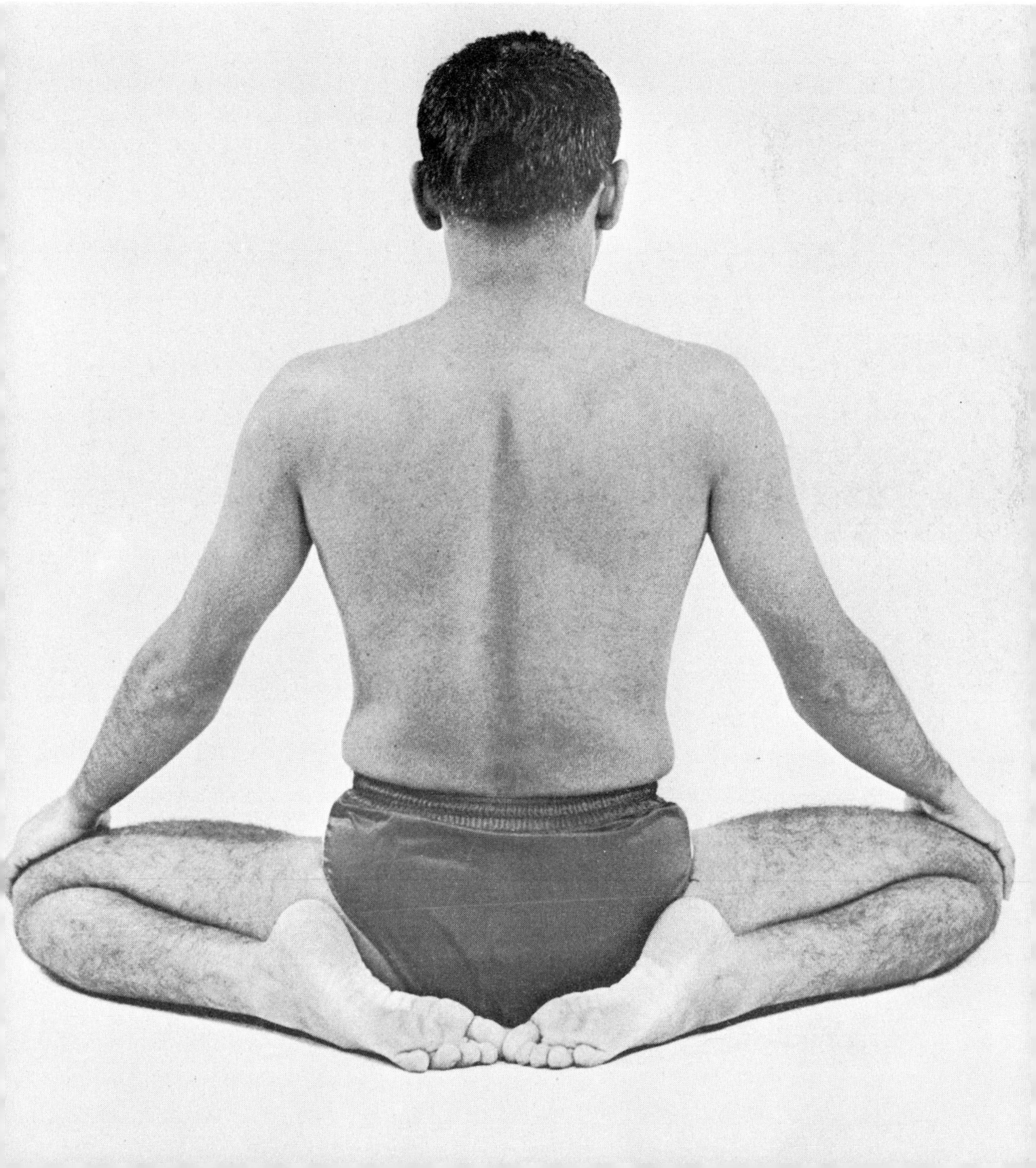

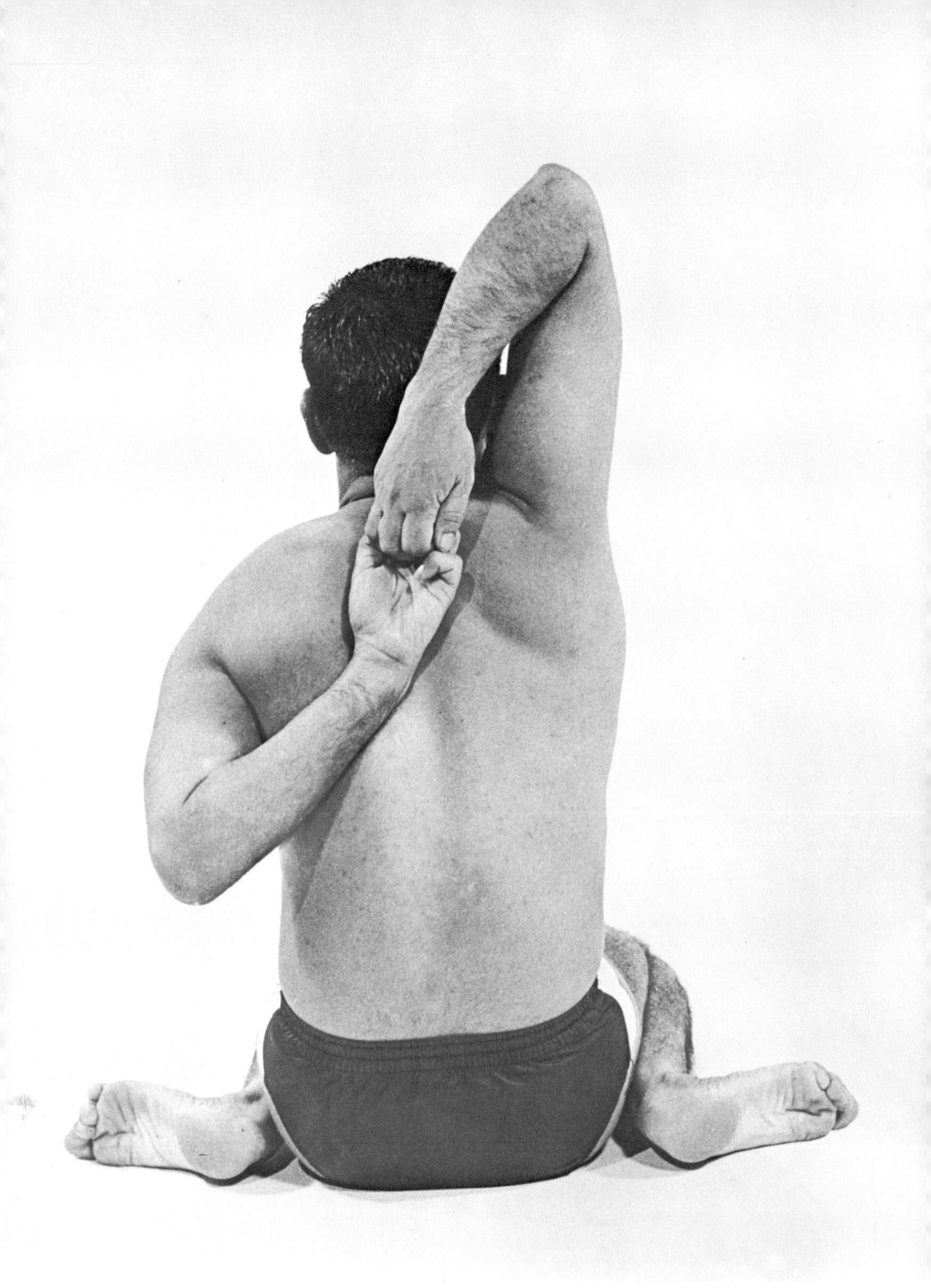

Abbildung 122

TECHNIK: **Gomukhasana** (Kuhkopf)

Bei dieser Übung findet eine besondere Knöcheldrehung statt (man sehe sich die Abbildung genau an!). Sie ist das Gegenstück zum Frosch, bei dem die Zehen zueinander gerichtet waren. In dieser Stellung werden die Fersen seitwärts gehalten, und die Zehen zeigen vom Körper weg, was für die Kniegelenke eine zusätzliche Drehung bedeutet. Wenn man diese Übung ausführt, wird man an zwei Stellen Druck verspüren: einmal im Kniegelenk, zum anderen im Knöchelgelenk. Diese Übung soll sehr vorsichtig ausgeführt werden, da man sonst diese beiden Gelenke verletzen kann. Man lege nun das Körpergewicht auf die Hände, die fest am Boden aufliegen und setze sich dann langsam nieder, bis man fest am Boden sitzt. Es wird zwei oder drei Wochen dauern, bis man einen bequemen Sitz erreicht. Beherrscht man diese Stellung, kann man zur zweiten Stufe übergehen, die besonders Arm- und Schultermuskeln beansprucht. Sie besteht darin, daß man aus der oben beschriebenen Stellung die rechte Hand hochhebt und hinter die Schulter bringt. Dann bringe man die linke Hand von unten auf den Rücken und erfasse mit ihr die rechte. Man wechsle ab. Die richtige Ausführung dieser Übung entwickelt den musculus trapezoideus und erweitert den Brustkorb. Diese Übung trägt ferner dazu bei, Schleimbeutelentzündungen und Kalkablagerungen in den Schultergelenken zu verhindern.

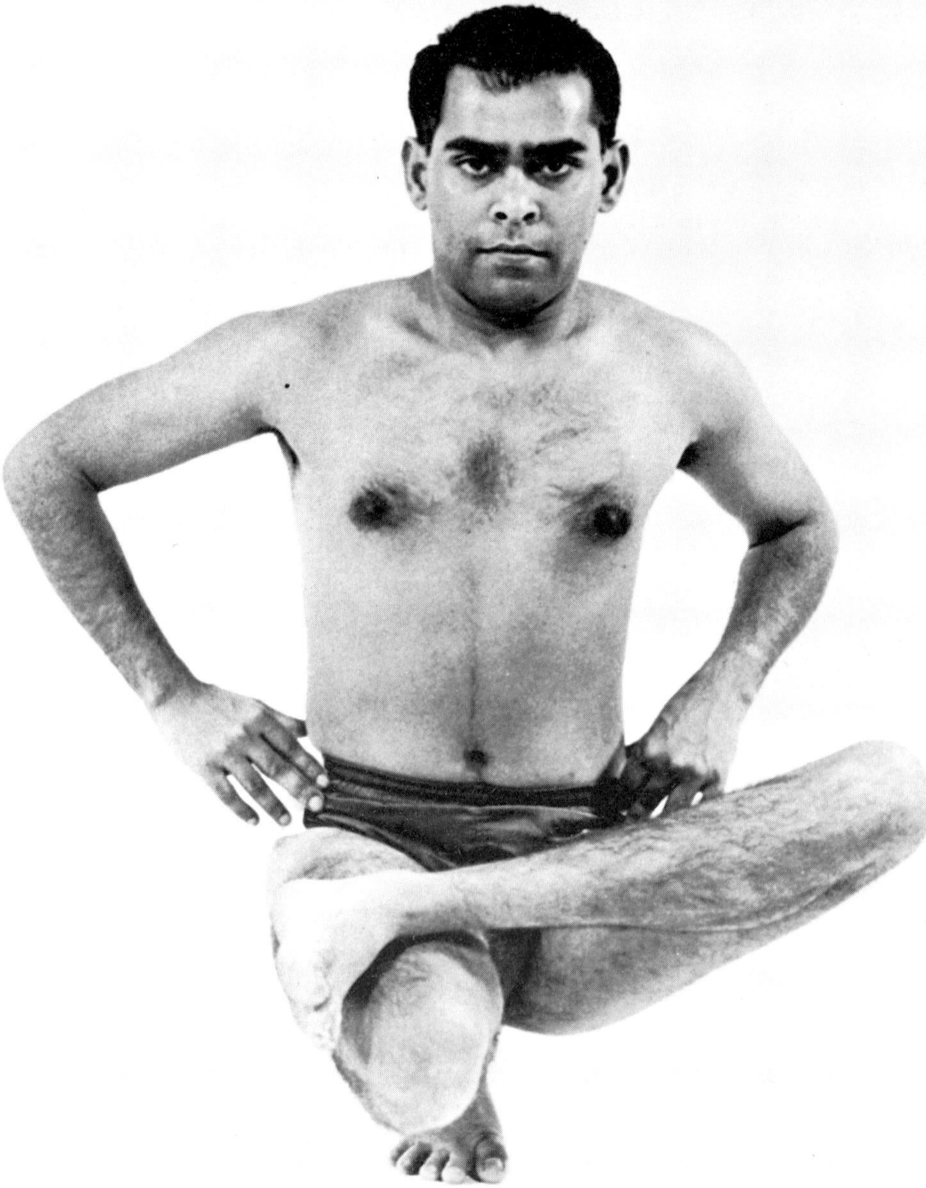

Abbildung 123

TECHNIK: **Padandgushtasana** (Zehenspitzen-Stellung)

Aus kniender Stellung hebt man langsam die Knie vom Boden und ruht auf den Zehen. Zum Heben der Knie bedient man sich der Hände. Man verlagere das ganze Gewicht auf die Zehen und balanciere ohne die Hilfe der Hände; sie werden entweder auf die Knie oder auf die Hüften gelegt. Man halte diese Stellung zwei bis drei Minuten und erhöhe die Dauer allmählich auf fünf Minuten.

Nach ein paar Tagen üben kann man versuchen, auf nur einem Fuß zu balancieren. Wenn man auf dem rechten Fuß balanciert, lege man den linken über den rechten Schenkel.

Man bleibe eine halbe bis zwei Minuten in einer Stellung und wechsle dann die Seiten. Diese Übung ist für die ermüdeten Muskeln der Knöchel und Zehen sehr gut. Diese Ermüdung wird oft durch enge Schuhe hervorgerufen. Auch mit Plattfüßen behaftete Menschen werden diese Übung sehr hilfreich finden.

TECHNIK: **Anjaneyasana** (Spagat)

Man strecke die Beine, lege das rechte Bein zurück und lasse das linke gerade nach vorne gestreckt. Man blicke zum rechten Fuß; die Beine werden in entgegengesetzter Richtung möglichst gestreckt gehalten.

Abbildung 124

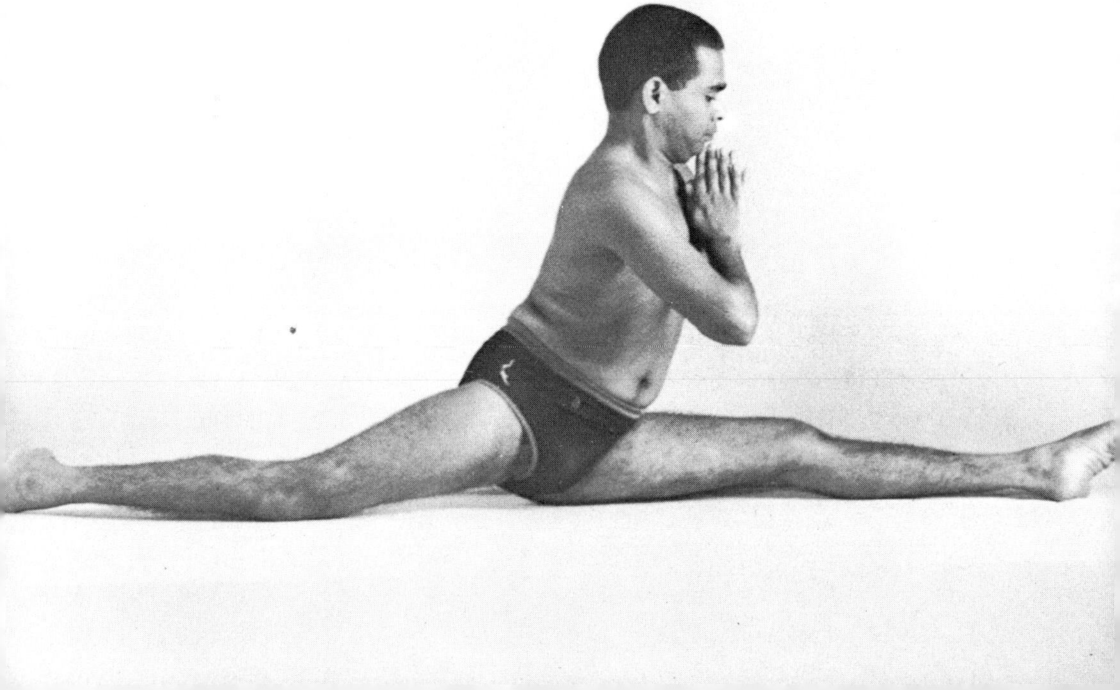

TECHNIK: **Akarna Dhanurasan** (Pfeil und Bogen)

VARIATION 1

Man strecke die Beine nach vorne und winkle das rechte Bein ab und lege es über den linken Schenkel. Dann strecke man das linke Bein aus und erfasse es mit der rechten Hand. Danach ziehe man den rechten Fuß mit der linken Hand hoch, bis er das linke Ohr berührt. Man wiederhole diese Übung dreimal abwechselnd. Diese Übung macht die unteren Gelenke flexibel und stärkt die Bauchmuskeln. *Abbildung 125*

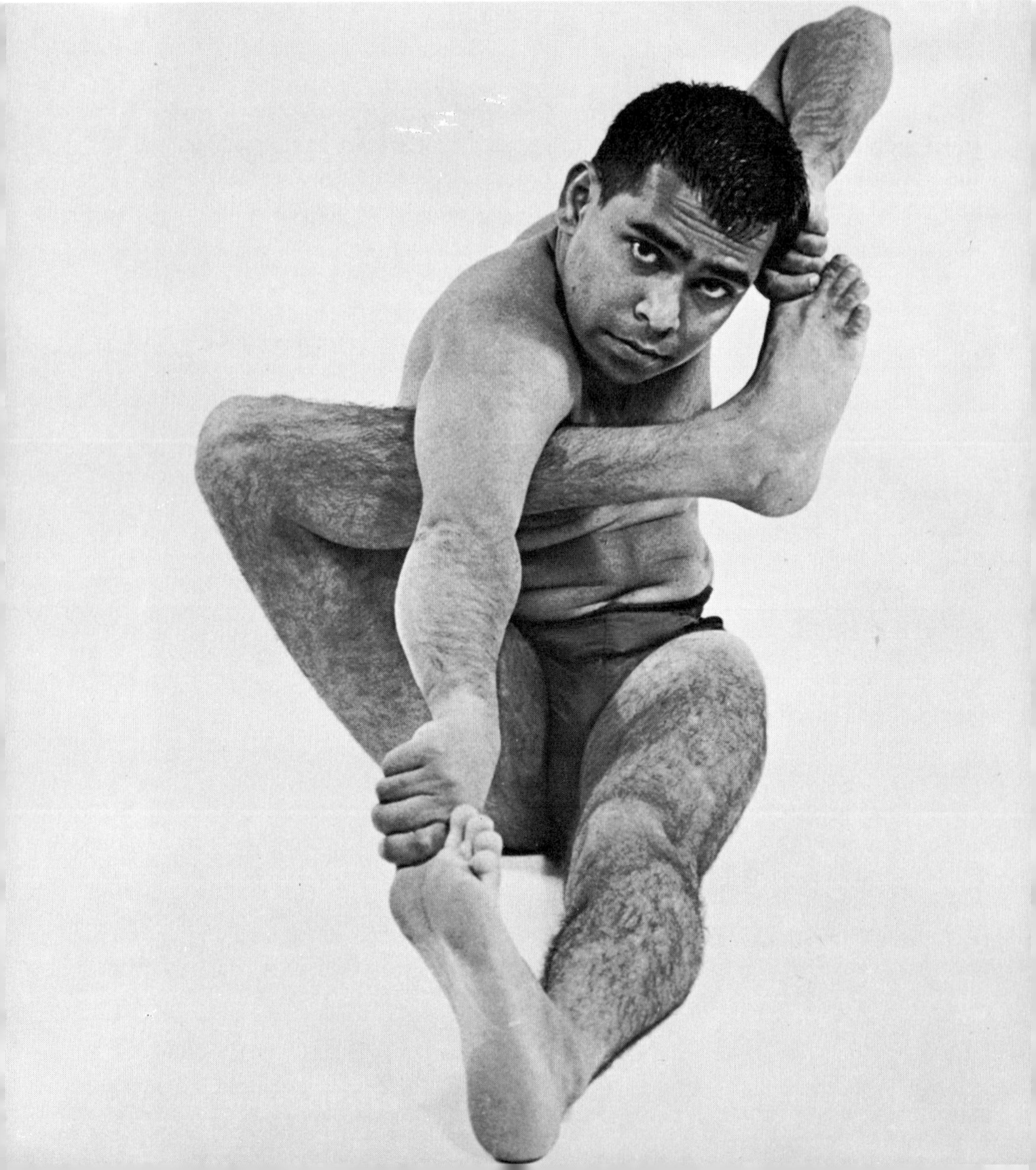

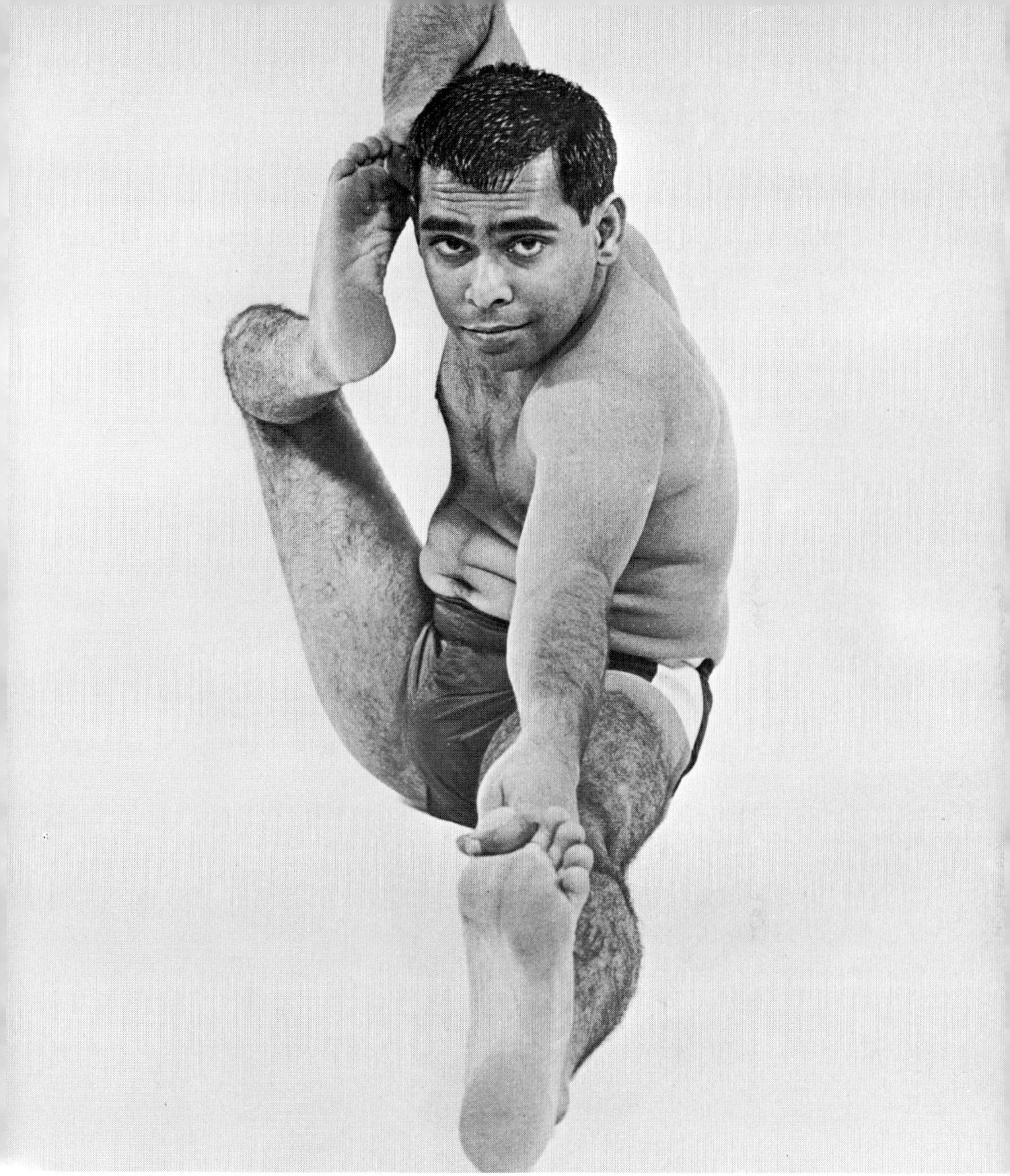

TECHNIK: **Akarna Dhanurasan** (Pfeil und Bogen) *Abbildung 126*

VARIATION 2

Man streckt die Beine vor und erfaßt den rechten Fuß mit der rechten Hand. Die linke Hand liegt auf dem linken Fuß. Man ziehe den rechten Fuß mit der rechten Hand zum rechten Ohr. Diese Übung streckt die Beinmuskeln; die Hüftgelenke werden flexibler.

TECHNIK: **Akarna Dhanurasan** (Pfeil und Bogen)

VARIATION 3

Zwischen der zweiten und dritten Variation besteht nur ein kleiner Unterschied. Hier wird der Fuß, statt zum rechten oder linken Ohr gezogen zu werden, direkt und gerade über den Kopf gehoben, um eine größtmögliche Streckung der Oberschenkelmuskeln zu erreichen. Man wiederhole diese Übung abwechselnd drei- bis viermal.

Abbildung 127

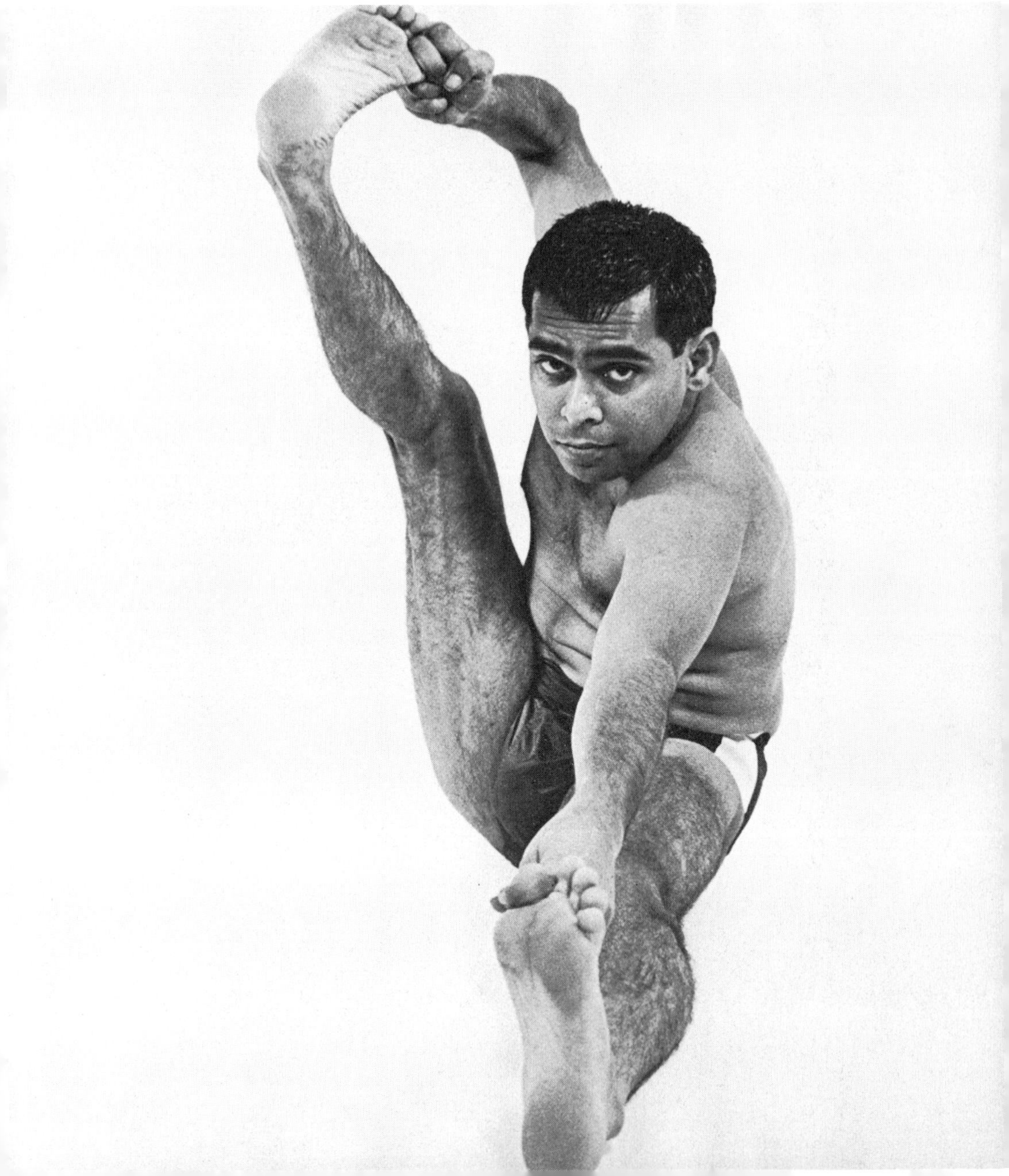

YOGA-ÜBUNGEN IN SITZENDER STELLUNG

TECHNIK: **Yoga Mudra** (Vorwärtsbeugen im Lotus)

VARIATION 1

Man setze sich auf einer Decke in den Lotussitz, mache Fäuste und schiebe sie zwischen Fersen und Bauch. Man atme aus und beuge sich langsam nach vorne und bringe die Stirn auf den Boden. Man bleibe zehn Sekunden in dieser Stellung und komme dann wieder in die sitzende Stellung zurück und atme langsam ein. Man wiederhole sechsmal.

Abbildung 128

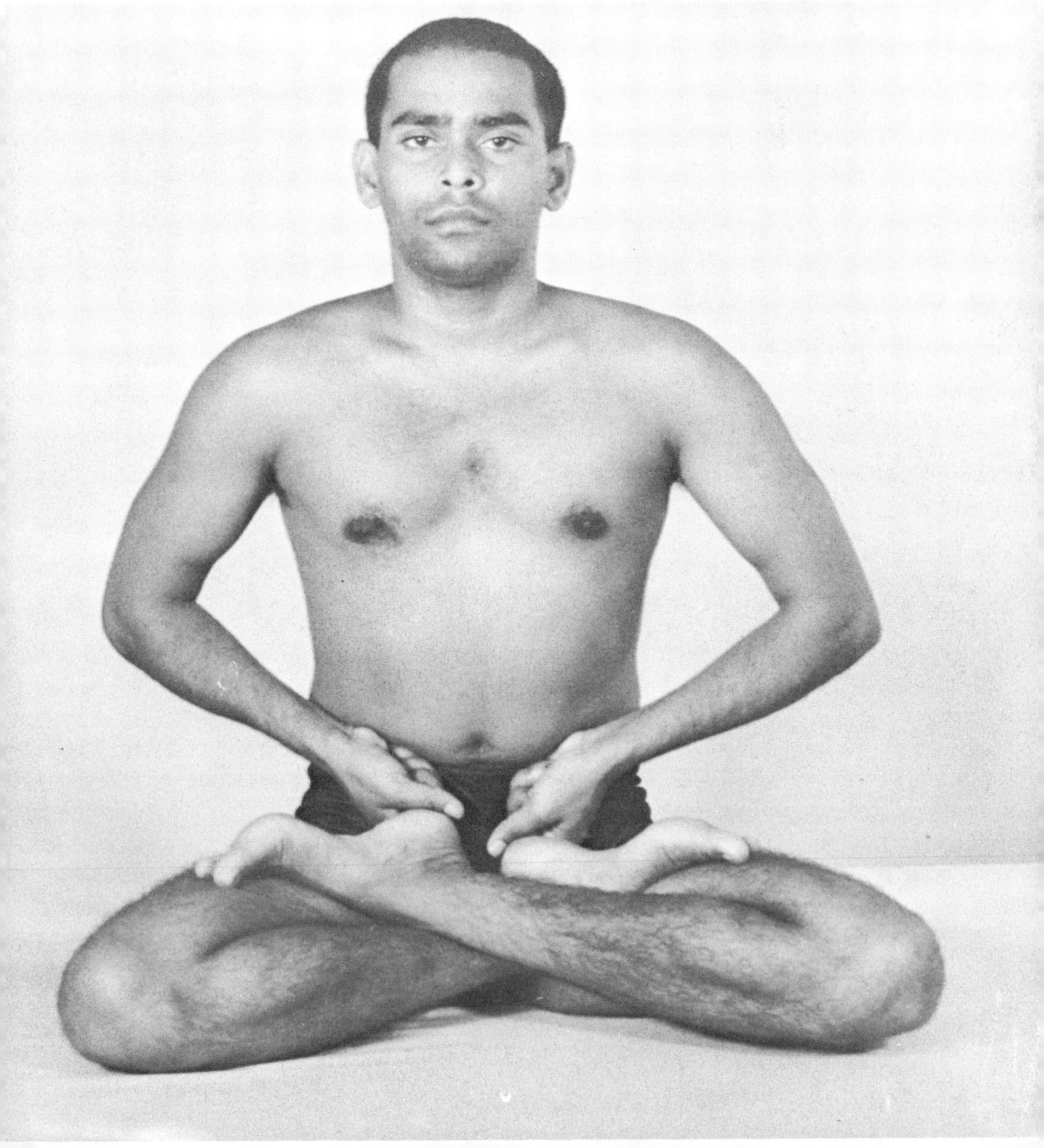

TECHNIK: **Yoga Mudra**
(Gebundene Lotusstellung mit Vorwärtsbeugen)

VARIATION 2

In dieser fortgeschrittenen Übung wird jeder Muskel des Rückens und des Bauches beansprucht.

Die wichtigen Muskeln des Rückens und Bauches, die hier beansprucht werden, sind: trapezius, infraspinatus, deltoideus, rhomboideus major, obliquus abdominis externus, rectus abdominis und der obliquus abdominis internus. Der Druck der verschränkten Arme hat hier eine stärker stimulierende Wirkung auf die Bauchspeicheldrüse, Leber und Milz als bei der ersten Variation des *Yoga Mudra*.

Abbildung 129

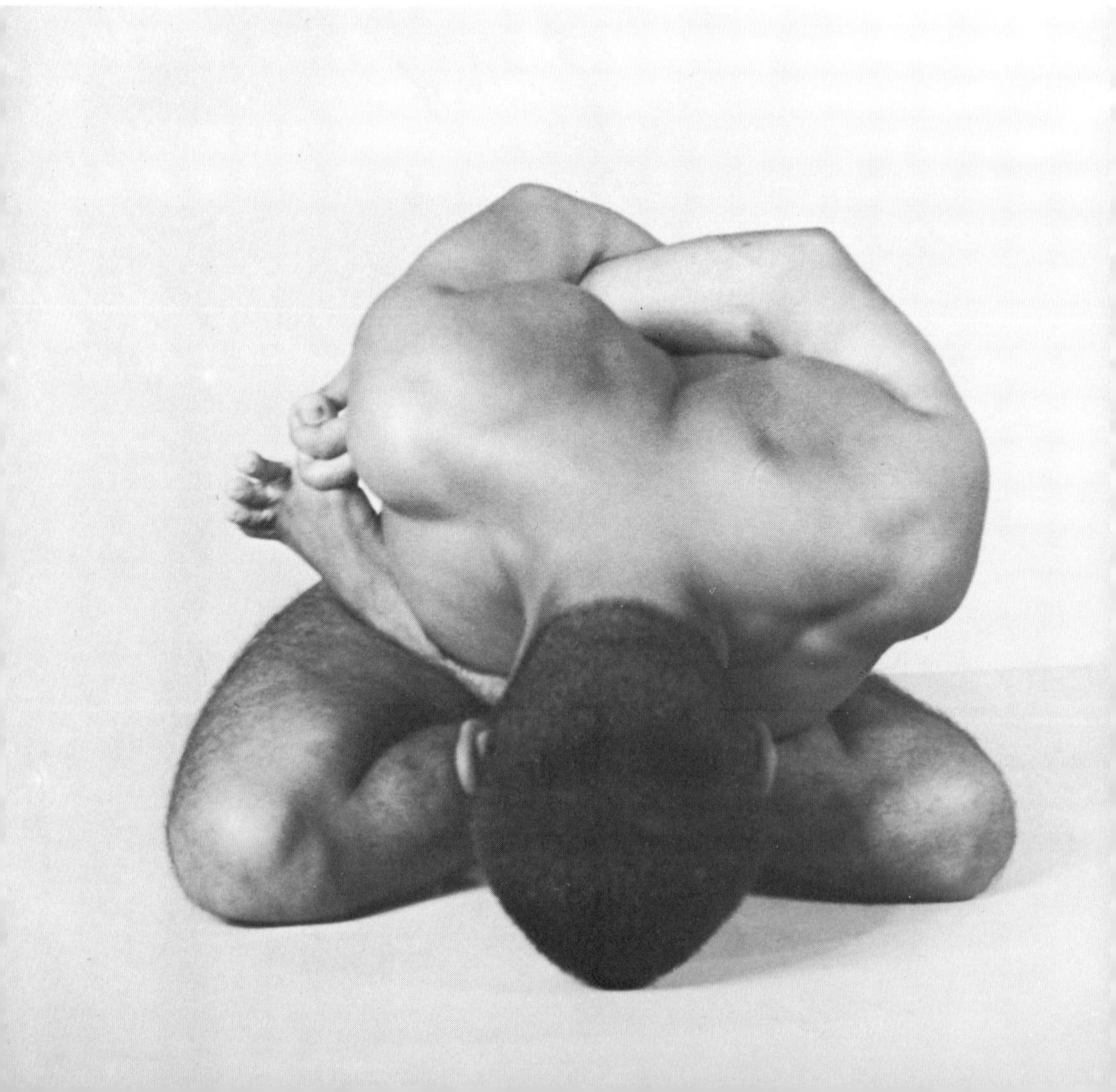

TECHNIK: **Bandha Padmasan** (Gebundene Lotusstellung)

Man nehme die Lotusstellung ein, lege den rechten Arm auf den Rücken und fasse den rechten Fuß und auf dieselbe Weise den linken.

Diese Stellung ist für Anfänger sehr schwierig. Sie weitet den Brustkorb, streckt die Rippen, die intercostalen Muskeln und die Schultermuskeln. *Abbildung 130*

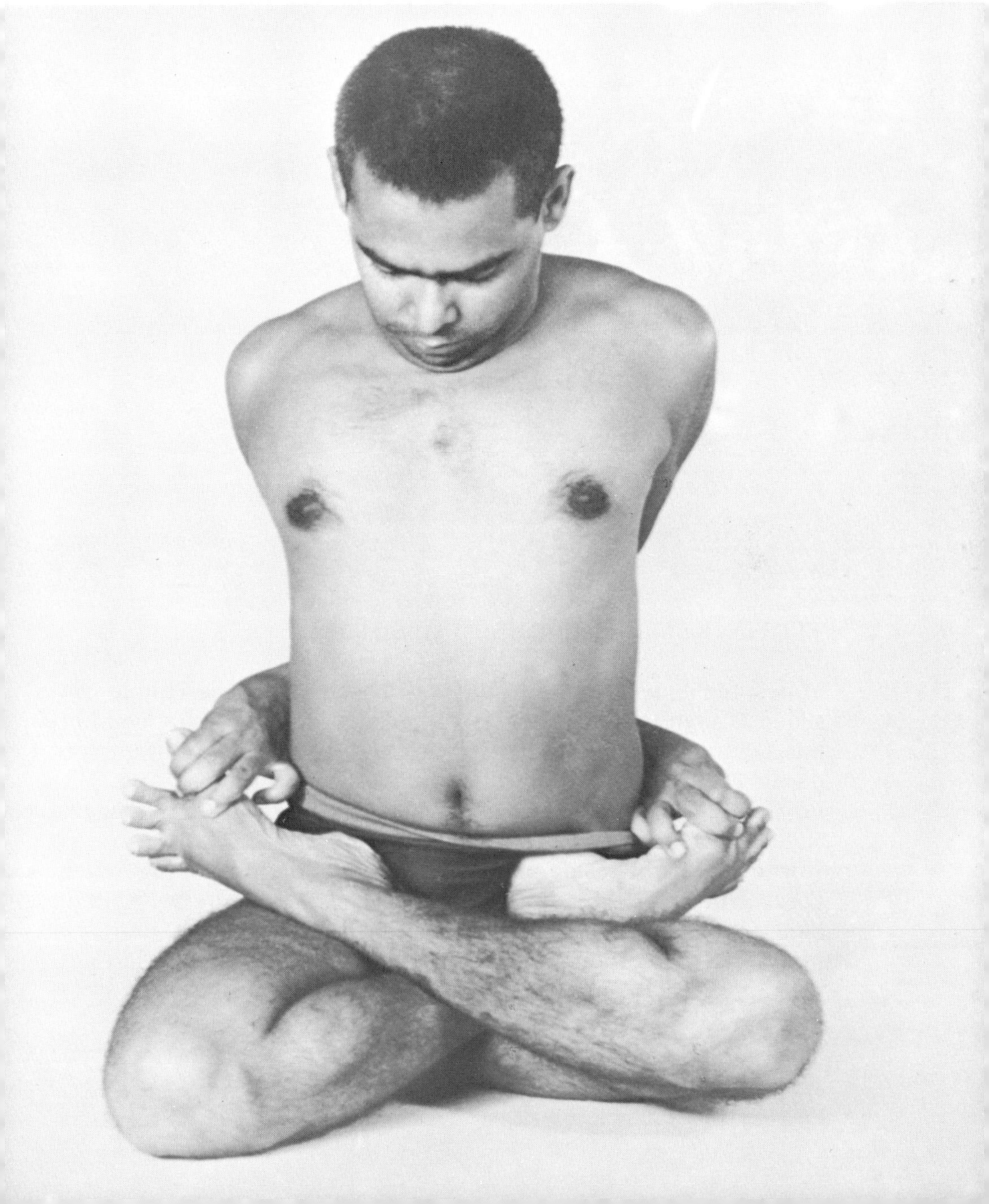

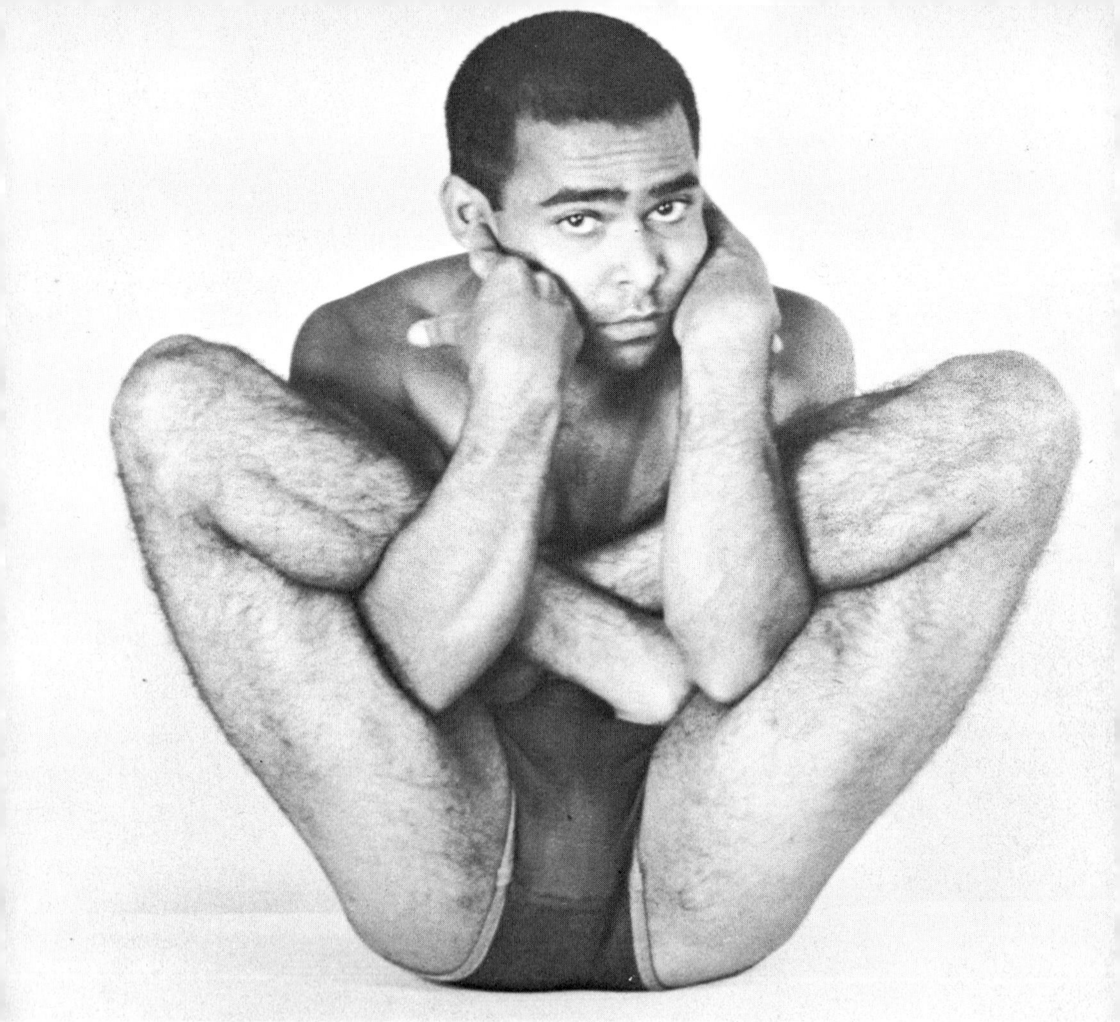

Abbildung 131

TECHNIK: **Garbhasana** (Embryo-Stellung)

Man schiebe, wie beim *kukutasana* beschrieben, die Hände zwischen Waden und Oberschenkel und strecke beide Ellbogen heraus. Dann fasse man mit der rechten Hand das rechte Ohr und mit der linken das linke. Man führe die letzte Stufe dieses *asana* sehr vorsichtig durch, da man nach hinten fallen kann, wenn man versucht, die Ohren zu fassen. Nach längerem Üben kann man den Körper auf dem Gesäß balancieren und die Stellung ruhig halten. Diese Übung erhöht die Verdauungskraft, steigert den Appetit, eine allfällige Verstopfung löst sich, viele Darmkrankheiten können beseitigt werden, Hände und Beine werden stark, die Hüftgelenke werden ausreichend bewegt und die Durchblutung des unteren Körperteils wird verstärkt.

TECHNIK: **Virasana** (Krieger)

Man strecke die Beine nach vorne, beuge das rechte Bein und lege den Fuß eng unter den linken Schenkel. Man bringe das linke Bein über den rechten Schenkel und lege den linken Fuß eng an den rechten Schenkel. Man führe die linke Hand hinter den Rücken, ebenso die rechte, doch diese von der Schulter herab, und verschränke die Finger beider Hände. Diese Übung streckt die Schulter- und Armmuskeln. Sie ähnelt dem *Gomukhasana* (Kuhkopfstellung), nur daß hier die Stellung der Füße anders ist.

Abbildung 132

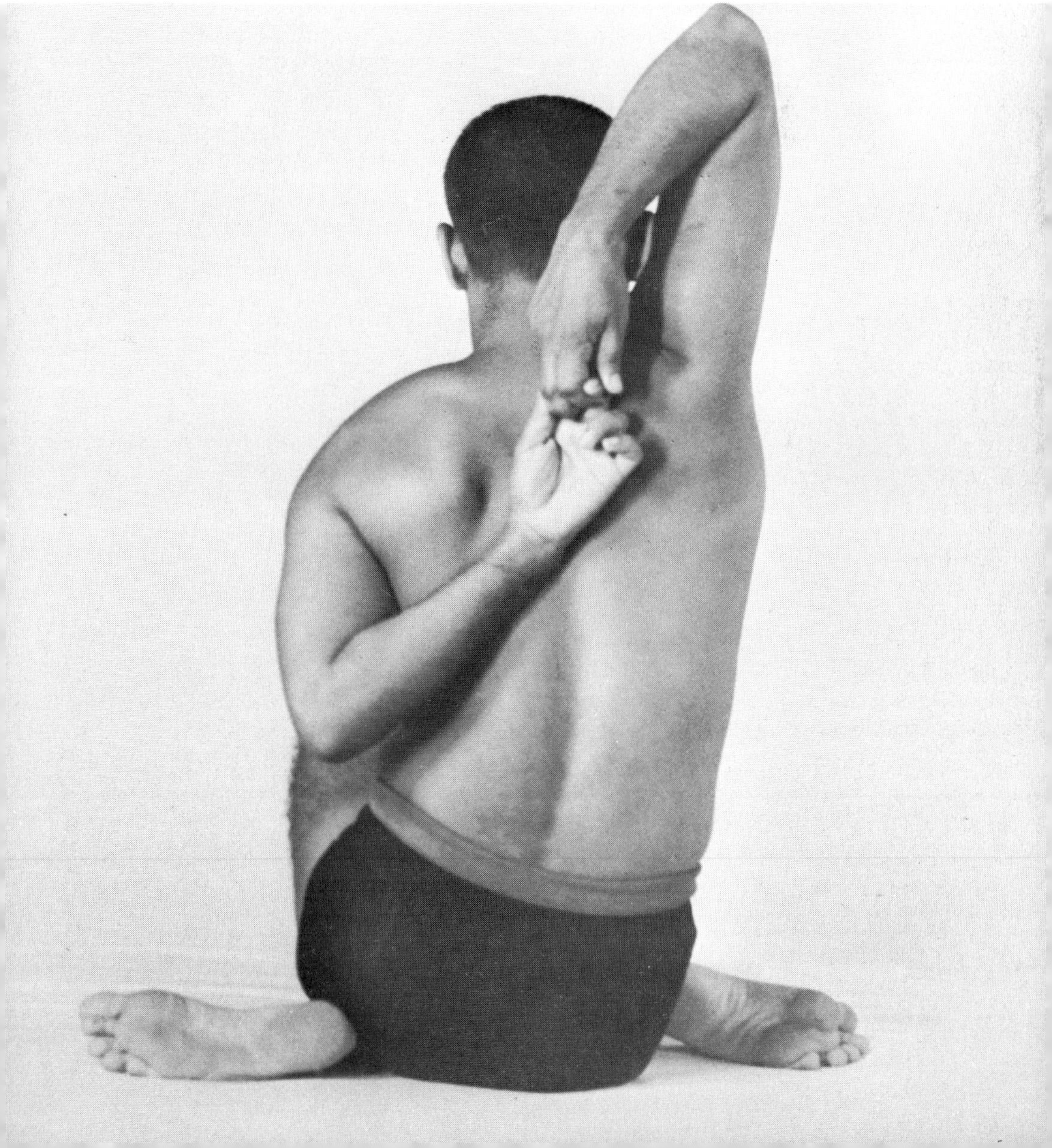

YOGA-ÜBUNGEN FÜR DAS RÜCKGRAT UND DIE BEINMUSKELN IN STEHENDER STELLUNG

TECHNIK: **Pada Hasthasan** (Hände-zu-den-Füßen-Stellung)

VARIATION 1

Man stehe aufrecht, hebe die Arme über den Kopf und atme tief ein, atme dann langsam aus und beuge den Körper nach vorne, bis die Hände die Zehen erreichen und die Nase die Knie berührt. Die erhobenen Arme sollten auch während des Niederbeugens die Ohren berühren. Nach einigem Üben wird man in der Lage sein, das Gesicht in den Knien zu vergraben und die Handflächen fest an den Boden zu legen. Man bleibe fünf Minuten in dieser Stellung und nehme dann langsam wieder die stehende Stellung ein. Wenn der Körper wieder aufrecht steht, atme man langsam ein. Man wiederhole viermal.

Durch diese Übung wird das Rückgrat gestreckt und geschmeidig, Fettgewebe am Bauch wird verschwinden; sie eignet sich besonders für Frauen, da es übermäßiges Fett reduziert und eine schöne Gestalt entwickelt.

Abbildung 133

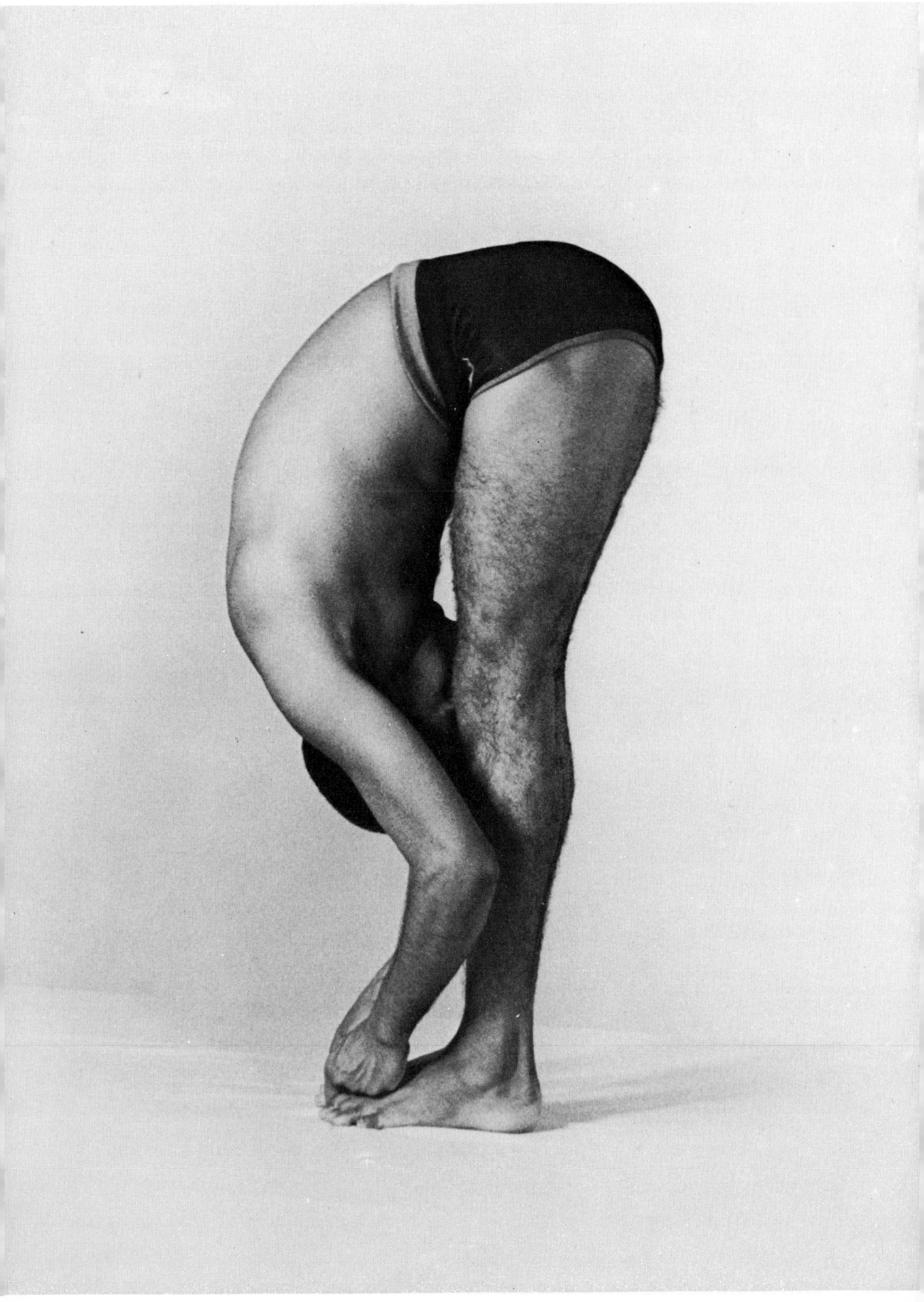

TECHNIK: **Pada Hasthasana** (Hände-zu-den-Füßen-Stellung)

VARIATION 2

Man spreize die Beine ein wenig, lege die Hände hinter den Rücken und fasse dort die rechte Hand mit der linken. Dann beuge man sich zum rechten Bein hinunter und drehe den Körper leicht zum rechten Bein. Man wiederhole die Übung mit dem linken Bein, beuge sich dabei leicht nach links.

Abbildung 134

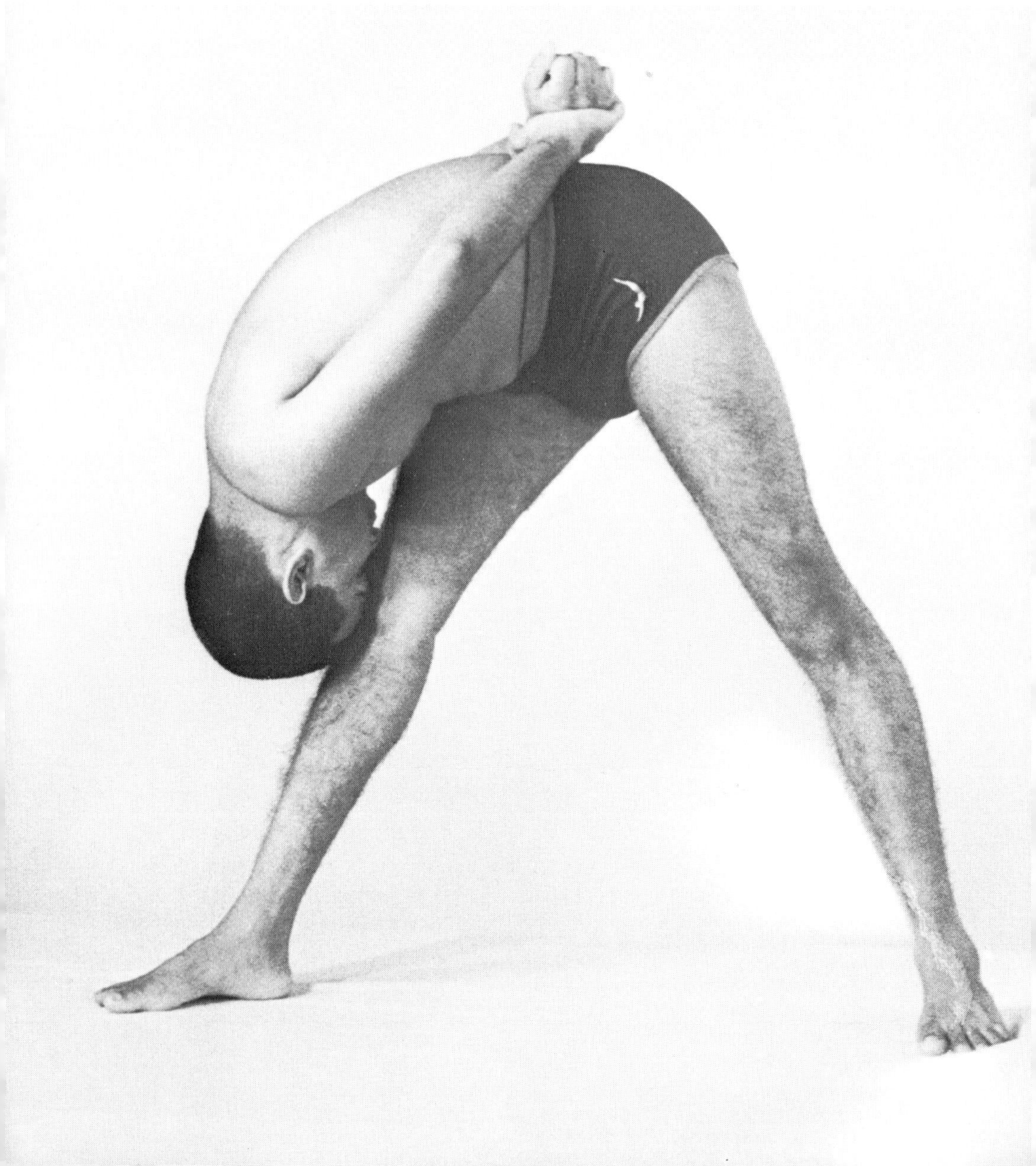

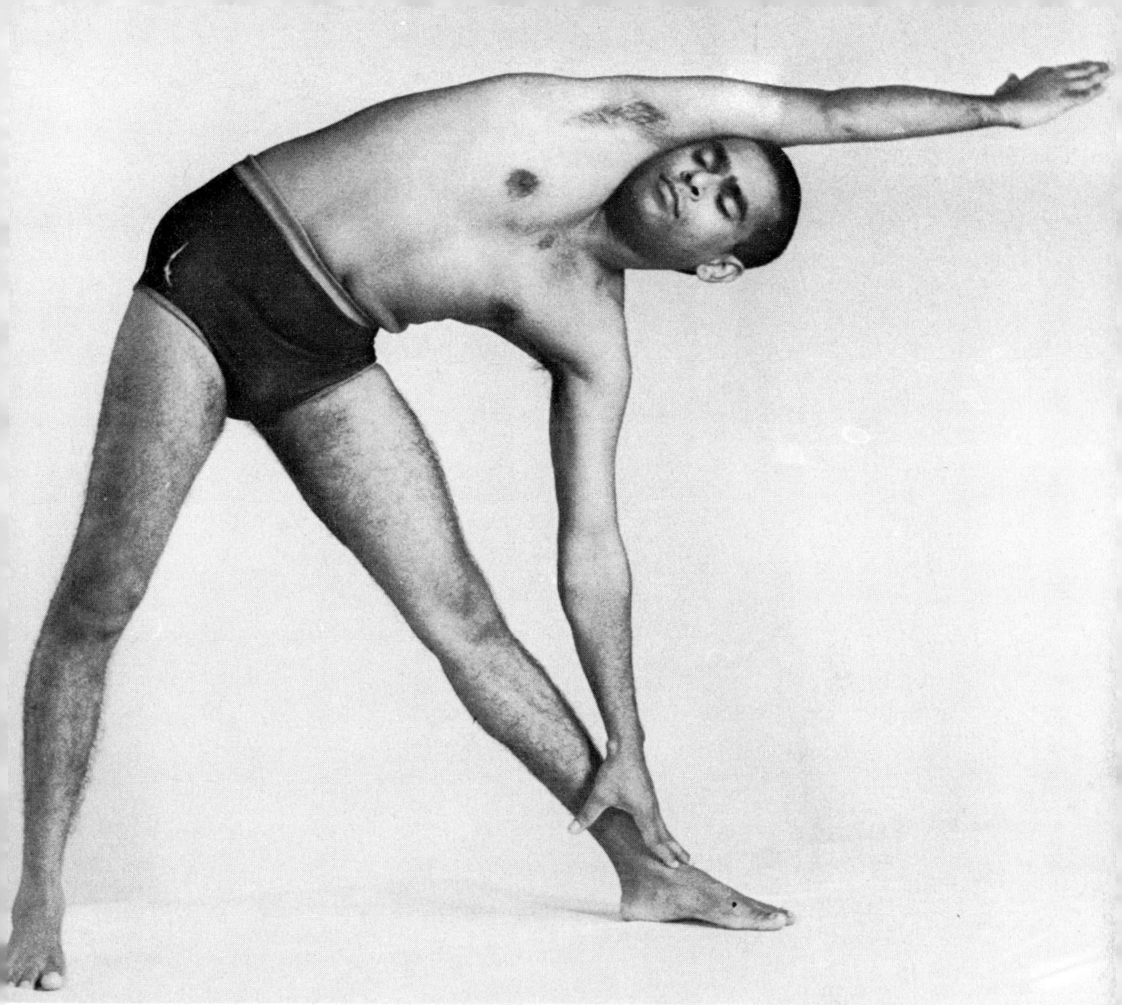

Abbildung 135

TECHNIK: **Trikonasan** (Dreieck)

VARIATION 1

Man stehe aufrecht, spreize die Beine etwa einen Meter auseinander und bringe die Arme, Handflächen nach unten, in Schulterhöhe, beuge sich langsam nach links und berühre mit der linken Hand die linken Zehen. Man bleibe fünf Sekunden in dieser Stellung und kehre dann langsam in die Ausgangsstellung zurück. Weder Arme noch Beine dürfen eingeknickt werden, während man sich hinunterbeugt und wieder aufrichtet. Dann beugt man sich aus der stehenden Stellung nach rechts hinunter und berührt die rechten Zehen mit der rechten Hand. Man bleibe wiederum fünf Sekunden unten und richte sich wieder auf. Man wiederhole diesen Vorgang viermal.

Abbildung 136

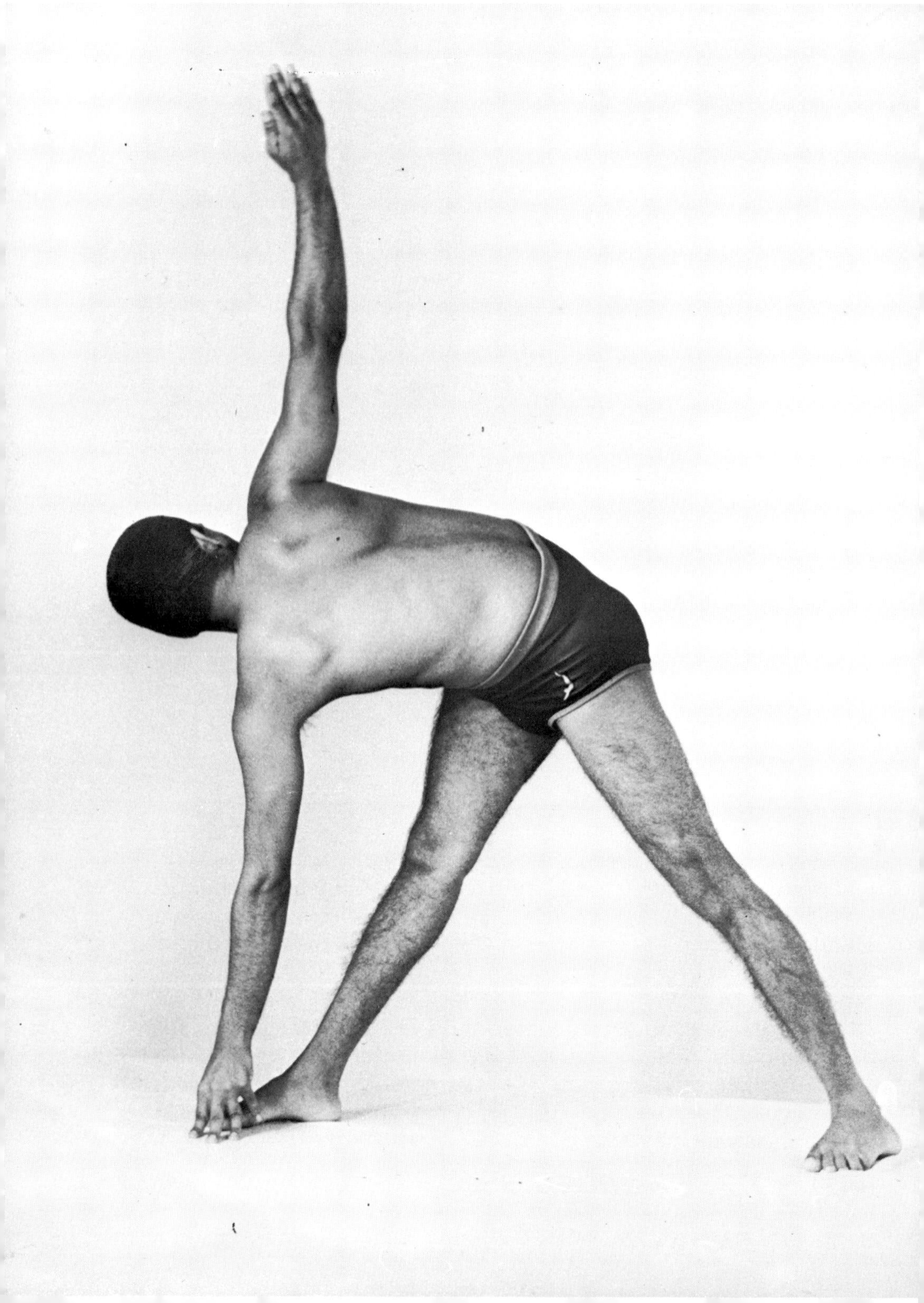

TECHNIK: **Trikonasan** (Dreieck)

VARIATION 2

Man spreize die Beine zur Seite, drehe den Körper und schaue nach hinten, beuge sich langsam hinunter und berühre mit der linken Hand den rechten Fuß. Der rechte Arm soll gerade gehalten werden, und die rechte Hand soll mit der linken eine gerade Linie bilden.

Die Dreieckstellung stimuliert die Spinalnerven und die Bauchorgane. Sie erhöht die Peristaltik des Darms und steigert den Appetit. Der Körper wird leicht; die Rumpfmuskeln werden zusammengezogen und entspannt und gestreckt. Der Rücken wird nach den Seiten gebeugt und die Muskeln dabei vollständig gestreckt. Das hält das Rückgrat elastisch.

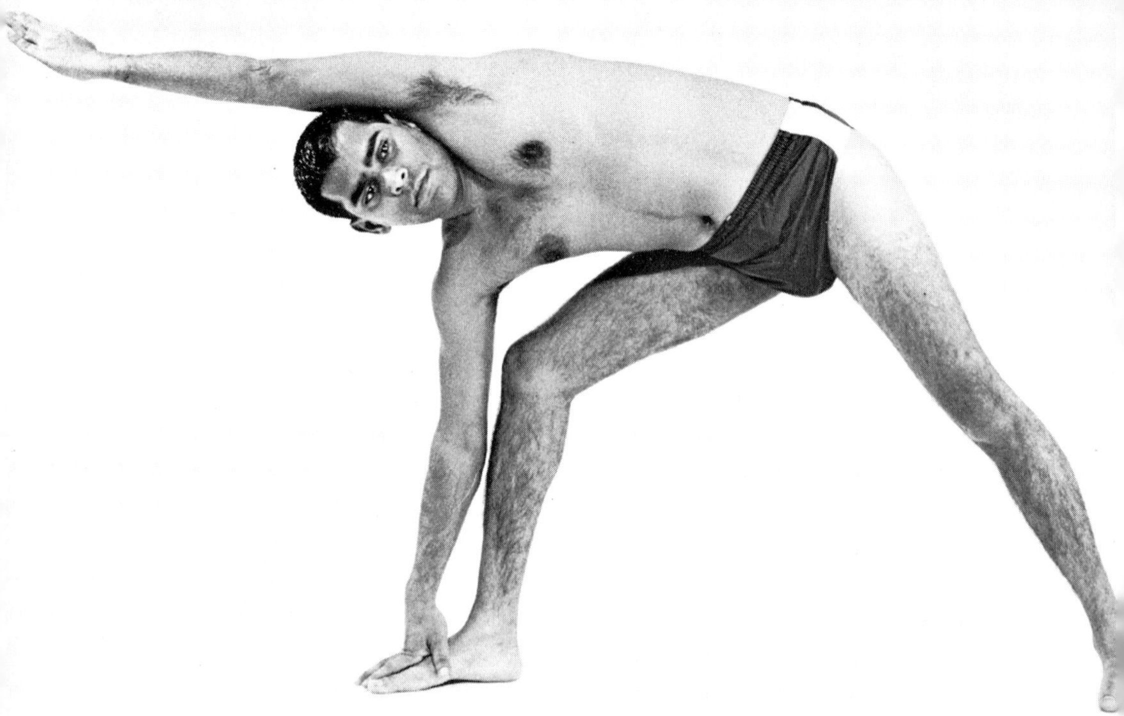

Abbildung 137

TECHNIK: **Trikonasan** (Dreieck)

VARIATION 3

Man spreize die Füße im Stehen etwa einen Meter oder mehr auseinander. Man beuge das rechte Knie leicht an und beuge den ganzen Körper nach rechts, bis man mit der rechten Hand den rechten Fuß berührt. Diese Übung ist einfacher als die erste. Anfänger und alte Leute sollten diese Übung machen, bevor sie die ersten beiden Variationen versuchen.

TECHNIK: **Trikonasan** (Dreieck)

VARIATION 4

Die Technik ist die der Variation 3, außer daß man nun den Rücken dreht und mit der linken Hand den rechten Fuß berührt. Dadurch erhalten zusammen mit der Beugung die Rückenmuskeln eine Drehung.

Abbildung 138

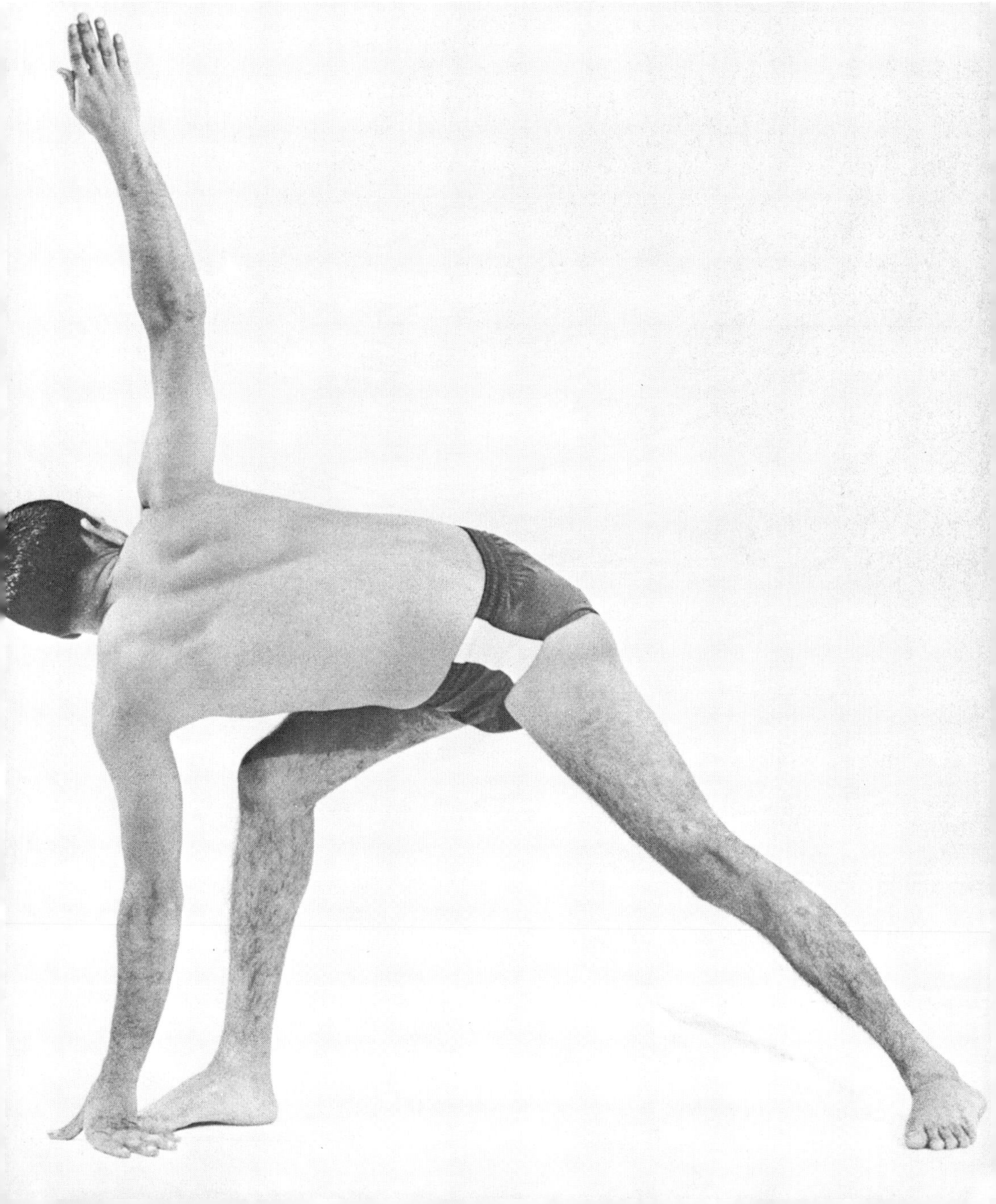

TECHNIK: **Sirangushtasana** (Kopf-Zehen-Stellung)

Diese Übung ist eine Variation der Dreieckstellung. Man spreize die Beine im Stehen so weit wie möglich, verschränke die Hände hinter dem Rücken und beuge sich zum rechten Fuß, bis die Nase den rechten Fuß berührt. Es ist eine Streckübung für die Oberschenkel- und Wadenmuskeln.

Abbildung 139

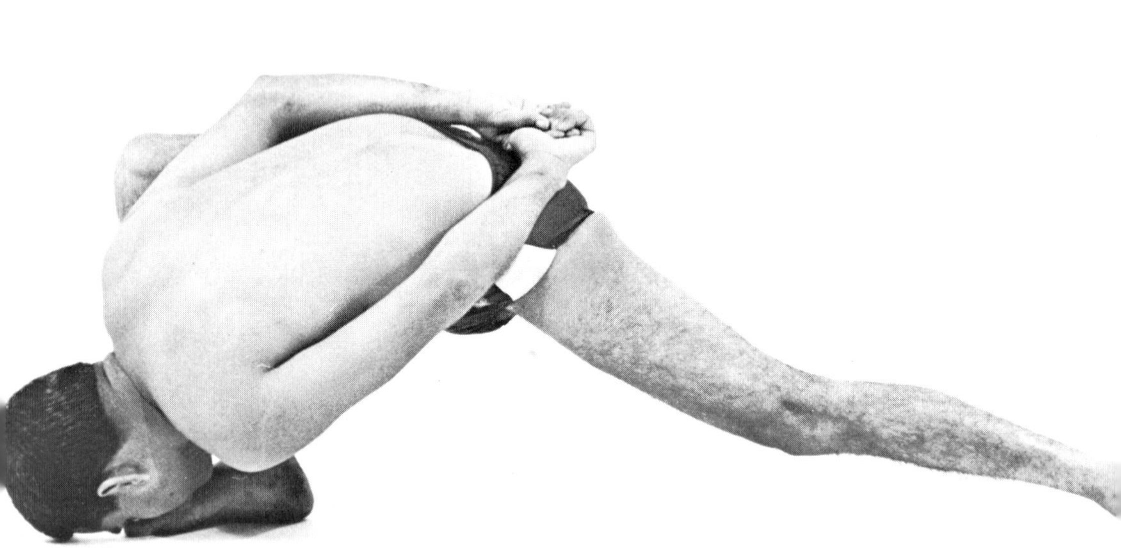

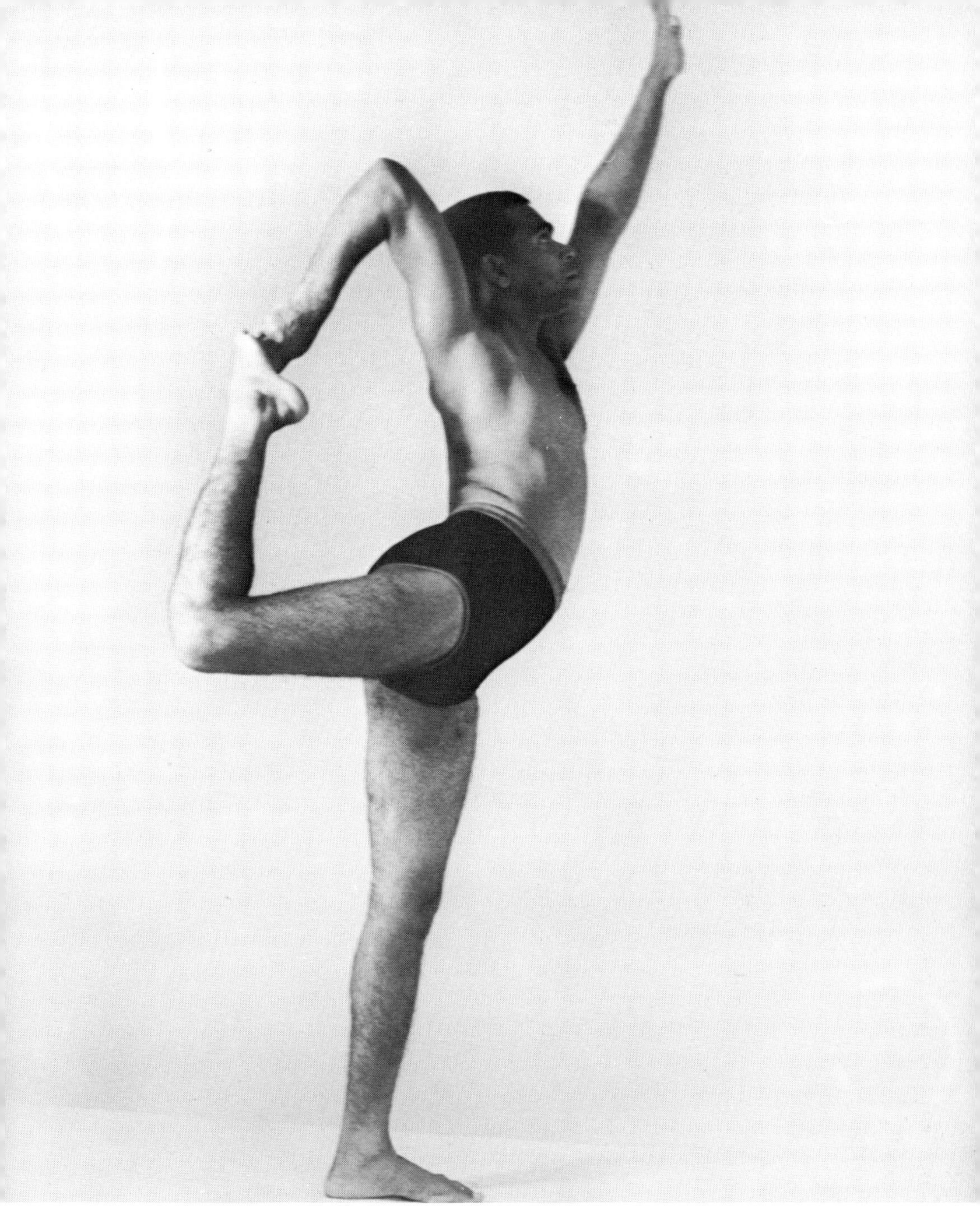

TECHNIK: **Natarajsan** (Gott-Nataraja-Stellung) *Abbildung 140*

Man stehe aufrecht, beuge das rechte Bein, erfasse die große Zehe und ziehe den Fuß zum Kopf.

Das ist eine ausgezeichnete Übung für die Beinmuskeln und den Rücken. Sie streckt zudem verschiedene Bänder.

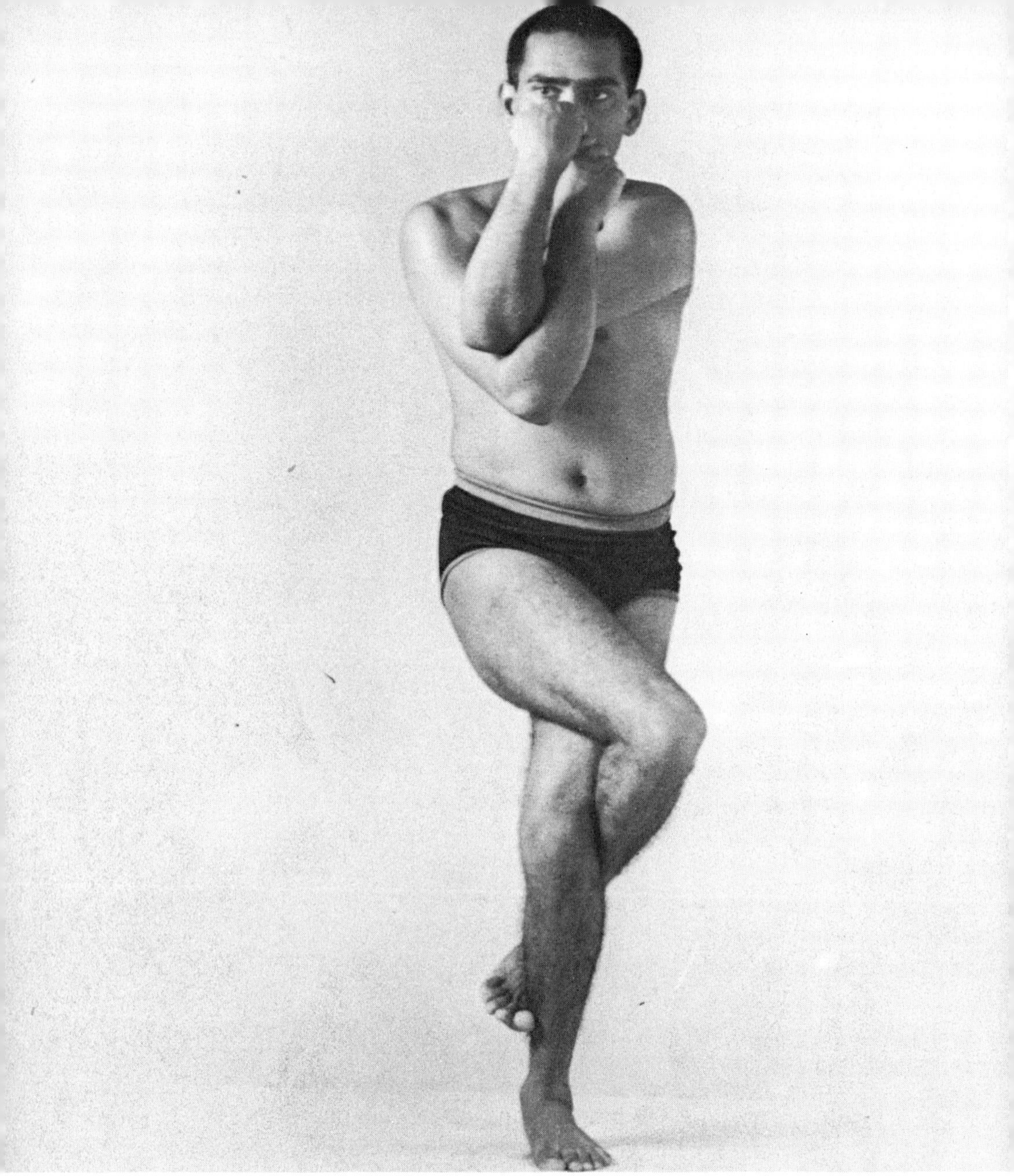

TECHNIK: **Garuda Asana** (Adler) *Abbildung 141*

Man stehe aufrecht, hebe das rechte Bein und schlage es über das linke. Man kreuze vor dem Körper die Ellbogen, wobei der linke oben zu liegen kommen soll, und presse die Arme zusammen. Man kehre die Stellung um mit Stand auf dem rechten Bein. Die Übung stärkt die Wadenmuskeln und reduziert überschüssiges Fett an den Oberschenkeln.

TECHNIK: **Vatyanasana** (Knie-Fuß-Stellung)

Man stehe aufrecht, beuge das rechte Bein und lege den Fuß auf den linken Schenkel. Dann beuge man langsam das linke Knie und bringe dabei das rechte Knie zum Boden hinunter. Man stehe auf dem Knie und dem anderen Fuß.

Das ist eine sehr gute Übung, um dem unteren Teil des Körpers Flexibilität zu verleihen.

Abbildung 142

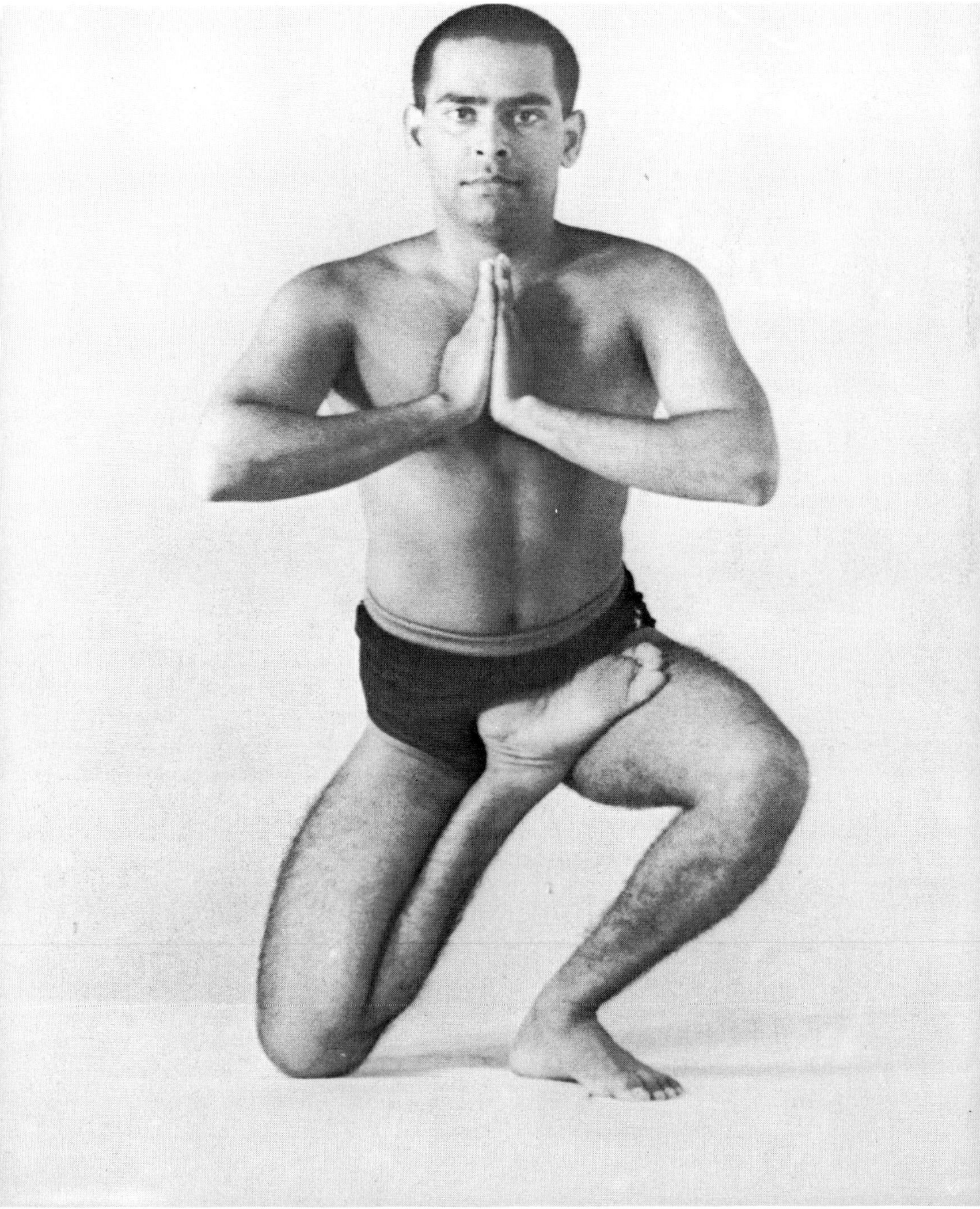

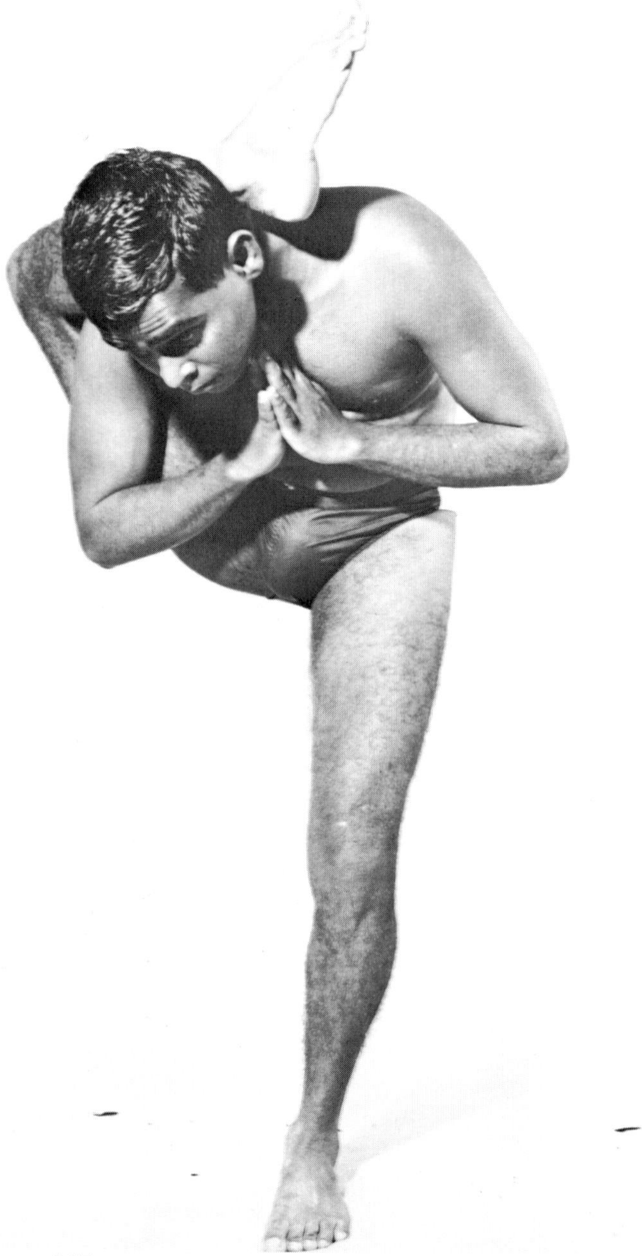

Abbildung 143

TECHNIK: **Beka Asana** (Kranich)

Man stehe aufrecht, ziehe mit Hilfe der Hände den rechten Fuß hinter den Kopf, strecke dann das linke Knie und richte den Körper so gerade wie möglich auf.

Man falte die Hände und balanciere auf einem Fuß. Bei Übungsbeginn kann man sich auch an einer Wand behelfen.

TECHNIK: **Eka Pada Hasthasan** (Bein-Hände-Stellung)

Man nehme die Kranichstellung ein, beuge sich langsam nach vorne, lasse den rechten Fuß fest im Genick eingeklemmt, bis der Kopf das linke Knie berührt.

Abbildung 144

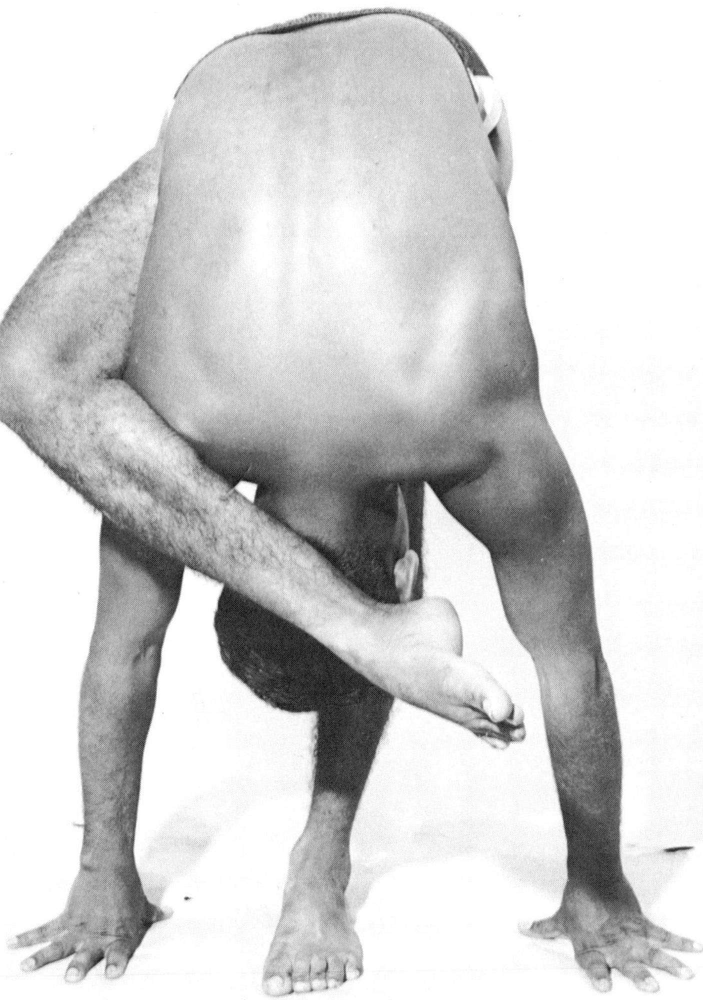

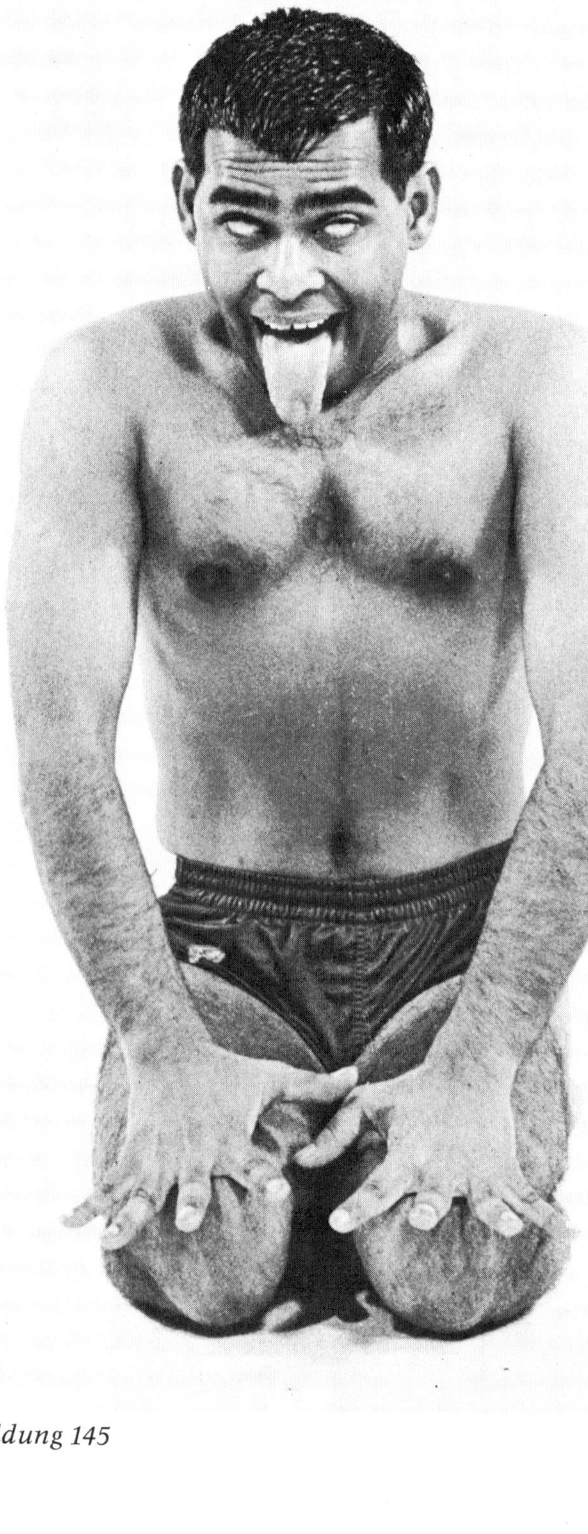

Abbildung 145

TECHNIK: **Simhasan** (Löwe)

Diese Stellung erinnert an einen wütenden Löwen und hat daher ihren Namen. Sie wirkt besonders auf Zunge und Kehle ein. Bei ihr muß die Zunge soweit wie möglich herausgestreckt werden, damit die Blutzirkulation der Zungenwurzel und der Kehle erhöht wird; die Augäpfel werden nach oben gedreht, und der ganze Körper wird angespannt, so, als ob ein Löwe sich darauf vorbereite, sein Opfer anzufallen.

Technik: Man nehme die kniende Stellung *(vajrasan)* ein, lege die Handflächen auf die Knie und lehne sich leicht nach vorne auf die Hände, strecke dann die Zunge soweit wie möglich heraus, indem man die Kehlmuskeln zusammenzieht; die Augäpfel werden gleichzeitig nach oben gerollt. Man atme während der Stellung so stark wie möglich aus. Man wiederhole die Übung vier- bis sechsmal.

Vorsicht! Alle schwierigeren Stellungen sollten nur unter der Anleitung eines Lehrers ausgeführt werden. Jedes Verdrehen von Muskeln oder Gelenken ohne Anleitung eines Lehrers kann starke Schmerzen hervorrufen. Diese können dann dazu führen, daß der Yoga-Schüler auch die einfachsten Übungen nicht mehr ausführen kann.

Ferner muß immer darauf geachtet werden, daß man sich bei den Übungen keinesfalls übernimmt.

Man entspanne sich am Ende der Übungen zehn bis fünfzehn Minuten lang.

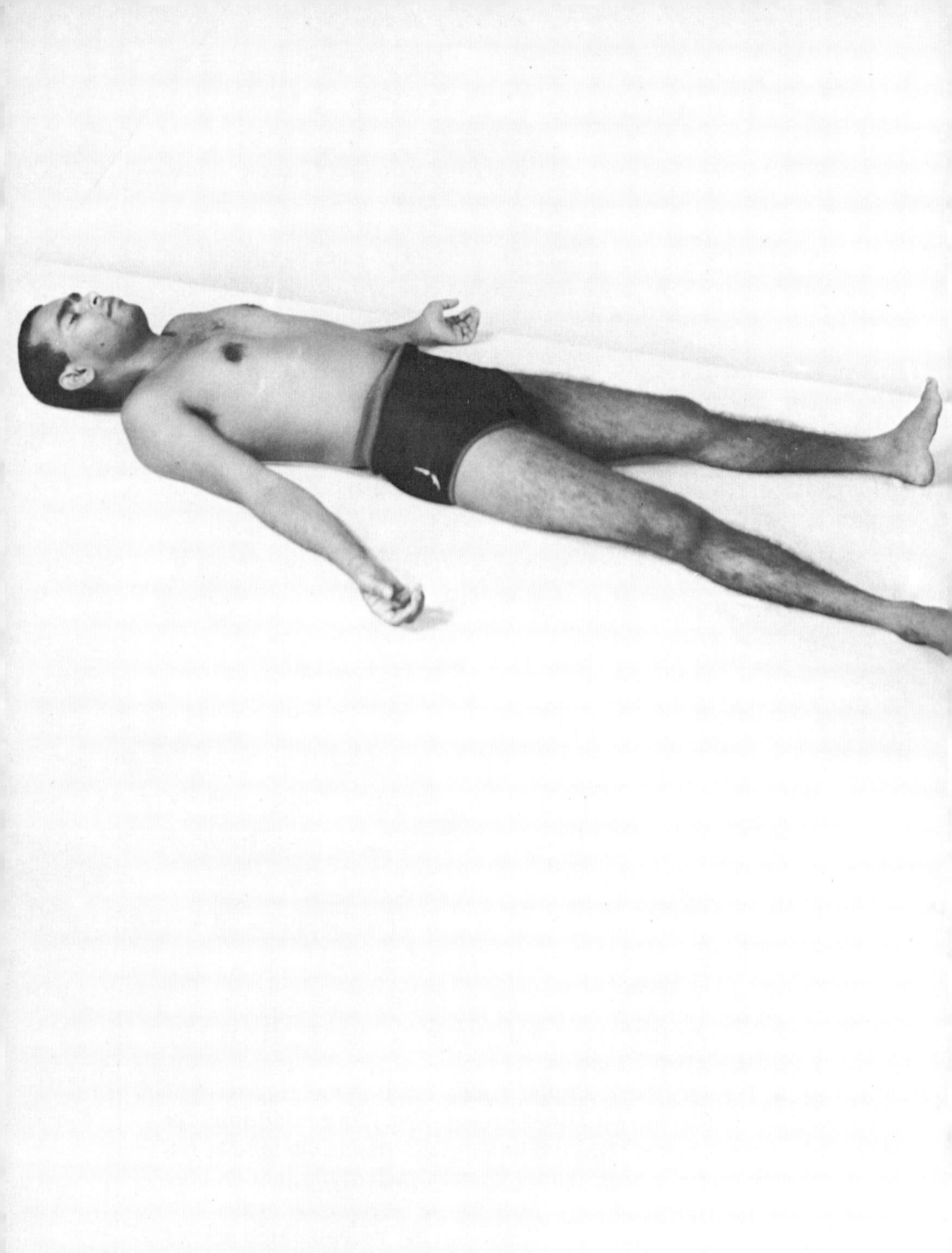

Abbildung 146

Kapitel 6

SAVASAN – LEICHENSTELLUNG UND ENTSPANNUNG

Eine der verschiedenen Maßnahmen, um ein Auto in tadellosem Zustand zu erhalten, ist die Kühlung; dasselbe gilt auch für den menschlichen Körper. Wenn Körper und Geist durch andauernde Arbeit überbeansprucht werden, vermindert sich ihre Fähigkeit, die ihnen von der Natur aufgegebene Funktion vollgültig auszuführen. Die modernen Formen des gesellschaftlichen Lebens, der Ernährung, der Arbeitsanforderungen und sogenannter Unterhaltungen wie Boxen und Ringen lassen den zivilisationsgeprägten Menschen von heute kaum noch zu einer Entspannung kommen. Aber es ist nicht nur schwierig geworden, sich zu entspannen, sondern man hat auch den natürlichen Weg der physischen Kräftesammlung während der Entspannungs- und Ruhephasen vergessen. Denn selbst wenn er ruht, verbraucht der sich durchschnittlich verhaltende Mensch ein erhebliches Maß an körperlicher und geistiger Energie.

Ein großer Teil der vom Köper produzierten Energie wird sinnlos vergeudet. Allein schon durch völlig unnötige Muskelspannungen geht eine enorme Menge an Energie verloren.

Es hat daher keinen Sinn, die Energiemenge zu erhöhen, wenn sie nur unnötigerweise verschwendet wird; denn eine Erhöhung der Energieproduktion bei Andauer einer sinnlosen Energieverschwendung bedeutet nur, daß die zusätzlich erzeugte Energie auch den sinnlosen Verbrauch erhöht. Deswegen sollte man, um körperliche und geistige Übungen richtig zu lernen, erst mal üben, sich zu beobachten, sich der Muskelspannungen bewußt zu sein und diese, wenn sie unnötig sind, vermeiden. Alle Yoga-Übungen basieren auf diesem Grundsatz.

Jede körperliche Tätigkeit spannt die Muskeln an; doch manchmal ertappen wir uns auch dabei, daß Muskeln völlig grundlos angespannt sind, selbst wenn wir ruhen. Ein verhältnismäßig ungeheuerliches Maß an körperlicher und geistiger Spannung wendet man z. B. auf, wenn man das Autofahren erst erlernt; bereits fünfzehn Minuten Fahrzeit können einen Anfänger ermüden; es kann zu Muskelschmerzen kommen. Andererseits kann ein geübter Fahrer viele Kilometer zurücklegen, ohne sich müde zu fühlen; denn bei ihm sind während des Fahrens die

Muskeln weitgehend entspannt. Obwohl die meisten Menschen Auto fahren, bringen es nur wenige fertig, völlig entspannt ihren Wagen zu steuern. Das bedeutet nun nicht, daß entspannt Fahren unvorsichtiges Fahren sei. Im Gegenteil! Der entspannt Fahrende reagiert schneller, als jener, der angespannt jede Minute mit einer Notbremsung rechnet; und zugleich verbraucht er auch wesentlich weniger Energie. Derselbe Vergleich kann auch auf die verschiedenen künstlerischen Tätigkeiten angewendet werden: Ein Genie arbeitet während seiner schöpferischen Tätigkeit bewußt oder unbewußt entspannt; und deshalb vermag er auf seinem Gebiet so viel zu leisten.

Bevor näher auf die Entspannung eingegangen wird, soll zunächst ihr Gegenteil, die Anspannung, untersucht werden. Wird eine Tätigkeit ausgeübt, werden nacheinander vier verschiedene Reaktionen ausgelöst. Sagen wir, man nimmt ein Buch vom Tisch. Zunächst wird diese Gedankenwelle ins Gehirn geleitet; das Gehirn sendet einen Impuls zu jenen Muskeln, die für die entsprechende Ausführung benötigt werden, und mit dem Impuls ein ausreichendes Maß an *Prana*-Energie für diese Muskeln. Das *Prana* wandert über die motorischen Nerven zu den Muskeln – deren Enden ziehen sich zusammen – und das Buch ist in unserer Hand.

Jede Tätigkeit, bewußt oder unbewußt ausgeführt, verbraucht *Prana*. Im Falle einer bewußt ausgeführten Tätigkeit sendet das Bewußtsein eine Nachricht an das Unterbewußtsein, das sofort dem Befehl gehorcht und *Prana* zu den entsprechenden Körperteilen leitet.

Wird eine Tätigkeit automatisch, unbewußt, durchgeführt – das Bewußtsein spielt also nicht mit – übernimmt das Unterbewußtsein die ganze Arbeit; es befiehlt selbst und führt selbst alles aus.

Wenn mehr *Prana* verbraucht zu werden droht, als der Körper aufbringen kann, treten Ermüdungserscheinungen auf. Auch das ist eine Möglichkeit, *Prana* zu verbrauchen, freilich eine, die vergeudet.

Eine andere Art des Energieverbrauchs ohne Muskeltätigkeit tritt bei Emotionen, Gefühlsbewegungen ein; dazu zählen z. B. Sorgen, Angst, Ärger und Neid. Niemand ist völlig frei von Emotionen, und nur wenige Menschen können sie unter Kontrolle oder zumindest innerhalb gewisser Grenzen halten. Unkontrollierte Emotionen können sehr schnell das im Körper vorhandene *Prana* aufbrauchen. Einige Minuten Ärger können mehr Energie kosten als ein ganzer Tag körperlicher Arbeit. Man braucht nur jemanden zu beobachten, der sich ärgert: Alle seine Muskeln spannen sich, die Fäuste ballen sich, und die Augen werden rot. Ist in einem solchen Zustand irgendein Teil des Körpers untätig? Das Herz schlägt wie wild, der Blutdruck steigt, und auch die Verdauung leidet. Der plötzliche Ausbruch des Ärgers löst eine Schockwelle im Nervensystem aus. Man stelle sich dann noch vor, wieviel Energie notwendig ist, um die verschiedenen Organe und Muskeln, die an der Gefühlsaufwallung beteiligt waren, wieder in ihren Normalzustand zu bringen. Solche Phänomene sind nicht auf Ausbrüche von Ärger beschränkt. Jede Gefühlswallung verlangt ihren Tribut vom Körper. Und leider, keine Medizin, keine Injektion, keinerlei Vitamine und keine Gesundheitsdiät lösen die Probleme eines Menschen, der von Sorge und Angst geplagt wird.

Doch auch wenn Ärger, Sorgen und Nöte überwunden sind, taucht ein weiterer Dämon auf, um uns unsere Energie zu stehlen – die geistige Ermüdung oder geistige Anspannung. Die durch diese Form der Anspannung vergeudete *Prana*-Energie kann mit einem Wasserhahn verglichen werden, aus dem beständig Wasser tropft. So wie in diesem Bild verschwenden wir unser *Prana* durch anhaltende Spannungszustände; und dieser ganze Vorgang wiederum beansprucht und ermüdet unsere Muskeln und inneren Organe.

Wenn jemand von Ärger übermannt wird, hat er das Bedürfnis, den Menschen, der den Ärger verursacht hat, zu schlagen; in dieser Absicht spannt er seine Muskeln. Aber der Verstand, der den Kampfinstinkt des Menschen überwacht, sendet einen unterdrückenden Gegenimpuls aus, der Schlag unterbleibt; die Befehle jedoch, einerseits zuzuschlagen, andererseits einzuhalten, überschneiden sich. Der Geist aber hat keine Zeit zu entscheiden, und so beginnen die Muskeln unter den entgegengesetzten Impulsen zu zittern. Doch auch wenn das Gefühl des Ärgers geschwunden ist, fehlt den Muskeln der Befehl zu entspannen, und sie bleiben zunächst noch angespannt. Wenn den Menschen niedere Emotionen überkommen, spannen sich in diesem ungezähmten und unkontrollierten Zustand des Geistes die Muskeln, und die Nerven werden aufgepeitscht. Hierbei werden für völlig unnötige Handlungen, die man weder stoppen noch kontrollieren kann, enorme Mengen an Energie verbraucht, und andererseits befinden sich die Muskeln unseres Organimus völlig unnötig in einer dauernden Spannung. Selbst wenn man ausruhen will, bleiben die Muskeln gespannt; und wenn man dann auch nur die geringste Arbeit ausführen will, betätigen sich unzählige Muskeln wie bei einer äußerst schwierigen und anstrengenden Arbeit.

In einem solchen Zustand benötigt man für das Aufheben eines Buches dieselbe Energie, die einen das Emporstemmen eines starken Mannes kostet, oder das Schreiben einiger Seiten auf der Schreibmaschine kostet ebensoviel Energie wie das Schreiben eines ganzen Buches; denn in diesem Zustand wird unablässig zusätzliche Muskelenergie verbraucht.

Man beobachte einmal, wie manche Leute gehen: Ihre Schultermuskeln sind angespannt. Manche Leute spannen sogar, wenn sie sitzen oder schreiben, völlig unnötig Schulter-, Arm-, Bein- und Bauchmuskeln an. Manche vermögen nicht einmal beim Schlafen ihre Muskeln zu entspannen und verbrauchen – wenn auch unbewußt – Energie.

Leider sind wir so geartet, daß wir mehr Energie darauf verwenden, die Muskeln für irgendeine Tätigkeit in Bereitschaft zu halten als für die tatsächliche Ausführung der Tätigkeit.

Um die Aktivitäten des Körpers und des Geistes ins richtige Maß und ins richtige Gleichgewicht zu bringen, müssen wir es lernen, mit der Energie, die unser Körper produziert, ökonomisch umzugehen. Deshalb sollte man die Fähigkeit entwickeln, sich richtig zu entspannen. Unter diesem Gesichtspunkt ist es nun wichtig, sich vor Augen zu halten, daß normalerweise der Körper im Verlaufe eines Tages alle die Stoffe und Energien produziert, die für den folgenden Tag erforderlich sind. Es kommt jedoch häufig vor, daß alle diese Stoffe und Energien in wenigen Minuten des Ärgers und der Verwirrung, einer schlechten Laune oder einer Verletzung, besonders wenn diese einen bestimmten Grenzwert erreichen, verbraucht werden. Manchmal kann ein einziger heftiger Wutanfall den gesamten Energievorrat eines Menschen vernichten.

Die Art, wie solche Emotionen ausbrechen, ablaufen und unterdrückt werden, wird oft zu einer Gewohnheit; die Folgen solcher eingefahrenen Verhaltensweisen aber sind fürchterlich, nicht nur für den Körper, sondern auch für den Geist.

Richtige Entspannung verbraucht fast keine Energie (*Prana*), denn wenn auch ein gewisses Quantum an *Prana* im Körper zirkulieren muß, um ihn im Normalzustand zu halten, bleibt der nicht verbrauchte, wesentlichere Teil erhalten.

Man sollte Entspannung nicht mit Trägheit verwechseln. Kindern, die sich auf natürliche Weise entspannen, sagt man keine Trägheit nach; aber nur wenige Erwachsene besitzen noch diese Fähigkeit des Entspannens. Meist sind solche Menschen für ihre Ausdauer, Kraft und Vitalität bekannt. Napoleon soll imstande gewesen sein, sich auf seinem Pferd zu entspannen, ja sogar zu schlafen, während um ihn herum gekämpft wurde. Viele große Staatsmänner und auch Heilige verdanken ihre Kraft der Entspannungsfähigkeit, einer Kraft, die es ihnen jederzeit ermöglicht, auch ein enormes Maß an Arbeit zu leisten und voll durchzuführen. Mahatma Gandhi und Swami Sivananda sind Beispiele aus unserer Zeit.

Man beobachte eine Katze, die vor einem Mauseloch auf der Lauer liegt. Sie liegt lässig, graziös, ohne jede Muskelanspannung und doch bereit, zuzuschlagen. Obwohl die Katze keinen Muskel spannt, ist ihre Ruhe eine durch und durch lebendige Ruhe, die, wenn es zur Aktion kommt, selten ihr Ziel verfehlt.

Um eine vollkommene Entspannung zu erreichen, wenden die Yogis drei Methoden an; es sind die Methoden der physischen, der geistigen und der spirituellen Entspannung. Für den Yogi ist keine Entspannung vollkommen ohne spirituelle Entspannung, und nur der Yogi kennt diese.

1. *Die physische Entspannung:* Wir alle wissen, daß jede Handlung das Ergebnis eines Gedankens ist, der bewußt oder unbewußt entsteht. In der Tätigkeit nehmen Gedanken Gestalt an, und der Körper reagiert entsprechend mit. Wenn eine Handlung ausgeführt werden soll, entsteht zunächst ein Gedanke im Geistzentrum, der sich zum Gehirn transmittiert, und fast absolut gleichzeitig leitet dieses die Nachricht durch die Nerven weiter, und es kommt zur Muskelkontraktion. So wie hinter der Muskelkontraktion und der Muskelanspannung Gedanken stehen, so stehen sie auch hinter der Entspannung. Genauso wie wir die Muskeln durch einen Befehl zur Kontraktion veranlassen, können wir die müden Muskeln auch durch einen Befehl entspannen. Dieser Entspannungsbefehl ist als Suggestion oder Autosuggestion bekannt, ein Befehl, der Muskeln und innere Organe zu entspannen vermag. Da wir jedoch über jene Organe, die nicht dem Einfluß unseres bewußten Willens unterliegen, wie Herz, Lunge, Leber und Gehirn keine Kontrolle haben, können wir ihnen auch keinen Entspannungsbefehl auf direktem Weg übermitteln. Aber auch diese Organe brauchen Ruhe und Entspannung, um ihre Arbeit wirksamer fortsetzen zu können. Deshalb verwenden die Yogis für diese Organe das Unterbewußtsein, das alle automatischen Funktionen dieser unwillkürlichen Organe, auch auf einen Entspannungszustand hin, kontrolliert.

Über das Unterbewußtsein und die Suggestionen, die bewußt gegeben und vom Unterbewußtsein ausgeführt werden, wird an einer anderen Stelle dieses Buches gesprochen. Während einer Entspannung sendet der bewußte Geist eine Botschaft an ein bestimmtes Organ, z. B. an das Herz oder die Leber. Diese Botschaft wird vom Unterbewußtsein aufgenommen und der Befehl sofort ausgeführt. So kann man auch die unwillkürlichen Organe entspannen. Eine physische Entspannung beginnt man von den Zehen an aufwärts, und eine autosuggestive Entspannung läßt man durch die Muskeln gehen und bis zu den Augen und zum Kopf sich ausbreiten. Und allmählich vermag man auch Befehle an die Nieren, die Leber usw. zu senden, auf einem völlig internen Weg.

2. *Geistige Entspannung:* Andauernde geistige Spannung infolge meist unnötiger Sorgen und Angst kostet mehr Energie als physische Spannung. Verfällt man in geistige Spannung, sollte man sich bewußt auf den Atem konzentrieren und ein paar Minuten lang langsam und rhythmisch atmen. Dadurch läßt sich eine geistige Spannung abbauen, man wird ruhig und verspürt ein schwebendes Gefühl, als wäre man leicht wie eine Feder; ein Gefühl des Friedens und der Freude kehrt ein.

3. *Spirituelle Entspannung:* Wie sehr man es auch versuchen mag, den Geist zu entspannen, so erreicht man dennoch keine völlige Lösung aller Spannungen und Sorgen im geistigen Raum. Um das zu erreichen, muß man zur spirituellen Entspannung fortschreiten. Solange sich das Ich des Menschen mit Körper und Geist identifiziert, wird es Sorgen, Angst, Furcht und Ärger unterliegen, die wiederum neue Spannungen erzeugen. Yogis wissen, daß es keine vollständige Entspannung geben kann, wenn man sich nicht von seiner Körper-Verhaftetheit und seiner Ich-Bewußtheit lösen kann. Daher sollte man nach jeder geistigen Entspannung einen Lösungsprozeß aus jener Befangenheit ansetzen und sich mit dem allesdurchdringenden, allmächtigen, vollkommen friedvollen und freudvollen Selbst in seinem eigenen Inneren identifizieren; denn der Quell aller Macht, allen Wissens, jeglichen Friedens und aller Stärke befindet sich in der Seele, nicht im Körper. Der Mensch ist ein Opfer aller seiner niederen Emotionen geworden, weil er sich mit seinem Körper und seinem Geist identifizierte. Der einzige sichere Weg, sich aus diesen Klauen zu befreien, ist das Bejahen seiner wahren Natur, das heißt zu wissen: »Ich bin reines Bewußtsein oder Selbst.« Diese Identifikation mit dem Selbst vervollkommnet erst den Vorgang der Entspannung. Die darauf angesetzte Entspannungsstellung ist das *savasan* oder die Leichenstellung (Abbildung 146).

Kapitel 7

DIE NATÜRLICHE ERNÄHRUNG DES MENSCHEN

Wir verglichen den menschlichen Körper mit einem Auto; es braucht Energie, um zu fahren. Der physische Körper des Menschen entnimmt die benötigte Energie der Nahrung, dem Wasser und der Luft. In diesem Kapitel soll erläutert werden, wie notwendig eine natürliche Ernährung für den Menschen ist.

Nahrung ist für den Körper aus zwei Gründen notwendig: einmal um die benötigte Energie zu erzeugen, zum anderen, um das Gewebe immer wieder zu erneuern. Wäre dieser Brennstoff, im Falle des Körpers also die Nahrung, nicht verwertbar, müßte sich der Körper selbst aufzehren. Es käme zu einem Verlust an Körpergewebe und infolgedessen zu einer Gewichtsabnahme – wie ja andernfalls das Körpergewicht zunimmt in dem Maße, in dem dem Körper Nahrung zugeführt wird.

Der Körper benötigt für Erneuerung und Aufbau folgende vier Grundstoffe: 1. Eiweiß (Protein) oder stickstoffhaltige Nahrung, 2. Kohlehydrate, 3. Fette, 4. Mineralien.

Im Gemüse finden sich diese vier Grundstoffe in einem reichlicheren Maße als im Fleisch. Höher ist zum Beispiel der Anteil an Stickstoffverbindungen (Proteinen) in Nüssen, Erbsen, Bohnen, Milch und Käse. Hohe Anteile an Kohlehydraten (Stärke und Zucker) enthalten z. B. Weizen, Hafer, Reis und andere Körnerfrüchte, Kartoffeln u. a.

Fette lassen sich aus nahezu allen proteinreichen Nahrungsmitteln entnehmen, ferner aus allen pflanzlichen Ölen. Ebenso lassen sich die für den Organismus so wertvollen Mineralien aus pflanzlicher Nahrung gewinnen; sie bietet Eisen, Kalium, Kalzium, Natrium u. a., die für Ausscheidung, Antisepsis, Blutreinigung und als Erzeuger elektromagnetischer Energie wichtig sind. Den Großteil des Bedarfes an organisch gebundenen Mineralien bieten also Früchte und Gemüse. Zugleich tragen sie wesentlich dazu bei, die Alkalireserve im Blut zu erhalten; diese wiederum ist wichtig, damit das Blut den Lungen eine gleichbleibende Menge Kohlendioxyd zur Ausscheidung zuführen kann.

Gemüse ist aber auch die wichtigste Vitaminquelle. In den roh eßbaren Gemüsen wie grünem Salat, Spinat, Kohl und Tomaten finden sich die drei wichtigsten Vitaminkomplexe A, B und C. Die

Vitamine A und B werden durch Kochen nicht wesentlich angegriffen, wohl aber können sie beim Braten zerstört werden. Das Vitamin C, notwendig für die Knochenbildung und gesunde Zähne, ist in Früchten, Grüngemüse und in geringerem Maße auch in frischer Milch enthalten; es zersetzt sich aber beim Erhitzen, Trocknen, Entwässern, Konservieren, beim Abfüllen in Dosen und beim Waschen.

Milch ist eine voll ausreichende Proteinnahrung. Wenn also die Nahrung aus Milch und Molkereiprodukten, aus frischen Früchten, Orangen, Zitronen, Ananas, Blattgemüsen (Salaten) und ganzen Körnern besteht, so ist das für den Menschen die ideale und vitaminreiche Kost.

Früchte und rohes Gemüse enthalten zudem Antiskorbut-Substanzen, die vor mancherlei Krankheiten schützen. Fleisch dagegen kann in einem hohen Maße mit so bedrohlichen Krankheitserregern wie Trichinen, Eingeweidewürmern u. a. behaftet sein, und diese übertragen sich sofort auf den Menschen, der solche Nahrung zu sich nimmt.

Viele Ärzte und Diätiker verbieten heute ihren Patienten die Fleischkost, nicht nur um Leiden wie Gicht, Rheumatismus u. a. zu beheben, sondern auch um harnsäurebedingten Krankheiten vorzubeugen. An Vegetariern konnte man die Feststellung machen, daß Verletzungen viel schneller heilen und daß die Gefahr fieberhafter Infektionen und die Neigung zu hohen Temperaturen erstaunlich gering sind.

Anerkannte französische und englische Ärzte haben bewiesen, daß viele Zivilisationskrankheiten auf Harnsäureablagerungen in den Muskelfasern zurückzuführen sind, die wiederum durch Fleischkonsum verursacht sind. Wenn dem Stoffwechsel durch Fleischkonsum noch ein Sondermaß an Harnsäure zugeführt wird, muß der Körper nicht nur die selbst produzierte Menge ausscheiden, sondern zusätzlich noch die aus dem Fleischkonsum stammende.

Z. B. enthält ein halbes Kilogramm Leber etwa ein Gramm Harnsäure oder ein halbes Kilogramm Beefsteak etwa ein dreiviertel Gramm; der tägliche, von den Nieren bewältigbare Harnsäure-Umsatz des Körpers beträgt aber weniger als ein halbes Gramm. Können aber nun die Leber und die Nieren den Überschuß nicht ausscheiden, so wird die verbleibende Harnsäure zur Brutstätte für Gicht, Rheumatismus, Kopfschmerzen, Epilepsie, Krämpfe, Nervosität usw. Es ist einleuchtend, daß Kuren nur geringe Heilerfolge erbringen, solange der Patient weiterhin Fleisch konsumiert.

Es mag sein, daß ein Fleischesser an Körperkraft gewinnt, aber an Ausdauer ist ihm der Vegetarier überlegen. Ein Vegetarier kann unter härtesten Bedingungen sehr lange Zeit arbeiten, ohne zu ermüden. Ein Fleischesser wird dagegen eine kräftezehrende Arbeit für eine gewisse, meist nur kurze Zeit durchhalten, dann aber bald den Kräfteschwund spüren und hungrig werden. Natürliche Ernährung fördert aber nicht nur die Abwehrkräfte gegen Krankheiten, sondern verlängert auch das Leben.

Der älteste Mensch, der je in England gelebt hat, ein gewisser Thomas Parr, starb 1635 in einem Alter von 152 Jahren und 9 Monaten, und er starb nicht einmal an Altersschwäche. Er hatte nach einer besonderen Diät gelebt, die aus Milch, Käse und hartem Brot bestand. Mit 120 Jahren hatte er noch einmal geheiratet. Er starb, als er nach London gefahren war und dort zum erstenmal ein üppiges Mahl und Wein genossen hatte. Bei der Autopsie fand Dr. William Harvey den Körper Parrs in ausgezeichneter Verfassung und nannte als Todesursache »nur Blutfülle, verursacht durch schwelgerisches Leben.«

Prof. H. M. Ami, ein bekannter Geologe aus Montreal berichtet in seiner »Geographie von Nordamerika«, daß in prähistorischer Zeit zur Nahrung des Menschen Fleisch nicht gehört habe. Nach seiner Aussage wurde der Mensch erst dann zum Fleischesser, als die Nußbaumwälder und die wild wachsenden Obstbäume durch die fortschreitende Vergletscherung der nördlichen Erdkugel während der Eiszeit vernichtet wurden.

Ursprünglich stammte die gesamte Nahrung aus dem Pflanzenreich, das ja die Sonnenenergie in sich aufnimmt und speichert. Der Nährwert des Fleisches besteht im Grunde aus dem Energie-Überschuß, den das Tier selbst nicht verbraucht hat. Frißt ein Tier das Fleisch eines anderen, nimmt es genau genommen vegetarische Nahrung aus zweiter Hand zu sich, d. h. die energiemäßig nicht genützten Teile des Fleisches, und somit ist die pflanzliche Nahrung die ursprüngliche Quelle aller tierischen Energie.

Hier muß auch darauf hingewiesen werden, daß auch der Mensch hauptsächlich das Fleisch von Pflanzenfressern ißt, nämlich von Rindern, Schweinen, Schafen, Ziegen, Pferden, Hühnern usw. Sogar bei den Wildtieren bevorzugt der Mensch das Fleisch von Rotwild, Hasen, Wildschweinen und keineswegs das Fleisch von Raubtieren wie Tigern, Löwen oder Leoparden. Dieser Hinweis allein zeigt schon, daß auch der Mensch die von Pflanzenfressern in Fleisch umgesetzten Nährstoffe der Pflanzen übernimmt.

Die gesamte fleischliche Nahrung, die der Mensch für gewöhnlich zu sich nimmt, ist jedoch unausgewogen. Sie enthält ein Zuviel an Proteinen, jedoch kaum Kalzium und wachstumsfördernde Vitamine, obwohl diese ursprünglich dem Pflanzenreich entnommen wurden. Die Pflanzen entziehen dem Erdreich Kalzium und wandeln es in organische Verbindungen um; die Blätter bilden mit Hilfe des Sonnenlichts Vitamine.

Ein weiteres Beispiel für pflanzliche Nahrung aus zweiter Hand bieten uns die Eskimos. Sie essen die rohen gefrorenen Mägen der Rentiere, um die Vitamine zu erhalten, die sich in der Gras- und Pflanzennahrung des Magens befinden. Die Eskimos müssen sich so ernähren, da sie keine andere Wahl haben.

Ein anderer wichtiger Einwand gegen die Fleischkost ist der, daß von allen Lebensmitteln das Fleisch am schnellsten verdirbt; auch Eier verfaulen. Milch und Gemüse aber trocknen nur oder gären, Prozesse, die weit weniger schädlich sind als das Verwesen des Fleisches. Es ist nachgewiesen, daß tierisches Eiweiß doppelt so schnell in Verwesung übergeht wie pflanzliches. Durch die Fäulnis werden hochgiftige Toxine freigesetzt.

Ferner befallen auch verschiedene Tierparasiten die menschlichen Eingeweide, am häufigsten der Rinder-, Schweine- und Fischbandwurm, Rundwürmer, Trichinen, Fadenwürmer, Hakenwürmer und der Leberegel.

Diese Parasiten gelangen mit den Speisen, die mit Wurmeiern oder ausgewachsenen Parasiten verseucht sind, durch den Mund in den Körper. Aus den Eiern entwickeln sich Würmer, und diese leben und vermehren sich in den Eingeweiden. Bei manchen Arten gelangen die Würmer in den Vorstadien ihrer Entwicklung ins Blut, verbreiten sich im Körper, in der Leber, im Gehirn, in den Lungen und Muskeln und kehren dann wieder in die Gedärme zurück.

Im allgemeinen werden diese Würmer mit infiziertem Rind- und Schweinefleisch und natürlich auch mit verseuchtem Wasser aufgenommen. Der Wurmbefall gibt nicht immer völlig typische Krankheitssymptome, und in vielen Fällen merkt man lange Zeit überhaupt nichts. Die am häufigsten auftretenden Symptome beim Menschen sind Bauchschmerzen, unregelmäßiger Stuhlgang, Jucken des Afters, Erbrechen, Kopfschmerzen, Appetitlosigkeit und Depressionen.

In manchen Fällen kommt es zu schwerer Anämie, oder es werden mit dem Stuhl Blut und Schleim zusammen mit Parasiten und Wurmeiern ausgeschieden. Normales Kochen vernichtet diese Würmer in der Regel nicht, da sie auch gegen sehr hohe Temperaturen unempfindlich sind.

Lebendes Muskelgewebe ist elastisch, totes hingegen steif, da das Gewebeeiweiß gerinnt. Fleisch bleibt zäh und erreicht seine

Weiche nicht mehr zurück, bis es verwest. Das ist auch der Grund, warum man Fleisch abliegen läßt, d. h. eigentlich bis zu einem Grade verderben läßt.

Experimente von Farger und Walepole, veröffentlicht in der Zeitschrift »Journal of Physiology and Pathology«, zeigen, daß verfaultes Fleisch viele giftige Substanzen enthält, auch solche, die den Blutdruck erhöhen. Deshalb verbieten manche Ärzte Patienten, die an Arteriosklerose oder hohem Blutdruck leiden, den Fleischgenuß. Eine solche Einschränkung schützt zudem nicht nur vor den Fäulnisstoffen des Fleisches, sondern auch gegen Weiterfäulnis der unverdauten Fleischreste in den Eingeweiden des Patienten.

Der folgende Bericht über ein Experiment mit Kaninchen beweist, daß übermäßiger Fleischgenuß einer der Gründe für Arterienverhärtung ist:

Die eine Gruppe der Kaninchen wurde mit Brot und Fleisch gefüttert, die andere bekam überhaupt kein Fleisch. Beide Gruppen wurden im Labor ansonst unter gleichen Bedingungen gehalten. Nach einigen Wochen entwickelten sich in den Blutgefäßen der Kaninchen, deren Futter ungefähr 36% Eiweiß (hauptsächlich Fleisch) enthielt, ausgedehnte harte Kalkablagerungen, während sich bei keinem Kaninchen der anderen Guppe Arterienerkrankungen zeigten. Die fachmännische Untersuchung der verhärteten tierischen Arterien ergab, daß sie den menschlichen, durch Arteriosklerose verursachten glichen.

Eine weitere wichtige Feststellung in diesem Zusammenhang ist, daß der gefürchtete Krebs in Ländern weithin vegetarischer Ernährungsweise unbekannt ist. Die Zahl der Krebserkrankungen steigt jedoch in Ländern, in denen durch den wirtschaftlichen Wohlstand der Fleischkonsum zunimmt.

Abgesehen von den schädlichen Einflüssen des Fleischgenusses auf den menschlichen Körper wären auch noch ethische Einwände in Betracht zu ziehen, nämlich das Töten unschuldiger Tiere.

Pferde, Hunde und Rinder können lernen, sich erinnern, lieben, hassen, trauern, sich freuen und leiden wie Menschen, nur ist die tierische Erlebniswelt begrenzter. Jedes Geschöpf weiß aus natürlichem Instinkt, wie es sein Leben schützen kann. Wenn Tiere jedoch lernen, daß Menschen harmlos sind, vergessen sie diesen natürlichen Instinkt.

In Hardwar am Ganges können die Pilger Hunderte von Fischen beobachten, die darauf warten, von den Touristen gefüttert zu werden. Diese Fische haben instinktiv gelernt, daß die Menschen ungefährlich sind; das Fischen ist in diesem Pilgerzentrum verboten. Wenn man ins Wasser watet, muß man die bettelnden Fische sogar verjagen. In anderen Teilen desselben Flusses kann man jedoch Fische weder sehen, geschweige denn fangen.

Die erstaunlichen Tricks, die die intelligenten Delphine und Seehunde im »Los Angeles Marine Land« vorführen, muß man, um sie zu glauben, gesehen haben; sie spielen Basketball, blasen Hörner, löschen Feuer und gehorchen den Befehlen ihrer Wärter, als könnten sie die menschliche Sprache verstehen.

Tiere wissen instinktiv, wenn sie für das Schlachthaus bestimmt sind. Obwohl sie stumm sind, bitten ihre wäßrigen Augen um Erbarmen vor der Grausamkeit des Menschen. Das Muhen des Kalbes, das Brüllen des Bullen, das Schnattern der verängstigten Gänse und die Schreie von Hunderten anderer Tiere protestieren gegen dieses Unrecht, die mitleidlose Zerstörung des Lebens unschuldiger und hilfloser Tiere durch sogenannte zivilisierte und höhere Wesen.

Genausowenig wie wir Leben erschaffen können, haben wir das Recht, Leben zu vernichten. Jede Handlung ruft eine Reaktion hervor, und jede gute oder böse Tat trägt entsprechend gute oder böse Früchte. Das ist ein göttliches Gesetz, und kein Mensch kann es ändern. Wenn dem Menschen Erlaubnis gegeben ist, Tiere zu töten und ihr Fleisch zu essen, in Berufung auf die Bibel, dann ist auch dem Tier Erlaubnis gegeben, Menschen zu reißen und zu verzehren: »Und nach eurem Leben will ich trachten; gemäß der Behandlung eines jeden Tieres will ich danach trachten.«

Viele Gläubige und Mönche enthalten sich des Fleischgenusses. Eine Sekte katholischer Mönche in Iowa verzichtet auch auf Fisch und Eier.

Die Wissenschaft bestätigt heute die Bibelworte von den Nahrungsgewohnheiten der ersten Menschen auf der Erde: »Dann sprach Gott: Seht, ich übergebe euch alles Kraut, das Samen hervorbingt auf der ganzen Erde, und alle Bäume, die samentragende Früchte hervorbringen; das sei eure Nahrung.« Gen. 1, 29.

Wenn Fleisch also nicht die dem Menschen ursprünglich zugeordnete Nahrung ist, was soll der Mensch dann zur Förderung seiner körperlichen und geistigen Entwicklung zu sich nehmen? Denn jede Art von Speise wirkt sich auch auf den Geist aus.

Gemäß der *Bhagavad Gita* gibt es drei Arten von Nahrung, nämlich »*sattwige*« (reine Nahrung), »*rajasige*« (anregende Nahrung) und »*tamasige*« (unreine und verdorbene Nahrung).

Milch, Butter, Früchte, Gemüse und Körner gehören zur reinen oder *sattwigen* Nahrung. Gewürz, scharfe Zutaten, Fleisch, Fisch, Eier, Alkohol sind der stimulierenden oder *rajasigen* Nahrung zuzuordnen, während verdorbene, verfaulte oder überreife Nahrungsmittel zur unreinen oder *tamasigen* Nahrung zählen.

Die Vorliebe eines Menschen für eine der oben genannten Nahrungsarten entspricht dem Stand seiner geistigen Entwicklung. Spirituell und geistig fortgeschrittene Menschen bevorzugen reine Nahrung, durchschnittliche, weltbezogene Menschen stimulierende (*rajasige*) und unreine (*tamasige*), geistig unterentwickelte Menschen verdorbene oder gar faulige. Reine Nahrung macht rein, beruhigt den Geist und hat neben der nährenden auch pflegende Bedeutung für den Körper. *Rajasige* Nahrung erregt im Menschen tierhafte Leidenschaften, sein Geist wird ruhelos; sie verursacht auch nervöse und Kreislaufbeschwerden wie hohen Blutdruck, Verhärtung der Arterien und die früher erwähnten Harnsäure-Erkrankungen.

Der dritte Typ, die *tamasige* oder unreine Nahrung, macht den Menschen stumpf und faul; seine Denkfähigkeit verringert sich, und er sinkt auf das Niveau von Buschmännern und Tieren hinab. Er hat keine hohen Ziele und Lebensideale. Sein Körper leidet an chronischen Krankheiten. Er wählt instinktiv jenen Nahrungstyp, der dem Grad seiner geistigen Reinheit entspricht.

In jedem Lande jedoch können wir erleben, daß plötzlich Menschen von der unreinen und stimulierenden Nahrung zur reinen überwechseln, gemäß dem Fortschritt ihrer geistigen Entwicklung; Nahrung, die einst ihrem Gaumen und ihren geistigen Gelüsten entsprach, verachten sie nun, ja sie hinterläßt sogar einen unangenehmen Geschmack. Es ist eine interessante Feststellung, daß Vegetarier selten zu der wertloseren Nahrungsart überwechseln, Nichtvegetarier jedoch häufig zu reinen Speisen. Wenn der Mensch sich geistig weiterentwickelt, wird das Verlangen nach Fleisch in ihm geringer.

Für Yoga-Schüler ist es weder notwendig noch wünschenswert, daß sie nun zu Nahrungsfanatikern werden, die jeden Bissen wägen, messen und analysieren; es genügt völlig, sich einfach möglichst natürliche Nahrung zu beschaffen. Es ist ein schöner Gedanke zu wissen, daß die Natur von wunderbarer Weisheit ist, weil sie die unendliche Weisheit der Schöpfung repräsentiert.

Die Ernährungs-Grundregel eines Yoga-Schülers lautet: Gemischte Kost aus Nüssen, Getreide, reichlich frischen Früchten und frischem Gemüse gibt ihm alle wichtigen Vitamine, Mineralien, Eiweißstoffe und Kohlehydrate.

Ein Yogi hält sich zudem nicht nur an eine fleischlose Ernährungsweise, bestehend aus Nüssen, Früchten und Vollkornbrot, sondern er pflegt die Nahrung auch lange zu kauen. Dabei läßt sich feststellen, daß Schüler, die so zum richtigen und natürlichen Kauen der Nahrung zurückgefunden haben, nicht von jenem abnormen Eßdrang geplagt werden, der die Menschen dazu verleitet, viel zuviel zu essen; bei ihnen stellt sich nur noch die natürliche Form des Hungers ein. Dieser natürliche Appetit entspricht ganz jenem im Tierreich, der nur dazu dient, das Leben auf der Erde zu erhalten; und der Instinkt irrt selten. Der Mensch war es, der die natürlichen Instinkte durcheinanderbrachte, als er seine Verstandeskräfte entwickelte, mehr noch: obwohl der Mensch ein vernunftbegabtes Wesen ist, bedient er sich seiner Vernunft nur selten, um seinen verlorenen Instinkt zu ersetzen. Und so beschert er sich selbst und seinen Mitmenschen Krankheit über Krankheit. Lassen wir uns also nicht durch den Genuß der heute üblichen, absurd anregend zubereiteten Speisen und Getränke verderben; sie verursachen die Gier nach immer mehr und damit so manche Krankheiten. Kehren wir wieder zu natürlichen Eßgewohnheiten zurück , und lassen wir uns darin vom Instinkt leiten.

Yogis plädieren ferner für gelegentliche Fasttage, um dem Magen eine Ruhepause zu gönnen; das gilt besonders für Krankheitszeiten. Die dabei gewonnene Energie kann dazu beitragen, Toxine und Giftstoffe, die die Krankheit verursacht haben, auszuscheiden. Auch bei Tieren kann man diese natürliche Gesundungsmethode beobachten; während Tiere krank sind, liegen sie meist und fressen nichts; erst wenn sie wieder wohlauf sind, gehen sie wieder auf Nahrungssuche aus.

Wer an chronischen Krankheiten leidet, soll rohe, frisch angemachte Gemüse- und Fruchtsäfte zu sich nehmen. Es ist zwar ein Irrglaube, daß solche Säfte wie Medikamente wirken und Krankheiten heilen; doch sie tragen am wirksamsten zum Gesundungs- und Erholungsprozeß des Körpers bei, da er aus ihnen die wirksamsten Aufbaustoffe entnimmt. Rohes Gemüse und rohe Früchte sind geradezu Vorratskammern natürlicher Energiequellen, aus denen sich die hungernden Körperzellen ernähren. Entschließt sich jemand, ein oder zwei Wochen nichts als frisch gepreßte Säfte zu sich zu nehmen, genügen einige Gläser Saft pro Tag.

Oft tritt bei solcher Diät zunächst ein mißbehagliches Gefühl ein, und zwar meist während der Phase, in der die Natur danach trachtet, im Körper angesammelte Giftstoffe abzubauen und auszuscheiden. Bald nach dieser Phase kehren Wohlbefinden, Kraft und Energie ein.

An dieser Stelle möchte ich von einer für mich sehr interessanten und beweiskräftigen Erfahrung berichten. Sie betrifft ein starkes Schmerzerlebnis, dessen Ursache, wie sich herausstellte, eine Anreicherung des Stoffwechsels mit Giftstoffen war. Als ich das erste Mal in die Vereinigten Staaten kam, war ich Gast eines sehr liebenswürdigen Ehepaares in Oakland, Kalifornien. Beide waren bemüht, mir die amerikanische Gastfreundschaft zu beweisen und gaben mir das Beste, das sie auftreiben konnten, Früchte, Säfte, Vollkornbrot usw., kurz alles, was ein Yogi gerne ißt. Nach einigen Tagen bekam ich in den Schenkelmuskeln und Kniegelenken Schmerzen. Ich konnte mich nicht erinnern, je in meinem Leben derartige Schmerzen gehabt zu haben; und doch war es so, obwohl ich genauso lebte wie immer und sorgsam meine Diät einhielt. Nach der Yoga-Theorie ist Schmerz eine Warnung der Natur, daß sich durch Nahrungsaufnahme Gifte im Körper angereichert haben. Ich paßte also auf, ob irgend etwas, was ich aß, nicht gut war. Da bemerkte ich die geringfügige Änderung meiner Eßgewohnheiten: Ich trank zu meiner Mahlzeit Ananassaft aus der Konserve. Ich wollte feststellen, ob dieser Ananassaft an meinen Schmerzen schuld sei und nahm zwei Tage lang keinen zu mir. Und tatsächlich verschwand der Schmerz. Um diesen Zusammenhang zu überprüfen, trank ich darauf wieder von der Saftkonserve, und am nächsten Tage kehrte der Schmerz auch wirklich wieder zurück. Es war also die Warnung, daß ich so meinem Stoffwechsel falsche Nährstoffe zuführte. Dieses Erlebnis beweist, daß die Natur weise ist und der Schmerz ein segensreiches Warnsignal. Aber der moderne, zivilisierte Mensch beachtet die Warnungen der Natur leider nicht. Er unterdrückt den Schmerz durch schmerzstillende Tabletten und vermehrt dadurch nur den Giftbestand des Körpers. Auch das perfekteste System kann nicht funktionieren, wenn der Mensch fortfährt, unnatürliche Nahrungsmittel und ebensolche Getränke zu sich zu nehmen und die heute schon zur Gewohnheit gewordenen täglichen Gefährten, die Tabletten, zu schlucken.

Daher sollten ernstlich bemühte Yoga-Schüler, um raschen Erfolg zu erzielen, folgende Eßsitten und Gewohnheiten vermeiden: Säuren, scharfe Gewürze, Salz, Senf, bittere und in Öl geröstete Speisen; ferner lange Spaziergänge, Baden im kalten Wasser am frühen Morgen, das Schlachten von Tieren und das Essen ihres Fleisches. Verboten ist ferner Grausamkeit gegenüber Tier und Mensch, Stolz und Feindschaft. Lange Spaziergänge verbrauchen übermäßig viel Energie und machen müde; der Yogi aber braucht Energie, um der Menschheit zu dienen und um sich zu konzentrieren. Das Morgenbad ist für jene Schüler, die sich ausschließlich dem Yoga widmen und dreimal täglich *asanas* und Atemübungen ausführen, untersagt; denn der Körper, in dem durch diese Übungen Hitze erzeugt wird, darf nicht abgekühlt werden.

Vorbeugen ist besser als Heilen. Man nehme deshalb die Nahrung unter dem Gesichtspunkt einer Medizin zu sich, d. h. man soll sie in einem möglichst natürlichen Zustand aufnehmen, das gilt für Früchte, Gemüse, Nüsse, Vollkorn, Milch und Milchprodukte; in diesem Zustand haben diese Nahrungsmittel krankheitsvorbeugende Wirkung.

Man meide verfeinerte, verarbeitete und abgepackte Nahrungsmittel, und esse z. B. Vollkornbot, das ohne künstliche Zusätze gebacken wurde. Um den Körper vor Krankheiten zu schützen, sollte man weißen Industriezucker und weißes Mehl überhaupt aus seinen täglichen Mahlzeiten verbannen, ebenso alkoholische Getränke, Bäckereien und Näschereien. Das läßt sich auch einhalten, wenn man seine Mahlzeiten in Restaurants einnimmt. Man esse also nach Möglichkeit natürlich gewachsene Nahrung; mit solcher lebt der Yogi ein wirklich natürliches Leben.

Will man Krankheiten verhüten, ist es freilich mit einem natürlichen Essen allein nicht getan; solche Kost garantiert noch nicht die vollkommene Gesundheit. Denn unsereiner ist täglich einem Zuviel an Giften und ungesunden Einflüsen ausgesetzt, z. B. verschmutzter Atemluft, Insektiziden, Chemikalien im Trinkwasser, trockener Wärme im Winter, den Klima-Anlagen im Sommer, Waschmitteln aller Art im Haushalt usw. In den letzten fünfzig oder sechzig Jahren, seit denen die Chemie unser Leben wohl vereinfacht, aber auch mit chemischen Präparaten aller Art überschwemmt hat, ist unsere Ernährung degeneriert, teils weil unsere Nahrungsmittel chemisch verarbeitet und »verfeinert« wurden, teils weil die meisten dieser Chemikalien unserem Körper Vitamine entziehen. Z. B. verbraucht das Einatmen von Tabakrauch Vitamin C, der Gebrauch von Seife und anderen Reinigungsmitteln macht die Haut alkalisch, indem sie den natürlichen Säureschutz vernichtet und zu den typischen »Hausfrauenhänden« führt.

Krankheitsverhütung ist nur möglich, wenn man die fünf folgenden wichtigen Gesundheitsregeln der Yogis beachtet: (1) richtige Ausführung der kreislaufstimulierenden Körperübungen, (2) möglichst hohe Sauerstoffaufnahme durch richtige Atemübungen, (3) Entspannung von Körper und Geist in natürlich-richtiger Form, (4) natürliche, vollwertige Nahrung und (5) natürliche Denkhaltung und Konzentration des Geistes.

VITAMINE

Vitamine sind sehr komplexe Gebilde, und jedes hat in Verbindung mit den wichtigen Funktionen eines Organs oder ganzer Organgruppen im menschlichen Körper eine bestimmte Aufgabe zu erfüllen. Vitamine kontrollieren die Verwendung mineralischer Stoffe im Körper. Bei ungenügender Mineralzufuhr verlieren die

Vitamine ihre Wirkung. Der Körper kann zwar die Mineralstoffe bis zu einem gewissen Grade auch ohne Vitamine verwenden und nutzen, Vitamine ohne Mineralstoffe sind hingegen kaum von Wert. Ein richtiges Verhältnis von Vitaminen und Mineralstoffen ist zur Sicherung der Funktion der endokrinen Drüsen und der Hormonbildung notwendig.

Vitamin A

Es ist in Fetten und Ölen löslich, nicht aber in Wasser; es wird von schwachen Basen und Säuren nicht angegriffen und verliert auch bis zu einer Hitze von 94 Grad Celsius nichts von seiner Wirksamkeit; an der Luft aber zerfällt es selbst bei Zimmertemperatur.

Es wird zwar in einem gewissen Maße im subkutanen Fettgewebe, in den Nieren und in der Leber gespeichert, dennoch sollte der Bedarf täglich durch eine bestimmte Menge neu gedeckt werden. Der Körper verwertet das Vitamin A am besten zusammen mit dem Vitamin D im Verhältnis 7 : 1.

Vitamin A trägt wesentlich dazu bei, die Hautfeuchtigkeit zu erhalten, es stärkt die Abwehrkräfte des Körpers gegen Infektionen der Blase und der Harnröhre und der Atmungsorgane; es ist wichtig für zeitgerechtes Wachstum und gutes Sehvermögen, und es erhöht außerdem die Widerstandskraft gegen Husten und Erkältungen.

Vitamin-A-Mangel verursacht trockene, schuppige und hornige Haut, er vermindert die Widerstandskraft gegen Infektionen, gegen Bildung von Gallen- und Nierensteinen, gegen schlechte Zähne, Verdauungsstörungen, Katarrhe, Ohrabzesse und Nachtblindheit.

Gute Quellen des Vitamin A sind Aprikosen, Spargel, Kohl, Karotten, Sellerie, Löwenzahn, Endiviensalat, grüner Salat, Orangen, Petersilie, Pflaumen, Spinat, Tomaten, Rübenblätter und Brunnenkresse.

Vitamin B_1

Dieses Vitamin wird von schwachen Säuren nicht angegriffen, aber von Basen und Sulfiten zerstört; es ist in Wasser, aber nicht in Öl löslich. Kristallines Vitamin B_1 erhält man beim Polieren von Reis.

Es zerfällt bei ultravioletter Bestrahlung. Kocht man es in verdünnten Säurelösungen, wird es nur angegriffen, erhitzt man es dagegen in alkalischer Lösung, wird es gänzlich zerstört. Durch Pasteurisieren wird es teilweise zerstört, beim üblichen Kochen kann es jedoch völlig zerstört werden. In geringen Mengen wird es in der Leber gespeichert, muß aber täglich neu zugeführt werden. Die Aufnahmemenge muß gesteigert werden, wenn in der Nahrung die Kohlehydrate überwiegen.

Es steigert den Appetit, fördert die Verdauung und die Aufnahme der Nährstoffe, unterstützt das Wachstum, erhöht die Widerstandskraft gegen Infektionen und ist wichtig für ein richtiges Funktionieren des Nervensystems. Alter, Arbeit, Fieber und Übergewicht erhöhen den Bedarf des Körpers an Vitamin B_1.

Mangel an Vitamin B_1 verringert den Appetit, verursacht langsamen Herzschlag, Nervosität, Magen- und Darmbeschwerden, hemmt die Milchbildung, verlangsamt die Peristaltik und führt zu einer Degeneration der Nerven, zur Vergrößerung der Nebennieren und der Bauchspeicheldrüse und zu »beriberi«, einer Erkrankung der peripheren Nerven.

Größere Mengen an Vitamin B_1 sind enthalten in Spargel, Kohl, Karotten, Sellerie, Kokosnüssen, Löwenzahn, Grapefruits, Zitronen, Petersilie, Ananas, Granatäpfeln, Rettich, Rübenblättern und Brunnenkresse.

Vitamin B_2

Es ist in Wasser löslich, wirkt oxydierend; von Luft und schwachen Säuren wird es kaum angegriffen, aber von Basen fast gänzlich zerstört. Außer in alkalischer Lösung ist es hitzebeständig.

Vitamin B_2 ist im Körper viel leichter auch in größeren Mengen speicherbar als Vitamin B_1. Bei gesteigertem Mineral- und Fettkonsum wird freilich der Vorrat an Vitamin B_2 aufgezehrt. Dagegen unterstützt faserige Nahrung die Speicherung. Es ist für eine gesunde Haut, für ein gutes Sehvermögen und für eine gesunde Verdauung notwendig. Es fördert ferner die Körperbereitschaft zur Eisenaufnahme und unterstützt die Eiweißumwandlung.

Mangel an Vitamin B_2 verzögert das Wachstum, vermindert Elastizität und Kraft, reduziert den Gasaustausch zwischen Blut und Geweben, verringert die Zellatmung, führt zu Haarausfall, grauem Star, Zungengeschwüren u. a.

Gute Quellen des Vitamin B_2 sind Äpfel, Aprikosen, Kohl, Karotten, Kokosnüsse, Löwenzahn, Grapefruits, Pflaumen, Spinat, Rübenblätter und Brunnenkresse.

Vitamin C

Es ist in Ölen unlöslich, wird in schwachen Säuren weniger angegriffen als in Basen und ist außer bei Anwesenheit von Sauerstoff hitzebeständig. Das Kochen in Dampf bewirkt nur einen geringen Verlust, aber beim normalen Kochen wird es zerstört. Pasteurisieren bewirkt einen erheblichen Verlust. Bei kühler Aufbewahrung und in Abwesenheit von Luft erleidet es keinen Schaden. Besonders ungünstig wirkt es sich aus, wenn in einem Kupferkessel gekocht wird. Getrocknete Früchte enthalten nur dann Vitamin C, wenn sie im Vakuum getrocknet wurden.

Obwohl es in kleinen Mengen in der Leber, in den Darmwänden und in der Nebennierenrinde gespeichert wird, muß es täglich ergänzt werden.

Es fördert die Knochen- und Zahnbildung, stärkt die Widerstandskraft gegen Infektionen und bakterielle Gifte und erhält die Blutgefäße gesund. Es verteilt und leitet das Kalzium vom Blut zu den Geweben. Mangel an Vitamin C verursacht Kurzatmigkeit, körperliche Schwäche, schnellen Herzschlag, Schweißausbrüche, es erhöht die Neigung zu Herz- und Gefäßkrankheiten, Kopfschmerzen, Zahnverfall, Gelenkschwächen, Magen- und Zwölffingerdarmgeschwüren und zu Skorbut; er setzt die Nebennierenfunktion herab und hemmt die Heilung gebrochener Knochen.

Besonders viel Vitamin C ist enthalten in Gurken, Grapefruits, Papaya-Früchten, Petersilie, Ananas, Rettich, Rhabarber, Spinat, Tomaten, weißen Rüben, Brunnenkresse, Kohl, Karotten und Spargel.

Vitamin D

Es ist in Wasser unlöslich, gut löslich hingegen in Fetten und Ölen; es wird von schwachen Säuren, Basen und Luft nicht zerstört.

Durch Sonnen- oder Ultraviolettstrahlung wird es in Vitamin D_2 umgewandelt und in der Haut als Ergosterin gespeichert. Übergroße Mengen an Vitamin D verursachen allgemeine Niedergeschlagenheit, Durchfall, ernste toxische Reaktionen und abnormale Kalziumablagerungen an den Wänden der Blutgefäße, in der Leber, den Lungen, Nieren und im Magen.

Vitamin D kontrolliert den Kalziumgehalt des Blutes und reguliert so die Muskeltätigkeit, ferner die Aufnahme und den Stoffwechsel des Kalziums und Phosphors, jener Elemente also, die für die Knochenbildung unerläßlich sind.

Fehlt Vitamin D, werden die Knochen weich und brüchig; die Folgen sind Rachitis, O-Beine, vergrößerte Ellbogen und Handgelenke, Deformation des Beckens und des Brustkorbes, schlechte Speicherung von Kalzium und Phosphor, ferner Störung der neuromuskulären Erregbarkeit, die sich u. a. in einer Beugung in den Knöchel- und Handgelenken zeigt, die dann wie Pfötchen aussehen; Muskelzuckungen und Muskelkrämpfe sind dann die Folgen des gestörten Kalziumstoffwechsels.

In Gemüse, Obst und Getreide ist Vitamin D nicht enthalten. Für Vegetarier deckt Butter den Vitamin-D-Bedarf, obwohl es eine

Menge von Konzentraten und künstlichen Vitamin-D-Quellen gibt, unter ihnen bestrahltes Ergosterin und viele andere bestrahlte Nahrungsmittel. Viosterol ist aktiviertes Ergosterin und eine Vitamin-D-Quelle ohne Vitamin-A-Gehalt, wie es auch im Lebertran enthalten ist.

Vitamin E

Dieses in Ölen lösliche, in Wasser aber unlösliche Vitamin wird von Säuren und Basen nicht angegriffen, wohl aber von Ozon und Chlor zerstört; es zerfällt weder beim Sterilisieren noch Trocknen noch Kochen. Bei gewöhnlichem Licht bleibt es stabil, zerfällt aber teilweise bei Ultraviolettbestrahlung. Es wird in den Muskeln und im Fett gespeichert, aber schnell verbraucht und muß deshalb regelmäßig erneuert werden.

Untersuchungen haben ergeben, daß Mangel an Vitamin E Unfruchtbarkeit bei beiden Geschlechtern sowie Haarausfall und Fehlgeburten bewirken kann.

Größere Mengen an Vitamin E sind enthalten in Sellerie, grünem Salat, Petersilie, Spinat, Blättern weißer Rüben und Brunnenkresse; den größten Gehalt weisen jedoch Weizenkeimlinge auf.

MINERALSTOFFE

Spezialisten haben errechnet, daß sich der menschliche Körper wie folgt zusammensetzt: 65 % Sauerstoff, 18 % Kohlenstoff, 10 % Wasserstoff, 3 % Stickstoff, 1,5 % Kalzium, 1 % Phosphor, 0,35 % Kalium, 0,25 % Schwefel, 0,15 % Natrium, 0,15 % Chlor, 0,05 % Magnesium, 0,004 % Eisen, 0,003 % Mangan, 0,00004 % Jod und Spurenelemente wie Aluminium, Kupfer, Fluor, Silizium und Zink.

Nach Aussage bekannter Autoritäten dieses Wissenschaftsgebietes sind von den genannten Elementen Kalzium, Chlor, Kupfer, Jod, Eisen, Magnesium, Mangan, Phosphor, Kalium, Natrium und Schwefel unbedingt notwendig. Der Körper muß als Ergänzung zu den Vitaminen die richtige Menge dieser Mineralstoffe erhalten.

Kalzium (alkalisch)

Kalzium begünstigt die Bildung starker Knochen und Zähne, es ist im Stoffwechsel mit Vitamin D beteiligt und reguliert die Herzmuskeltätigkeit. Es unterstützt die Ausgewogenheit des Mineralstoffwechsels und korrigiert das Säure-Basen-Gleichgewicht. Es fördert die geistige Frische und Widerstandskraft und verhindert Ermüdungszustände. Im durchschnittlichen Essen, das zur Hauptsache aus Brot, Fleisch und Kartoffeln besteht, ist der Kalziumgehalt zu gering.

Nach Aussage von Ernährungsexperten wird im Verlaufe von sechs Jahren das gesamte Körperkalzium ausgetauscht. Das Knochengerüst enthält über 90% des Kalziumgehaltes des Körpers. Ist in der Nahrung zu wenig Kalzium enthalten, baut der Körper das benötigte Kalzium an Knochen und Zähnen ab; deswegen muß die benötigte Kalziummenge täglich mit einer entsprechenden Nahrung dem Körper zugeführt werden, um das Gleichgewicht zu erhalten.

Wichtige Kalziumquellen sind Käse, Milch, Brombeeren, Wirsingarten, Karotten, Sellerie, Preiselbeeren, Endiviensalat, Feigen, Grapefruits, grüner Salat, Rüben und Brunnenkresse.

Der tägliche Bedarf eines Erwachsenen beträgt 0,6 g, der eines Kindes 0,9 g.

Phosphor (säurebildend)

Phosphor ist für jede lebende Zelle im Körper notwendig. Durch Bildung von Phosphaten erhält er das Blut leicht basisch. Die Phosphate unterstützen zusammen mit dem Kalzium die Bildung von gesunden Zähnen und Knochen. Phosphor erhält die Gesundheit der Haare, der Nägel und der Haut. Die Vitamine A, C und D müssen anteilsmäßig vorhanden sein.

Die als Lezithine bekannten Phosphorverbindungen sind überall in den Körpergeweben und Körperflüssigkeiten verteilt, sie sind auch in der weißen Substanz des Nervensystems enthalten. Die grauen Gehirnzellen bestehen bis zu 17% aus Lezithin, was auch mit höherer geistiger Aktivität in Beziehung zu stehen scheint. Ungefähr 90% des Körperphosphors befinden sich im Skelett. Im Verlaufe von drei Jahren wird der Phosphorgehalt des Körpers ausgetauscht.

Wichtige Phosphorquellen sind Mandeln, Kohlsprossen, Kichererbsen, Mais, Löwenzahnblätter, Weintrauben, Linsen, Erbsen, Pekannüsse, ungeschälter Reis, Roggenmehl, Sojabohnen, Spinat, Walnüsse, Vollweizen, Weizenkeime, Äpfel, Aprikosen, Brombeeren, Kokosnüsse, Preiselbeeren, Gurken, Orangen, Pflaumen, Tomaten und Wassermelonen.

Der tägliche Bedarf beträgt für Erwachsene 1,2 g, für Kinder 0,9 g.

Eisen (alkalisch)

Eisen ist Bestandteil der roten Blutkörperchen und spielt bei der Aufnahme und beim Transport des Sauerstoffs im Blut zu den verschiedenen Körperorganen hin eine bedeutende Rolle. Eisenmangel verursacht Anämie. Um Eisen richtig zu absorbieren, muß in der Nahrung ein entsprechender Anteil an Chlorophyll und ein wenig Kupfer vorhanden sein. Ernährungsexperten sind der Meinung, daß in Relation zum jeweiligen Körpergewicht eine Frau drei- bis viermal mehr Eisen braucht als ein Mann, aus Gründen ihrer besonderen biologischen Funktionen wie Menstruation, Schwangerschaft und Stillen. Eisen ist auch für die Bildung der Atmungsfermente wie Peroxidasen Katalasen u. a. wichtig; diese spielen für die Gesundheit jeder einzelnen Körperzelle eine große Rolle.

Die üblichen Eisenquellen für den täglichen Körperbedarf sind getrocknete Bohnen, getrocknete Erbsen, Vollweizen, Hafer, getrocknete Rosinen, Feigen, Orangen, weiße Rüben, Tomaten, Bananen, Karotten, Kohlarten, grüne Bohnen.

Der tägliche Bedarf beträgt für Erwachsene 12 bis 15 mg, für Kinder 5 bis 8 mg je tausend Kalorien.

Kupfer (säurebildend)

Eine kleinere Kupfermenge – die exakte, täglich benötigte Menge steht noch nicht fest – ist notwendig, um Eisen mit der Nahrung aufzunehmen.

Kupfer ist in getrockneten Früchten, frischen Früchten und Blattgemüse enthalten.

Jod (säurebildend)

Jod ist für die richtige Schilddrüsenfunktion sehr wichtig; es unterstützt auch die ausgeglichene Entwicklung des gesamten Drüsensystems. Eine Jodmangelerscheinung ist der Kropf.

Jodspender sind besonders Sauerkraut und Meeresalgen; ferner Spargel, Kohlarten, Karotten, Preiselbeeren, Gurken, grüne Salate, Ananas, Pflaumen, Rettich, Spinat, Tomaten und Brunnenkresse.

Kalium (alkalisch)

Kalium ist die mineralische Basis der gesamten Muskulatur; es macht die Muskeln elastisch. In allen Aufbauprozessen des Körpers spielt Kalium eine wichtige Rolle, und zwar bei der Glykogenbildung. Die Leber, die hauptsächlich Glykogen herstellt, enthält zweimal mehr Kalium als Natrium. Kalium ist für jede Körperzelle und damit für das Leben eines jeden Lebewesens notwendig.

Kalium ist praktisch in allen Früchten und Gemüsen enthalten.

Natrium (alkalisch)

Natrium spielt bei der Bildung von Verdauungssäften, von Speichel, Galle und Sekreten der Bauchspeicheldrüse eine wichtige Rolle. Außerdem ist es für die Ausscheidung von Kohlendioxyd (CO_2) unentbehrlich. Manche Fachleute meinen, daß Natriummangel im Blut eine der Ursachen des Diabetes sei.

Obwohl Natriumchlorid für den Körper sehr wichtig ist, ist es besser, dieses in natürlicher Form als in Mengen von Tafelsalz zu sich zu nehmen.

Reich an natürlichem Natriumchlorid sind Vollkornbrot, Roggenbrot, Buttermilch, Weichkäse, Bananen, Sellerie, rote Rüben, Löwenzahn, grüner Salat, Spinat und Brunnenkresse.

Magnesium (alkalisch)

Magnesium stärkt Knochen und Zähne und festigt das Knochengewebe. Annähernd 70% des Körpermagnesiums sind in den Knochen gespeichert. Es ist ein wichtiger Aufbaustoff für die Muskeln, hilft bei der Zellbildung, besonders bei der Bildung des Lungen- und des Nervengewebes und auch bei der Albuminbildung für das Blut. Eine richtige Zufuhr von Magnesium verhindert Verstopfung, extreme Säurebildung und schlechte Blutzirkulation. Es ist notwendig für das Zellwachstum und für die Zellerneuerung. Magnesium ist in den meisten Nahrungsmitteln enthalten; die üblichen Magnesiumquellen sind Mandeln, Cashew-Nüsse, Erdnüsse, Butterbohnen, Vollweizen, ungeschälter Reis, Hafer, Datteln, Rosinen, Spinat und die meisten Früchte und Gemüse.

Schwefel (säurebildend)

Schwefel befindet sich in allen Körpergeweben, ist Bestandteil des Hämoglobins im Blut, er erhält die körperliche Widerstandskraft und hat eine antiseptische und reinigende Wirkung auf die Verdauungswege. Er regt die Speichelsekretion an, reinigt das Blut, stärkt das Haar und beugt einer Anhäufung von giftigen Stoffen vor. Die meisten Nahrungsmittel, die Schwefel enthalten,

enthalten auch Phosphor, wenn auch in sehr unterschiedlichem Verhältnis.

Ernährungsexperten meinen, daß viele Erkrankungserscheinungen, die für gewöhnlich einem Harnsäure-Überschuß im Stoffwechsel zugeschrieben werden, oft durch den Genuß von Nahrungsmitteln mit zu großem Phosphor- und zu geringem Schwefelgehalt verursacht werden. Typische Nahrungsmittel dieser Gruppe sind Getreide, Milch, Nüsse, Käse und Eier. Beim Verzehr dieser Nahrungsmittelgruppe soll deshalb durch Früchte und Gemüse, die reich an Schwefel sind, ein Ausgleich herbeigeführt werden, damit es zu einer Ausscheidung der phosphorsauren Salze kommt. Gute Schwefelspender sind so gut wie alle Früchte und Gemüse.

Chlorid

Chlor säubert den gesamten Körper, baut Abfall ab, unterstützt die Reinigung des Blutes und die Verringerung des überschüssigen Fettbestandes und erhält die körperliche Gelenkigkeit. Es ist ferner wichtig für die Bildung der Verdauungssäfte, besonders für die Bildung des Magensaftes. Chlor ist in den meisten Früchten und Gemüsen enthalten.

Obwohl die angeführten Vitamine und Minerale auch in der tierischen Kost und in anderen Nahrungsmitteln enthalten sind, wurden diese hier nicht erwähnt. Denn der Yoga-Schüler, der höchste spirituelle Vollkommenheit erreichen will, braucht für die Entwicklung des Körpers und des Geistes eine reine, nichttoxische und ausgeglichene Nahrung.

Kapitel 8

PRANAYAMA ODER YOGA-ATMUNG

Yoga kann grob in vier Arten eingeteilt werden: Karma-Yoga, der Weg der Tat - Bhakti-Yoga, der Weg der Andacht - Raja-Yoga, die Wissenschaft der Beherrschung des Geistes - und Jnana-Yoga, der Weg der Erkenntnis. Das Ziel aller dieser Yogas ist die Verwirklichung des *brahman*, des Absoluten, auch wenn die Mittel dazu verschieden sind. Karma-Yoga, der Pfad der Tat, überwindet *mala*, die groben Unreinheiten des Geistes wie Selbstsucht und Egoismus und entwickelt Großzügigkeit. Bhakti-Yoga, der Pfad der Andacht, zerstört *vikshepa*, die Zügellosigkeit der Gedanken und entfaltet das Herz. Raja-Yoga macht den Geist still und konzentriert ihn auf einen Punkt. Jnana-Yoga beseitigt *avarana*, die Hülle der Unwissenheit, entwickelt Willenstärke und Urteilskraft und gibt Wissen um das Selbst. Es mag scheinen, daß diese Yoga-Formen nichts miteinander zu tun haben, sie sind jedoch keineswegs einander entgegengerichtet. Wie ein und derselbe Anzug nicht ebenso einem Mr. Smith wie einem Mr. Shyam paßt, so ist auch ein und derselbe Yoga-Weg nicht gleicherweise geeignet für alle Menschen. Doch weisen so große Lehrer wie Sri Swami Sivananda ihre Schüler an, einen dieser Yoga-Wege als ihren Hauptweg zu wählen und die übrigen als Hilfsmöglichkeiten anzusetzen, um einen raschen Fortschritt zu erzielen.

Raja-Yoga wird des weiteren in drei Arten unterteilt: Mantra-Yoga, Kundalini-Yoga und Hatha-Yoga. Sie bedeuten verschiedene Praktiken, durch die *chitta vritti* oder die Wirkformen des Geistes unter Kontrolle gebracht werden und das Absolute auf verschiedenen Wegen verwirklicht wird. Jeder dieser Zweige des Raja-Yoga hat gleiche acht Stufen (*ashtanga*):

1. *Yama* (innere Reinigung durch moralische Erziehung als Vorbereitung auf Yoga)
2. *Niyama* (Reinheit, Zufriedenheit, Kasteiung, Studium, Verehrung Gottes)
3. *Asanas* (Stellungen)
4. *Pranayama* (Atemkontrolle)
5. *Pratyahara* (das Nach-innen-Richten des Geistes)
6. *Dharana* (Konzentration)
7. *Dhyana* (Meditation)
8. *Samadhi* (der höchste, überbewußte Zustand)

Diese acht Stufen können in fünf äußere Methoden, die sich vor allem mit der Kontrolle des Körpers und des *prana* (Lebensenergie) befassen, und drei innere, die auf die Entwicklung des Geistes gerichtet sind, eingeteilt werden.

Hatha-Yoga beschäftigt sich vor allem mit dem physischen Körper als dem Träger des Geistes. Reinheit des Geistes ist ohne Reinheit des Körpers, in dem er existent ist und sich aktiviert, nicht möglich. Durch das Praktizieren von *asanas* und *pranayama* wird der Geist zentriert und kann so schnell zu Konzentration und Meditation fortschreiten.

Denn der Geist ist seiner Natur nach unbeständig und wird in jedem Moment von Bildern und Geräuschen und anderen Faktoren seiner Umwelt getroffen, die über die Sinnesorgane auf ihn eindringen. Um hierin Kontrolle über den Geist zu bekommen, schreibt Hatha-Yoga verschiedene Atemübungen (*pranayama*) vor.

Bevor *pranayama* im einzelnen beschrieben werden soll, möge der Leser einen einfachen Versuch machen, aus dem ihm deutlich wird, warum Hatha-Yoga die Atemkontrolle so sehr betont.

Man stelle eine Uhr in einer Entfernung von etwa vier bis fünf Metern vor sich hin und konzentriere sich unter Ausschaltung aller anderen Gerichtetheiten ganz auf das Tick-Tack-Geräusch.

Man wird die völlige Abschaltung aller anderen Gedanken fast unmöglich finden; dennoch sollte man es sich die Anstrengung kosten lassen, und man wird entdecken, daß man zumindest einige Sekunden erfolgreich ist. Man wiederhole den Versuch, bis es einem gelingt, den Geist einige Sekunden lang frei von jeder Ablenkung zu halten. Nach so gelungenem Versuch wird man die folgende Erläuterung verstehen.

Was geschah, während man sich ganz auf das Tick-Geräusch der Uhr einstellte? Die meisten werden völlig aufgehört haben zu atmen, andere, die sich schwerer zu konzentrieren vermochten, atmeten jedenfalls ziemlich langsam. Damit ist bewiesen, daß bei geistiger Konzentration der Atem sehr langsam wird oder sogar ganz aussetzt.

Der Weise Patanjali definiert Yoga in seinen *Yoga-Aphorismen* als das Abschalten der Erscheinungsformen des Denkprinzips; das ist ohne Kontrolle des Atems oder *Prana* nicht möglich, da Geist und Atem innig miteinander verbunden sind.

Die tägliche Erfahrung beweist diese Abhängigkeit: Wenn wir tief in Gedanken versunken sind oder meditieren, wird der Atem unwillkürlich langsamer; und die geistige Aktivität verringert sich im selben Maße wie die Atmung. Bei Erstickungsanfällen hört sie völlig auf und setzt erst wieder ein, wenn die Atmung wieder beginnt. Andererseits wird die Atmung unregelmäßig, wenn Ärger und Sorgen den Geist bedrängen, im Gegensatz zum langsamen, ruhigen Fließen des Atems in beruhigtem Geisteszustand.

Diese Betrachtungen beweisen, daß Geist und *prana* als Lebensatem voneinander abhängig sind und nicht unabhängig voneinander agieren können.

In der *Siva Gita* steht geschrieben, daß *prana* der Träger des Geistes ist und daß der Geist nur dann in Funktion tritt, wenn das *prana* sich bewegt.

Der große Weise Vasishta hat in seiner *Yoga-Vasishta* die Beziehung zwischen Geist und *prana* folgendermaßen beschrieben:

> »O Rama! Für die Bewegung des Wagens, der den physischen Körper darstellt, hat Gott den Geist und das *prana* geschaffen, ohne die der Körper nicht leben kann. Wenn das *prana* verschwindet, kommt der Mechanismus des Körpers zum Stillstand; wenn der Geist arbeitet, bewegt sich der Lebensatem oder das *prana*. Die Beziehung zwischen *prana* und Geist ist dieselbe wie die zwischen einem Wagen und seinem Lenker: Beide übertragen ihre Bewegungen aufeinander. Deswegen sollte ein weiser Mensch darauf bedacht sein, die Steuerung seines Lebensatems zu erlernen, wenn er die rastlose Aktivität seines Geistes überwinden und Konzentration erlangen will. Die Steuerung des Atems schenkt alles Glück, materiell wie spirituell, vom Gewinn eines Königreiches bis zum Empfinden höchster Wonne. Lerne deshalb, o Rama, die Wissenschaft des Atmens!«

Das Wort *hatha* setzt sich aus den beiden Silben *ha* und *tha* zusammen, die Sonne bzw. Mond bedeuten; sie sind Symbole einmal für *prana vayu* (positiver Lebensstrom), zum anderen für *apana vayu* (negativer Lebensstrom). *Prana* (der positive Lebensstrom) ist ein Teil des universellen Atems, eingebunden in den Körper eines Individuums. Die Steuerung des harmonisierten Atems ist dem Yogi eine wichtige Hilfe bei der Steuerung und Ruhigstellung des Geistes. Ebenso aber läßt sich durch Kontrolle des Geistes auch *prana* kontrollieren. *Prana* aber ist nicht nur mit dem Atem verbunden, es ist mehr. Das Atmen ist nur eine von vielen Übungen, durch die wir zum richtigen *pranayama* gelangen. Der Atem ist jedoch eine Manifestation der lebensspendenden Kraft, die *prana* genannt wird. Durch die Steuerung des physischen Atems wird das *prana* kontrolliert, und diesen Vorgang der Kontrolle des feinen *pranas* nennt man *pranayama*.

Diese Lebensenergie ist in allen Formen der Existenz enthalten, vom Stein bis zum Menschen; *prana* ist in allem, was lebt. *Prana* ist nicht Bewußtsein oder Seele, sondern nur eine Form der

Energie, deren sich die Seele in ihren materiellen und astralen Verkörperungen bedient. Die Kraft des *prana* steuert und kontrolliert den ganzen Körper; jede einzelne Zelle des Körpers wird durch sie unter Kontrolle gehalten. *Prana* befindet sich auch in allen Formen der Materie, ist aber selbst nicht Materie. Es ist die Kraft oder die Energie, die die Materie belebt.

Prana ist in der Luft, ist aber nicht der Sauerstoff oder sonst irgendein chemischer Bestandteil. Es befindet sich in der Nahrung, im Wasser, im Sonnenlicht, aber es ist nicht Vitamin noch Hitze noch Lichtstrahl. Nahrung, Wasser, Luft usw. sind bloße Medien, durch die das *prana* getragen wird. Wir nehmen dieses *prana* auf durch die Nahrung, die wir essen, durch das Wasser, das wir trinken, durch die Luft, die wir atmen. Auch Tiere und Pflanzen atmen diese Energie aus der Luft, doch sie dringt auch dorthin, wo es keine Luft gibt.

Prana, das ist universelle Energie; es ist *prana,* was sich als Gravitation, als Elektrizität, als Handlungen des Körpers, als Nervenströme und als Gedankenkraft manifestiert. Vom Gedanken bis zur niedrigsten physischen Kraft ist alles nur Erscheinungsform des *prana.*

Kenntnis und Beherrschung des *prana,* wie es sich im Individuum offenbart, wird *pranayama* genannt, und es öffnet uns das Tor zu beinahe unbegrenzter Kraft. Das einzige Ziel des *pranayama* ist die Kontrolle des *prana,* und darauf sind auch sämtliche Yoga-Übungen des Hatha-Yoga ausgerichtet. Diese kleine Welle des *prana,* das alle geistigen und physischen Energien repräsentiert, läßt sich am leichtesten durch die Steuerung des physischen Atems kontrollieren.

In jedem Lande gibt es Leute, die bewußt oder unbewußt Kontrolle über *prana* haben. Im Westen gehören dazu Spiritisten, geistige Heiler, Hypnotiseure und Angehörige der Christian Science. Ob diese es nun wissen oder nicht, sie haben eine gewisse Kontrolle über *prana*; sie sind gleichsam versehentlich über die pranische Energie und deren Handhabung gestolpert, ohne die Natur dieser Energie zu kennen. Yogis jedoch verwenden diese Energie bewußt, um die schlafende spirituelle Kraft des Menschen zu erwecken.

Die feinste und höchste Manifestation des *prana* im Menschen ist der Gedanke. Durch die geübte Handhabung der subtilen Kraft des *prana* kann der Yogi seinen Geist auf die überbewußte Ebene heben und von dieser Ebene aus handeln.

Die gröbste Manifestation des *prana* im menschlichen Körper ist die Bewegung der Lungen; wenn diese Bewegung stoppt, hört automatisch jede andere Manifestation der Energie und auch die Bewegung des Körpers auf. Um das feine *prana* zu erreichen und zu kontrollieren, wendet der Yogi eine Reihe von Atemübungen an. Die Bewegung der Lungen setzt wie ein Schwungrad die anderen Kräfte im Körper in Bewegung. *Pranayama* heißt also Kontrolle über die Bewegung der Lungen und dadurch auch Kontrolle über das subtile *prana*. Ist das feine *prana* kontrolliert, so gelangen auch alle anderen gröberen Manifestationen des *prana* im Körper nach und nach unter Kontrolle. Jeder Teil des Körpers kann mit *prana* gefüllt werden; wenn man das zu erreichen vermag, erlangt man Kontrolle über den ganzen Körper. Alle Krankheiten des Körpers können durch Steuerung und Kontrolle des *prana* samt ihren Wurzeln vernichtet werden. Aus diesem Wissen erwächst jene oft bezweifelte geheime Heilkraft. Ist der eigene Körper durch einen großen Vorrat an *Prana*-Energie stark und gesund, dann entsteht ganz von selbst ein Streben, Gesundheit und Lebenskraft auch in jenen zu erzeugen, die um uns herum leben; denn *Prana*-Energie kann von einem Körper auf einen anderen übertragen werden, wie Wasser von einem höheren Niveau zu einem niederen fließt.

Eigenes *prana* kann auf kranke Personen übertragen werden, wenn der betreffende Mensch nur willens ist, einen kranken Menschen zu heilen. Das kann freilich nur dann erfolgreich sein, wenn man imstande ist, seinen eigenen Körper durch *pranayama* wieder mit *prana* aufzuladen. Ein solcher Heilprozeß läßt sich sogar über Entfernungen bewirken, denn *prana* überwindet auch große Strecken. Aber solche genialen Heiler sind sehr selten. *Prana* kann im Körper, insbesondere im Solar-Plexus, wie in einer Batterie gespeichert werden. Durch das Atmen der Luft nehmen wir dauernd *prana* zu uns; denn wenn auch *prana* in allen Elementen enthalten ist, beziehen wir doch den Großteil aus seinem freiesten Zustand in der Luft.

Bei normaler Atmung nehmen wir nur sehr wenig *prana* in uns auf, aber wenn wir uns bewußt auf unsere Atmung konzentrieren und diese regulieren, können wir eine größere Menge des *prana* in verschiedenen Nervenzentren und im Gehirn speichern.

So manche Kraft, die an einem fortgeschrittenen Yogi sichtbar wird, stammt aus der Kontrolle des so aufgespeicherten *prana*. Der Hauptspeicher ist der Solar-Plexus im Nabelbereich. Sogar das Gehirn bezieht die für seine Funktionen benötigte Energie aus dieser Quelle.

Wer ein hohes Maß an *Prana*-Energie besitzt, strahlt Vitalität und Kraft aus, die von anderen, die mit ihm in Kontakt kommen, erfühlt werden kann. Aus den *Pranayama*-Übungen erlangt ein geübter Yogi ein hohes Quantum an psychischen Kräften; doch wird ein echter Yogi diese nie demonstrieren; denn demonstriert man psychische Kräfte, verliert man sie und muß zudem noch unangenehme Nachwirkungen in Kauf nehmen. Ein reiner Mensch, der sein *prana* beherrscht, vermag es in einen bestimmten Schwingungszustand zu versetzen und diesen auf andere Personen zu übertragen. Diese Übertragungsfähigkeit wird von echten Yogis einzig und allein für gute Zwecke eingesetzt. Heilung auf Grund magnetischer oder geistiger Kräfte werden auf diese Weise ohne jedes selbstsüchtige Motiv vollbracht. Menschen dieser Gesinnungsart werden nicht einmal Dank für ihren Dienst annehmen.

Die Macht des *prana* verwenden wir jedoch bewußt oder unbewußt alle bei unseren täglichen Verrichtungen. Besucht man einen kranken Freund, dessen Körper und Kopf von Schmerzen geplagt ist, legt man ihm unwillkürlich die Hand auf die Stirn oder berührt leicht seinen Körper. Ohne es zu wissen, versucht man in diesem Moment der Berührung, *Prana*-Energie über die Handfläche auf den kranken Freund zu übertragen. Man beachte nur, wie man sich verhält, wenn man auf den Boden fällt und sich am Knie verletzt; die erste Reaktion ist ein Anhalten des Atems, die zweite, daß man seine Handflächen auf die verletzte Stelle drückt. Es ist eine instiktive Handlung, doch der Hintergrund ist, daß man durch das Anhalten des Atems eine zusätzliche Menge *prana* aktiviert und diese dann über die Handflächen auf das Knie überträgt; meist unbewußt. Will man einen schweren Gegenstand hochheben, hält man automatisch den Atem an; instinktiv weiß man, daß das Mehr an Energie für den Hebeakt aus dem Anhalten des Atems zu gewinnen ist. Daraus läßt sich leicht beweisen, daß das Atmen bei der Kontrolle und Steuerung der *Prana*-Ströme im Körper eine große Rolle spielt.

Alle von uns kennen die Tatsache, daß die Reden mancher Personen auf die Zuhörer einen tiefen Eindruck machen, während die Reden anderer, auch wenn sie noch so schön sprechen, keinerlei Wirkung auf andere zeigen. Bei der ersteren Person ist eben die Rede von *prana* durchdrungen, die letztere ist nur intellektuell begabt. Die großen Propheten und Heiligen hatten diese Kontrolle über ihr *prana,* und das gab ihnen jene wunderbare Kraft und jenen starken Willen, der Tausende ihnen zuführte und in ihre Überzeugungskraft einband. Sie vermochten eine unglaubliche Menge an *prana* zu aktivieren und ihre Gedanken derart mit *Prana*-Energie zu durchsetzen, daß sie eine ganze Welt in ihren Bann ziehen konnten. Denn alle Kraft des Willens hat ihre Quelle in der Kontrolle des *prana.*

Alle funktionalen *Prana*-Schritte müssen langsam nach und nach und unter der Anleitung eines wahren und selbstlosen Lehrers erlernt und zur Meisterschaft gebracht werden. Wer richtig übt, wird bald herausfinden, daß in einem Teil des Körpers mehr oder weniger Vorrat an *prana* vorhanden ist als in einem anderen; dieses Gefühl läßt sich soweit verfeinern, daß man imstande ist, *prana* in die Mangelstellen des Körpers überzuleiten. Auch das ist eine Funktion des *pranayama* oder der Yoga-Atmung unter anderen.

Manchmal fließt der *Prana*-Vorrat des Körpers in einen bestimmten Teil des Körpers und läßt andere teilweise leer. Das bedingt manche geistige oder körperliche Erkrankung. Durch Steuerung der Atmung kann das in einem Körperteil angesammelte *prana* auf andere Körperteile umverteilt werden, was Zuwachs an Energie und Kraft bedeutet.

Wenn man das weite Meer betrachtet, wie große und kleine Wellen sich bilden und dann wieder in unzählige Luftbläschen sich auflösen, denkt man kaum an den Hintergrund all dieser Wellen und Bläschen, den unermeßlichen Ozean. Von der größten Welle bis zum winzigsten Bläschen, wenn sie sich auch deutlich zu unterscheiden scheinen, sie sind alle aus dem Ozean. Ebenso ist jedes menschliche Wesen, jedes Tier und jede Pflanze mit einem unendlichen Ozean von *Prana*-Energie verbunden. Hinter jeder Bewegung und in allem Leben liegt der unermeßliche Vorrat an *Prana*-Energie.

Der Yogi kann durch die Methode des *pranayama* aus diesem unendlichen Vorrat Energie schöpfen. Er verwendet diese Energie, um sein spirituelles Wachstum zu fördern, und er kann in kürzester Frist höchste Vollendung erlangen.

Pranayama lehrt den Menschen, seine Aufnahmekapazität für diese große Energie zu erweitern und dadurch rasch zur Vollendung zu gelangen, statt nur langsam mit dem schleichenden Teil der Menschheit voranzuschreiten.

Die großen Heiligen, Propheten und Yogis leben in der Zeitspanne ihres Daseins das ganze Leben einer langen Generationenfolge; sie überbrücken jenen großen Zeitraum, den eine Epoche zu ihrer Vollendung benötigt. Die Macht der Konzentration befähigt sie, ein unglaublich großes Quantum jener unendlichen, aller Substanz zugrundeliegenden Energie in sich aufzunehmen und dadurch den Prozeß der Evolution auf eine kurze Zeitspanne zu intensivieren. Der Durchschnittsmensch besitzt diese Konzentrationskraft nicht; doch Yoga lehrt uns die Wissenschaft des *pranayama,* um Konzentrationskraft und Energie zu erlangen.

Die Yoga-Atmung ist also jener Teil des *pranayama*, der die physische Manifestation des *prana* im physischen Körper zu kontrollieren versucht. Je weiter ein Schüler seine spirituellen Fähigkeiten entwickelt, desto besser lernt er dann auch das als geistige Kraft sich manifestierende *prana* kontrollieren. Doch das läßt sich nur durch geistige Mittel erreichen. Dieser Prozeß zur Kontrolle des *prana* durch geistige Konzentration heißt Raja-Yoga. Hatha-Yoga und Raja-Yoga verhalten sich wie die beiden Seiten ein und derselben Münze.

Für die meisten ist es schwierig, durch Raja-Yoga allein Vollendung zu erlangen; sie können jedoch durch Hatha-Yoga schnellere Erfolge erreichen und dann recht schnell die Gesetze des *prana* im geistigen Bereich verstehen und dann auch entsprechend rasch auf dem Pfad des Raja-Yoga, des Prozesses der Kontrolle des Geistes, fortschreiten.

Viele Menschen glauben, Hatha-Yoga bestehe bloß aus Körperübungen, aber in Wirklichkeit besteht zwischen Hatha-Yoga und Raja-Yoga kein Unterschied. In der *Hatha-Yoga-Pradipika,* einer bekannten und maßgeblichen Abhandlung über Yoga, betont der große Swatma Rama die Notwendigkeit des Hatha-Yoga: »Für die, die in der Dunkelheit sich streitender Sekten wandern und den Raja-Yoga nicht erlangen können, bringt der barmherzige Swatma Rama das Licht des Hatha-Yoga« (Kapitel 1, Stanza 3). Der Autor will damit sagen, daß es unmöglich ist, Raja-Yoga anders als über *Hatha Vidya* zu erlangen.

Wenn man die Herrschaft über Körper und Geist durch *asana* und *pranayama,* so wie es im Hatha-Yoga vorgeschrieben ist, erlangt hat, ist der Weg zu höhren Pfaden angenehm und leicht. Doch am Anfang ist dieser Pfad schwer zu begehen, und nur wenige haben die Geduld, nach Fehlschlägen weiterzumachen.

Sie haben von großartigen und erstaunlichen Erfolgen gehört, die sich einstellen, wenn sie die einfachsten physischen Übungen eine kurze Zeit lang gemacht haben; also widmen sie sich mit Eifer ein paar Monate lang diesen Übungen; und wenn sie dann konstatieren müssen, daß auch nicht ein Schatten der prophezeiten ruhmreichen Kräfte zu erblicken ist, dann geben sie mit Verachtung ihre Yoga-Praxis auf und werden vielleicht die erbittertsten Feinde des Yoga. Sie verstehen nicht den entscheidenden Zusammenhang, daß nämlich nur dann diese unglaublichen Kräfte als Resultat von *Pranayama*-Übungen auftreten, wenn sie von einem Menschen ausgeführt werden, der sich in den von den Yoga-Lehrern vorgeschriebenen moralischen und spirituellen Fähigkeiten vervollkommnet hat. Das wird übrigens auch von jenen selbstsüchtigen Pseudo-Lehrern nicht verstanden, die sich öffentlich mit irgendwelchen magischen Kunststücken wie Glasessen und Nagelbrettnummer produzieren. In der folgenden Geschichte aus der *Yoga-Vasishta* wird dieser Sachverhalt sehr schön veranschaulicht:

Ein Yogi zog sich einst in den Dschungel zurück und praktizierte viele Jahre lang *pranayama*, jedoch ohne daß sich irgendeine der verheißenen Kräfte einstellen wollte. Er begab sich daraufhin zu einem Lehrer und bat diesen, ihn im Yoga zu unterweisen. Der Weise gebot ihm, bei ihm zu bleiben. Während der ersten zwei Jahre beantwortete der Weise alle auch noch so stürmischen Bitten des Schülers um Unterweisung lediglich mit einem »Warte!« Nach und nach lebte sich der Schüler in diese Situation ein und vergaß es, seinen Meister noch einmal mit einer Bitte um Unterweisung zu belästigen. Nach Ablauf von zwölf Jahren rief der Meister den Schüler zu sich und ließ diesen im Geiste die heilige Silbe *AUM (OM)* wiederholen. Als der Schüler den ersten Buchstaben *A* sprach, setzte in ganz natürlicher Weise jener Vorgang ein, bei dem die Luft aus den Lungen gepumpt wird. Mit der Vollendung des zweiten Buchstabens *U* setzte der Vorgang des Einatmens ein; und als der dritte Buchstabe *M* zu Ende gesprochen war, begann die Periode des Atem-Anhaltens.

So wie ein Feuerfunke ein ganzes Feld voll trockenen Grases in Brand stecken kann und binnen Minuten das ganze Feld in Flammen steht, so entzündete das heilige Wort *AUM* die spirituellen Anlagen des Schülers, die bis dahin schlafend in ihm verborgen lagen, und in kurzer Zeit überwand er die Anfangsstufen des *pranayama*, der Konzentration und der Meditation und erlangte den überbewußten Zustand.

Diese Geschichte verdeutlicht, daß der Weise geduldig die natürliche Entfaltung der spirituellen Fähigkeiten in seinem Schüler und dessen Läuterung in der Wirkung seiner Gesellschaft und seiner Umgebung abwartete. Der Weise wählte erst nach vielen Jahren der Läuterung durch Vorübungen, *pranayama* und Gebet und nicht zuletzt durch seine Gesellschaft den Zeitpunkt der Einweihung.

Wenn die Reinigung des Geistes als ein wesentlicher Teil des Yoga-Prozesses verstanden und den vorgeschriebenen Methoden entsprechend auch versucht wird, dann wird auch die Zahl der Fehlschlagsopfer kleiner.

DIE WICHTIGKEIT DES PRANAYAMA UND SEINE REGELN

Pranayama ist eine der wichtigsten Praktiken innerhalb der Yoga-Arten. Durch das Üben von *pranayama* erlangt der Yogi Kontrolle über sein Nervensystem und damit schrittweise auch Kontrolle über *prana* oder die Lebensenergie und den Geist.

Atmen heißt leben und leben heißt atmen. Jedes lebende Wesen hängt von der Atmung ab, und mit dem Ende des Atmens endet auch der Lebensprozeß. Vom ersten Schrei des Neugeborenen bis zum letzten Röcheln eines Sterbenden ist nichts als Atemzug nach Atemzug. Yogis messen das Leben nicht in Jahren sondern in Atemzügen. Ununterbrochen lassen wir unsere Lebensenergie oder *prana* in Denken, Wollen, Handeln usw. einfließen. Aber jeder Gedanke, jeder Willensakt und jede Bewegung der Muskeln verbraucht diese Lebenskraft, sie muß beständig nachgeliefert werden, und das besorgt hauptsächlich die Atmung.

Wie der Sauerstoff durch den Blutstrom zu allen Teilen des Körpers transportiert wird, um Baustoffe und Energie nachzuliefern, so wird auch das *prana* zu allen Teilen des Nervensystems transportiert. Da der Yogi den Hauptteil seiner Energie aus der Luft bezieht, ist es selbstverständlich, daß die Atmung für ihn die größte Bedeutung hat. Jeder kann in seinem Körper die Wirkung der Aufnahme von *prana* deutlich spüren, wenn er regelmäßig und nach einem System atmet.

Das in der Atmung aufgenommene *prana* wird in verschiedenen Nervenzentren, besonders im Solar-Plexus gespeichert. Je mehr *prana* man aufnehmen kann, um so mehr Lebenskraft besitzt man. Doch spielt in der Pranayama-Praxis der Geist eine entscheidende Rolle; es ist wichtig, jeden Vorgang, der beim Vollzug der Atmung auftritt, bewußt zu beobachten.

Es gibt im Westen viele Schulen, in denen richtiges Atmen um der physischen Gesundheit willen gelehrt wird. Schwangere Frauen unterweist man in bestimmten, der Yoga-Atmung sehr ähnlichen Arten von Atemsystemen, um damit eine natürlich schmerzlose Geburt zu ermöglichen. Wenn bei der Geburt die Wehen einsetzen, atmet die Mutter bei jeder Wehe einige Male schnell ein und hält dann den Atem an. Diese Art der Atmung vermag den Schmerz aufzuheben, und das Kind wird auf einem naturgemäßen Weg zur Welt gebracht, indem sich die Mutter über den ganzen Geburtsakt hin ohne künstlichen Eingriff des Vorgangs bewußt bleibt.

Yogis behaupten, daß richtige Atemgewohnheiten und eine natürliche Diät das gesamte Menschengeschlecht erneuern könnten; die typischen modernen Zivilisationskrankheiten wie Blutdruckstörungen, Herzerkrankungen, Asthma, Tuberkulose usw. seien dann nur noch medizinische Begriffe eines Wörterbuches. Doch Atemübungen bewirken nicht nur physischen Nutzen; die Yoga-Lehre weist immer wieder darauf hin, daß durch *pranayama* auch die Willenskraft des Menschen, seine Selbstkontrolle und Konzentrationsfähigkeit, aber auch seine moralischen Qualitäten und sogar seine spirituelle Entwicklung gefördert wird.

DIE WIRKUNG DES PRANA AUF DAS NERVENSYSTEM

Zu beiden Seiten der Wirbelsäule verlaufen zwei Nervenstränge, und durch das Rückenmark läuft ein hohler Kanal, namens *sushumna.* An der Basis dieses Hohlkanals befindet sich der Sitz der *kundalini,* der Schlangenkraft.

Die hier ruhende Kraft der *kundalini* läßt sich durch *pranayama* und Konzentration erwecken; sie sucht sich dann durch den hohlen Kanal einen Weg, steigt von den niederen Nervengeflechten zu den höheren hinauf, öffnet sich eine Schicht des Geistes nach der anderen und gibt dem Yogi ein hohes Maß an Kraft und Visionsfähigkeit. Wenn die *kundalini* das letzte und höchste Zentrum im Gehirn, das *sahasrara chakra* (den tausendblättrigen Lotus), erreicht, löst sich der Yogi völlig von Körper und Geist, und seine Seele wird frei von allen Begrenzungen von Raum und Zeit. In diesem Zustand verwirklicht der Yogi sein ewiges Sein und genießt die Seligkeit des überbewußten Zustandes.

Yogis vermögen durch *pranayama* den *Sushumna*-Kanal im Rückenmark zu öffnen; dieser ist an seinem unteren Ende, nahe dem sogenannten plexus sacralis, verschlossen. Die sechs plexus, die ihre Zentren im Rückenmark haben, entsprechen ungefähr den sechs *chakras* im *Sushumna*-Kanal.

In der Physiologie spricht man von zwei Arten von Nervenleitungen: 1. von den afferenten oder sensiblen, die die Empfindungen zum Gehirn leiten, und 2. von den efferenten oder motorischen, die vom Gehirn in die Körperregionen sich verzweigen. Wichtig ist hier die Tatsache, daß das Zentrum, das die Atmung reguliert, gleichzeitig auch eine kontrollierende Funktion über die anderen Nervenleitungen ausübt.

Es gibt zehn Haupt-*nadis* (feine nervenähnliche Kanäle), in denen sich die Nervenimpulse oder das *prana* bewegen. Unter diesen zehn gibt es drei besonders wichtige: *ida, pingala* und *sushumna.* Unter diesen dreien wiederum ist die im Rückenmark gelegene *sushumna* für den Yogi die wichtigste, denn sie spielt beim *pranayama* eine große Rolle. Durch bestimmte *Pranayama*-Übungen und durch Konzentration können Yogis bewußt das *prana* von *ida* und *pingala* ab- und der *sushumna* zuleiten, die dadurch aktiviert wird. Wenn in der Aktivierung der *sushumna ida* und *pingala* inaktiv werden, gibt es für den Yogi keine Grenze mehr zwischen Tag und Nacht, er überwindet die Begrenzungen von Raum und Zeit.

Es soll nun untersucht werden, warum die *Pranayama*-Lehre für die Aktivierung der *sushumna nadi* eine solche Rolle spielt. Wie bekannt, empfängt das Gehirn alle Empfindungen über Nervenfasern und leitet in ähnlicher Weise alle seine Botschaften an das Nervensystem weiter. Die *ida* und *pingala nadis* des Yogi entsprechen den sensiblen bzw. den motorischen Strängen des Rükkenmarks, in denen die afferenten und efferenten Impulse geleitet werden. Im Yoga-System kann aber der Geist ohne Hilfe von *ida* und *pingala* Nervenimpulse empfangen und senden. Vergleichsweise wird bekanntlich im Telegraphensystem die Botschaft durch Kabel gesendet, beim drahtlosen System sind Kabel überflüssig. Yogis verwenden die drahtlose Methode, um Nervenimpulse weiterzugeben. Doch wozu soll das gut sein, und wie wird es gemacht? Die Antwort lautet: Wir können so die Bande der Materie sprengen.

Durch *pranayama* und gewisse im Hatha-Yoga vorgeschriebene Prozesse läßt sich *sushumna nadi* im Rückenmark aktivieren. Dadurch kann sich der Yogi von den Fesseln der Materie befreien.

Auf diesem Wege gerät das Wissen des Yogis um seine Beziehungen zu der gegenständlichen Welt in Schwebe, er sieht sein Selbst das ganze Universum durchdringen und mit diesem eins werden.

Beim Normalmenschen ist die *sushumna* am unteren Ende verschlossen und läßt keine Nervenimpulse hindurch. Der *Sushumna*-Kanal kann aber durch *pranayama* geöffnet werden. Ist dieser Kanal offen und aktiviert, wirkt das *prana* auf die aufgerollte Kraft der *kundalini* im *muladhara chakra*; durch einen bewußten Akt läßt der Yogi die *kundalini* in den *Sushumna*-Kanal aufsteigen. Wenn nun diese gesamt aufgerollte Kraft von Zentrum zu Zentrum steigt, wird dem Yogi eine Schicht des Geistes nach der anderen in ihrer feinen oder groben Form wahrnehmbar. Wird durch intensive Meditation und *pranayama* diese geballte Masse an Energie durch die *sushumna* hinaufgetrieben, und erreicht sie das letzte Zentrum, das *sahasrara chakra* im Gehirn, erheben sich

Wissen und Eindrücke auf eine höhere Ebene als jene, die durch die gewöhnlichen Sinne vermittelt wird. Diese unmittelbare Erfahrung des Selbst ohne die Hilfe der gewöhnlichen Sinne heißt Erleuchtung oder überbewußte Erfahrung; in ihr gibt es keine Begrenzung mehr durch Geist oder Materie.

So ist also das Hochführen der *kundalini* durch *pranayama* und andere Methoden des Hatha-Yoga einer der Wege zur Verwirklichung des Selbst oder des reinen Bewußtseins. Es gibt auch andere Methoden, *kundalini shakti* hochzuführen, z. B. Gotteshingabe und Gottesliebe, intensive Meditation auf die *kundalini shakti* hin oder durch die Macht des analytischen Willens der Jnana-Yogis oder Vedanta-Philosophen usw.

Überall, wo sich die übernatürliche Macht von Weisheit und Wissen verwirklicht, muß eine zumindest teilweise Offenbarung von *kundalini* vorhanden sein. Vom primitiven bis zum zivilsierten Menschen führt jede Art von Andachtshaltung letztlich auf das eine Ziel hin, nämlich die Erweckung dieser Kraft. Nur sind viele dieser Andächtigen über gewisse Praktiken gestolpert, die nur einen Teil der *kundalini shakti* und nur für kurze Zeit in Bewegung zu setzen vermochten. So wird jenes höchste universelle Mutterwesen, das die Menschen unter verschiedenen Namen und in verschiedenen Religionen in Furcht und Verwirrung verehren, von den Yogis als jene lebendige Kraft bezeichnet, die in jedem Wesen als *kundalini shakti* schlafend liegt und ewige Glückseligkeit und Unsterblichkeit zu schenken vermag.

DIE FÜNF HAUPT-PRANAS ODER DIE FÜNF ARTEN DER LEBENSKRAFT

Bevor ein Yoga-Schüler mit dem Üben des *pranayama* beginnt, um *kundalini* zu erwecken, sollte er die fünf Haupt-*Pranas* oder die fünf Arten der Lebenskraft und ihre Funktionen genau verstehen. Obwohl *prana* eins ist, nimmt es fünf Formen an: 1) *prana,* 2) *apana,* 3) *samana,* 4) *udana* und 5) *vyana,* je nachdem, welche Funktion es erfüllt.

Der Sitz des *prana* ist das Herz, der des *apana* der After, der des *samana* die Gegend des Nabels, der des *udana* die Kehle, während *vyana* den ganzen Körper durchdringt und sich in ihm bewegt.

Die Funktion des *prana* ist die Atmung, und seine Farbe ist die eines roten Edelsteins, *apana* besorgt die Ausscheidung und besitzt eine aus weiß und rot gemischte Farbe, *samana* führt die Verdauung durch und hat eine Farbe, die zwischen der von reiner Milch und der eines Kristalles liegt, und *udana* besorgt den Schluckakt und ist von reiner weißer Farbe. *Udana prana* hat auch die Funktion, den Menschen einschlafen zu lassen. *Vyana* hält den Blutkreislauf in Gang, und seine Farbe ähnelt einem Violett oder der eines Lichtstrahls.

Gemäß der Yoga-Philosophie sind alle sichtbaren und alle unsichtbaren Geschehnisse in der Welt und im Körper Funktionen des einen *prana,* das sich in verschiedenen Formen manifestiert. Die Aktivitäten des menschlichen Körpers gelangen automatisch unter die Kontrolle des *prana*; dieses kosmische *prana* heißt, so wie es im Körper funktioniert, *pancha pranas* oder die fünf Lebenskräfte, je nach ihrer Natur und Aufgabe, die sie erfüllen. Diese fünf *pranas* funktionieren mittels der fünf Nebennervenzentren im Gehirn und im Rückenmark.

Prana kontrolliert durch den cervicalen Teil des autonomen Nervensystems den Sprechmechanismus, die Atemmuskeln und die Bewegungen des Schlundes.

Apana prana kontrolliert hauptsächlich den autonomen Ausscheidungsapparat des Körpers, also Nieren, Blase, Genitalien, Dickdarm und Enddarm, und zwar erfolgt diese Kontrolle durch den lumbalen Teil des autonomen Systems.

Samana prana wacht über die Sekrete des Verdauungssystems, die des Magens, der Leber, der Bauchspeicheldrüse und des Darms. Es funktioniert über den Sympathikus des autonomen Systems der Brustregion.

Udana prana wirkt oberhalb des Kehlkopfes und kontrolliert alle automatischen Funktionen, die zu den cerebralen Teilen des autonomen Nervensystems gehören. Als psychische Kraft bewirkt es, daß der Astralkörper im Zeitpunkt des Todes vom physischen Körper getrennt wird.

Vyana prana durchdringt den ganzen Körper. Dieses *prana* kontrolliert die willkürlichen und unwillkürlichen Bewegungen der Muskeln des gesamten Körpers, die Bewegung der Gelenke und der Strukturen in ihrer Umgebung. Durch Erzeugung unbewußter Reflexe entlang des Rückenmarks trägt dieses *prana* dazu bei, den Körper in aufrechter Stellung zu halten.

Außer den fünf Haupt-*Pranas* gibt es fünf weitere *upa pranas* oder fünf kleinere Lebenskräfte: *naga, kurma, krikkara, deva-*

datha und *dhananjaya.* Das *naga vayu* vollführt die Funktion des Rülpsens und läßt das Bewußtsein entstehen, *kurma* öffnet die Augenlider, schließt sie vor dem Schlafengehen und bewirkt das Sehen; das *krikkara* bewirkt das Nießen und verursacht Hunger und Durst, *devadatha* verursacht das Gähnen, *dhananjaya* durchdringt den gesamten grobstofflichen Körper und verläßt ihn nicht einmal nach dem Tod.

Jedes dieser fünf *pranas* wird durch fünf *vayus* oder Nervenimpulse regiert. Diese fünf *vayus* heißen genauso wie die fünf *pranas:* 1) *prana vayu,* 2) *apana vayu,* 3) *udana vayu,* 4) *samana vayu,* 5) *vyana vayu.*

Das Wort *vayu* wird in den Schriften des Yoga verwendet, um einen bestimmten Nervenstrom oder Nervenimpuls zu bezeichnen, der eine Eigenschaft des Nervs darstellt. Diese *vayus* oder Nervenimpulse werden von den *pranas,* die in den verschiedenen Plexus des sympathischen Teiles des autonomen Nervensystems gelegen sind, entweder empfangen oder erzeugt. Jeder Plexus ist ein unabhängiges Nervenzentrum, das Nervenimpulse empfangen oder erzeugen kann.

Während des Übens von *pranayana* wird durch das Einatmen *prana vayu* und durch das Ausatmen *apana vayu* erzeugt. Das *prana vayu* ist ein afferenter Impuls, der zum Gehirn und zu den Nervenzentren geht, *apana vayu* ist ein efferenter Impuls, der vom Gehirn und den Nervenzentren ausgesandt wird.

Während der Periode des Atem-Anhaltens im *pranayama* vereinigt der Yogi *prana* und *apana vayu* (den afferenten und efferenten Nervenimpuls) im *muladhara chakra* (plexus pelvicus). Wenn die zwei Impulsarten an dieser zentralen Nervenbasis vereinigt werden, arbeitet dieses Zentrum wie ein Dynamo und sendet gewaltige Mengen *Prana*-Energie aus, um *kundalini,* die in diesem Zentrum aufgerollt schlafend liegt, zu stimulieren.

Wird *kundalini* aktiviert, strebt sie durch den *Sushumna*-Kanal nach oben. Das ist sozusagen das erste Erwecken der *kundalini shakti;* zugleich treten im Körper verschiedene Reaktionen auf. Zunächst ist der *Sushumna*-Kanal im Rückenmark nicht ausreichend geöffnet, wodurch es sehr schwierig ist, *kundalini* nach oben zu bringen.

Ich möchte hier einige Anfangsreaktionen beschreiben, die ich während meiner *Pranayama*-Übungen erfuhr; sie können fortgeschrittenen Schülern bei ihren Atemübungen eine Hilfe sein.

Die erste Reaktion, besonders während des *bhastrika pranayama,* ist das Gefühl angenehmer Wärme am plexus pelvicus (*muladhara*). Es ist die Wirkung der beginnenden Schwingung, die durch die teilweise Vereinigung von *Prana*- und *Apana*-Nervenimpulsen verursacht wird. Dieses Wärmegefühl verspürt man mehrere Tage hindurch während der *Pranayama*-Übungen. Eines Tages wurde dann während der gesamten Periode des Atem-Anhaltens die Wärme am Ende des Rückgrats sehr intensiv, blieb aber dennoch angenehm. Diese Erfahrung dauerte wieder einige Tage. Mit zunehmender Wärme wird ein gewisses Gefühl wahrgenommen, das sich einem Strudel in einem Flusse vergleichen läßt. Dieses aufwühlende Gefühl rührt von der Reaktion der *kundalini shakti* her. Langsam und schrittweise intensiviert sich dieses Gefühl in der Aufwärtsbewegung der zusammengerollten *kundalini*.

Zu Beginn der Aufwärtsbewegung dieser Kraft durch den *Sushumna*-Kanal des Rückenmarks wurde sie derart intensiv, als wäre sie ein unter Hochspannung stehender Draht, der *Prana*-Ströme durch das gesamte Nervensystem bis zu jeder Zelle des Körpers sendet. In der Aktivierung der *sushumna* begann der Körper zu zittern und zu erschauern. Manchmal war diese Reaktion so stark, daß der Körper aus seinem Sitz geworfen wurde. Aber immer wurde während der Periode des Atem-Anhaltens eine mit Worten nicht beschreibbare Freude empfunden.

Nach Monaten des *pranayama*, gekoppelt mit der entsprechenden Diät, begann das *prana* sich in der *sushumna* gleichmäßig zu bewegen; spürbar wurde das durch eine Reihe angenehmer Empfindungen; auch nahm das Zittern und Erschauern des Körpers ab und verschwand schließlich völlig. Dieses Körperzittern hatte seine Ursache in dem plötzlichen Versuch des *prana*, sich in der *sushumna* einen Weg zu bahnen, obwohl sie noch nicht völlig frei war von Unreinheiten. Es bedurfte noch langer Zeit reinigender Atemübungen, bis der *Sushumna*-Kanal sich voll öffnete und aktiv wurde. Zu Beginn war eine bewußte Kontrolle über das Zittern des Körpers nicht möglich; teilweise deshalb, weil der *Sushumna*-Kanal noch nicht ganz rein war, andererseits deshalb, weil die Verschlüsse (*bandhas*) nicht richtig gehandhabt wurden, und zwar das *mula bandha*, das Zusammenziehen des Afters, und das *jalandhara bandha*, der Kinnverschluß. Diese *bandhas* werden am Ende dieses Kapitels beschrieben werden.

Wenn jedoch diese Verschlüsse während der Perioden des Atem-Anhaltens richtig gehandhabt werden, dann kann man, was vorher nicht möglich war, das *prana* willkürlich in den *Sushumna*-Kanal leiten. Doch es waren mehrere Monate erforderlich, um diese Kontrolle zu erlangen. Um spirituelle Erfahrungen zu machen, müssen die *nadis*, die physischen und astralen Nervenkanäle, unbedingt gereinigt werden; doch das kann mehrere Jahre dauern. Die Reinigungsübung für die *nadis* ist als Wechselatmung oder *anuloma viloma pranayama* bekannt.

Diese Erfahrungen werden jeden überzeugen, der ernsthaft, unter Beachtung der richtigen Diät und unter Leitung eines Lehrers *pranayama* praktiziert. *Pranayama* ist also bei der Kontrolle des Körpers und des Geistes überaus wichtig.

PRAKTISCHE ANLEITUNGEN FÜR YOGA-ATMUNG ODER PRANAYAMA

Im folgenden sollen für das *pranayama* praktische Anleitungen gegeben werden. Die erste Lektion zielt auf die Kontrolle der Bewegung der Lunge. Diese ist nötig, um die feineren Bewegungen im Körper spürbar zu machen, und das lernt sich nach Aussage der Yogis durch die Kontrolle des in den Lungen sich manifestierenden *prana*.

Bevor die Atemübungen beschrieben werden, soll ein kurzer Überblick über die anatomischen Bedingungen gegeben werden, die die Atmungsbewegungen beeinflussen. Atmung findet durch die elastischen Bewegungen der Lunge und durch die Verschiebung der Seiten und des Bodens der Brusthöhle statt. Brusthöhle und Bauchhöhle sind die beiden Teile des Rumpfes. Die Brusthöhle wird im wesentlichen von den Lungen und dem Herzen ausgefüllt; sie wird von der Wirbelsäule, dem Brustbein, den Rippen und am Boden der Lungen vom Zwerchfell begrenzt. Von den 24 Rippen entspringen je zwölf an jeder Seite der Wirbelsäule; man unterscheidet die sieben oberen echten und die fünf unteren falschen oder treibenden Rippen.

Die sieben oberen Paare sind mit dem Brustbein direkt verbunden, die fünf unteren sind frei verbundene Rippen. Eine Muskelplatte, das Zwerchfell, trennt die Brusthöhle von der Bauchhöhle; es spielt bei der Atmung eine wichtige Rolle. Beim Einatmen werden die Rippen durch die Zwischenrippenmuskeln bewegt, das Zwerchfell bewegt sich in Richtung Bauchhöhle; diese Bewegungen dehnen die elastischen Lungen, in den Lungengeweben entsteht ein Vakuum, und Luft dringt ein.

Die Wissenschaft des *pranayama* beginnt mit der Kontrolle über die Richtigkeit der Bewegungen des Zwerchfells und der Atmungsmuskeln; d. h. es soll eine maximale Erweiterung der Lunge erzielt werden und damit ein möglichst großes Quantum an lebensspendender Energie aus der Luft eingesogen werden.

Um festzustellen, wie man bei geringster Anstrengung das größtmögliche Quantum an Luft einatmen kann, mache man folgende Tests; sie werden den Beweis erbringen, daß bestimmte Arten des Atmens die obige Bedingung erfüllen.

Test Nr. 1. Man setze sich, Rückgrat, Nacken und Kopf in einer geraden Linie, aufrecht hin, ohne den Brustkorb zu heben und sich nach vorne zu beugen. Man atme tief ein, senke dabei zwar das Zwerchfell, hebe aber weder Brustkorb noch Schultern. Auf einer Uhr mit Sekundenzeiger kann man die Sekundendauer des Einatmens zählen.

Ob sich das Zwerchfell richtig bewegt, kann man an den Bewegungen des Bauches gut beobachten. Wenn sich das Zwerchfell zusammenzieht und sein Mittelteil flach wird, drückt es den Inhalt der Bauchhöhle nach unten und die Bauchwand nach außen; die Rippen und die Zwerchrippenmuskeln ruhen währenddessen. Wird freilich der Bauch dabei eingezogen, kann sich das Zwerchfell nicht senken. Es ist also wichtig, beim Atmen den Bauch zu beobachten. Man entdeckt leicht, daß beim Einatmen das gewölbte Zwerchfell flach wird und sich dabei das Volumen der Brust von unten nach oben vergrößert. Man beobachte einige Male diese Atmungsform und vergleiche das Ergebnis mit dem folgenden Versuch. Bei jedem der drei Tests zähle man die Anzahl der Sekunden, die man braucht, um die Lungen ganz zu füllen; ferner beachte man, bei welchem der drei Tests die größte Menge an Luft in die Lungen gelangt.

Test Nr. 2. Man sitze aufrecht, halte jetzt aber das Zwerchfell ruhig; auch darf der Bauch nicht vorgewölbt werden, denn das würde bedeuten, daß das Zwerchfell wie beim ersten Versuch Bewegungsraum erhält. Man weite die Brust und atme dabei tief ein; bei diesem Versuch sind es die Zwischenrippenmuskeln, die die Lungen teilweise erweitern, das Zwerchfell bleibt neutral; es sind also einzig und allein diese Muskeln, die jetzt die Atmung bewirken. Man wiederhole diese Atmungsform mehrere Male und zeichne sich die Unterschiedsergebnisse zum ersten Versuch auf, nach Atmungsdauer und eingeatmeter Luftmenge. Um den Unterschied noch deutlicher zu machen, atme man abwechselnd mal nach der einen, mal nach der anderen Methode. Es wird sich zeigen, daß die Yoga-Atmung die richtige Atmung ist. Was Yoga-Atmung ist, soll aber erst nach dem dritten Test und seinen Ergebnissen erklärt werden.

Test Nr. 3. Nachdem man den Ergebnisunterschied zwischen *Test 1* und *Test 2* kennt, gilt es jetzt herauszufinden, was den dritten vom zweiten Test unterscheidet.

Man sitze aufrecht wie bei den anderen, ziehe aber den Bauch bis gegen den Brustkorb ein. Man atme bei eingezogenem Bauch durch Heben der Schultern und der Schlüsselbeine tief ein. Man wiederhole mehrere Male und vergleiche mit *Test 2,* bei welchen eine größere Menge Luft in die Lungen gelangte.

Nach dem dritten Versuch untersuche man nun, was der Hauptunterschied zwischen den drei Atmungsarten ist und welche bei geringstem Aufwand die größte Luftmenge in die Lungen brachte. Die Antwort fällt nicht schwer: Die erste Art bringt die größte Luftmenge in die Lungen, die zweite Art ist der ersten unterlegen, aber noch besser als die dritte; die schlechteste also ist die dritte, die beim Einatmen den Schultergürtel hebt und die Bauchhöhle einzieht.

Viele Menschen atmen nach der dritten Art, sie bringen mit dem größten Aufwand die geringste Menge Luft in die Lungen; gerade bei solchen Menschen lassen sich Erkrankungen der Sprechorgane und des Atemsystems feststellen. Ich selbst habe das bei einigen meiner Yoga-Schüler beobachtet, die mit Asthmabeschwerden in meine Yoga-Stunden kamen. Fast jeder von ihnen hob beim Einatmen den Schultergürtel, erweiterte den Brustkorb kaum, ein Senken des Zwerchfells gab es bei ihnen überhaupt nicht. Nachdem sie ihre Atmungsgewohnheiten korrigiert und eine entsprechende Diät eingehalten hatten erholten sie sich von ihren akuten Asthma-Attacken.

Die erste Art ist als »Tiefes Atmen«, die zweite als »Brustatmen«, die dritte als »Hohes Atmen« bekannt.

Während des Einatmens spielt das Zwerchfell eine große Rolle; es spielt die Hauptrolle bei der ersten Art, der tiefen Atmung. Es ist ein großer Teilungsmuskel, der den Brustraum von der Bauchhöhle trennt. Es ist gewölbt und wendet im Ruhezustand seine konkave Seite der Bauchhöhle zu. Bei der Tiefatmung preßt es auf die Bauchorgane und drückt den Bauch heraus. Den Lungen wird bei dieser Art der Atmung mehr Spielraum gegeben als bei den beiden anderen.

Obwohl die Bauchatmung die beste ist, wird sie im Yoga-System nicht als komplett anerkannt, denn jede der genannten Atmungsarten füllt nur einen Teil der Lunge; die tiefe den unteren und mittleren; die Brustatmung den mittleren und einen Teil des oberen; die Schulteratmung nur den oberen.

Bereits in der ersten Lektion der Yoga-Atmung lernt man deshalb alle drei Arten des Atmens gleichzeitig verwenden, indem man mit der tiefen Atmung beginnt, mit der Brustatmung fortsetzt und schließlich mit der Schulteratmung das Einatmen beendet. So kommt das ganze Atmungssystem ins Spiel, und es gibt keinen Lungenteil, der nicht mit frischer Luft versorgt würde. Diese Art heißt Yoga-Atmung, in ihr findet der gesamte Atmungsapparat Beachtung.

PROPORTIONEN IM PRANAYAMA

Die Yoga-Atmung legt besonderen Wert auf die Ausatmung; das Verhältnis von Ein- zu Ausatmen ist 1 : 2. Atmet man eine Sekunde ein, soll man zwei Sekunden ausatmen. Die Ausatmung soll deshalb länger sein als die Einatmung, weil man nur so eine optimale Kontrolle über die Lungen erlangen kann und die alte verbrauchte Luft so aus den Luftbläschen der Lunge herausgepreßt werden soll.

Warum legt der Yogi mehr Wert auf die Ausatmung als auf die Einatmung? Das wird verständlich, wenn man sich die Zusammensetzung der Lunge näher ansieht. Kein Aufwand an Kraft kann beim Einatmen frische Luft in die Lungen bringen, solange die Luftbläschen der Lunge mit verbrauchter alter Luft gefüllt sind, und leider stößt man bei normaler Atmung nur geringe Mengen alter Luft aus der Lungenspitze aus, der untere Lungenteil wird fast völlig vernachlässigt.

Die Lunge besteht aus einem schwammigen, porösen, elastischen Gewebe von unzähligen Luftbläschen. Die rechte Lunge hat drei Gewebelappen, die linke deren zwei. Jede Lunge hat Basis und Spitze, die Basis liegt am Zwerchfell, die Spitze oben in Nähe der Nackenwurzel.

Wenn wir atmen, streicht die Luft durch Nase und Rachen zum Kehlkopfdeckel, weiter zur Luftröhre, die sich in unzählige Bronchiolen aufteilt; letztere teilen sich wieder in unzählig viele Luftbläschen auf; diese nehmen nun die ihnen zukommenden Teile der eingeatmeten Luft auf und lassen den Sauerstoff durch die Wand der Lungenkapillare durchtreten. Diesen nimmt das Blut auf und gibt gleichzeitig Kohlensäuregas ab, das aus dem Stoffwechsel stammt und vom Blut aus allen Teilen des Körpers gesammelt wurde. Im Blutkontakt werden also die Luftbläschen des Sauerstoffs beraubt und mit Kohlendioxyd gefüllt. Werden sie beim Ausatmen nicht ausgepreßt, kann keine frische Luft eindringen.

Leider wird bei normaler Atmung aus dem oberen Lungenteil nur wenig Luft hinausgepreßt, die Basis wird kaum bewegt und bleibt voll verbrauchter Luft. Andere wieder atmen nur mit der Basis und lassen den oberen Lungenteil außer acht. Nach medizinischer Auffassung resultiert Schwindsucht aus verringerter Vitalität, und diese wiederum aus völlig unzureichender Luftzufuhr bei der Atmung. Unvollkommene Ein- und Ausatmung lassen beträchtliche Teile der Lunge inaktiv; solche Bereiche stellen einen fruchtbaren Boden für Bazillen dar, die geschwächte Gewebe angreifen. Kräftige, gesunde Gewebe können diesen Angriffen widerstehen, und der beste und einzige Weg, seine Lungengewebe gesund zu erhalten, ist die volle Ausnutzung der Lungenkapazität, indem voll aus- und voll eingeatmet wird. Darum wird in der Yoga-Atmung ein langes, langsames und tiefes Ausatmen betont; nur so kann die verbrauchte Luft voll durch frische ersetzt werden, denn in den Luftbläschen der Lungen kann es kein Vakuum geben.

Deshalb beginnt die erste Lektion der Yoga-Atmung mit dem Üben des Ein-Ausatmungs-Verhältnisses 1 : 2. Man beginnt mit 4 Sekunden ein- und 8 Sekunden ausatmen. Unter Anleitung eines Lehrers wird dann langsam die Zeitdauer erhöht; jeder kann sich so auf ein längeres Zeitmaß hochüben.

Meistert man diesen Atemrhythmus, wird in der nächsten Übungsstufe das Atem-Anhalten im richtigen Verhältnis geübt; nach den Gesetzen der Yoga-Atmung beträgt es 1 : 4 (Einatmen: Anhalten). Das Gesamtverhältnis lautet also Einatmen = 1, Anhalten viermal so lange, Ausatmen doppelt so lange wie Einatmen, d.h. 1:4:2. Die kürzeste, zu Beginn anzusetzende Zeitdauer beträgt 4 zu 16 zu 8 Sekunden; dann kann man sich langsam auf 5 zu 20 zu 10 und weiter bis 8 zu 32 zu 16 hinaufarbeiten.

Es überrascht, daß einige Leute den Atem sehr lange anhalten können, aber bei einem langen und langsamen Ausatmen rasch erschöpft sind; ihre Atmung kann also nicht richtig sein. Andere wieder können lang und tief einatmen, finden es aber sehr schwierig, doppelt so lange auszuatmen.

Um aus *pranayama* den größtmöglichen Nutzen zu ziehen, sollte man die Atemübungen unter Leitung eines fähigen Lehrers beginnen, der weiß, wo die Schwierigkeiten liegen und selbst durch die verschiedenen Schwierigkeitsstufen gegangen ist. Die wirkliche Befähigung eines Yoga-Lehrers liegt darin, daß er spirituell, im wahren Sinne des Wortes, großzügig, offen und völlig selbstlos lehrt und aus seinem Beruf kein Geschäft macht; nur unter der Anleitung eines solchen Lehrers kann man wirklichen Fortschritt in *prana-*

yama und spirituellen Praktiken machen; schließlich wird er keinesfalls nur irgendeine physische Atemtechnik lehren.

PRAXIS DER YOGA-ATMUNG ZUR REINIGUNG DER NADIS (DER FEINEN UND DER PHYSISCHEN NERVEN)

Ich beginne diesen Abschnitt mit einigen Zitaten aus wohlbekannten Lehrschriften des Yoga, die von verschiedenen Yoga-Schulen Indiens anerkannt sind.

> Der Yogi, der sich in den *asanas* vervollkommnet hat, soll gemäß den Anweisungen eines spirituellen Lehrers *pranayama* üben; er soll seine Sinne beherrschen und eine nahrhafte, maßvolle Diät einhalten.
>
> Wenn der Atem wandert, also unregelmäßig ist, dann ist auch der Geist unruhig; aber wenn der Atem still ist, ist es auch der Geist; Yogis leben lang, deswegen halte den Atem an.
>
> Man sagt, daß ein Mensch nur so lange lebt, wie er atmet, und daß er tot ist, wenn der Atem aufhört. Übe deshalb *pranayama*!
>
> Sind die *nadis* voller Unreinheiten, gelangt der Atem nicht in die mittlere *sushumna nadi*. Dadurch wird kein höherer Geisteszustand erreicht. Erst wenn alle *nadis*, die voller Unreinheiten sind, gereinigt werden, kann der Yogi erfolgreich *pranayama* ausführen.
>
> *Hatha Yoga Pradipika*, Kap. 2, 1–6

Die Verse belegen, wie wichtig die Reinigung der *nadis* ist; ohne Reinigung der *nadis* kein Erfolg im *pranayama*. Vollkommene Reinigung der *nadis* läßt sich nur in einer langen Periode von *Pranayama*-Übungen erreichen. Es ist individuell verschieden, nimmt jedoch normalerweise zumindest ein bis zwei Jahre in Anspruch.

Es gibt zwei Wege der *Nadi*-Reinigung: 1) *samanu* (die geistige Methode) und 2) *nirmanu* (die physische Reinigung, die *kriyas*, die an anderer Stelle dieses Buches beschrieben sind).

Samanu (oder die geistige Methode der *Nadi*-Reinigung)

1. Man sitze in Lotusstellung oder in *siddhasan*, Meisterstellung, und meditiere auf die Keimsilbe (*bijakshara*) der Luft (*vayu*): *yam*; sie ist von rauchiger Farbe. Man atme durch das linke Nasenloch solange ein, bis man die Silbe *yam* sechzehnmal wiederholt hat, man halte den Atem so lange an, bis man *yam* vierundsechzigmal wiederholt hat, man atme durch das rechte Nasenloch sehr, sehr langsam wieder aus, während man *yam* zweiunddreißigmal wiederholt.

2. Man atme durch das rechte Nasenloch während der sechzehnmaligen Wiederholung der Silbe *ram*, der Keimsilbe des Feuers (*bija* des *agni*) im Nabelzentrum ein, halte den Atem während vierundsechzig Wiederholungen der Silbe *ram* an, atme durch das linke Nasenloch aus, während man im Geiste zweiunddreißigmal *ram* wiederholt.

3. Man richte den Blick auf die Nasenspitze und atme links ein unter sechzehnmaliger Wiederholung der Keimsilbe des Mondes *tam*, dann halte man den Atem während vierundsechszigmaliger Wiederholung der Silbe *tam* und stelle sich vor, daß der Nektar vom Mond durch alle Kanäle des Körpers fließt und sie reinigt; man atme langsam durch das rechte Nasenloch aus und wiederhole zweiunddreißigmal die Keimsilbe des Erdprinzips (*bija* des *prithivi*), *lam*.

Diese Form der Reinigung sollte nur von fortgeschrittenen, von ihrem Lehrer eingeweihten Schülern praktiziert werden, Anfänger sollten diese geistige Form nicht praktizieren, bevor sie nicht für längere Zeit die folgenden Atemübungen ausgeführt haben.

Anuloma Viloma Pranayama (Wechselatmung)

Aus dem bisher Gesagten geht die Bedeutung des *pranayama* hervor; diese Wissenschaft des Atmens ist in der Kontrolle des *prana*, der Lebensenergie, begründet. Die wichtigste Anfangsübung für jeden Yoga-Schüler ist die Wechselatmung (*anuloma viloma pranayama*). Wechselatmung zielt darauf ab, den Atem durch beide Nasenlöcher, zunächst abwechselnd, fließen zu lassen. Wenn man die Handfläche vor die Nase hält, wird man leicht feststellen, daß ein Nasenloch immer leicht verstopft ist und der Atemfluß fast nur durch ein Nasenloch geht. Bei gesunden Normalpersonen wechselt der Atemfluß annähernd alle 70 Minuten. Doch diese Normalperiode des Atemwechsels stellt sich erst ein, wenn man sich in *pranayama* vervollkommnet hat, indem man bei der Wechselatmung begonnen hat. Bei der großen Mehrheit der Menschen jedoch ist dieser Atemwechsel ziemlich unregelmäßig, was meist auf unnatürliche Lebensweise, falsche Diät, Krankheiten und Mangel jeglicher richtiger Übung zurückzuführen ist.

Falsche Lebensgewohnheiten haben sicher einen Einfluß auf den Atem, sie verhindern seinen natürlichen Fluß. Nach der Yoga-Lehre ist der Atem im rechten Nasenloch heiß, im linken kühl; deshalb wird symbolisch die rechte *nadi* als Sonnenatem oder *pingala,* die linke als Mondatem oder *ida* bezeichnet. Die Energie, die durch die *pingala nadi* fließt, erzeugt abbauend wirkende Hitze, sie ist efferent und steigert die Funktion der Körperorgane; die Energie in *ida nadi* ist kühlend und wiederaufbauend und afferent und wirkt hemmend auf die Funktion der Körperorgane.

Wenn der Atem mehr als zwei Stunden in einem Nasenloch fließt, ist das ein Zeichen einer Störung durch zuviel Hitze oder zuviel Kälte. Ist *pingala nadi* aktiver, erhöht sich die Hitze im Körper; die Folgen sind geistige und nervliche Störungen. Ist *ida nadi* zu aktiv, werden die Veränderung bewirkenden Körperprozesse verringert, der Körper kühlt ab, man wird lethargisch, die geistige Aktivität erlischt.

Die Übung der Wechselatmung hat hauptsächlich den Zweck, das Gleichgewicht zwischen ana- und katabolischen Prozessen im Körper zu erhalten und die *nadis* zu reinigen. Fließt der Atem mehr als 24 Stunden durch ein Nasenloch, ist das ein Alarmzeichen, daß irgendeine Krankheit naht; je länger der einseitige Fluß, desto ernster die zu erwartende Krankheit. Das hängt damit zusammen, daß die Ganglienzellen bestimmter Nervenzentren durch den abnormen und zu lange Zeit dauernden Atemfluß in einem bestimmten Zentrum überfordert werden.

ATEMÜBUNG NR. 1 durch ein Nasenloch

Man sitze in einer der Meditationsstellungen und halte Rückgrat, Kopf und Nacken in einer geraden Linie, schließe das rechte Nasenloch mit dem Daumen der rechten Hand, atme langsam durch das linke Nasenloch ein, während man im Geist langsam fünfmal *OM* wiederholt; man atme durch dasselbe Nasenloch über zehn *OM*-Wiederholungen aus (Verhältnis von Ein- zu Ausatmung 1 : 2). Man wiederhole diese Übung für das linke Nasenloch fünfzehn- bis zwanzigmal, ohne das Verhältnis fünf zu zehn Sekunden zu ändern.

Nun schließe man das linke Nasenloch mit dem rechten Ringfinger und dem kleinen Finger der rechten Hand und atme durch das rechte Nasenloch ein, Dauer fünf *OM*-Wiederholungen, und durch das rechte Nasenloch wieder aus, Dauer zehn *OM*-Wiederholungen. Man wiederhole auch diese Übung fünfzehn- bis zwanzigmal.

Man vermeide während der Übung jedes Geräusch und denke an die erwähnten Grundregeln des Atmens: Verbindung der tiefen mit der Brust- und Schulteratmung; bei der Ausatmung soll soviel verbrauchte Luft wie nur irgend möglich herausgepreßt werden.

Diese erste Atemübung übe man etwa fünfzehn Tage lang und erhöhe sie dann auf das Verhältnis sechs zu zwölf Sekunden, jedoch nicht, bevor das kürzere Atemverhältnis ohne Anstrengung sich eingespielt hat. Als Hauptregel gilt auch hier: man bleibe in seinen Grenzen und überziehe nichts. Man suche die Anleitung eines erfahrenen Yoga-Lehrers, der praktiziert und nicht nur nachgelesenes Wissen weitergibt; leider tun das heute viele.

Diese Übung Nr. 1 darf nicht abgebrochen werden, denn sie ist grundlegend, um die falschen Atemgewohnheiten zu korrigieren. Auch sollte die Einheit von Tief-, Brust- und Schulteratmung automatisch und perfekt funktionieren, bevor man sich in den fortgeschrittenen *pranayamas* versucht. Man übe sie also mindestens einen Monat lang, auch wenn man meint, man könne die Atemdauer verlängern. Auf ein gutes Fundament läßt sich ein mächtiges Haus bauen; je länger man die grundlegenden Übungen praktiziert, desto leichter wird man die fortgeschrittenen Übungen finden.

ÜBUNG NR. 2 Wechselatmung

Hat man einen Monat lang die Übung Nr. 1 praktiziert, wende man sich der Wechselatmung zu. Dabei entfällt die Übungsform 1. Man schließe jetzt das rechte Nasenloch mit dem rechten Daumen, atme durch das linke ein, schließe sofort das linke Nasenloch mit dem rechten Ring- und kleinen Finger, hebe den rechten Daumen vom rechten Nasenloch ab und atme durch das rechte Nasenloch aus. Das ist eine sogenannte halbe Runde.

Ohne Pause atme man durch das rechte Nasenloch ein, schließe es dann mit dem rechten Daumen und atme links aus. Das ist nun eine volle Runde. Das Zeitverhältnis ist wieder wie bei Übung 1, sechs Sekunden ein-, zwölf Sekunden ausatmen. Man mache fünfzehn bis zwanzig Runden und beachte die Atemregeln wie oben.

Wenn die Dauer 6:12 keine Schwierigkeiten mehr macht, erhöhe man auf 7:14 und dann auf 8:16, aber auf letztere erst allmählich, etwa nach zwei bis drei Monaten. Schon in diesen Monaten lassen sich deutliche Veränderungen in Körper und Geist beobachten. Die Atmung vervollkommnet sich, besonders die Zwerchfellatmung; der Körper wird leicht, und die Augen beginnen zu strahlen. Diese Zeichen künden, daß die *nadis* gereinigt werden.

ÜBUNG NR. 3 Volle Wechselatmung

Vor der Übung meditiere man einige Minuten auf *OM*, jenes Wort, das die Quelle allen Lichtes und allen Wissens ist.

Im Unterschied zu den vorigen Übungen kommt nun das Anhalten des Atems dazu.

Einatmung verhält sich zum Anhalten wie 1:4. Anfänger sollten vorher jedoch ein 1 : 2-Verhältnis einhalten. Man sollte nicht unter der niedrigsten Dauerrelation 4 : 8 : 8 Sekunden beginnen. Nach einem Monat erhöhe man auf 5 : 10 : 10 und schrittweise auf 8:16:16.

Auf Sanskrit heißt Einatmung *puraka*, Anhalten *kumbhaka*, Ausatmung *rechaka*.

Man atme durch das linke Nasenloch ein, während man im Geist viermal *OM* wiederholt, halte über achtmal *OM* an und atme über achtmal *OM* aus. Man atme sofort wieder durch das rechte Nasenloch ein, halte an und atme links aus im Verhältnis 4 : 8 : 8. Diese volle Runde wiederhole man täglich fünfzehn- bis zwanzigmal.

Beim Anhalten schließe man das rechte Nasenloch mit dem rechten Daumen, das linke mit dem rechten Ring- und kleinen Finger; keinesfalls soll der Zeigefinger verwendet werden; der Magnetstrom dieses Fingers ist verunreinigt.

Beherrscht man die 8:16:16-Proportion, wechsle man auf 1:4:2 über und beginne mit vier Sekunden einatmen, sechzehn Sekunden anhalten und acht Sekunden ausatmen und arbeite sich schrittweise auf 8:32:16 hinauf. Doch sollte man sich dafür mindestens acht bis zwölf Monate Zeit lassen. Man übereile nichts.

Es wird an gewissen Zeichen sichtbar, daß die *nadis* gereinigt sind. Auf der ersten Stufe gerät der Körper ins Schwitzen, auf der zweiten nimmt man im ganzen Körper ein Zittern wahr, auf der höchsten Stufe dringt das *prana* in *sushumna nadi* ein und bewegt sich zum höchsten Zentrum, dem *sahasrara chakra*. Zur Schweißabgabe des Körpers während des *pranayama* lautet eine Anweisung in der *Hatha-Yoga Pradipika*: »Verreibe den austretenden Schweiß gut auf dem Körper! Das schenkt dem Allgemeinbefinden Stärke und Erleichterung«. Durch das Verreiben des Schweißes wird auch die Haut geschmeidig.

Die beste Reinigungsübung für die *nadis* ist die Wechselatmung; sie ist zugleich das einzige *pranayama*, das unmittelbar der Reinigung dient. Andere *pranayamas*, besonders *bhastrika*, *ujjayi* und *suryabheda* sind darauf ausgerichtet, *kundalini* nach vollzogener Reinigung der *nadis* zu erwecken; sie erbringen jedoch nur dann gute Ergebnisse, wenn die *nadis* bereits gereinigt sind. Deshalb sollen Schüler erst dann mit den höheren Atemübungen beginnen, wenn sie der Übung der Wechselatmung genügend Zeit gewidmet haben.

Kapalabhathi (Bauchatmung, Zwerchfellatmung)

Auf Sanskrit bedeutet *Kapala* Schädel und *bhathi* scheinen, leuchten; demnach ist *kapalabhathi* eine Übung, die den Kopf zum Leuchten bringt. Unter Kopf ist hier der Nasenraum zu verstehen, durch den die Atemluft fließt. Obwohl eine Atemübung, wird es zu den Reinigungsübungen gezählt und ist eines der *shad kriyas* (die restlichen fünf sind an anderer Stelle des Buches beschrieben). Man führt sie vor den *Pranayama*-Übungen aus, um die Nasenräume zu reinigen und die Bronchien frei zu machen.

Man sollte diese Übung erst nach zwei bis drei Monaten Wechselatmungsübungen beginnen; denn bei vielen dauert es ziemlich lange, bis sie die Zwerchfellbewegung beim Atmen richtig beherrschen. Viele tendieren bei *kapalabhathi* dazu, das Zwerchfell der natürlichen Bewegung entgegengesetzt zu bewegen, was leicht durch Beobachtung der Bauchmuskeln festgestellt werden kann: Sie ziehen während des Einatmens den Bauch ein und heben die Schultern, was falsch und der richtigen Atmung entgegengesetzt ist. Deshalb *kapalabhathi* erst dann, wenn man das Zwerchfell in die natürliche Richtung bewegen gelernt hat.

Ein paar Runden kräftigen *kapalabhathis* massieren sämtliche Gewebe des Körpers. Es wird dabei zunehmend schwieriger werden, seine Sitzhaltung unter Kontrolle zu halten, da bei dieser Übung der Kraftaufwand mehr und mehr zunimmt; deshalb ist es ratsam, *kapalabhathi* und *bhastrika* im Lotussitz auszuführen, denn zu diesem gehört ein Fußverschluß, der den Sitz während der Übung stabilisiert.

In dieser Übung spielt die Ausatmung die bedeutendste Rolle; die Einatmung wird mild und langsam vollzogen und dauert länger als die Ausatmung; ansonsten ist bekanntlich (außer bei *bhastrika*) die Ausatmung länger als die Einatmung. Die Ausatmung soll schnell und kräftig vollzogen werden, indem man die Bauchmuskeln ruckartig nach rückwärts einzieht. Dieses plötzliche Zusammenziehen der Bauchmuskeln wirkt auf das Zwerchfell und läßt es sich in Richtung Brustraum zurückziehen, wodurch die Luft aus den Lungen herausgestoßen wird.

Sofort danach entspannt man die Bauchmuskeln, dadurch kann das Zwerchfell sich wieder senken und zieht die Lunge mit sich; Luft strömt wieder ein. Bei *kapalabhathi* besorgen Bauchmuskeln und Zwerchfell die Ein- und Ausatmung. Sie sollen sehr rasch aufeinander folgen; man muß also die Bauchmuskeln plötzlich und kräftig einziehen und rasch wieder entspannen. Die Ausatmung soll hier nur noch ein Viertel der Einatmungsdauer betragen. Die Ausatmung soll schnell, stark und kurz, die Einatmung länger, langsamer und passiv erfolgen. Eine sogenannte Runde soll fünfzehn bis zwanzig Ausatmungen umfassen, wobei die passiven Einatmungen und das plötzliche Ausstoßen der Luft ununterbrochen aufeinanderfolgen. Vor dem *pranayama* sollten Anfänger zunächst nur drei Runden zu je fünfzehn Atemstößen machen, dies jedoch zweimal täglich, morgens und abends.

Man kann je Woche um je zehn Atemstöße steigern, bis man etwa hundertzwanzig Atemstöße pro Runde erreicht; doch sollte man sich dabei unbedingt von einem Lehrer anleiten lassen. Zwischen den Runden ruhe man sich unter normalen Atemzügen aus. Die Erhöhung der Rundenzahl wird ein Lehrer verläßlich nach den individuellen Bedingungen bestimmen. Auf keinen Fall darf man seine Kapazität überfordern.

Während des *kapalabhathi* soll man sich auf die Bauchmuskeln konzentrieren, besonders aber auf den Solar Plexus, der im Bereich des Nabels liegt, wo die Lebensenergie gespeichert wird. Diese Konzentration muß während der ganzen Übung aufrechterhalten werden, damit das *prana* in der *sushumna nadi* aktiv wird; man kann das an einem pulsierenden Gefühl in der Wirbelsäule, besonders in den Nervenzentren feststellen.

Diese Übung reinigt den Atmungsapparat und die Nasenräume und beseitigt Krämpfe in den Bronchien; sie bessert Asthma und heilt es auch mit der Zeit; die Lungenspitzen werden ausreichend mit Sauerstoff versorgt, Kohlendioxyd aus dem System weitestgehend ausgestoßen und entsprechend mehr Sauerstoff aufgenommen; und hierin liegt der Wert dieser Übung.

Man sollte *kapalabhathi* gut beherrschen, bevor man zu *bhastrika* übergeht; unter dieser Bedingung lernt sich dann auch *bhastrika* leicht.

DIE DREI BANDHAS (VERSCHLÜSSE)

Nach diesen reinigenden Atemübungen werden dem Yoga-Schüler die drei wichtigen *bandhas* (Verschlüsse) gelehrt; sie sind wichtig, um über fortgeschrittene *pranayamas kundalini* zu erwecken.

Es gibt drei *bandhas:* 1. *jalandhara bandha* (Kinnverschluß), 2. *mula bandha* (Afterverschluß) und 3. *uddiyana bandha* (Baucheinziehung).

Bandha bedeutet im Sanskrit Verschluß; mit Hilfe dieser Verschlüsse vereinigt der Yogi während des Übens von *pranayama prana* mit *apana*; sie werden auch bei den *mudras* angewendet, um das Ausströmen des *prana* zu verhindern.

Asanas stabilisieren den Körper und ermöglichen ihm die Ausführung auch schwieriger Übungen des *pranayama.* Durch *pranayama* versucht der Schüler, *prana* und *apana* zu vereinigen, *mudras* sichern die Vereinigung und halten sie von Störungen frei; die *bandhas* halten diesen wunderbaren Effekt fest. Wenn sich die Vereinigung von *prana* und *apana* vollzieht, wird im Inneren des Menschen ein großer, geheimnisvoller, mächtiger spiritueller Strom erzeugt, der sich mit Worten nicht beschreiben läßt und von jedem selbst erlebt werden muß. Diese Kraft durchstößt zunächst den Eingang zur *sushumna, jalandhara bandha* hält aber das *prana* ab, nach oben zu fließen, *mula bandha* (Afterkontraktion) hält das *apana* ab, nach unten zu fließen; dadurch vereinigen sich die beiden zu einer unvorstellbaren Kraft und beginnen in die *sushumna* zu fließen. Tritt zu diesem Prozeß Konzentration, wird *kundalini* erweckt und von den niederen *chakras* (Nervenzentren) zu den höheren getragen. Und in dem Maß, in dem *kundalini* nach oben steigt, genießt der Yogi die Wonne der Meditation und des überbewußten Zustandes.

Jalandhara bandha

Das Wort *jala* meint das Gehirn und den Nerv, der durch den Hals verläuft; *dhara* bedeutet: Zug nach oben.

Man presse das Kinn fest gegen die Brust, soweit wie möglich gegen den oberen Rand des Brustbeins. Das übt auf das Rückenmark einen Zug nach oben aus und wirkt damit auch auf die Nervenzentren und das Gehirn ein. *Jalandhara* wird während des Atemanhaltens ausgeführt.

Mula bandha

Man setze sich auf eine zusammengelegte Decke, presse die linke Ferse an den Damm und lege die rechte Ferse wie in *siddhasan* auf den linken Schenkel. Während die linke Ferse fest an den Damm gepreßt bleibt, ziehe man den Schließmuskel des Afters kräftig zusammen. Mit der Kontraktion des Schließmuskels ziehe man auch die Bauchmuskeln ein; so drückt man *apana* nach oben und vereinigt es durch *jalandhara bandha* mit *prana.* Um diese Vereinigung zu bewirken, werden *mula bandha* und *jalandhara bandha* immer gleichzeitig und während des Atemanhaltens (*kumbhaka*) durchgeführt.

Beide *bandhas* werden beim Üben fortgeschrittener *pranayamas,* die noch kurz beschrieben werden sollen, angewendet; zuvor übe man sie jedoch ein paar Tage lang, unabhängig von den anderen Übungen.

Uddiyana bandha

Uddiyana bandha soll mit leeren Lungen am Ende der Ausatmung durchgeführt werden; es wird im allgemeinen als unabhängige Übung praktiziert.

Da das *prana,* die Lebensenergie, bei diesem *bandha uddiyate* durch *sushumna* nach oben steigt (*uddiyate*), wird es von den Yogis *uddiyana bandha* genannt. Die Lungen werden hier durch eine sehr kräftige Ausatmung geleert und gegen den oberen Teil des Brustkorbs gedrückt, indem man das Zwerchfell gegen den Brustraum zieht.

FORTGESCHRITTENE ATEMÜBUNGEN

Yogis parktizieren acht Arten von Atemübungen; sie heißen: 1. *ujjayi,* 2. *surya bheda,* 3. *bhastrika,* 4. *sitali,* 5. *sitkari,* 6. *bhramari,* 7. *murcha* und 8. *plavini.* Besonders die ersten drei sind für Yoga-Schüler sehr wichtig.

Ujjayi Pranayama

»Schließe den Mund, atme mit einem Geräusch durch die Nase ein, bis die Luft den Raum von der Kehle bis zum Herzen füllt (Atmung von Bauch bis Schulter). Führe beim Atemanhalten die *bandhas* aus und atme durch *ida,* das linke Nasenloch, aus. Das beseitigt Schleim aus der Kehle und erhöht die Verdauungskraft des Körpers. Das heißt *ujjayi.*«

Hatha Yoga Pradipika, Kap. 2, 51/52

Das obige Zitat beschreibt das Wesen von *ujjayi pranayama.* Ausführung von *ujjayi*: Man sitze in irgendeiner Meditationsstellung, schließe den Mund und atme langsam durch beide Nasenlöcher in einer gleichmäßigen und sanften Art ein. Beim Einatmen schließe man die Stimmritze und erzeuge einen schluchzenden, tiefen, aber angenehm klingenden und gleichmäßigen Ton. Am Ende des Einatmens führe man *mula bandha* (Afterkontraktion) aus, halte den Atem mit *jalandhara bandha* (Kinn gegen die Brust) an. Solange man den Atem anhalten kann, halte man auch die beiden *bandhas,* öffne sie erst vor dem Ausatmen, atme durch das linke Nasenloch – das rechte wird mit dem Daumen verschlossen – aus und halte dabei Kopf und Nacken in einer geraden Linie mit dem Rückgrat. Das bedeutet eine Runde. Bei *ujjayi* atmet man immer durch beide Nasenlöcher ein und durch das linke aus. Man beginne mit fünf Runden und steigere schrittweise bis auf zwanzig. Will man nur *ujjayi* praktizieren, kann man die Rundenzahl bis auf vierzig erhöhen, das aber nur unter Anleitung eines Lehrers.

Ujjayi pranayama entfernt Schleim aus der Kehle; der Übende wird nie an Nervosität, Verdauungsstörungen, Ruhr, Milzvergrößerungen, Schwindsucht und Husten leiden. *Ujjayi* ist eine Waffe gegen Tod und Verfall.

Surya Bheda Pranayama

Man schließt diese Übung an, um die Hitze im Körper des Schülers zu erhöhen. *Surya bheda* vermag Krankheiten der Lunge und des Herzens sowie Wassersucht zu heilen. Dieses *pranayama* hilft auch, das *prana* nach *sushumna* zu leiten und dadurch *kundalini* zu erwecken. Es reinigt die Stirnhöhlen und verhindert körperlichen Verfall und frühzeitigen Tod.

Ausführung von *surya bheda pranayama*: Man sitze in einer Meditationsstellung, wenn möglich in *siddhasan*, schließe die Augen und wiederhole im Geiste während der ganzen Übung *OM*. Man schließe das linke Nasenloch und atme, ohne ein Geräusch zu machen, solange man nur kann durch das rechte Nasenloch ein. Darauf schließe man mit dem rechten Daumen das rechte Nasenloch und halte den Atem an; dabei presse man das Kinn gegen die Brust (Kinnverschluß). Man verlängere das Atemanhalten (*kumbhaka*) schrittweise. Dann atme man, wieder ohne jedes Geräusch, durch das linke Nasenloch aus, indem man das rechte mit dem Daumen verschließt. Bei *surya bheda* wird immer durch das rechte Nasenloch (*surya nadi pingala*) eingeatmet. Man beginne mit 10 Runden und erhöhe schrittweise auf 40. Man schwitzt während dieser Übung an den Haarwurzeln, was aber ein gesundes Zeichen ist.

Bhastrika Pranayama

Bhastrika bedeutet Blasebalg; denn das schnelle Aufeinanderfolgen kräftiger Atmungen ist das charakteristische Merkmal dieser Atmung. Wie der Schmied in schneller Folge seinen Blasebalg betätigt, soll man hier auch bei der Atmung verfahren. Es ist die beste Übung der Yogis, um nach Reinigung der *nadis* und des Nervensystems *kundalini* zu erwecken. Nach Reinigung der *nadis* werden bereits ein paar Runden *bhastrika kundalini* in Bewegung bringen. Der Yogi kann dann fühlen, daß sein ganzer Körper mit einer neuen Energie geladen ist. Das ganze Rückenmark pulsiert, denn *kundalini* steigt zu den höchsten Zentren der Wirbelsäule auf. In welchem Zentrum auch immer *kundalini* aktiv wird, dieses *chakra* wird zu einem Dynamo werden, der große Mengen Nervenenergie erzeugt. Es ist die beste Übung für das Gefäß- und Nervensystem, denn es kräftigt das gesamte System. Sie erhöht die Gesamtzirkulation im ganzen Körperbereich und erhöht die Körpertemperatur; diese wird freilich durch erhöhte Schweißabgabe, die wiederum alle Unreinheiten aus dem Körper entfernt, von einer geringeren Körpertemperatur abgelöst. Die Befreiung des Körpers von allen physischen Unreinheiten steigert die Konzentrationsfähigkeit des Geistes in einem sehr hohen Maße. Die schnelle Bewegungsweise im *bhastrika* erhöht die Zufuhr von frischem Blut zum Gehirn. Man staunt, wie klar der Geist nach einigen Runden *bhastrika* wird. Doch diese wunderbaren geistigen und physischen Ergebnisse der *Bhastrika*-Übungen können nur von dem verstanden werden, der sie im Üben selbst an sich erfährt.

Ausführung von *bhastrika: Bhastrika* ähnelt *kapalabhathi* und ist leicht zu erlernen, wenn man letzteres beherrscht. Während sich beim *kapalabhathi* beim Atmen nur das Zwerchfell bewegte, wird bei *bhastrika* das gesamte Atemsystem voll eingesetzt; freilich spielt auch hier das Zwerchfell die Hauptrolle.

Obwohl *bhastrika* dem *kapalabhathi* ähnelt, ist es in seiner Wirkung von *kapalabhathi*, das nur eine Reinigungsübung ist, grundlegend verschieden. Bei *bhastrika* wird neben den drei *bandhas* (*jalandhara, mula, uddiyana*) auch *kumbhaka* (Atemanhalten) kräftig und sehr sorgfältig angewendet, um *prana* und *apana* zu vereinigen und *kundalini* zu erwecken. Die richtige Technik sollte man von einem Lehrer erlernen.

Man sitze in irgendeiner Meditationsstellung, am besten im Lotus, atme rasch ein und aus, mit dem Hauptgewicht auf der Ausatmung; man versetze dabei das Zwerchfell und die gesamte Atemmuskulatur in rasche Bewegung. Man erzeuge dabei ein Geräusch, das in Kehle und Kopf wahrgenommen wird.

Man fange mit zehn schnellen Ausatmungen an; nach der zehnten lasse man die tiefstmögliche Einatmung folgen; dann halte man den Atem an, solange dies bequem durchgehalten werden kann; dann atme man durch das rechte Nasenloch aus. Während des Atemanhaltens wird der Kinn- und der Afterverschluß durchgeführt, zugleich konzentriere man sich auf *kundalini shakti* im untersten Zentrum des Rückgrates, dem *muladhara chakra.*

Nach einer solchen Runde ruhe man sich bei normalem Atemholen kurz aus. Die Anzahl der Ausatmungen in einer Runde *bhastrika* läßt sich schrittweise von zehn auf maximal dreißig erhöhen. Man beginne mit drei Runden und steigere allmählich auf acht; man übertreibe auch hier nicht.

Richtig ausgeführtes *bhastrika* durchbricht folgende drei Knoten (*grandhis*): 1. *brahma grandhi* im *muladhara,* 2. *vishnu grandhi* im *manipura* und 3. *rudra grandhi* im *ajna chakra.*

Diese drei *grandhis* oder Knoten sind drei Stellen in der *sushumna* im Rückgrat; es sind Blöcke, die die freie Bewegung des *prana* in der *sushumna* verhindern. *Bhastrika* vermag diese Knoten zu zerstören, und *kundalini* kann schrittweise zum *sahasrara chakra* im Gehirn vordringen.

Sobald *kundalini* erweckt ist, sollte man immer häufiger *bhastrika* üben, um es in der *sushumna* zu immer höheren Zentren zu erheben.

Sitali Pranayama

Man strecke die Zunge ein wenig von den Lippen weg und falte sie zu einem Rohr und atme mit einem zischenden Ton durch den Mund ein, halte solange wie möglich den Atem an und atme durch die Nase wieder aus. Man übe das täglich fünfzehn- bis dreißigmal. Diese Übung reinigt das Blut, hilft den Durst stillen und ist im Sommer eine gute Übung, das System zu kühlen. *Sitali kumbhaka* ahmt die Atmung einer Schlange nach.

Sitkari Pranayama

Man falte die Zunge, so daß die Spitze den oberen Gaumen berührt und atme durch den Mund unter einem zischenden »si-si-si«-Geräusch ein. Man halte den Atem, solange man kann, an und atme langsam durch die Nase aus. Auch diese Übung kühlt das System; auch können sämtliche Wirkungen des *sitali pranayama* erzielt werden.

Bhramari Pranayama

Man atme langsam durch beide Nasenlöcher ein und erzeuge dabei ein schnarchendes Geräusch, atme dann langsam durch die Nase aus und mache dabei das Geräusch einer Biene. Man halte nach zehn Atmungen den Atem, solange wie das bequem möglich ist, an. Durch *bhramari* wird die Stimme weich und melodiös. Das fördert die Meditation.

Wichtige Anweisungen für Pranayama-Übungen

Man muß regelmäßig und systematisch üben. Man übe nicht, wenn man ernstlich unpäßlich ist. Man überfordere sein Können nicht. Man verziehe nicht die Gesichtsmuskeln beim Atemanhalten. Bei Schmerzen in der Brust unterbreche man die Übungen, bis die Schmerzen vergangen sind. Man vermeide ein Zuviel an Schlaf und Gesprächen und meide Fleisch- und Fischgerichte etc.

Man übe *pranayama* nicht mechanisch wie andere Atemübungen; denn es erfordert tiefe Konzentration, und der Geist spielt eine große Rolle. Man spreche während der Übung Gebete oder Gesänge, so man welche weiß. Man grüße im Geiste seinen spirituellen Lehrer; ist er weit entfernt, stelle man sich unter den Einfluß seiner Schwingungen und erfühle, daß er während der ganzen Übung leitend tätig ist. Im Spüren seiner Schwingungen läßt sich mit ihm ein vollkommener Einklang herstellen; er ist helfend nah, auch wenn er weit entfernt ist. All das ist wichtig für spirituelle Schüler. Für einen Yoga-Schüler ist der *Guru* oder spirituelle Lehrer der sichtbare Gott, der sich in dieser physischen Welt als sein spiritueller Lehrer manifestiert.

Ein wirklicher *Guru* kann seinem Schüler helfen, ob er nah ist oder fern. Aber der Schüler muß seinen Geist reinhalten, um die Anweisungen empfangen zu können. Man werde nicht ungeduldig, wenn sich trotz monatelanger *Pranayama*-Übungen noch keine Erfolge einstellen. Wer es ernst meint und seinem *Guru* vertraut, wird sicherlich Erfolg haben. Den Nutzen erbringt freilich nur das eigene Üben.

Man folge dem Weg, den der Lehrer zeigt, dann wird man das Ziel erreichen. Kein Lehrer kann die eigene spirituelle Übung übernehmen, und man glaube nicht, daß die bloße Berührung eines Meisters *kundalini shakti* erwecken wird. Wenn ein Meister solches zu können behauptet, glaube man ihm nicht. Er kann vielleicht aus einem selbstsüchtigen Grund hypnotische Suggestionen auf Menschen wirken lassen. Doch ein wirklicher Lehrer macht so etwas nie; er wartet auf den richtigen Zeitpunkt der Belehrung. Ist man durch selbstlosen Dienst, Gebet und Meditation gereinigt, kann er in die höheren Lehren einweihen.

Genauso wie man mit dem Alphabet beginnen muß und erst nach jahrelangem Studium ein Wissenschaftler wird, so ist auch Yoga eine geistige Wissenschaft, bei der es Jahre dauert, bis die vorhergesagten geistigen Resultate eintreffen.

Wenn jemand behauptet, er sei durch Yoga-Übungen krank geworden, so ist das ein gewaltiger Irrtum. Wer sich an die Gesetze der Natur hält, wird nicht krank; Krankheit widerspricht der Natur, Gesundheit entspricht der Natur. Yoga ist schlechthin die natürliche Art zu essen, zu trinken, zu schlafen, zu atmen und zu üben. Wer bei Yoga-Übungen erkrankt, erkrankt aus einem Grund, der nicht in den Yoga-Übungen liegt.

Der Lehrer ist dazu da, gefragt zu werden, den Grund von Schwierigkeiten zu erkennen und zu helfen. Besteht doch selbst bei achtlosem Essen die Gefahr, sich zu verschlucken; deswegen ist Essen noch lange nichts schlechtes. Man muß eben überall, ob beim Essen, Gehen oder Yoga, seinen Hausverstand und ein wenig Vorsicht walten lassen.

Manchmal wird behauptet, daß diejenigen, die Yoga und *pranayama* betreiben, verrückt werden. Wer so etwas vorbringt, muß sich Zweifel an der Normalität seines geistigen Zustandes gefallen lassen. Sollten bei irgend jemandem, der Yoga betreibt, krankhafte geistige Symptome auftreten, so haben sie ihre Ursachen gewiß nicht im Yoga. Man suche die Ursachen in falscher Ernährung, Überanstrengung, geistiger und physischer Spannung, familiären Schwierigkeiten, falschen Vorstellungen von Yoga und auch in einem falschen Lehrer, der seinen Schülern nie den wahren Zweck und die wahre Natur des Yoga erklären konnte.

Unter Anleitung eines wahren Lehrers können derartige Ursachen gar nicht zutreffen. Und auch wenn der wahre Lehrer nicht anwesend sein sollte, kann sich der Schüler geistig mit den Schwingungen seines Lehrers in Einklang bringen. Die Anleitung erfährt man dann aus seinem Inneren. Alle Zweifel lassen sich aus dieser inneren Erfahrung lösen, irgendwelcher Beweise bedarf es da nicht.

Man sitze nicht müßig wartend herum, bis ein Lehrer kommt, der einen anleitet, sondern lerne die grundlegenden Praktiken aus Büchern und lasse sich zu Beginn seiner Übungen von fortgeschrittenen Schülern des spirituellen Pfades helfen. Auch diese Art der Vorbereitung ist wertvoll, bis ein Zusammentreffen mit einem wirklichen Lehrer möglich ist. Wer die Hilfe eines anderen Yoga-Schülers in Anspruch nimmt, achte darauf, daß dieser selber praktiziert, was er lehrt. Es gibt heute viele, die sich Yoga-Lehrer nennen, nachdem sie einige Bücher gelesen haben; doch weder praktizieren sie, was sie lehren, noch sind sie ein Beispiel für ihre Lehren. So kann man leicht ein Lehrer werden; es ist das leichteste Ding in der Welt, etwas zu lehren, was man selbst nicht praktiziert und von dem man keine praktische Ahnung hat; es ist jedoch wesentlich schwerer, was man lehrt, auch selbst darzustellen. Der Schüler, dessen Weg zur Vervollkommnung ein ganzes Leben in Anspruch nimmt, hat ein Recht auf einen wahren Lehrer.

Manche Lehrer kritisieren alles, ohne überhaupt nur wissen zu wollen, was andere tun. Sie behaupten, daß es nicht nötig sei, Kontrolle über den physischen Körper zu erlangen und Atemübungen durchzuführen, um Gott zu erreichen, wie es im Yoga gelehrt wird. Sie verlangen vom Schüler nur das Schließen der Augen und Meditation. Natürlich kann jeder den Weg gehen, von dem er glaubt, daß es der richtige sei, das heißt aber nicht, daß andere seiner Methode folgen müssen.

Nichts wird ohne Anstrengung erreicht; kein Weg des Lernens ist ohne Fehler gegangen worden. Wer behauptet, daß physische Methoden überhaupt nicht notwendig sind, ist meist selbst zu faul, solche zu praktizieren. Wenn der Mensch, um seinen physischen Körper zu erhalten, Nahrung zu sich nimmt, warum soll er dann nicht auch Atemtechniken erlernen und Übungen machen? Ist das, wie manche behaupten, Religion und Gottesglauben entgegengesetzt? Wenn es der Religion widerspricht, sich um seinen Körper zu kümmern, dann ist folglich auch jede Nahrungsaufnahme, die ja ausschließlich für den Körper bestimmt ist, wider die Religion. Ein wahrer Yoga-Schüler hält seinen Körper immer sauber, rein und frei von Krankheiten, denn der Körper ist ihm der Tempel Gottes; ohne Körper kann er nichts erreichen, weder physisch noch spirituell. Zudem kann er Zeit und Geld, das andere für Medikamente verwenden, nützlicheren Zwecken zuführen.

Wendet euch, meine Freunde, deshalb nicht irgendwelchen solchen als einfach gepriesenen Methoden zu, die euch nirgends hinführen, nicht einmal zu einem normalen, gesunden Leben.

KONZENTRATION AUF DEN SOLAR PLEXUS UND PRANA-HEILUNG

Der Solar Plexus (Sonnengeflecht) ist ein wichtiges Nervenzentrum, das mit dem sympathischen Nervensystem verbunden ist. Yogis betrachten dieses Zentrum als den Hauptspeicherort des *prana* im physischen Körper, von dem die physischen Aktivitäten ausgehen. Wie eine Batterie elektrische Energie speichert, so speichert während der Atmung der Solar Plexus *prana*. Durch Yoga-Atmung vermag der Yogi die *Prana*-Menge und seine Speicherung gewaltig zu steigern. Dieser Plexus wird oft das abdominale Gehirn (das Gehirn des Bauches) genannt. Er liegt in der epigastrischen Region hinter der Magengrube auf beiden Seiten der Wirbelsäule. Er spielt bei der Kontrolle der Emotionen und bei verschiedenen Körperfunktionen eine große Rolle.

Ein Schlag auf dieses *Prana*-Kraftwerk macht einen Menschen bewußtlos. Dieser Plexus ist aus weißer und grauer Nervensubstanz zusammengesetzt und strahlt Kraft und Energie zu allen anderen Teilen aus. Während des *pranayama* können Gedanken und *prana*, die auf dieses Zentrum gerichtet werden, es wieder aufladen. Andererseits wird *prana* dauernd für Denken, Handeln und Wollen abgegeben. Je mehr *prana* in diesem Zentrum aufgespeichert ist, desto mehr steigert sich Willens- und Gedankenkraft und umgekehrt.

Wer regelmäßig *pranayama* übt und entsprechend den Solar Plexus auflädt, kann sein überschüssiges *prana* sogar dazu verwenden, andere von Krankheiten zu heilen, und sich doch in ganz kurzer Zeit durch *pranayama* wieder mit *prana* versorgen.

Man glaube nicht, daß sich *prana* erschöpft, wenn man es anderen mitteilt. Je mehr man gibt, desto mehr fließt einem aus der kosmischen Quelle zu.

Wer andere heilen will, lege sanft seine Hände auf die Stelle, an der der Patient Schmerzen verspürt, und stelle sich vor, daß *prana* über die Hände auf die betroffene Stelle fließt, so wie Wasser von einem höheren Niveau zu einem niedrigeren. Man öffne sich der kosmischen Energie, der Kraft Gottes, und empfinde sich als ein verbindendes Glied, das das *prana* von der kosmischen Quelle zum Patienten fließen läßt.

Der Kranke wird sofort Wärme, Erleichterung und Kraft verspüren. Wenn man *prana* auf die Leber, die Milz, den Magen oder irgendwelche anderen Körperteile leitet, kann man geistig zu seinen Zellen gleichsam sprechen und Befehle geben, daß sie ihre Funktion angemessen erfüllen. Die Zellen werden diesen Befehlen gehorchen, denn man kann ihnen Befehle geben.

Wie konnte Jesus einem blinden Mann das Augenlicht schenken und Krankheiten heilen? In unseren Augen sind das keine Wunder, sondern es ist das Gesetz Gottes. Christus konnte sich selbst völlig mit der kosmischen Energie Gottes vereinen, und er tat dies absolut und ohne jedes selbstsüchtige Motiv. Mein Meister, Swami Sivananda, einer der größten lebenden Heiligen unserer Zeit, vollbrachte viele sogenannte Wunder. Er heilte sogar Krankheiten an weit entfernten Personen durch Fernheilung. Alle großen Heiligen und Propheten der Vergangenheit haben derlei vollbracht. Und auch in Zukunft werden viele solcher Wunder geschehen. Sie entspringen jedoch den normalen Gesetzen der Natur. Natürlich können wir nicht so große Wunder wie Jesus und andere Heilige vollbringen, da wir uns nicht so vollständig mit der kosmischen Kraft Gottes identifizieren können. Dennoch können wir jene schlichte Form des Heilens zuwege bringen, indem wir unser *prana* dazu verwenden, Erkrankungen unserer Mitmenschen zu heilen.

Wir müssen eine solche Heilfähigkeit um des Wohles der anderen willen ausüben und nicht für selbstsüchtige Zwecke; nur so wirkt solche Heilkraft wirklich heilend. Man halte sich stets vor Augen, daß man ein Werkzeug in den Händen Gottes ist, um zu heilen und andere von ihren Leiden zu befreien. Man spreche und wiederhole *OM*, wenn man seine *prana* auf andere überträgt.

Kapitel 9

DER ASTRALKÖRPER, DAS GEHEIMNIS DES GEISTES UND AUSSERSINNLICHE WAHRNEHMUNG

Was immer wieder auch Wissenschaftler in Staunen setzt, sind die beharrlich verbreiteten Berichte von außersinnlicher Wahrnehmung. Sie tauchen immer wieder auf, doch konnte man sie nie richtig erklären. Z. B. gibt es da den Bericht, eine Frau habe geträumt, ihr Sohn sei in einem Kampf gefallen; sie wacht auf, sieht auf die Uhr, es ist zwei Uhr früh. Am folgenden Tag erhält sie ein Telegramm, laut welchem ihr Sohn am betreffenden Tag um zwei Uhr früh gestorben sei.

Eine andere Frau träumte, daß ihr Sohn sie besuche und zu ihr sage: »Ich werde diese Welt verlassen und mich an einen besseren Ort begeben, aber ich werde dich nicht mehr sehen können.« Am folgenden Tag erhielt sie die Nachricht, daß ihr Sohn diese Welt verlassen habe.

Bei dem Versuch, solche Phänomene zu erklären, tritt die bekannte Schwierigkeit auf, daß die meisten Menschen nur das glauben, was sie mit ihren Sinnen wahrnehmen; andererseits akzeptieren sie, ohne zu fragen, alles, was ihnen die Sinne vermitteln. Sie können nicht verstehen, daß ihre Sinne mehr oder minder unvollkommene Instrumente sind und daß der Geist dauernd damit beschäftigt ist, falsche Informationen der Sinne zu berichtigen. Und doch hat die moderne Wissenschaft bereits jene Grenze erreicht, an der sie sich gezwungen sieht, die gewöhnliche Welt unserer Erfahrung, die sogenannte Welt der Sinneserfahrung, zu verlassen. Die Grenze, die die Physik von der Metaphysik trennt, wird überschritten. Moderne Wissenschaftler stützen sich bereits auf Theorien der östlichen Philosophie, die sich mit dem Verhältnis des Wahrnehmenden zur wahrgenommenen Wirklichkeit befassen. In der Vedanta-Philosphie wird die Welt als vom absoluten Standpunkt her unwirklich beschrieben. Sie ist von den Sinnen und dem Geist des Beobachters abhängig und daher nur in relativen Begriffen wahr. Das Wissen, das wir durch die Sinne erlangen, variiert je nach dem zur Beobachtung verwendeten Werkzeug. Unsere Sinne täuschen uns schon darin, daß sie uns ein Wissen vermitteln, das sich je nach Aufnahme ändert. Wir besitzen kein universales Sinnesvermögen, das als allgemeingültiges Organ die beobachtete Wirklichkeit im eigentlichen zu bestimmen vermag. Der »normale Menschenverstand« schafft meist ein falsches Wirklichkeitsbild. Ein ins Wasser gehaltener Stab erscheint geknickt, obwohl er es in Wirklichkeit nicht ist. Süß und bitter, heiß und kalt, Sonne und Erde, das ganze uns gegenüberstehende Universum von Materie und Energie existiert für uns nur in der Abhängigkeit von unserem Geist und unseren Sinnen. Auch Raum und Zeit sind nichts als Projektionen unseres Geistes. Es gibt nichts, was den Menschen in Raum und Zeit begrenzte, gäbe es nicht den menschlichen Geist. Mit dem Erlöschen des Geistes fallen auch alle Schranken und Barrieren weg.

Auf unserer gegenwärtigen Verwirklichungsstufe ist unser gesamtes Wissen vom Universum nicht mehr als ein Überbleibsel von Eindrücken, die durch unsere unvollkommenen Sinne getrübt sind. Die Wirklichkeit jedoch ist weit von unserem gegenwärtigen Bewußtseinszustand entfernt. Es gibt elektromagnetische Strahlen wie die Gamma-Strahlen, Radiowellen, kosmische und Röntgenstrahlen, die für das menschliche Auge nicht sichtbar sind. Doch neuere Instrumente ermöglichen es uns, diese Wellen höherer oder niedrigerer Frequenz kennbar zu machen. Die Begrenzungen menschlicher Wahrnehmungsfähigkeit werden von der modernen Wissenschaft untersucht; doch das bringt sie bereits der Metaphysik näher.

Es stellt sich die Frage, was ist von der außersinnlichen Wahrnehmung zu halten, wenn man sich nicht einmal auf seine Sinne verlassen kann? Ist sie eine Tatsache, können wir an sie glauben?

Vom Absoluten her gesehen sind sowohl die sinnliche wie die außersinnliche Wahrnehmung begrenzt und daher nicht absolut, denn all unser objektives Wissen kann nur durch den Geist erlangt werden, doch auch dieser ist unvollkommen.

Die höchste Wahrheit können wir nur erfassen, wenn wir die von Geist und Sinnen bewirkte dreidimensionale Ebene übersteigen und über Zeit und Raum hinausgehen.

Der Normalbereich unserer Erfahrungen ist durch Zusammenhang mit Körper und Geist dreidimensional geprägt; die sogenannten unerklärten Phänomene jedoch (der sogenannte außersinnliche Erfahrungsbereich) gehören der vierdimensionalen Erfahrungsebene an.

Für Wesen – nehmen wir an, es gäbe solche Geschöpfe –, die nur einen zweidimensionalen Erfahrungsbereich haben, wären die für uns normalen Ereignisse bereits Wunder. Für sie gäbe es kein Raumbewußtsein, sie könnten nichts wahrnehmen, was im Raum vor sich ginge. Eine Eisenbahnstrecke ist ein eindimensionales

Phänomen; ein Zugführer kann daher seinen Standort von einem Punkt aus beschreiben, einer Station oder einem Kilometerstein. Die Oberfläche des Meeres, auf der der Kapitän eines Schiffes seine Position in Längen und Breiten angibt, ist zweidimensional. Ein Pilot steuert sein Flugzeug durch einen dreidimensionalen Raum, muß also Länge, Breite und Höhe über dem Boden angeben.

Betrachten wir nun den Zugführer als einen in einer eindimensionalen Welt lebenden Menschen, den Kapitän als Bewohner einer zweidimensionalen Welt und den Flugzeugführer als dreidimensionales Wesen. Vom Standpunkt des Zugführers aus gesehen kann er sich nur von einem Punkt zum anderen bewegen, von A nach B. Angenommen, der Zugführer und der Kapitän bewegen sich auf einer geraden Linie entlang der Küste in derselben Richtung und zum selben Ziel. Der Kapitän kann sich auf dem Meer nach rechts und links wenden und von der geraden Linie abweichen und trotzdem am selben Ort ankommen wie der Zugführer. Aber wenn sich das Schiff vom Zug entfernt, erscheint es dem Zugführer, als ob das Schiff aus seiner Welt verschwände, da er sich der zweiten Dimension nicht bewußt werden kann. Wenn er das Schiff am Ziel wieder wahrnimmt, erscheint es ihm wieder als materialisiertes Objekt. Der Kapitän jedoch kann sowohl die Bewegungen seines Schiffes als die des Zuges beobachten, da er sich der Längen- und Breitendimension bewußt ist. Ebenso bewegen sich Flugzeug und Schiff auf dasselbe Ziel zu, und dem Kapitän wird es seltsam vorkommen, wenn das Flugzeug aus seinem Gesichtskreis verschwindet; er kann es, wenn es aus seinem Blickfeld in den Raum hinaus verschwindet, für dematerialisiert halten, und wenn es dann wieder auf der zweidimensionalen Ebene erscheint, für eine Rematerialisation des Flugzeuges. Der Kapitän hat keine Raumvorstellung, und deshalb ist für ihn alles, was durch den Raum geschieht, ein unerklärliches Geheimnis. So sind Handlungen eines dreidimensionalen Wesens für ein zweidimensionales geheimnisvoll. Herr X ist ein zweidimensionales Wesen und wird von Herrn Y, einem dreidimensionalen Wesen, besucht. Herr X soll einen Gegenstand irgendwohin bringen, Herr Y hilft ihm und trägt ihn dabei durch den Raum. Sobald der Gegenstand durch den Raum getragen wird, verschwindet er für Herrn X. Ein paar Momente später materialisiert er sich wieder, wenn Herr Y ihn zurückbringt. Was für Herrn X ein unerklärliches Geheimnis ist, ist für Herrn Y etwas ganz normales.

Genauso sind gewisse Dinge, die in einer vierdimensionalen Welt geschehen, für den Menschen dieser unserer Welt Geheimnisse. Z. B. ist die Teleportation, das Bewegen von Dingen aus einem verschlossenen Raum durch dicke Wände hindurch in einen anderen Raum, ohne daß irgendein physischer Kontakt stattfindet, für irdische, dreidimensionalbewußte Menschen ein Geheimnis. Ein höheres, auf einer höheren Ebene als der unseren lebendes Wesen kann viele Dinge tun, die für uns unerklärlich sind. Es kann schwere Gegenstände in die vierdimensionale Welt und aus ihr wieder in die dreidimensionale bringen. Wird es in die vierdimensionale gebracht, kann es die für uns feste Materie durchdringen, so wie auch Radiowellen durch Wände gehen. So sind auch Teleportation, Telepathie und die anderen unerklärten Ereignisse Phänomene einer vierdimensionalen Welt. Es gibt höhere Ebenen und feinere als die unserer Welt. Auf diesen höheren Ebenen vermag auch der Mensch sich zu bewegen, und zwar mittels seines Astralkörpers, der sich auf der Astralebene bewegt wie der physische auf der physischen. Geist und Sinne befinden sich im Astralkörper, der nicht vergeht, auch wenn der physische Körper stirbt.

Der Astralkörper ist aus neunzehn Elementen zusammengesetzt: den fünf Organen der Handlung, den fünf Organen des Erkennens, den vier inneren Instrumenten, nämlich Geist, Intellekt, Ego und Unterbewußtsein, und endlich den fünf *pranas* (Lebensatem). Einige Okkultisten glauben, er bestehe aus einer quasi halbflüssigen Substanz oder sei eine feinere Form der Materie, die vom physischen Auge nicht wahrgenommen werden kann.

Jedes menschliche Wesen hat einen Astralkörper; er steht der Seele näher als der physische Körper. Die Seele ist in diesen Körpern eingeschlossen; sie sind nur ihre Ausdrucksmittel. Im Wachzustand arbeitet der Astralkörper mit dem physischen zusammen. Im Tiefschlaf zieht sich der Astralkörper mehr oder weniger zurück und schwebt über dem physischen. Dasselbe geschieht, wenn eine Person anästhesiert, in Trance versetzt oder ohnmächtig wird. Einige Okkultismus-Beflissene können ihren Astralkörper vom physischen wegprojizieren und gehen mit ihm, wie sie wollen, auf Reisen. Astral- und physischer Körper sind durch eine feine Schnur verbunden, durch die sich die Lebensströme bewegen. Diese Verbindung ist eine Tatsache; wird sie getrennt, tritt sofort der Tod ein. Im Tod wird diese Verbindungsschnur getrennt, im Tiefschlaf bleibt sie erhalten. Alle außersinnlichen Wahrnehmungen und alle sogenannten unerklärlichen Geheimnisse sind Funktionen des Astralkörpers auf höherdimensionalen Ebenen. Wie die Erfahrungen des Wach- und Traumzustandes Produkte der Sinne und des Geistes sind, so sind es auch alle die verschiedenen Phänomene der außersinnlichen Wahrnehmung. Nichts kann ohne den Geist gesehen oder wahrgenommen werden; im gegenwärtigen Zustand ist der

Geist alles für uns; er kontrolliert beide Körper, obwohl sie voneinander verschieden sind.

Deshalb messen Yogis der Kontrolle des Geistes sehr große Bedeutung bei und bemühen sich sehr um diese Kontrolle. Die dabei verwirklichte geistige Kraft wird darauf ausgerichtet, versteckte Geheimnisse des Menschen zu verstehen. Der Geist ist seiner Natur nach unruhig, denn er wird in jedem Moment durch Bilder, Geräusche und andere Eindrücke von außen her bewegt, da er alle Tätigkeiten der Sinne miterfaßt. Daher muß der Geist aus seiner Sinnesgefangenheit gelöst werden. Und somit runden die drei höheren Praktiken des Yoga, nämlich Konzentration, Meditation und der überbewußte Zustand, die psychischen und geistigen Disziplinen ab.

Da es schwierig ist, den wandernden Geist zu kontrollieren und zu disziplinieren, schreibt Hatha-Yoga am Anfang zunächst verschiedene physische Methoden vor, damit der Schüler im Fortschritt der Yoga-Praktiken auch seinen Geist immer besser in seine Gewalt bekommt. Der große Yogi Swatmarama, Autor des wohlbekannten Yoga-Lehrbuches »Hatha Yoga Pradipika«, weist immer wieder darauf hin, das Ziel des Yoga sei nicht,physische und geistige Kräfte (*siddhis*) zu erlangen, sondern sich auf die Vereinigung mit seinem höheren Selbst vorzubereiten.

Sicher bringt die Meisterschaft der Geistbeherrschung mancherlei Yoga-Kräfte mit sich, doch um diese kümmert sich der wirkliche Yogi überhaupt nicht. Diese verwenden vielleicht nicht sehr fortgeschrittene Schüler für eigennützige Zwecke. Übrigens gehen diese Kräfte verloren, wenn sie vor einem neugierigen Publikum demonstriert werden.

Da der physische und der Astralkörper eng miteinander verbunden sind und der Geist der wahre Meister des Körpers ist, ist es wesentlich, über ihn Bescheid zu wissen.

Der feine oder Astralkörper ist der Körper des Geistes und der Sinne, aus dem der grobe oder materielle Körper hervorgeht.

Geist und Materie verhüllen das Bewußtsein der Seele, die Kraft, die die Welt erschafft. Diese verhüllende Kraft heißt im Sanskrit *maya shakti*, die das Ganze (*purna*) in Teile (*apurna*), das Unendliche ins Endliche, das Formlose in Formen usw. zu verwandeln scheint. *Maya shakti* kann als der universale Geist des höchsten Wesens bezeichnet werden, der in den individualisierten Wesen zum individuellen Geist, zum Ego und seinen Sinnen wird.

DER GEIST UND SEINE FUNKTIONEN

Auf der Stufenleiter der Evolution funktioniert der Geist in verschiedenen Phasen, die jeweils vom Körper, in dem er arbeitet, abhängen. Er schreitet vom Unterbewußten zum einfachen Bewußtsein und schrittweise weiter zum Selbstbewußtsein, bis er das universelle Bewußtsein erreicht. In niederen Lebensformen, wie in Pflanzen und Tieren, manifestiert sich der Geist in einem Zustand, in dem das Bewußtsein automatisiert ist; diese Geistform ist im Pflanzen- und Tierreich vorherrschend. Auch Menschen befinden sich in ihm, und er ist im jeweils gegenwärtigen Moment ihrer Entwicklung eine große Hilfe; er ist als unterbewußter und instinktiver Geist bekannt (*chitta*). Doch der Geist des Menschen funktioniert auf mehr als nur einer Ebene. Heutzutage sind den Psychologen die verschiedenen Phasen der Geisttätigkeit bekannt, und es wurden viele Theorien aufgestellt, um diese Phasen zu bestimmen; aber das Wissen der Psychologen steckt noch in den Kinderschuhen, während aus der Yoga-Philosophie ein interessantes Bild der Geistfunktion gewonnen werden kann.

DIE UNTERBEWUSSTE EBENE DES GEISTES

Auf den ersten Blick scheint der bewußte Teil des menschlichen Geistes die meiste Arbeit zu verrichten; aber schon eine kurze Überlegung zeigt, daß die bewußten Überlegungsakte nur einen Teil der Geistfunktionen ausmachen. Grob gesagt, funktioniert der Geist des Menschen auf drei Ebenen: der unterbewußten, der bewußten und der überbewußten. Jede Ebene geht graduell in die benachbarten Ebenen, in die höhere wie in die tiefere über, so wie die Farben eines Regenbogens. Das Unterbewußtsein teilt der Mensch mit den niedrigeren Tieren. Es ist die schlechthin erste Stufe der Geistentwicklung auf der Stufenleiter der Evolution. Ein erstes Dämmern eines instinktiven Geistes kann sogar im Mineralreich gefunden werden. Im Pflanzenreich ist es bereits ausgeprägter und eine Rangstufe höher. Im Tierreich läßt sich eine zunehmende Manifestation des automatischen Geistes feststellen, die von der beinahe pflanzenartigen Intelligenz niedrigster Form bis zu einem Rang nur knapp unter der Stufe niedrigster menschlicher Seinsformen reicht. Beim Menschen sehen wir ihn dann unmerklich in das mittlere Prinzip des Geistes, in den Intellekt, übergehen. Aber auch die sehr hoch entwickelten Menschen der heutigen Zeit bedienen sich des Unterbewußtseins und werden, in unterschiedlichem

DIE DREI EBENEN DES GEISTES

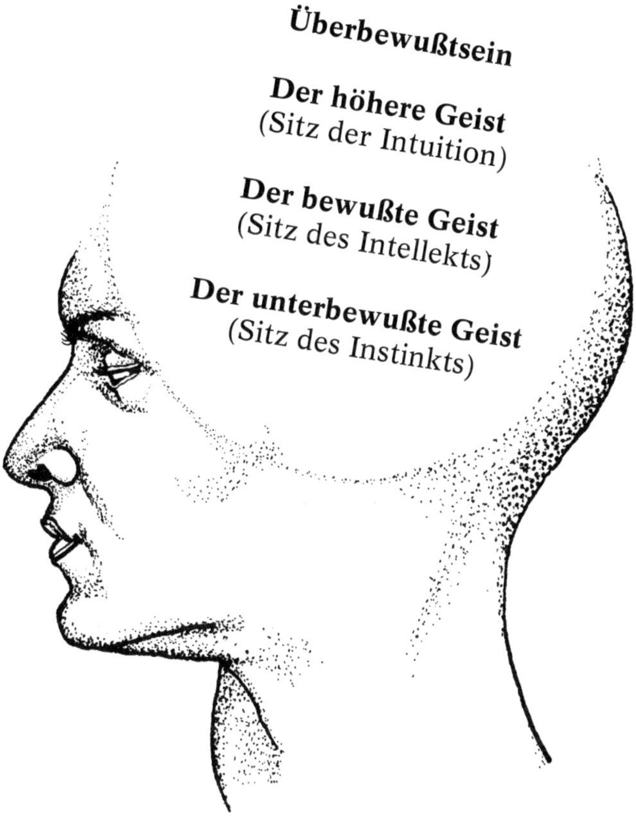

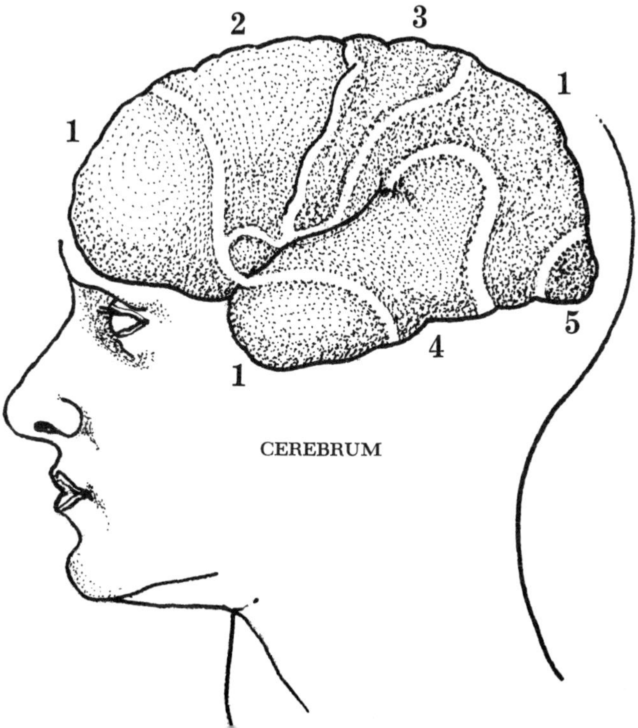

1. Assoziationsbereiche
2. Motorischer Bereich (Muskelimpulse)
3. Bereich der Sinneswahr-nehmung (Berührung)
4. Sprachbildung
5. Sehzentrum

Maße, von ihm gesteuert. Wir könnten sogar ohne diesen Teil des Geistes gar nicht existieren. Trotzdem, auch wenn wir ohne ihn nicht existieren könnten, müssen wir doch lernen, ihn auf intelligente Weise zu nützen und zu lenken. Jeder von uns hat die gegenwärtig von ihm eingenommene Stufe der Entwicklung erst nach einer langen Reise durch 840 000 Körper verschiedener Existenzstufen, wie Minerale, Pflanzen und Tiere, erreicht, dennoch entspricht das erst dem Sonnenaufgang, und der volle Tag ist noch weit.

Der Intellekt, dessen sich der Mensch heute bedient, ist erst zu einem geringen Maß entfaltet. Bei vielen steckt auch die intellektuelle Entfaltung noch im Anfang. Wenn man diesen Sachverhalt genauer analysiert, stellt man fest, daß viele zwar etwas besser sind als Tiere, aber ihr Geist immer noch fast auf der instinktiven Stufe funktioniert, obwohl er von den ersten einfallenden Strahlen des Intellekts bereits erhellt wird. Die Mehrheit der Menschen läßt sich von politischen und Führern von Gemeinschaften verschiedenster Art leiten; das offenbart einen tierischen Instinkt, den Herdeninstinkt, der die Herde dem Anführer folgen läßt. Auch muß man leider feststellen, daß der Durchschnittsmensch sehr wenig denkt; er denkt im Alltagsleben fast automatisch.

Die niedrigsten Funktionsstufen des instinktiven Geistes sind denen im Tier- und Pflanzenreich weitgehend verwandt: Geburt, Wachstum, Verfall und Tod; es sind automatische Prozesse und Tieren, Pflanzen und Menschen gemeinsam. Es sind Funktionen des instinktiven Geistes. In der Existenzphase eines jeden lebenden Körpers werden die dauernden Funktionen der Erneuerung, der Veränderung, der Verdauung, der Assimilation, der Ausscheidung, des Kreislaufs usw. auf der unbewußten Ebene, d. h. ohne unser bewußtes Dazutun, von diesem Teil des Geistes verrichtet. Unter seiner Kontrolle stehen alle Organe und deren Funktionen, auf die wir mit unserem Willen keinen Einfluß haben. Doch auch das ist nur ein kleiner Teil der Arbeit des instinktiven Geistes. Auf der Evolutionsstufe des Tieres ist für die Verrichtung bestimmter Dinge die Existenz dieses Geistteils unumgänglich. Denn da die Kraft der Vernunft in diesem Stadium nicht ausreichend entwickelt ist, um auch kritische Situationen zu meistern, nimmt jene wundervolle Intelligenz, die noch unentfaltet im Unterbewußtsein als instinktiver Geist ruht, den Platz der Vernunft ein. Z. B. ist eine der Funktionen dieses Geistes im Tier, nämlich sich zu erhalten und zu schützen, der Kampfinstinkt, auch im Menschen noch immer vorherrschend. Der Intellekt eines höher entfalteten Menschen freilich schränkt den Kampfinstinkt ein, da er vom Licht der sich höher entwickelnden Anlagen erhellt wird. Ein unentwickelter Geist jedoch folgt statt dessen der niederen Natur.

Auch die anderen instiktiven Funktionen wie Nestbau, Zugtrieb vor dem nahen Winter, Winterschlaf, Aufzucht der Jungen, die für die Existenz eines Tieres wesentlich sind, sind unbewußt. Bis zur Entwicklung des Intellekts übernimmt der instinktive Geist die gesamte Arbeit des Intellekts, ohne den Prozeß des Überlegens einzuschalten.

Wieder eine andere Funktion des instinktiven Geistes ist es, Dinge, die wir durch den Intellekt gelernt haben, automatisch auszuführen. Gewisse Lernprozesse auf der intellektuellen Ebene gleiche n einem Auswendiglernen, bis sie voll gemeistert werden; dann geben wir sie an die unterbewußte Ebene weiter. Diese höhere Funktion und Manifestation des unterbewußten Geistes ist durch seinen Kontakt und seine Mischung mit dem Intellekt möglich. Sehr viele unserer täglichen Verrichtungen gehen automatisch vor sich, wie z. B. gehen, malen, nähen, Auto fahren usw. Wenn dem nicht so wäre, würde der Intellekt bald ermüden, denn er müßte all diese Verrichtungen Tag für Tag bewußt ausführen.

Das Unterbewußtsein ist der Geist der Gewohnheit und ein ziemlich gehorsamer Diener. Da es nicht selbst vernünftig überlegen kann, muß es oft durch den Intellekt des Individuums oder durch eine andere Person geführt werden. Jede Idee, vom Intellekt des Individuums bewußt oder unbewußt an es herangetragen, wird gläubig und buchstabengetreu ausgeführt. Eingefahrene Absichten und Spannungen können deshalb durch bessere Anweisungen des Intellekts der betreffenden oder einer anderen Person korrigiert oder auch annulliert werden. Es ist erstaunlich, wie hilfreich oft das Unterbewußtsein ist; wenn wir z. B. zeitig in der Frühe einen Flug gebucht haben, brauchen wir dem Unterbewußtsein bloß den Befehl zu geben, uns zu einer bestimmten Zeit zu wecken, und das tut es dann auch.

Das Unterbewußtsein führt aber nicht nur gute Anweisungen des Intellekts aus, sondern leider auch schlechte; so werden völlig unnötige Impulse der Angst, Furcht, Sorge usw. während unserer täglichen Verrichtungen aufgenommen und dann später in das Bewußtsein projiziert. *Z. B. kann ein Schock oder ein Angstzustand, in der Kindheit empfangen, einen Menschen selbst im Alter noch quälen, wenn nicht durch Gegensuggestion Abhilfe geschaffen wird.*

Hypnotische Suggestionen sind auf das Unterbewußtsein gerichtet; ein Hypnotiseur schaltet zunächst das Bewußtsein der

Person gründlich aus, um dann das Unterbewußtsein beeinflussen zu können; das Bewußtsein setzt seine Funktionen aus, und das Unterbewußtsein gerät unter die Kontrolle des Hypnotiseurs. Welche Suggestionen dann auch gegeben werden, sie werden genauestens befolgt. Diese hier angewendete Methode muß sehr ernst genommen werden, denn das anhaltende Ausschalten des Bewußtseins einer Person durch den Hypnotiseur beeinflußt auch das Bewußtsein, das dann seinerseits sich selbst keine richtigen Anweisungen mehr geben kann. Hier liegt der Haupteinwand gegen die hypnotische Suggestion. Sicherlich wird in manchen Fällen, wenn Hypnose ohne selbstsüchtige Absichten ausgeführt wird, diese hilfreich sein, aber solche Fälle sind selten. Es ist deshalb davon abzuraten, seinen Willen dem eines anderen auszuliefern. Letztlich sind Suggestionen, die aus dem eigenen Intellekt stammen, die beste Methode, sein Unterbewußtsein zu lenken. (Die Yoga-Methode, Kontrolle über seinen niederen Geist zu erlangen und den höheren Geist zu entwickeln, ist im 10. Kapitel bei der Besprechung der *kundalini* und der Meditation auf die *chakras* erklärt.)

Im Unterbewußtsein bzw. auf der unbewußten Ebene sind Wissen und Eindrücke nicht nur aus dem jetzigen Leben, sondern auch aus den früheren Inkarnationen, gesammelt aus verschiedenen Quellen, eingelagert. Es ist eine Art Lagerhaus für Bekanntes und Unbekanntes, das es aus Vererbung oder aus anderen Quellen, die sich ihm geöffnet haben, erworben hat. Es enthält auch das durch den Intellekt erworbene Wissen sowie jenes, das es aus dem Kontakt mit anderen erhalten hat. Es ist ein allgemein bekanntes Erlebnis, daß plötzlich aus dem Unterbewußtsein ein längst vergessenes Zitat zum Vorschein kommt, das wir in unserer Jugend gelernt und an das wir seit vielen Jahren nicht mehr gedacht haben. Einige leiten aus diesem Phänomen, als seiner Quelle, die Erinnerung an vergangene Existenzen ab. Das dürfte jedoch sehr selten zutreffen; denn die Natur hält die Geheimnisse der vergangenen Leben vom Bewußtsein fern, da sich sonst unsere geistigen Spannungen durch das Wiederaufleben guter und schlechter alter Erinnerungen vervielfältigen würden.

Manche Menschen können Dinge tun, die sie in diesem Leben noch nie getan oder gelernt haben; so können Kinder etwa gut malen oder singen, ohne je in eine Schule gegangen zu sein. Andere sind geborene Redner, Autoren, Prediger. Wissen, das man in einem früheren Leben besaß, lagert im Unterbewußtsein. Man spricht bei solchen Personen von Begabung oder Genie; in Wahrheit jedoch ist das nichts anderes als Wissen, das durch dauerndes Bemühen um jene Fertigkeiten in einem vergangenen Leben erworben wurde.

Einer, der sich jetzt bemüht, irgendetwas zu meistern, wird vielleicht im nächsten Leben ein Genie sein, da er das ganze erworbene Wissen im Unterbewußtsein in sein nächstes Leben mitnimmt.

Am Ende dieser Abhandlung von den niedrigeren Stufen des Geistes, die wir als Sitz der niedrigen Emotionen, des Instinkts, der Leidenschaft, der Begierden, der Gier und der Lust kennengelernt haben, muß erwähnt werden, daß es auch höhere Emotionen gibt, die nicht vom niedrigen, sondern von dem sich entfaltenden spirituellen Geist stammen, wie z. B. das in einem fortgeschrittenen Menschen wache Verlangen nach Wissen. Das niedrige Prinzip des Geistes, das unterste und gröbste ist es, das uns schnell und fest an diese Erde und ihre Güter bindet.

S. H. Swami Sivananda, großer Meister des Yoga und Gründer der »Divine Life Society«, Rishikesh, Himalaya, sagt in seinem Buch *Der geheimnisvolle Geist*:

> »Die Emotion ist eine Antriebskraft wie der Dampf in einer Maschine; sie hilft dir in deiner Entwicklung. Gäbe es keine Emotion, glittest du in einen Zustand der Passivität und Trägheit ab. Sie gibt den Anstoß zu Tat und Bewegung. Sie ist ein Segen. Aber du darfst nicht ein Opfer der Emotionen werden; du darfst ihnen nicht erlauben hervorzubrechen, wohl aber gestatten, langsam aus dem Geistozean aufzusteigen und still wieder in ihm zu versinken. Es gibt Leute, die gerne sensationelle Neuigkeiten hören, nur um ihre Emotionen anzustacheln. Sie leben von Emotionen, ohne die sie sich sehr stumpf fühlen. Das ist eine große Schwäche.«

Liebe, Haß, Ärger, Gier, Angst, Neid und Eifersucht sind die Emotionen des Geistes. Alle schlechten Eigenschaften gehen aus dem Ärger hervor, und deshalb werden Yoga-Schüler angewiesen, ihren Ärger zu kontrollieren. Dann werden alle anderen schlechten Eigenschaften von selbst verschwinden. Darüber hinaus beeinflussen Emotionen die vom Nervensystem kontrollierten endokrinen Drüsen und verursachen Störungen der normalen Funktionen der inneren Organe.

Vor kurzem haben Dr. Harald und Dr. Stewart Wolff, New York Hospital, eine sorgfältige und ungewöhnliche Studie über das Verhalten des Magens und der Verdauung eines Patienten gemacht, dessen Bauch bei einem Unfall durch eine Gewehrkugel derart verletzt worden war, daß für den Rest seines Lebens ein offenes Loch zurückblieb. Durch dieses Loch in der Bauchwand konnten die Ärzte die Geheimnisse der menschlichen Verdauung studieren.

Nach ihrem Bericht ist die Emotion, die das meiste Unheil anrichtet, die Angst; sie ist die Ursache von Geschwüren. Die Untersuchungen zeigten, daß der Magen des Patienten hellrosa und entspannt war und zahlreiche windungsreiche Falten aufwies, wenn der Patient sorgenfrei war. Ärgerte sich der Patient, färbte sich der Magen dunkelrot, wurde glatt und spannte sich an. Bei Angst wurden sowohl das Gesicht als auch der Magen bleich. Depressionen führten zum Ausbleiben der Sekretion der Verdauungssäfte, und sein Magen war fast unfähig, Essen zu verdauen.

Der unterbewußte oder instinktive Geist heißt in der Vedantaphilosophie *chitta*. Ein großer Teil des Unterbewußtseins besteht aus abgesunkenen Erfahrungen und Erinnerungen, die, obwohl in den Untergrund gedrängt, jedoch dem Bewußtsein zugänglich sind. Wenn der Körper altert, fällt als erstes Symptom auf, daß es schwierig wird, sich an Personen und Orte zu erinnern. Die Ursache dafür ist leicht zu finden. Wie man weiß, erinnert sich der Geist normalerweise über Assoziationen. Im Alter kann man sich noch immer an Stellen erinnern, die man in der Schule gelesen hat, aber gleichzeitig fällt es schwer, sich an ein Zitat zu erinnern, das man am Abend vorher gelesen hat. Das kommt davon, daß das Unterbewußtsein seine Fähigkeit, Vorstellungen zu erfassen und zu speichern, verloren hat, da die Gehirnzellen bereits degeneriert sind. Die Degeneration der Gehirnzellen durch Überarbeitung, Sorgen und Angst bewirkt, daß die Erinnerungsfähigkeit verloren geht und im Unterbewußtsein nur noch schwache Eindrücke zurückbleiben.

Die Denkvorgänge sind auf die Ebene des Bewußtseins beschränkt. Dennoch ist der Bereich der unterbewußten geistigen Aktivität größer als der der bewußten. Aus dem Unterbewußtsein kommen Informationen wie Blitze heraus, aber nur ein geringer Prozentsatz dieser geistigen Aktivität gelangt ins Bewußtsein. Steuert man ein Auto durch überfüllte Straßen unter Gesprächen mit Freunden oder auch abgelenkt durch Erörterungen, geschehen alle Fahraktivitäten wie Fahren, Steuern, Anhalten unterbewußt. Oft passiert es, daß wir wachend beim Versuch, ein Problem zu lösen, versagen. Aber beim nächtlichen Schlaf wird ein solches Problem vom Unterbewußtsein gelöst und nach dem Aufwachen ins Bewußtsein projiziert. Während dieser Zeitspanne gleicht das Unterbewußtsein dem Lenker beim Fahren.

Der unterbewußte Geist arbeitet also sogar während des Schlafs ohne Pause und löst Probleme, ordnet, klassifiziert, vergleicht, sortiert alle Fakten und arbeitet eine gute, befriedigende Lösung aus. Mit Hilfe des Unterbewußtseins können wir innere und äußere Organe von Spannungen befreien. Alle unwillkürlichen vegetativen Funktionen des Körpers, die unterhalb der bewußten Ebene liegen, unterstehen der sich bewährenden Aufsicht des Unterbewußtseins. Die unterbewußte Intelligenz versagt als Instinkt kaum. Ein Tier unterscheidet instinktiv eine giftige Pflanze von einer genießbaren, doch die Tätigkeit seines Intellekts ist beschränkt, er arbeitet wie eine Maschine. Über ihr steht die höhere Stufe der Erkenntnis (Intellekt); auf dieser freilich kommen Täuschungen vor und werden Fehler gemacht. Diese Stufe nennen wir Vernunft. Sie ist viel umfassender als der Instinkt, aber der Instinkt ist sicherer als die Vernunft. Tiere erkennen instinktiv, was sie fressen sollen und was nicht. Wenn sie krank sind, hält sie die Natur an zu fasten; wenn ein Hund krank ist, will er nichts zu sich nehmen. Der innere Mechanismus wird durch die unterbewußte Intelligenz kontrolliert; sie hält z. B. den Hund dazu an, sich der Methode der Natur zu bedienen, Giftstoffe durch Fasten zu beseitigen. Diesen Teil des Unterbewußtseins besitzen auch wir, und er hilft uns in mancherlei Weise. Obwohl dieser im täglichen Leben noch immer eine große Rolle spielt, hat der Mensch infolge der Entwicklung der Vernunft den Großteil seines Instinkts verloren. Sogar Tiere wie Hunde und Katzen verlieren durch ihre Gebundenheit an den Menschen viel von ihrem Instinkt und haben darunter so wie der Mensch zu leiden.

Statt sein Unterbewußtsein zu leiten und ihm aus einem entwickelten Intellekt richtige Suggestionen zuzuführen, behindert der Mensch durch falsche Anweisungen die natürliche Arbeitsweise des Instinkts und fügt sich so selbst Unannehmlichkeiten in seinem Leben zu.

Durch das Unterbewußtsein können wir unsere niedere Natur durch das Entwickeln von gesunden, tugendhaften Eigenschaften, die den unerwünschten entgegengesetzt werden, verändern. Wollen wir z. B. Angst überwinden, müssen wir geistig die Angst verneinen und uns auf die entgegengesetzte Eigenschaft, den Mut, konzentrieren. Das Positive siegt immer über das Negative. Sogar die Unannehmlichkeit bestimmter Aufgaben und Pflichten kann in ihr Gegenteil gewandelt werden, indem man Verlangen nach ihnen entwickelt und Gefallen an ihnen zu finden sucht. Alle Handlungen, Freuden und Erfahrungen lassen im Unterbewußtsein ihre Eindrücke zurück. Die Wiederbelebung dieser Eindrücke führt zur Erinnerung. Große Yogis tauchen tief in diesen Geist hinab, um Wissen über vergangenes Leben zu erlangen.

Okkulte Phänomene der geistigen Welt wie Telepathie, Gedankenlesen, Hypnose, Magnetismus, Fernheilung, geistige Heilung usw. beweisen eindeutig die Existenz von außerordentlichen Funktionen des Geistes. Von dem Phänomen des automatischen

Schreibens und aus anderen Erfahrungen mit hypnotisierten Personen können wir eindeutig die Existenz des Unterbewußtseins ableiten.

Genies besitzen Kontrolle über ihr Unterbewußtsein. Setzt sich eine Idee im Geist fest, so entfaltet sie sich in der Nacht infolge der Aktivität des Unterbewußtseins. Diejenigen, die diesen unterbewußten Geist kontrollieren können, vermögen durch diesen automatischen Prozeß unglaublich viel geistige Arbeit zu leisten. Wenn das Unterbewußtsein arbeitet, ruht sich der bewußte, vernunftbegabte Teil des Geists vollkommen aus oder arbeitet nur teilweise, indem er das Unterbewußtsein überwacht. Dabei fühlt sich der Betreffende trotz harter Arbeit eher entspannt. Alle großen Persönlichkeiten haben Kontrolle über den unbewußten Geist und wissen, wie man ihn für sich arbeiten lassen kann. Diese Fähigkeit des Unterbewußtseins, automatisch zu arbeiten, wird ermöglicht durch die Zusammenarbeit mit dem sich entfaltenden Intellekt.

Der Geist ist die große Kraft auf dieser Erde. Wer seinen Geist kontrollieren kann, ist voller Kraft. Er kann den Geist aller anderen beeinflussen. Man ist verblüfft, wenn man all die Wunder und die geheimnisvollen Kräfte des menschlichen Geistes erkennt.

Der unterbewußte Geist manifestiert sich in verschiedenen Stufen des Bewußtseins, er variiert von der beinahe völlig unbewußten Stufe bis zum einfachen Bewußtsein der höheren Tiere und bis zu den unteren Stufen des Bewußtseins der Buschmänner. Letztere leben auf einer beinahe instinktiven Ebene, die vom sich entwickelnden Intellekt gerade noch berührt wird.

Selbstbewußtsein wird dem Menschen mit dem sich entfaltenden Intellekt zuteil. Kosmisches oder universelles Bewußtsein entsteht aus der Entfaltung des intuitiven oder höheren Geistes. Das schrittweise Erweitern des Bewußtseins ist einer der interessantesten und wichtigsten Zweige der Yoga-Philosophie.

Der niedere Geist ist also der Sitz der Begierden, Leidenschaften und Instinkte und der Emotionen der niederen Lebensstufen; diese niederen Instinkte sind immer noch in uns. Yogis lernen darum zunächst diese niederen Instinkte zügeln und kontrollieren und sie der Entwicklung des Intellekts und des höheren Geistes unterzuordnen. Je mehr wir spirituell wachsen, um so deutlicher sehen wir, wie sehr diese Instinkte in uns vorherrschen. Doch das ist kein Grund zu verzweifeln. Im Gegenteil, das immer deutlichere Wissen um diese Instinkte ist das beste Zeichen spirituellen Fortschritts. Vorher, unter der Herrschaft des niederen Geistes, waren wir uns seiner nicht bewußt; im spirituellen Fortschritt aber sehen und erkennen wir den Zusammenhang klarer, und wir werden fähig, den höheren Geist über den niederen herrschen zu lassen; doch dazu sind Geduld, Ausdauer und Vertrauen notwendig.

Wohl unterliegt auch der Mensch all den Gebundenheiten der Tiere, die der niederen Geistebene angehören, wie Hunger, Durst, Müdigkeit und Furcht, doch er allein verfügt über den Intellekt, um sie zu kontrollieren, und das hebt ihn weit über das Tier hinaus.

Vor der Entwicklung des Intellekts herrschen der niedere Geist und die Leidenschaften, und die Vernunft schweigt; Emotionen herrschen, die kein Intellekt kontrolliert, auch Begierden, wo kein Selbstbewußtsein ist. Bei einigen hochentwickelten Tieren, Hunden und Affen etwa, ist ein kleiner Teil des niederen Geistes durch die ersten einfallenden Strahlen des Intellekts erleuchtet, es erscheint ein erstes schwaches Vernunftdenken, etwas wie einfaches Bewußtsein.

Doch erste Anzeichen des wirklichen Intellekts zeigen sich erst im Heraufdämmern des Selbstbewußtseins, des Ichbewußtseins, das damit beginnt, daß der Mensch sich mit anderen vergleicht und über den Vergleich nachdenkt. Von da an behauptet der Mensch sein Selbstbewußtsein überall und in allem; er beginnt, sich auf seinen Geist zu verlassen, und übernimmt nicht einfach blind alles von außen.

Mit dieser zweiten Phase der Geistesentfaltung nahmen all die großartigen Errungenschaften des menschlichen Geistes, die wir heute um uns sehen, ihren Anfang. Heute hält der Mensch den Intellekt für sein höchstes Prinzip und lehnt ab, was dieser nicht erfassen kann, obwohl er doch in der zunehmenden Entfaltung des Intellekts mehr und mehr die Lichtquellen des höheren Geistes öffnete und in die nächste Phase einzutreten schien. Wenn der Intellekt Meister wird, beginnt das Selbst- oder Ichbewußtsein (*ahamkara*); *ahamkara* ist das sich für das Selbst ausgebende Prinzip. Im Einfluß des Egoismus begeht der Mensch viele falsche und schlechte Taten, und seine Seele muß viele neue Bedingungen bewältigen und Hindernisse überwinden, um zum spirituellen Menschsein durchzustoßen, es geht von Hindernis und Prüfung zu Hindernis und Prüfung; und manchmal mag es scheinen, als schreite man im Vorwärtsschreiten zurück.

Das Erwachen des Intellekts bedeutet freilich nicht unbedingt, daß der Mensch nun vollkommen tugendhaft wird! Wohl verleiht die sich entfaltende höhere Intelligenz dem Menschen eine aufwärts gerichtete Tendenz, doch viele, die von der tierischen Hülle eng umstrickt sind, mißbrauchen den erwachenden Intellekt zur Befriedigung ihrer niederen tierischen Instinkte.

Sie verwechseln List mit Intelligenz, verbinden diese mit dem niederen Geist, statt die Intelligenz zur Herrscherin über ihn zu machen. Sind sie doch nun im erwachenden Kampfinstinkt fähig, Pläne zu schmieden, wozu das Tier in seiner Instinktgebundenheit gar nicht fähig ist.

Während auf der einen Seite die einfallenden Strahlen des höheren Geistes den Intellekt an sich ziehen, übt auf der anderen der niedere unreine Geist seine Macht aus, und es kann sein, daß der Mensch in Tiefen hinabsinkt, die einem Tier niemals möglich sind. Dieser Kampf begann, als der Intellekt noch in den Kinderschuhen steckte und weithin der niedere Geist den Intellekt beherrschte.

Gegen den niederen Geist als dem Sitz der Begierden, Gelüste und Leidenschaften steht der reine, der höhere Geist als Sitz der Intuition, die ein höheres Wissen schenkt. Der Intellekt steht zwischen beiden und kann von beiden beeinflußt werden. Wenn wir wirklich vernunftbegabte Wesen sind, liegt die Wahl bei uns, und wir sollten unseren Intellekt wachsam sein lassen, daß er verhindere, daß wir ins tierische Leben, das bereits hinter uns liegt, zurückfallen. Intuition jedoch, eine spirituelle Fähigkeit des höheren Geistes, steht über dem Intellekt, sie ist das Auge der Weisheit.

Kant hat zugegeben, daß es etwas gibt, das über die Vernunft hinausgeht, und ein Etwas, das von der Vernunft nicht erfaßt werden kann, ein transzendentales, die Vernunft transzendierendes Etwas. Kant sagt auch, daß der Intellekt gebrechlich, endlich, schwach und unvermögend ist, da er durch Raum, Zeit und Ursächlichkeit bedingt ist; er hat hier seine Grenzen und ist so unfähig, das alle Wonnen enthaltende »Ding an sich«, das dem *Brahman*, dem höchsten Sein der Vedanta-Philosophie, entspricht, unmittelbar zu erfahren und zu verwirklichen.

Vernunft ist eine Hilfe und zugleich ein Hindernis; eine Hilfe, wenn sie uns dazu dient, das Ziel unseres Lebens zu erreichen und die niederen Instinkte zu bekämpfen; ein Hindernis, wenn sie uns auf dem Pfade zur Vollkommenheit im Wege steht. Betrachtet man die große Mehrheit der Menschen, stellt man fest, daß sich ihr Intellekt nur wenig entfaltet hat und sie erst wenige Schritte in sein Reich getan haben; und es wird verständlich, wie schwierig es für sie ist – ausgenommen die wenigen fortgeschrittenen Seelen mit ausnehmend hoher spiritueller Entwicklung –, auch nur den kleinsten Schritt in die Verwirklichung des höheren Geistes der Intuition zu tun.

Diese dritte und letzte Phase des Geistes, die Intuition, widerspricht nicht der Vernunft, sondern transzendiert sie und führt sie durch das Tor des Bewußtseins in das Reich des Wissens und der Weisheit, das der bloße Intellekt nicht durchschreiten kann. Intuition ist der Weg zum Wissen um das Selbst, der beschritten wird mittels der Reinheit des Herzens, die durch lange, beständige und intensive Meditation auf den eigenschafts-, raum-, zeit-, geburt- und todlosen *Atman*, auf die höchste Seele hin, erreicht wird. Die Vernunft kann uns zur Einsicht verhelfen, daß die Erfahrungen dieser gegenständlichen Welt unwirklich sind verglichen mit den ewigen Erfahrungen der Selbstverwirklichung; und darin hat die Vernunft sicherlich ihren Nutzen, daß sie uns am Beginn unserer Suche nach der Wahrheit hilft.

Theosophen haben die Vernunft eingeteilt in: *suddha manas* (reine Vernunft, höherer Geist, Intellekt) und *kama manas* (instinktiver Geist, niederer Geist). Ebenso teilt Kant ein: reine Vernunft – praktische Vernunft, letzteren Namen also für unreine Vernunft, die uns hilft, unser täglich Brot zu verdienen und weltliches Wissen zu erlangen, während wir mit der reinen Vernunft höheres Wissen und Vollkommenheit erreichen. Der französische Philosoph Bergson ging etwas weiter und sagte: »Es gibt etwas Mächtigeres als die Vernunft.« Dieses Etwas, das jenseits der Reichweite der Vernunft und der Sinne liegt, ist die Intuition. Mit der Macht der Intuition kann man das Ungesehene, das Ungekannte erfassen.

Jeder von uns, mag er auch noch so unentwickelt sein, besitzt dieses höhere Prinzip des Geistes, die Intuition: doch nur wenige entwickeln diese Fähigkeit der Intuition, obwohl sich doch viele der Existenz des höheren Geistes durchaus bewußt sind.

Der Wunsch, den Weg des Yoga zu beschreiten, das Verlangen der Seele nach mehr Licht und Wissen und Unzufriedenheit mit dem nur materiellen Glück sind Zeichen, daß der höhere, der spirituelle Geist begonnen hat, seine ersten Strahlen ins Bewußtsein zu senden.

Auch diese kleinen Strahlen des höheren Geistes können uns helfen, unser spirituelles Bewußtsein zu erwecken; doch es kann mehrere Leben erfordern, bis wir ein volles spirituelles oder universelles Bewußtsein erlangen. Es beginnt meist mit einer großen spirituellen Unrast, bevor man den richtigen Weg des Wissens findet, doch in der zunehmenden Entfaltung des höheren Geistes gewinnt der Mensch einen bleibenden Sinn für die Wirklichkeit der höchsten Macht, und wachsend mit ihr findet er den Sinn menschlicher Brüderlichkeit.

Die Entwicklung des Menschen zu einer besseren und umfassenderen Idee der göttlichen Macht kommt nicht vom Intellekt. Die Vernunft allein kann auf die drängende Frage nach dem Sinn der zwischenmenschlichen Beziehungen keine befriedigende und abgeschlossene Antwort geben. Güte und Liebe, die Yoga predigt und praktiziert, stammt nicht aus der Vernunft und dem Intellekt.

In jedermanns Leben, gleich ob er Familienvater, arm, reich oder spirituell ist, ist die Entwicklung der Intuition von allerhöchstem Wert.

Diese größte Kraft hat ihren Sitz nicht im Grob-Kräftigen, sondern im Feinen. Ein Schwergewichtler kann mit seinen mächtigen Muskel enorme Gewichte heben, aber wenn man ihm die feinen, fadengleichen Nerven, die ihm die Kraft und den Impuls geben, durchschnitte, könnte er kein Gramm mehr bewegen. Man sehe sich eine Stadt an mit ihren automatisierten Systemen, den farbigen Lichteffekten, ihren Fabriken, elektrischen Zügen, ihren Kinos und Theatern; hinter all diesem Leben steht ein einziges Kraftwerk, das durch Kabeln dieses Leben mit Energie speist; hinter dem ganzen Treiben der Stadt steht eine unsichtbare Kraft und ihre Leitung. Wir sehen also wohl die Bewegung im Bereiche des Groben, der wirkliche Sitz der Kraft jedoch ist im Feinen. Im Feinen sehen wir freilich meist keine Bewegung, nur manchmal wird sie so stark, daß wir sie wahrnehmen können. So steht es auch mit der dauernden Klage darüber, daß wir über unsere Gedanken keine Kontrolle erlangen können. An der groben Oberfläche ist das nicht möglich. Nur wenn wir die feinen Bewegungen zu kontrollieren vermögen, den Gedanken an der Wurzel packen können, bevor er noch zum Gedanken und damit zu einer Handlung geworden ist, wird uns eine Kontrolle über den gesamten Prozeß möglich. Wenn wir die feinen Kräfte erforschen und verstehen lernen und sie so anweisen und manipulieren können, wird es uns möglich, uns selbst zu kontrollieren.

Wer seinen eigenen Geist zu kontrollieren vermag, erlangt auch Kontrolle über den Geist anderer, denn jeder Geist ist mit dem universellen Geist verbunden. Deswegen waren schon immer Reinheit und Moral Anliegen der Religionen. Erfaßt man das Wesen eines Klumpen Lehms, versteht man das des gesamten im Universum vorkommenden Lehms; so versteht man auch das Geheimnis des Geistes aller und erlangt Macht über ihn, wenn man seinen eigenen Geist erfaßt.

An der Kindheit des Menschen läßt sich ablesen, wie der Mensch alle Stufen der Entwicklung durchläuft, die die Gattung Mensch im Verlaufe von Tausenden von Jahren durchlaufen hat; das Kind durchläuft diese Stufen in wenigen Jahren: Zuerst führt es sich auf wie ein Wilder und zertrampelt einen Schmetterling unter seinen Füßen, durchläuft aber dann schnell diese primitiven Stufen seiner Vorfahren und erreicht in kurzer Zeit die gültige Stufe seiner Art.

Man nehme die gesamte Menschheit mit ihren Brüdern, den Tieren, als eine Art, als ein Ganzes; auf welches Ende bewegt sich dieses Ganze zu? Wir nennen dieses Ende Vollkommenheit in seinem höchsten Sinn. Diese Vollkommenheit konnten einige Männer und Frauen durch viele Stufen hindurch binnen weniger kurzer Jahre erreichen, ohne mit der gesamten Menschheit Jahrhunderte lang warten zu müssen und wieder und wieder geboren zu werden. Auch der Yogi behauptet, daß man den Prozeß der Evolution beschleunigen kann, indem wir unserer eigentlichen Wahrheit treu sind. Verpflanzt man Buschmänner in eine zivilisierte Gesellschaft und läßt sie am Erziehungsweg dieser Zivilisation teilnehmen, werden sie sich rasch entsprechend entfalten, während ihre Brüder im Busch auf die altgewohnte wilde Art weiterleben. Wie wir auch dem Wachstum der Bäume nachhelfen können, können wir auch den Fortschritt des Menschen mit künstlichen Mitteln beschleunigen. Grenzen dieses Vorgangs sind freilich nicht angebbar, etwa ein Wieviel an Fortschritt der und der machen kann; aber der vollkommene Typ Mensch, jener Typ, den die Gesamtheit der Menschen wohl erst in Millionen Jahren hervorbringen wird, kann heute bereits hervorgebracht werden. Das sind z. B. die Propheten, und ihre Inkarnationen sind jene, die bereits in diesem Leben Vollkommenheit erlangt haben.

Ich erinnere an Jesus Christus, Buddha, Sankaracharya u. a. Beschleunigung dieses Entwicklungsprozesses läßt sich durch die Entwicklung des höheren Geistes, des feinen Teiles seiner Kraft, erzielen. Es ist nicht schwer, Philosoph oder Psychologe zu werden, aber das Studium des eigenen Geistes und die Entwicklung der eigenen geistigen Kräfte ist nur jenen möglich, die sich entschlossen haben, sich den niederen, instinktiven Geist zu unterwerfen.

Aus dem höheren Geist kommt das Wissen des Unbekannten; es ist die Quelle der Visionen der Seher und der Zukunftsschau der Propheten; auch das wissenschaftliche Wissen, das dem Intellekt zuteil wird, stammt aus seiner Verbindung mit dem höheren Geist. Viele, die sich bei ihrer Arbeit auf hohe Ideale konzentrierten, konnten hören, wie der höhere Geist zu ihnen sprach.

Mit der Entwicklung seines höheren Bewußtseins kann sich der Mensch in Kontakt zu seiner höheren Natur bringen; viele erwarben so ein Wissen, von dem der Intellekt nicht einmal zu träumen wagte.

Intuition ist unmittelbare Wahrnehmung oder unmittelbares Wissen dessen, was aus dem höheren Geist erfließt. Bergson in Frankreich wollte mit seinen Lehren über die Intuition den Menschen verständlich machen, daß es eine höhere Wissensquelle gibt als den Intellekt. Intuition kennt keinen schlußfolgernden Vorgang; sie transzendiert die Vernunft, widerspricht ihr aber nicht. Der Intellekt führt nur bis zum Tor der Intuition, kehrt an diesem um und wartet dort auf jene Antworten, die die Vernunft nicht finden kann. So werden dem Intellekt gewisse Wahrheiten vermittelt, die in den geistigen Regionen gefunden werden; der Intellekt beginnt sie dann zu überdenken, doch sie stammen nicht aus ihm. Der Intellekt ist kalt, der höhere Geist dagegen warm und lebendig, voller erhabener Gefühle wie Liebe und Mitleid.

In der Entfaltung des spirituellen, höheren Geistes beginnt der Mensch seine Beziehung zur ganzen Menschheit zu fühlen, er beginnt, den Mitmenschen mehr und mehr zu lieben. Es schmerzt ihn, andere leiden zu sehen, und wenn dieser Schmerz eine gewisse Grenze überschreitet, versucht er, Abhilfe zu schaffen.

Alle Philosophen haben den Kampf zwischen niederem und höherem Geist beschrieben. Der Intellekt stellt das Ichbewußtsein dar, dessen Grund der niedere, instinktive Geist ist, der einen negativen Einfluß ausübt. Dagegen steht der spirituelle Geist und sendet seine Entfaltungsimpulse in den Intellekt und hilft jenem, den niederen Geist zu meistern und zu kontrollieren.

In mythischen Geschichten und Legenden ist dieser Kampf zwischen niederem und höherem Geist so dargestellt, daß der Mensch einerseits vom Teufel versucht wird, andererseits von einem Schutzengel Hilfe erhält. Der Durchschnittsmensch liest diese Geschichten, ohne ihre tiefere philosophische Bedeutung zu verstehen. Diese Übergangsphase des Ego, dieser Kampf ist schmerzhaft, aber in ihm erlangt der Mensch die Kraft des sich entfaltenden höheren Geistes, den wahren Sachverhalt zu erkennen und seine Herrschaft über seine niedere Natur zu bewahren.

Aus diesem höheren Geist kommt auch die sogenannte Inspiration der Philosophen, Wissenschaftler, Schriftsteller, Prediger und Künstler von eh und je.

Wenn man immer wieder die Großen der Menschheit preist, so meint man im Grunde, daß das, was zählt, die Persönlichkeit sei; und Persönlichkeit ist nichts anderes als die Kraft, die aus der Entwicklung des höheren Geistes und aus seiner engen Verbindung mit dem reinen Bewußtsein oder der Seele entsteht. Persönlichkeit, ein zauberähnlicher Einfluß auf die Mitmenschen, stammt aus einem Kraftgenerator, der seinen Standort über der Sinnenwelt hat. Man vergleiche nur die großen Religionsstifter mit den intellektuell großen Philosophen; letztere haben kaum jemandes Inneres beeinflußt, obwohl sie großartige Bücher geschrieben haben, Religionsstifter und Propheten jedoch haben mit ihrem intuitiv bedingten Wissen ganze Länder verändert. Der Grund dieser unterschiedlichen Wirkung liegt im Haben oder Nichthaben von Persönlichkeit; im Philosophen wird die Inspiration des höheren Geistes nur in geringem Maß sichtbar, der Prophet ist für die, die ihn erleben, die Inspiration selbst.

Die Wissenschaft des Yoga behauptet, die Mittel zur Entwicklung der Intuition und der Persönlichkeit entdeckt zu haben, während die modernen Psychologen sie noch mühsam suchen.

Während die Psychologen bei ihren Forschungen über das Unterbewußtsein und seine Arbeitsweise noch im Dunkeln tappen, ist die Wissenschaft des Yoga bereits über den höheren Geist hinausgegangen und hat die Quelle allen Wissens entdeckt, aus der, von allen gesucht, ewiger Friede und dauernde Freude strömen.

Auf ihrem Weg öffnen sich den Menschen die Quellen hoher psychischer Kräfte, aber man wird ihrer nicht teilhaftig, ohne vorher die Lockungen der niederen Natur überwunden zu haben. Es ist ein ewig gültiges Gesetz: wirkliche Kraft erlangt nur der, der sie nicht für seine eigenen Zwecke verwendet.

Je mehr ein Mensch sich spirituell entfaltet, desto mehr kann er sich auf seine innere Stimme verlassen und vermag sie von den Impulsen der niederen Geistebene zu unterscheiden. Niemand will abhängig sein, niemand sich von den Wünschen anderer leiten lassen; jeder möchte gerne nach seinen eigenen Vorstellungen leben und über andere herrschen, und niemand möchte Rivalen haben. Zeigt das alles nicht deutlich, daß jeder etwas will, was er nicht durch bloßes intellektuelles Wissen und materiellen Reichtum erlangen kann?

Bei den meisten entfaltet sich der höhere, spirituelle Geist wohl nur langsam und schrittweise, man bemerkt ein gleichmäßiges Wachsen des spirituellen Wissens und Bewußtseins, aber keine aufsehenerregenden, sichtbaren Veränderungen. Manche freilich erfahren die Erleuchtung wie plötzliche Blitze, die sie aus dem gefängnishaften Haus des Körpers befreien und sie auf eine höhere Bewußtseins- und Seinsebene erheben. Ist der Geist nicht reif oder vorbereitet, kann er sich, wenn er wieder ins Normalbewußtsein zurückkehrt, nicht mehr klar an den erhobenen Bewußtseinszustand erinnern. Personen, die eine Welt jenseits ihrer Sinne nicht kennen, nennen das Halluzinationen.

Solche Erfahrungen sind naturgemäß verschieden, je nach dem Maß der individuellen Entfaltung, dem vorausgegangenen Training und je nach der Reinheit des Geistes. Es gibt jedoch gewisse allgemeine, gemeinsame Kennzeichen solcher Zustandserfahrungen, z. B. das Gefühl einer beinahe vollkommenen Allwissenheit. Dieses mag vielleicht nur einen Moment andauern und läßt einen dann in einem Zustand tiefer Bestürzung zurück, verloren zu haben, was man eben sah. Es mag einen harten Kampf kosten, um diese Glückseligkeit und dieses Wissen noch einmal zu erfahren. Oft erlebt man diese Erfahrung wie ein blitzartiges Licht, das einen für Momente in seinen Bann zieht, in einem Gefühl, von strahlendem und allesdurchdringendem Licht und Glühen umgeben zu sein. Wenn auch eine solche Erfahrung nur von kurzer Dauer sein mag, der Mensch, der sie machte, ist nachher nicht mehr derselbe, der er war. Die Erinnerung an dieses Erlebnis wird sich ihm als eine Quelle des Wohlbefindens und der Stärke erweisen. Aus dem Zustand der Ekstase zurückgekehrt, wird er denken: »Ich kann nicht wach sein, denn für mich sieht alles anders aus, als es vorher war.« Oder vielleicht sagt er zu sich: »Ich bin zum erstenmal in meinem Leben wach, und alles vorher war nur ein Traum.«

Wie man einem Menschen, der nie etwas Süßes gegessen hat, nicht erklären kann, was Zucker ist, oder einem Blindgeborenen, was Farben sind, so kann man auch diese Erfahrung eines Yogi anderen nicht mitteilen. Jemand hat diese Unfähigkeit, gewisse Dinge in Worte zu fassen, sehr treffend so beschrieben: »Wenn ich auch alles zusammenraffe, um es zu erzählen, ich bin nicht fähig, meine Zunge zu bewegen, mein Atem gehorcht mir nicht mehr, und ich verstumme.«

Der große Weise Yajna Valkya erklärte dieses höchste spirituelle Bewußtsein seiner Frau Maitreyi so: »Wenn zwei da sind, sieht einer den anderen, hört einer den anderen, heißt einer den anderen willkommen, einer denkt an den anderen, einer kennt den anderen. Wenn aber das Ganze zu *Atman*, Seele, geworden ist, wer wird dann von wem gesehen, wer von wem gehört, wer kann von wem willkommengeheißen werden, wer kann von wem gekannt werden?« Diese Idee wurde auch von Schopenhauer aufgegriffen und spiegelt sich in seiner ganzen Philosophie wider. Durch wen kennen wir dieses Universum? Wodurch können wir ihn kennenlernen? Wie können wir den Erkennenden erkennen? Durch welche Mittel können wir das? Denn in diesen und durch diese erkennen wir doch. Durch welche Mittel können wir ihn erkennen? Durch keine! In dieser Erfahrung verschmelzen Wissender, Wissen und Objekt des Wissens. In dieser Erfahrung gehen

Vergangenheit und Zukunft in Gegenwart auf. In den Upanischaden wird dieser Zustand der Seelenerfahrung mit einer Negation beschrieben: »Die, die wissen, wissen nicht, und die, die nicht wissen, wissen.« Wenn wir auf dem spirituellen Pfad fortschreiten, wird jedem von uns diese Erfahrung zum richtigen Zeitpunkt zuteil. Festzuhalten bleibt, man soll sich nicht immer nur von der Vernunft blenden lassen, der Intellekt steht unter der Intuition und versagt oft. Aber man sollte auch nicht glauben, daß Intuition, die Kraft des höheren Geistes, nur in einigen begabten Menschen existiere. Jeder von uns besitzt sie, wenn auch nur wenige die Entwicklung des höheren Geistes deutlich zeigen. Andacht, Liebe, Reinheit, das Verlangen, den Mitmenschen zu helfen, und Selbstlosigkeit sind Zeichen der einfallenden Strahlen des höheren Geistes in dessen Entwicklung. Die Wissenschaft des Yoga bringt allen, unabhängig von ihrer Religion, ihrem sozialen Status oder ihrer Nationalität, die Botschaft: Im Menschen gibt es eine unsterbliche Seele, in der alles Wissen, aller Reichtum, alle Freude und aller Frieden liegt. Und Yoga gibt auch den praktischen Weg, das »Himmelreich in uns« in kurzer Zeit zu erlangen.

Zusammenfassend sei nochmals gesagt: Der Geist funktioniert auf drei Ebenen:

1. Der unterbewußte, instinktive oder unwillkürliche Geist kontrolliert die unwillkürlichen Funktionen des Körpers, ist der Sitz der niederen Emotionen und tierischen Instinkte und führt auch die automatischen Abläufe unserer täglichen Handlungen aus.
2. Der bewußte Geist oder Intellekt kann das Unterbewußtsein kontrollieren und führen; ist die Grundvoraussetzung des Ego und des Ichbewußtseins; seine Funktion ist das vernünftige, schlußfolgernde Denken.
3. Der überbewußte oder höhere Geist steht über dem Intellekt, durch ihn erlangt man Intuition und höheres Bewußtsein. Jenseits dieser drei Ebenen des Geistes existiert das reine Bewußtsein, auch als Selbst oder Seele bezeichnet, die formlos, zeitlos, unveränderlich und ihrer Natur gemäß unendlich ist.

GEIST, ZEIT UND RAUM

Je mehr man Zeit und Raum analysiert, desto mehr werden sie zu einer bloßen Idee. Zeit ist Bewegung des Geistes. Der Geist kann nur in Begriffen wie »vor«, »jetzt«, »nach«, d. h. vergangen, gegenwärtig und zukünftig denken. Nach der Yoga-Philosophie ist »Wirklichkeit« jenseits von Raum und Zeit. Das bedeutet, daß alles, was wir wahrnehmen, denken oder wissen, aus der Bindung mit dem Geist stammt. Der Geist kann seine Funktionen nur in den Kategorien von Raum und Zeit ausführen, so wie ein Maler nur auf Leinwand oder einem ähnlichen Grund malen kann.

Ohne Malgrund kann kein Bild geschaffen werden. Genauso kann auch der Geist nicht ohne den Grund von Raum und Zeit denken. In dem Moment aber, in dem man versucht, den Geist ruhigzustellen, verschwindet die Raum-Zeit-Bewußtheit und kehrt erst wieder zurück, wenn der Geist sich wieder bewegt. Also sind Geist, Zeit, Raum ein und dasselbe. Der Geist kann nicht unabhängig von Zeit und Raum existieren, und Raum und Zeit können nicht unabhängig vom Geist existieren. Geist, Zeit und Raum verhalten sich wie die Eckpunkte eines Dreiecks.

Was immer wir in den Kategorien von Zeit und Raum wahrnehmen, unterliegt der Veränderung und führt je nach der Natur des Wahrnehmenden zu verschiedenen Erfahrungen. Deshalb kann die Wirklichkeit an sich oder Gott, die Substanz aller Substanzen, nicht in den Kategorien von Raum und Zeit erfahren werden, denn in Gott gibt es keine Veränderung.

Wie kann dann aber Wirklichkeit oder Gott erkannt werden? Die Antwort ist: Wir müssen die Begrenzungen von Raum und Zeit transzendieren, d. h. wir müssen den Geist transzendieren, indem wir die Bewegungen des Geistes zum Stillstand bringen. Ist der Geist still, gibt es die Kategorien Raum und Zeit nicht, es gibt kein Bewußtsein von äußeren Dingen, sondern nur noch ein Gewahrwerden des Selbst, in dem es keine Änderung gibt.

Dieses Bewußtsein des Selbst heißt Selbst- oder Gottverwirklichung, möglich nur, wenn wir Geist, Raum und Zeit transzendieren. Dieses Selbst- oder Gottesbewußtsein ist Erlangung von Unsterblichkeit. Sterblichkeit bedeutet Veräußerlichung des Selbst, das Geist, Raum und Zeit wird.

Das Selbst als reines Bewußtsein ist jene Wirklichkeit, die dauernd, sich gleichbleibend und unveränderlich ist. Um das Selbst erfassen zu können, müssen wir es in abgeteilte Momente aufspalten; man stellt es sich als eine unendliche Folge von getrennten Momenten vor, von denen für uns jeweils nur einer existiert. Mit anderen Worten: Wenn wir Wirklichkeit wahrnehmen, nennen wir sie Gegenwart; was wir nicht gesehen haben und nicht sehen, nennen wir Vergangenheit, was wir im Moment nicht ganz sehen, aber noch zu sehen erwarten, nennen wir Zukunft. Zeit – Vergangenheit und Zukunft – basiert allein auf der Wirklichkeit des »Ich«, das die Hindu-Philosophie als »ewiges Jetzt« oder »ewiges Sein« bezeichnet.

Wir wollen jetzt unser Verhältnis zu Vergangenheit, Gegenwart und Zukunft analysieren. Streng genommen existiert keine von den dreien für uns; wir leben dauernd in einer Wirklichkeit der sogenannten Gegenwart, die aber, bevor sie noch recht erscheint, bereits in die Vergangenheit verschwindet und die Zukunft Gegenwart werden läßt, um sich ebenfalls sofort in die Vergangenheit zu verlieren. Wenn man hier ein wenig anhält und einen Moment nachdenkt, wird man der Hindu-Philosophie zustimmen, die die Nichtexistenz dieser Welt behauptet und sagt, daß diese Welt eine Vorgaukelei von Illusionen ist, die im Geist auftauchen und verschwinden.

Wir betrachten die Vergangenheit als nicht existent, da sie schon vorbei, verschwunden ist, sich in etwas anderes verwandelt hat. Die Zukunft existiert auch nicht, denn im Jetzt-Moment hat sie keine Existenz, sie ist noch nicht da. Was ist nun die sogenannte Gegenwart? Sie ist jenes, das nicht existiert, da es kein Maß für sie gibt, sie ist jenes Zeitintervall, in welchem Zukunft zu Vergangenheit wird. Dieser Moment des Übergangs von einer Nichtexistenz (Zukunft) zu einer anderen Nichtexistenz (Vergangenheit) ist die Gegenwart, eine Fiktion also, da es für sie kein Maß gibt. Der Moment der Gegenwart kann niemals eingefangen oder gemessen werden; was wir einfangen, ist immer bereits Vergangenheit. Wir müssen also zugestehen, daß weder Vergangenheit noch Zukunft noch Gegenwart existieren. Vergangenheit ist also etwas, was verschwunden ist und einen Eindruck hinterlassen hat; die Gegenwart hat keine Existenz, da jener unvorstellbare gegenwärtige Moment durch unseren Geist blitzt, bevor wir ihn einfangen können und in der Vergangenheit verschwindet und im Nirgendwo in einem endlosen Teufelskreis des Nichts endet.

Normalerweise fällt uns das freilich nicht auf, da wir dauernd von der eingebildeten Wirklichkeit unserer Welt, geschaffen durch unseren Geist, zum Narren gehalten werden. Kurz: Zeit und Raum sind nur Aspekte des Geistes.

Der Zeitbegriff selbst variiert je nach der Entwicklung des Geistes. Tiere haben ihre eigene, von der unseren völlig verschiedene Vorstellung von Zeit. Obwohl Tiere und Vögel keinen Kalender haben, um herauszufinden, wann sie vor dem herannahenden Winter wegziehen oder wann sie ihren Winterschlaf halten müssen, wissen sie instinktiv über all diese existenzwichtigen Funktionen Bescheid. Ihre Zeitvorstellung besteht einfach darin, so, wie die Natur sie veranlaßt, eine Handlung nach der anderen auszuführen. Diese Handlungsabfolgen in den verschiedenen Jahreszeiten oder anderen Perioden werden einzig und allein vom Instinkt gesteuert. Ohne diesen gäbe es für die Tiere keine Jahreszeiten bzw. Zeit überhaupt.

Wir wissen, daß die Lebensspanne vieler Tiere beträchtlich kürzer ist als die des Menschen, für das Tier sein Leben aber genauso lange dauert wie für uns das unsere. Einem Affen werden seine zwanzig Lebensjahre genauso lang vorkommen wie uns unsere hundert. In seiner Zeitspanne wird der Affe alle natürlichen Funktionen von der Geburt bis zum Tod ausführen können, für die wir hundert Jahre in Anspruch nehmen. Für den Geist des Affen scheinen zwanzig Jahre wie hundert, denn der Geist bringt es auch fertig, einem hundert Jahre wie fünfzehn oder fünfzehn wie hundert erscheinen zu lassen. Wir erleben solche Zeitphänomene in unserem täglichen Leben, wenn wir ihnen auch keine besondere Bedeutung zumessen. Man versetze sich nur in das Zeitgefühl z. B. eines Ehemannes, der am Flugplatz nach langer Abwesenheit die Rückkehr seiner Frau erwartet und dem jede Verspätungssekunde zu einer Stunde wird. Nach Ankunft seiner Frau funktioniert sein Geist in einem umgekehrten Zeitmaß; da er glücklich ist, seine Frau wiederzusehen, verfliegt ihm die Zeit so schnell, daß er sich gar nicht bewußt wird, daß Stunde um Stunde vergeht. Erhält er in diesem Moment die Nachricht, daß er aus geschäftlichen Gründen wieder verreisen muß und somit seine Frau längere Zeit nicht sehen wird, werden die Stunden zu Momenten, da der Zeitpunkt näherrückt, in dem er seine Frau verlassen muß. Ist also der Geist glücklich und konzentriert, scheint die Zeit schneller zu vergehen, ist er aufgeregt oder von Sorgen und Angst verwirrt, scheint die Zeit langsamer zu verstreichen.

Auch im Traum können aufeinanderfolgende Ereignisse einer Zeitspanne von etwa zwanzig Jahren in fünfzehn Minuten ablaufen, obwohl die fünfzehn Minuten Traumzeit zwanzig Erlebnisjahren der Wachzeit entsprechen. Im Traum stellen sie für den Träumenden zwanzig Jahre dar solange, bis er in den Wachzustand zurückkehrt. Beide Zeitempfindungen, die des Traumes und die des Wachzustandes, sind falsch, d. h. nur in einem relativen Sinne wahr, geschaffen vom Geist, je nachdem, in welchem Zustand er sich befindet. Wie uns die Lebensspanne eines Tieres sehr kurz erscheint, erscheint unsere Lebensspanne höheren Lebewesen, die auf einer höheren geistigen Ebene leben, wie ein Tag.

In einer der heiligen Schriften, der *Srimad Bhagavatam,* gibt es eine alte Geschichte, die den Unterschied des Zeitbewußtseins auf den verschiedenen Ebenen illustriert:

> Einmal nahm ein großer König seine Tochter mit zur Ebene des Schöpfers Brahma, um den Namen eines guten Ehegatten für seine Tochter zu erkunden. Nachdem er in Brahmas Residenz angekommen war, wartete er einige Momente und bat dann um die gewünschte Auskunft. Zu seiner Überraschung antwortete ihm Brahma: »O König, wenn du auf die Erde zurückkehrst, wirst du keinen deiner Leute, Freunde oder Verwandten vorfinden, nicht einmal deine Städte und Paläste. Du bist wohl erst vor einigen Momenten von der Erde her hier angekommen, doch für die Menschen der Erde sind diese wenigen Augenblicke gleich mehreren tausend Jahren.« (Die Zeitunterschiede zwischen den verschiedenen Welten werden am Ende dieses Kapitels behandelt). »Wenn du jetzt zur Erde zurückkehren wirst, wird dort ein anderes Zeitalter herrschen; du wirst Gott Krishnas Bruder, Bala Rama, finden; dieser ist der geeignete Gatte für deine Tochter.« So wurde ein Mädchen, das in einem längst vergangenen Zeitalter geboren wurde, nach einigen tausend Jahren mit Bala Rama verheiratet.
>
> Als der König auf die Erde zurückkehrte, hatte seine Reise nach Brahma Loka ein paar Minuten gedauert. Er aber sah eine neue Welt, die in ihren Menschen, ihrer Zivilisation, Kultur und Religion völlig verändert war, denn während seiner paarminütigen Reise waren auf der Erde mehrere tausend Jahre vergangen.

Das mag Mythologie sein, aber die Hindus erklären hier eine der großen Wahrheiten von der sogenannten Wirklichkeit der Zeit, die übrigens der Einsteinschen Relativitätstheorie sehr nahekommt.

Einstein erklärte in seiner speziellen Relativitätstheorie die Zeit als vierte Dimension und verwarf die Idee einer absoluten Zeit, die Idee einer gleichmäßig, unveränderlich, unerbittlich und universell, von unendlicher Vergangenheit in eine unendliche Zukunft dahinfließenden Zeit. Er erklärte den Zeitsinn für eine Wahrnehmungsart wie etwa den Farbsinn. Was wir ein Jahr nennen, stellt nur das Maß des Fortschreitens der Erde in ihrem Lauf um die Sonne dar. Für einen Bewohner des Merkur, der in 88 unserer Tage sich einmal um die Sonne und in derselben Zeit sich einmal um seine Achse dreht, stellten sich die beiden Begriffe Jahr und Tag als ein und dieselbe Einheit dar. Daraus werden wir uns doch bewußt, daß unsere irdischen Zeitvorstellungen bedeutungslos werden, wenn wir uns aus der Nachbarschaft der Sonne entfernen. Nach Einsteins Relativitätstheorie gibt es so etwas wie ein bestimmtes Zeitintervall immer nur in Abhängigkeit von einem dazugehörigen Bezugssystem. Es gibt kein »Jetzt«, das unabhängig von einem solchen System wäre.

Um das ideelle Grundsystem der Relativität von Raum und Zeit verständlich zu machen, hob Einstein einige bisher unvermutete Eigenheiten von Uhren und Maßstäben hervor. Z. B. wird eine Uhr in einem bewegten System um so langsamer gehen, je schneller sich das System bewegt, bezogen auf eine ruhende Uhr derselben Art. Ein Maßstab aus Holz, Metall oder irgendeinem anderen Material schrumpft in der Bewegungsrichtung eines bebewegten Systems im Verhältnis zu seiner Geschwindigkeit zusammen.

Diese bezugsbedingten Veränderungen, das Langsamerwerden der Uhr, das Kleinerwerden des Maßstabs,haben nichts mit dem Aufbau der Uhr oder der Zusammensetzung des Maßstabs zu tun, noch sind sie mechanische Phänomene. Nach Einsteins Theorie würde ein Beobachter, der sich mit der Uhr und dem Stab im gleichen System bewegt, diese Veränderung gar nicht bemerken, wohl aber würde ein ruhender Beobachter, der das System untersuchte, feststellen, daß mit zunehmender Geschwindigkeit die Schrumpfung stiege und die Bewegung der Uhr langsamer würde. Z. B. würde ein ruhender Beobachter feststellen, daß ein Meterstab, der sich mit 90 % der Lichtgeschwindigkeit bewegt, auf die Hälfte schrumpfte. Steigerte sich die Geschwindigkeit auf volle Lichtgeschwindigkeit, schrumpfte dieser Stab zu einem Nichts zusammen. Eine Uhr, die sich in einem System mit Lichtgeschwindigkeit bewegte, hörte völlig auf zu gehen. Freilich lassen sich diese Phänomene des Langsamerwerdens und der Verkürzung nicht in einem Auto oder Flugzeug beobachten, denn sie treten erst auf, wenn sich die Geschwindigkeit der des Lichtes nähert.

Wichtig ist hier noch und muß betont werden, daß die Phänomene des Schrumpfens und des Langsamerwerdens vom gegenseitigen Bewegungszustand sich bewegender Systeme abhängig sind. D. h. daß ein Beobachter in einem Raumschiff, das sich mit großer Geschwindigkeit bewegt, ein anderes, das sich von ihm wegbewegt, beträchtlich schrumpfen sehen würde; ein Schrumpfen seines eigenen Schiffes würde er freilich nicht bemerken.

Wie die Geschwindigkeit die Länge verkürzt, verlangsamt sie die Zeit. Solche Wirkungen sind aber nicht auf mechanische Dinge wie Wecker und Uhren beschränkt. Auch biologische, physikalische, chemische und geistige Prozesse verlangsamen sich im selben Maß der Geschwindigkeit, in der sich der Prozeßträger bewegt.

Wir wollen einmal die Zeitvorstellung der Mannschaft eines Raumschiffes, das sich mit sehr hoher, der Lichtgeschwindigkeit sich nähernden Geschwindigkeit bewegt, betrachten und mit der Zeitvorstellung auf der Erde vergleichen. Angenommen, ein solches Raumschiff führe zu einem zehn Lichtjahre von der Erde entfernten Satelliten in einem anderen Sonnensystem. Es bräuchte also hin und zurück zwanzig Lichtjahre. Wir würden ahnungslos annehmen, die Mannschaft müsse mit Nahrung für zwanzig Jahre ausgestattet werden. Nach dem Relativitätsgesetz aber ist eine derart reichliche Versorgung unnötig unter der Annahme, das Raumschiff bewege sich mit beinahe Lichtgeschwindigkeit. Bei einer solchen Geschwindigkeit verlangsamte sich auf dem Schiff alles, auch der Herzschlag, die Atmung, Verdauung und die geistigen Prozesse der Mannschaft und der Passagiere. Zwanzig Erdenjahre stellen für diese Raumfahrer nur einige wenige Stunden dar. Deshalb brauchen sie auch kein Nahrungsquantum für zwanzig Jahre.

Angenommen, 1960 verläßt ein Raumschiff die Erde zu einem weit entfernten Planeten eines anderen Sonnensystems und die Hinfahrt wie die Rückfahrt nehmen je zwanzig Jahre in Anspruch, so kehrte dieses Raumschiff im Jahre 2000 zur Erde zurück. Einer der Mannschaftsangehörigen sei bei der Abreise 20 Jahre alt und ließe eine 20jährige Frau und ein einjähriges Kind zurück. Wenn er gemäß seinem eigenen Zeitgefühl nach ein paar Stunden Reise von unglaublicher Geschwindigkeit zur Erde zurückkehrte und die Relativitätstheorie außer acht ließe, erlebte er eine große Überraschung: Er wird, während er und seine Kameraden nur um ein paar Stunden gealtert wären, seine Frau, sein Kind und seine Freunde um vierzig Jahre gealtert finden; er selbst wäre noch immer zwanzig Jahre alt.

Was ergeben die beiden einander so ähnlichen Illustrationen der Zeitrelationen? Als der König, der seine Tochter zum Schöpfer mitnahm, um einen Gatten für sie zu finden, nach einigen Minuten Aufenthalt auf der Ebene des Schöpfers auf die Erde zurückkam, fand er ein neues Zeitalter und eine neue Zivilisation vor; die Raumfahrer fanden jeden der auf der Erde Gebliebenen um vierzig Jahre gealtert, während sie selbst nur um einige Stunden gealtert waren.

Wie auch immer die Transportmethoden des Königs und die des Raumschiffes geartet gewesen sein mögen, der Geist eines fortgeschrittenen Menschen kann sich ohne Hilfe eines physikalischen Transportmittels bewegen. Nach der speziellen Relativitätstheorie ist die Lichtgeschwindigkeit die obere Grenzgeschwindigkeit des Universums; welche Kräfte man auch immer einzusetzen vermöchte, nichts kann sich jemals schneller bewegen als Licht. Mit unseren heutigen Fortbewegungsmitteln können wir nicht einmal davon träumen, auch nur den nächsten Stern zu erreichen, denn er ist einige Lichtjahre von uns entfernt; unsere Lebensspanne beträgt bestenfalls hundert Jahre, und das nimmt uns jede Möglichkeit, solche Reisen auch nur zu versuchen.

In alten Hindu-Schriften finden sich Beschreibungen von Reisen der Menschen zum Mond (*chandra mandala*), zur Sonne (*surya mandala*) und zu den Sternen (*nakshatra mandala*). Unsere Vorfahren kannten die Möglichkeit von Reisen im interstellaren Raum ohne die Kenntnis unserer modernen mechanischen Erfindungen. Ihr Raumschiff war der Geist.

Im allgemeinen nehmen wir an, der Geist sei nur zum Denken da. Doch mit seiner Hilfe kann der Mensch zu jedem Punkt des Universums und darüber hinaus zu den höheren Astralebenen reisen, ohne Rücksicht darauf, daß die Grenze der physikalischen Geschwindigkeit die Lichtgeschwindigkeit ist.

Der Geist ist durch keine Geschwindigkeit begrenzt; er kann einen weit entfernten Stern in einem Moment erreichen, denn Raum und Zeit sind nur Schöpfungen des Geistes.

Die alten Hindus teilten die Zeit nach der Bewußtseinsebene ein, in der der Geist arbeitet. Auf einer höheren Bewußtseinsebene, auf der der Geist mit einer anderen Geschwindigkeit arbeitet, erscheinen mehrere tausend Erdenjahre nur als Stunden. Auf den niedrigeren Ebenen der Tiere und Pflanzen arbeitet der Geist mit einem sehr geringen Bewegungsmaß und läßt diese Lebewesen in einem dauernden Zustand des Schlafes ohne jede Zeitvorstellung verharrend erscheinen.

Wenn sich der Mensch entwickelt, kann er mit seinem Geist auf immer höheren Ebenen arbeiten und seine physischen Begrenzungen überwinden. Yoga aber erklärt, daß die endgültige Befreiung aus den Klauen von Zeit und Raum erst möglich ist, wenn der Geist selbst transzendiert wird. Denn der Geist ist ja selbst die Ursache von Zeit und Raum sowohl auf der physischen als auch auf der Astralebene.

Wenn der Mensch auf der letzten Stufe erkennt, daß nichts außen, sondern alles in seinem eigenen Inneren existiert, dann kann er die

Begrenzungen von Zeit und Raum überwinden. Im Yoga heißt diese Stufe Selbst- oder Gottverwirklichung; auf dieser gibt es keinen Unterschied mehr zwischen dem Erkennenden, dem Objekt des Wissens und dem Wissen selbst. Auf ihr verschmelzen Vergangenheit und Zukunft mit der Gegenwart – dem ewigen Jetzt der Hindus. Wirkliches Wissen ist nur möglich, wenn es weder Vergangenheit noch Zukunft, weder Raum noch Zeit gibt.

In der *Srimad Bhagavatam*, einer der heiligen Schriften der Hindus, wird die Teilung der Zeit folgendermaßen beschrieben: Das kleinste Partikel der materiellen Substanz, das nicht weiter geteilt werden kann, das sich auch noch nicht entwickelt hat und sich noch nicht einmal mit einem anderen ähnlichen Partikel vereinigt hat und deshalb ewig in diesem kausalen Zustand existiert, heißt *paramanu*.

Kombinationen von mehr als einem solchen *paramanu* erzeugen im Geiste der Menschen das illusorische Bemerken einer Einheit. Als größte Einheit stellt sich die gesamte Reihe der materiellen Substanzen dar als ein unspezifiziertes und undifferenziertes Ganzes, bevor es den Weg der Umwandlungen und der Rückkehr zu seiner letzten Quelle, der *prakriti*, unterworfen wird. Genauso wie das kleinste Partikel einer materiellen Substanz, wie Erde, Metall, Gas usw. zur Annahme der Existenz eines *paramanu* und die Kombination materieller Substanzen (der Atome) zu der größten Einheit führen, so erhalten wir auch ein langes und ein kurzes Maß der Zeit, die als Macht Gottes von Ihm nicht verschieden, nämlich alldurchdringend und unmanifestiert ist, und die die endlichen Dinge insofern umschreibt, indem sie (als Sonne) alle die großen und die kleinen Dimensionen der Dinge durchwandert. Jenes Maß der Zeit, das durch das kleinste Partikel der Materie hindurchflitzt, heißt auch *paramanu*, während jenes, das sich über die gesamte Lebensspanne des Universums (von seiner Entstehung bis zu seiner Auflösung) erstreckt, das größte, auf den Kosmos bezogene Zeitmaß ist.

Zwei *paramanus* bilden ein *anu*, drei *anus* formen ein *trasarenu*. Hier bedeuten die Worte *anu* und *trasarenu*, obwohl sie in erster Linie die Dimension materieller Objekte bezeichnen, auch die Zeiteinheiten, die vom Sonnenlicht benötigt werden, um ihre Strecken zu durchqueren. Jene Zeitspanne, die das Licht für das Durchqueren einer Kombination von drei *trasarenus* braucht, heißt *truti;* ein *vedha* besteht aus hundert *trutis*, während drei *vedhas* ein *lava* darstellen. Drei *lavas* bilden ein *nimesa* (ein Augenzwinkern), und drei *nimesas* werden als ein Moment (*kshana*) bezeichnet.

Der Tag und die Nacht der menschlichen Lebensform bestehen aus vier *yamas* oder Vierteln, fünfzehn Tage und Nächte stellen eine Zweiwochenspanne dar, zwei solche Perioden bilden einen Monat, der wiederum für die *pitrs* (Manen), die in einer unserer physischen sehr nahen Ebene leben, nur einen Tag und eine Nacht bedeuten. Zwei Monate bilden zusammen ein *ritu* (Jahreszeit), während ein *ayana* abwechselnd eine südliche und eine nördliche Sonnenbahn ausmacht; zwei *ayanas* stellen ein Jahr dar, für die Götter im Himmel ist das aber nur ein Tag und eine Nacht. Die volle Lebensspanne der Manen, Götter und Menschen wurde in den Schriften mit hundert Jahren angegeben, übertragen auf das jeweilige Zeitmaß der jeweiligen Sphäre.

Es gibt aber auch einen anderen Begriff der Lebensspanne, der uns von anderen, erleuchteteren Wesen gegeben wird, die außerhalb der drei Welten der Manen, Götter und Menschen leben und deren Zeitbegriff sich gemäß ihrer Geistentwicklung von den anderen unterscheidet.

Um die Zeitvorstellung dieser erleuchteten Wesen verstehen zu können, wird die Zeit in vier *yugas* (Zeitalter) eingeteilt. Diese vier *yugas* sind: 1. *satya yuga*, 2. *treta yuga*, 3. *dwapara yuga*, 4. *kali yuga*. Nach dieser Rechnung befinden wir uns jetzt im *kali yuga*, das aus 1200 himmlischen oder 432 000 Erdenjahren besteht. *Kali yuga* ist das kürzeste aller Zeitalter.

Das *satya yuga* besteht aus 4800 himmlischen oder 1 728 000 Erdenjahren, das *treta yuga* aus 3600 bezw. 1 296 000 und das *dwapara yuga* aus 2400 bezw. 864 000 Jahren.

Jenseits der drei Welten bis zur Sphäre Brahmas, des Schöpfers des Universums, bilden 1000 Zyklen dieser vier *yugas* (4 320 000 mal 1000 Erdenjahre) einen Tag und ebensoviele eine Nacht, die Nacht des Schöpfers Brahma, in der er die drei Welten wieder in sich aufnimmt. Das ist die Auflösung, das Gegenteil der Schöpfung und Evolution. Der Zyklus der Schöpfung beginnt von neuem am Ende der Nacht Brahmas. Die Schöpfung der drei Welten beginnt so wie im vorausgegangenen Zeitalter (*kalpa*) mit dem Tag und erstreckt sich über den Tag Brahmas. Diese von Brahma-Tag zu Brahma-Tag stattfindende Neuschöpfung der Welt betrifft nur die drei Welten, in denen die Götter, die Manen, die Menschen und die untermenschlichen Wesen entsprechend ihrem *karma* wiedergeboren werden. Doch auch der Schöpfer Brahma, der Eine der Dreifaltigkeit, hat nur hundert Jahre Frist seiner Aktivität; dann versinkt auch er im höchsten Wesen, zusammen mit all den geschaffenen Welten. Diese Periode der hundert Jahre Brahmas nennt man zwei *parardhas*, sie entsprechen 432 000 mal 1000 plus

432 000 mal 1000, das ganze mal 365 mal 100 Erdenjahren. Doch das ist bloß ein Augenzwinkern des unveränderlichen, unsterblichen, anfangslosen Herrn, der Seele des Universums. Diese allmächtige Zeit, reichend vom *paramanu*, der kleinsten Einheit, bis zur Länge von zwei *parardhas* Brahmas, hat keine Kontrolle über den allumfassenden Herrn. Unter ihrer Macht stehen nur die, die sich mit dem Körper und allem, was mit diesem verbunden ist, identifizieren. Unter dem Namen Zeit, über die niemand eine Kontrolle hat, solange er sich mit dem Körper und dem Geist identifiziert, schafft, kontrolliert und zerstört das höchste Wesen.

Die hier gegebene Beschreibung der Zeit, wie sie sich in den alten Schriften findet, wurde angeführt, um zu zeigen, daß jeder innerhalb dieser Schöpfung, sei er nun ein Mensch oder ein Engel, an die Begrenzungen von Raum und Zeit gebunden ist.

Zum Abschluß sei gesagt, daß all unser Wissen im Geist begründet ist, der in den Kategorien von Zeit und Raum denkt, und das ist begrenztes Wissen, bedingt durch Raum und Zeit. Die Yoga-Philosophie erklärt, daß es einen zeitlosen Zustand gibt, in dem weder Geburt noch Wachstum noch Tod existieren, in dem es keinen Schmerz und keine Sorge gibt, keinen Tag und keine Nacht und keine Entfernungen. Ein solcher Zustand kann durch Meditation auf das Selbst im Inneren hin erreicht werden; man erfährt, daß man überall und in allem ist: »Ich bin die Sonne und die Sterne. Ich bin Zeit und Raum. Ich bin Er.« Das ist das Ende von Raum und Zeit. Wohin kann ich auch gehen, wenn ich überall bin? Wo ist die Zeit, wenn es keine Vergangenheit und keine Zukunft gibt und ich ewiges Sein bin?

Kapitel 10

DAS ABSOLUTE UND DIE EVOLUTION VON PRAKRITI

Das Schwerstverständliche in unserer Welt, die Frage, die immer und immer wieder gestellt wird und die immer unbeantwortet bleiben wird, ist die Frage: »Wie ist das Unendliche, das Absolute, zur endlichen Welt geworden?« Das eine Absolute wurde zum Universum durch Zeit, Raum und Ursächlichkeit. Zeit, Raum und Ursächlichkeit sind wie ein farbiges Fensterglas, durch das das Absolute sichtbar ist; ist es durch diese sichtbar, erscheint es als Universum. Dieses Absolute, diese letzte Wirklichkeit, ist Seele oder reines Bewußtsein, aus welchem Geist und Materie hervorgehen. Seele (*atman*) ist das schlechthin Eine, Geist und Körper sind seine Träger. Die Seele (*atman*), die im Menschen ist, ist dieselbe eine Seele, die in allem ist. Als Objekt der Verehrung ist diese selbe Seele der Herr (Gott).

Ihrer Natur nach ist die Seele ein Ganzes und Unteilbares; Geist und Materie haben Anteil an diesem Ganzen in dem Sinne, daß sich dies Ganze in vielen Stufen und Formen manifestiert.

Die Seele ist unendlich, formlos, untätig, unveränderlich und Zeuge des Geistes. Ihre Kraft (*shakti*), die sich als Geist und Materie ausdrückt, ist endlich, hat Form, ist tätig und in steter Veränderung.

Geist und Materie sind als unbewußt anzusehen, denn alles, was nicht bewußtes Selbst ist, ist selbst unbewußtes Objekt des Bewußtseins. Laut der Vedanta-Philosophie ist aber nichts unbewußt, sondern im Gegenteil seinem Wesen nach Bewußtsein. Doch was sich dem bewußten Selbst als Objekt gegenüberstellt, nennen wir unbewußter Geist und unbewußte Materie. Materie ist nur der grobe Teil des Geistes, oder mit anderen Worten, Geist und Materie sind wie die Vorder- und Rückseite einer Münze. Der Geist ist auch die verhüllende Kraft des Bewußtseins, er begrenzt das Bewußtsein oder die Seele, so daß wir das Endliche, nicht aber das Ganze, das Unendliche, die absolute Wahrheit erleben. Wo aber kein Geist ist, gibt es keine Begrenzung.

Seele oder Bewußtsein bleibt also in dem einen Aspekt unveränderlich, verwandelt sich aber im anderen Aspekt in aktive Kraft (*shakti*) und kommt als Geist und Materie zum Ausdruck. Der Mensch ist also Seele oder reines Bewußtsein, er ist das absolute

Eine, eingeschlossen durch die Verschleierungskraft von Geist und Körper. »Der Mensch ist Gott, der den Narren spielt« (Emerson).

Die ganze Welt entstammt dem aktiven Bewußtsein des Absoluten. Unter der Wirkung der Bewußtseinshüllen (*maya shakti*) glaubt der Mensch an eine objektive, von ihm unabhängig existierende Welt außerhalb seiner selbst. Diesem Glauben an eine objektive Welt unterliegt der Mensch solange, als sein Bewußtsein von *maya shakti* getrübt und eingeengt ist.

Maya shakti ist also jene verhüllende Kraft, die das Ganze zu einem Nicht-Ganzen, das Unendliche zu einem Endlichen, das Formlose zu Formen macht, die Kraft, die das Absolute verhüllt, einschränkt und negiert.

Im Absoluten ist nicht Zeit noch Raum noch Ursächlichkeit, es ist absolute Einheit in sich, doch wir können es als solche nicht erkennen, denn all unsere Erkenntnis stammt von einem Geist, der durch Zeit und Raum begrenzt ist. Erkenntnis, die durch Zeit und Raum begrenzt ist, ist keine Erkenntnis. Erscheint das Absolute in den Grenzen von Raum und Zeit, können wir es nicht mehr in seiner Absolutheit erkennen, denn alles vom Geist begrenzte erscheint als endlich. Die Aussage, man erkenne das Eine oder Absolute, ist ein terminologischer Widerspruch, denn die Frage: »Wie wird das Unendliche zum Endlichen?« läßt sich nicht beantworten. Ein Gott, den man kennt, ist nicht mehr Gott, denn er ist das ewig Unerkennbare und Eine und läßt sich nicht erklären.

Das Absolute oder die Seele kann in ihrem Eigentlichen nur erfahren werden, wenn alle sie verhüllende Vielfalt verschwindet, denn in ihr liegen der Erkennende, das Objekt der Erkenntnis und die Erkenntnis selbst oder der Wissende, das Objekt des Wissens und das Wissen als eine ungeordnete Masse. Wenn wir nicht imstande sind, den Erkennenden von dem Objekt der Erkenntnis und der Erkenntnis zu unterscheiden, wie soll dann Erkenntnis möglich sein und Erkenntnis wessen? Was wiederum beweist, daß das Absolute nicht erkennbar ist.

Gemäß der Vedanta-Philosophie gibt es zwei Arten der Erkenntnis: 1. *Jnana swarupa*, die vollkommene Erfahrung des Bewußtseins und 2. *Jnana vritti*, die Erfassung der gegenständlichen Welt, die gewöhnliche, unvollkommene Erfahrung der Welt aus der Verbindung des Bewußtseins mit dem Geist. Sankaras Erklärung des Verhältnisses des Absoluten zu der endlichen Welt definiert dieses als Überlagerung, *vivarta vada* benannt; sie kommt in der Geschichte von der Schlange und dem Strick zum Ausdruck: In der Dunkelheit hält jemand einen Strick für eine Schlange; man bringt eine Lampe, und die durch den Mangel an Licht verursachte

Täuschung ist aufgehoben; der Strick wird wiederum Wirklichkeit. So ist auch die Welt auf Brahman oder das Absolute nur aufprojiziert. Infolge unserer Unwissenheit erscheint uns die Existenz der endlichen Welt wie die Schlange in der Dunkelheit. Wenn einmal das Wissen um das Einssein zu dämmern beginnt, verschwindet, was wir als Welt erfahren, und dann existiert nur noch das Absolute.

Jiva, die Seele, wird dann mit *brahman,* dem Absoluten, identisch, wenn der Schleier der Unwissenheit, *avidya,* fällt und die objektive Welt als Erfahrungsphänomen verschwindet.

DIE ENTWICKLUNG DER ENDLICHEN WELT AUS DEM ABSOLUTEN

1. Ein im Transzendenten vermischtes »Ich« und »Das«, wo diese Elemente der Erfahrung sich noch nicht als Elemente entwickelt haben; das ist Einheit. »Ich« steht hier für das Bewußtsein, »Das« für das objektive Universum. Im Zustand der Einheit sind »Ich« und »Das« noch nicht voneinander getrennt, und damit das objektive Universum als solches noch nicht in Erscheinung getreten. Das »Ich« und das »Das« sind noch vermengt wie Milch und Wasser, die man im vermischten Zustand nicht voneinander unterscheiden kann.

   »Ich« und »Das« als Einheit.
2. Das zweite Stadium ist das mittlere zwischen dem ersten und dritten Stadium, das Stadium der reinen Form der Erkenntnis, in dem »Ich« und »Das« noch als Teile des einen Selbst erfahren werden.

   »Ich« und »Das« als Teile von sich selbst.
3. Im dritten und letzten Stadium der Erkenntnis trennen sich »Ich« und »Das« völlig voneinander. Dem Bewußtsein des Erkennenden steht ein äußeres Objekt gegenüber, das als vom Subjekt verschieden erfahren wird. In diesem letzten Stadium entsteht eine zweifache Teilung:
   a) Zunächst erfährt das »Ich« ein homogenes Universum, wenn auch als von sich verschieden als *prakriti* oder Natur. Dieses Stadium der Evolution kann man sich wie den Übergang von Milch zu Yoghurt vorstellen.

      Es findet eine völlige Trennung von »Ich« und »Das« statt.

      Das »Ich« wird zum Erkennenden, das »Das« zum Objekt der Erkenntnis.
   b) In der zweiten Stufe des letzten Stadiums teilt sich *prakriti* oder Natur, bisher als homogenes Universum erfahren,

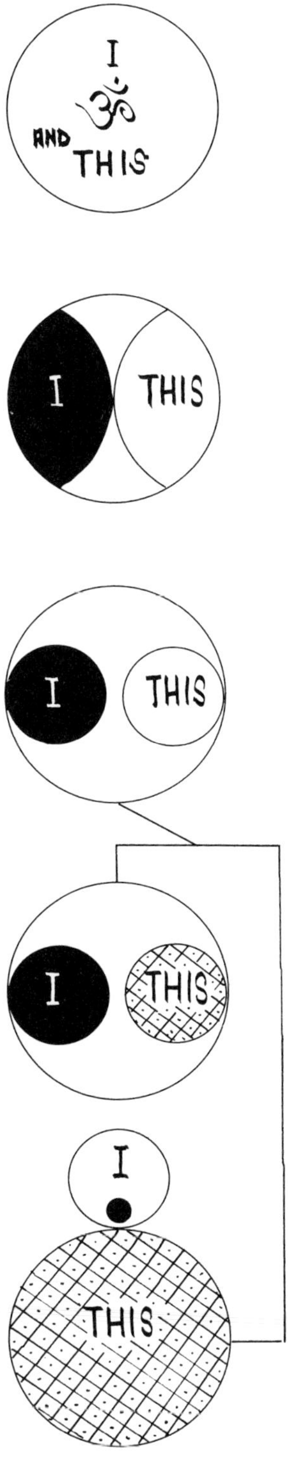

I
ॐ
AND THIS
I
THIS
I
THIS
I
THIS
I
THIS

einmal in die Wirk- und Erscheinungsformen Geist und Materie, zum anderen in die Vielfalt der Formen des Seienden, aus denen das Universum zusammengesetzt ist. In diesem Stadium der Erfahrung wurde das Absolute zum objektiven Universum, das dem »Ich« gegenübersteht. So wird das absolute Sein, wenn es durch die aus ihm selbst stammende Kraft der *shakti* verhüllt wird, zum Universum. Das eine Absolute wurde so einerseits zum »Ich« und andererseits zum »Das« als endliche Welt, so wie im Beispiel Buttermilch und Butter entstehen.

In der Theologie ist dieses »Ich« als reines Bewußtsein *siva*, seine aktive Kraft, das »Das«, ist *shakti. Shakti,* göttliche Kraft und Mutter des Universums und Lebenskraft, liegt im menschlichen Körper im untersten Zentrum der Wirbelsäule (*muladhara chakra*).

Die ganze Welt mit ihren fünf Elementen (Erde, Wasser, Feuer, Luft, Äther) entstammt dieser aktiven Kraft der *shakti. Shakti* läßt zunächst Geist und die Sinne aus sich hervorgehen und dann den fünffältigen Bereich der Materie.

DIE ENTWICKLUNG DER PRAKRITI

Shakti als *prakriti* ist das unentfaltete Universum (*avyakta*), gleich einem Samen, der den ganzen Baum in sich enthält. Sie hat drei Erscheinungsweisen, und zwar *sattwa* (Reinheit und Wissen), *rajas* (Aktivität und Bewegung), *tamas* (Schlaffheit und Trägheit). Die ganze Welt ist eine Mischung dieser drei Erscheinungsweisen (*gunas*) der *prakriti*. Vor der Entwicklung der Welt durch *prakriti shakti* befinden sich die drei *gunas* im Gleichgewicht und wirken aufeinander nicht ein. Das ist der unentfaltete Zustand oder *avyakta. Prakriti shakti* ist stoffliche, aber durch keine Wissenschaft sichtbar zu machende Materie. Es ist die feinstoffliche materielle Ursache aller Dinge, ihre Wirkung als sichtbares Universum ist *vikriti*; letztere läßt sich in zwei zueinander parallele Bereiche teilen: Geist und Materie. Geist ist jene Erscheinungsform der *shakti*, die Kraft ist und die dann Materie wird oder zu den fünf Elementen der Materie. Zu derselben Schlußfolgerung kommen übrigens auch die Wissenschaftler, nämlich daß letztlich jedes dinglich Seiende Energie ist. – »Die mächtigste Quelle, aus der sich Energie gewinnen läßt, ist die Vernichtung der Materie.«

Geist ist eine bewegende Kraft als Gedankenkraft, als Materie ist er ruhende, stationäre Kraft. Materie ist eine dichtere und gröberstoffliche Form der feineren Form *prakriti. Prakriti* als unmanifeste Form der Energie wird zu *vikriti,* wird zu manifester Kraft als Geist, Sinne und Materie. Die drei Körper (der physische, astrale und kausale) entwickeln sich aus *prakriti*; in ihnen ist die Seele oder das reine Bewußtsein wie in einem Schrein enthalten. *Karana sharira* oder der Kausalkörper ist der Samenkörper, aus dem sich der Astral- und der physische Körper entwickeln. Der Astralkörper enthält den Geist und die Sinne. Der nächste Körper ist der physische, zusammengesetzt aus den fünf Elementen der Materie.

SHAKTI ALS KUNDALINI UND DIE ENTWICKLUNG DER CHAKRAS

Aus *prakriti shakti* entwickelt sich das ganze Universum der fünf Elemente. Im Menschen manifestiert sich *prakriti shakti* als *kundalini shakti*, die sogenannte Schlangenkraft, *kundalini shakti* wiederum als Geist und als *chakras* (als astrale Nervenzentren, die in Bezug zu den fünf Elementen stehen). Das Bewußtsein, das in die Welt des Genießens hinabreicht, ist beschränkt und wird so zu einer unreinen Welterfahrung, in der Subjekt und Objekt völlig voneinander getrennt sind. Das unendliche Bewußtsein, das transzendental seine wahre Natur beibehält, engt sich als *kundalini shakti* auf jene Stufe ein, auf der die Erfahrungen auf der materiellen Stufe gemacht werden.

Die drei Eckpunkte des Dreiecks sollen die drei Kräfte: *iccha shakti* (Wille), *jnana shakti* (Wissen) und *kriya shakti* (Handlung) sein.

Kraft tritt in Erscheinung, wenn diese drei (Wille, Wissen und Handlung) sich verbinden; sie stellen dann ein Dreieck dar. Die Kraft (*shakti*) wird *tripura* oder Dreier-Energie genannt. In diesem Dreieck der Dreier-Energie stellt sich *kundalini* im Bild einer zusammengerollten Schlange dar. So wie das Atom aus einem statischen Kern besteht, um den die Elektronen kreisen, so bildet *kundalini shakti* die statische Kernkraft, um die herum sich im Körper die aktive Kraft des *prana* und der Geist bewegen.

Der Mensch ist also physisch und psychisch die begrenzte Erscheinungsform der Dreier-Energie der *kundalini shakti.*

Die drei Punkte Wille, Wissen und Handlung stellen drei Elektronen dar, die um *kundalini,* die zusammengerollte Kraft oder die statische Kernkraft kreisen.

Der ganze Körper befindet sich demnach in einer ununterbrochenen Bewegung um die *kundalini*, die die unbewegliche Stütze all dieser Tätigkeiten ist.

Siva ist mit seiner Kraft immer eins. Er offenbart sich durch seine Kraft unter verschiedenen Namen und in verschiedenen Formen. *Shakti* läßt zuerst den Geist aus sich hervorgehen; aus dem Geist gehen dann die fünf Elemente (*bhutas*) hervor.

Im zweiten Stadium der Entwicklung wird *shakti* zum Urelement, zum Äther oder zur feinstofflichen Materie, aus der dann die grobstoffliche hervorgeht. Die projizierende Kraft der *kundalini* bringt nun die grobstofflichen Elemente hervor, die sich als *chakras* der verschiedenen Elemente verkörpern.

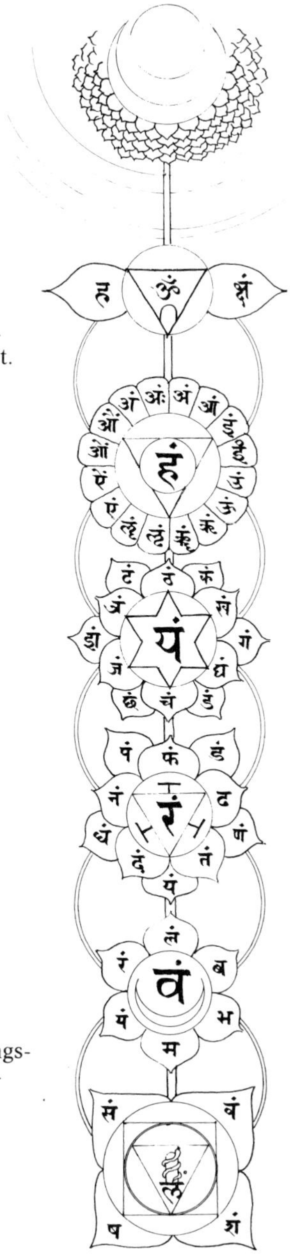

Sahasrara chakra

(Tausendblättriger Lotus)

Ajna chakra

Hakini devi. Sambu. Itara. Linga und Trikona. Mahat. Die sukshma prakriti, genannt Hiranya Garba. Geist. Die Silben Ham und Ksham.

Visudha chakra

Sakini devi. Sabda. Tattwa. Gehör (Sinneswahrnehmung). Prinzip des Äther. Mund (Handlungsorgan). 16 Silben. 16 Blätter. Bija Ham.

Anahata chakra

Kakini devi. Isha. Bana Linga Trikona. Bija Yam. Prinzip der Luft. Sparsatattwa. Fühl- und Tastsinn.
12 Silben, 12 Blätter.

Manipura chakra

Lakini devi. Rudra auf einem Stier. Rupa (Form und Farbe). 10 Silben.
10 Blätter. Bija Mantra Ram. Prinzip des Feuers.

Swadhishtana chakra

Rakini devi. Vishnu. Varuna Rasa (Empfindungsvermögen). Hand (Handlungsorgan). 6 Silben.
6 Blätter. Bija Vam. Prinzip des Wassers.

Muladhara chakra

Dakini devi. Brahma. Indra Devata. Prinzip der Erde. Gandha Tattwa. Geruchsinn (Sinneswahrnehmung). Füße (Handlungsorgan). 4 Silben.
4 Blätter. Swayambu Linga. Bija Lam. Kundalini

AUTONOMES NERVENSYSTEM

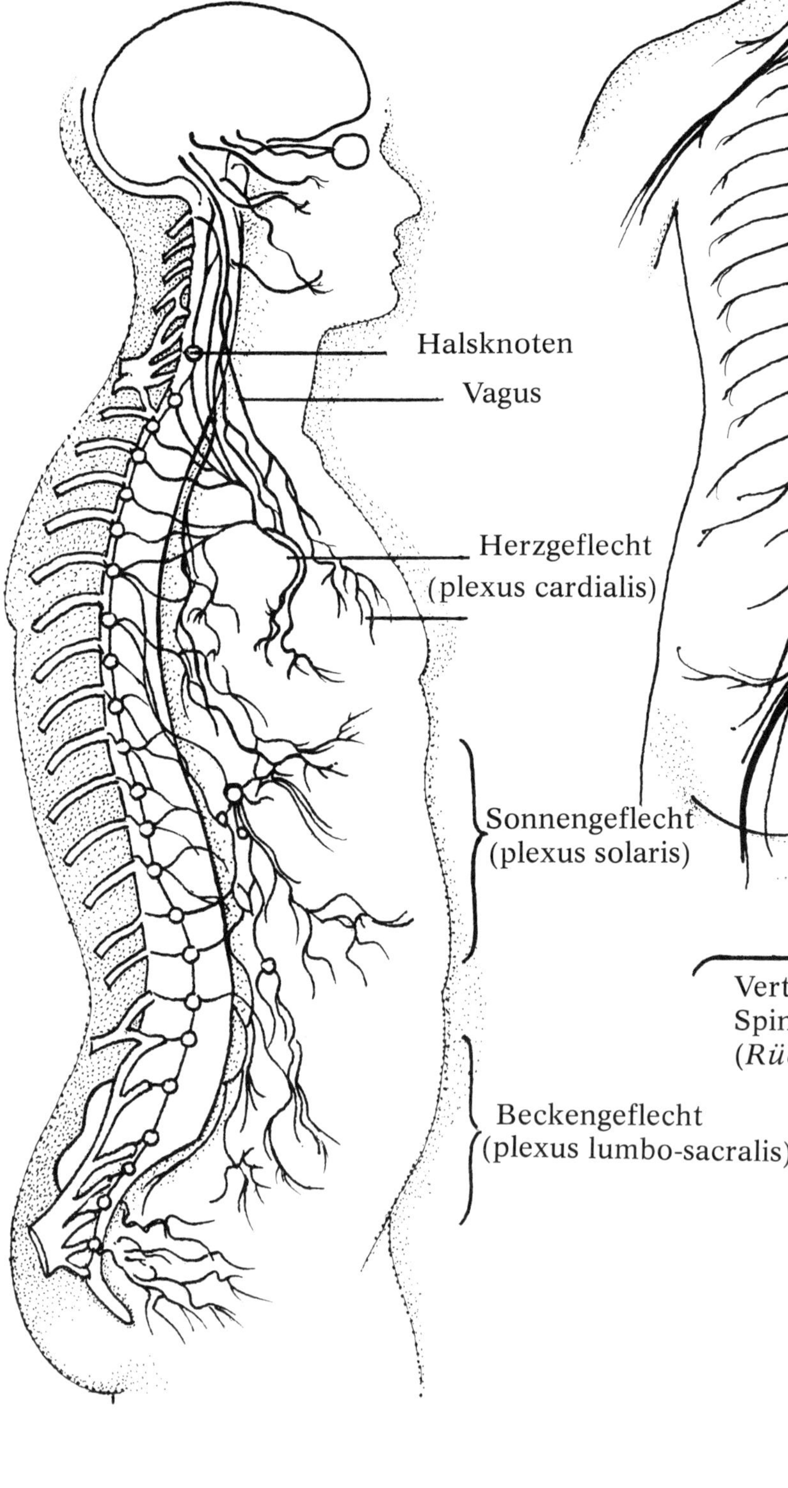

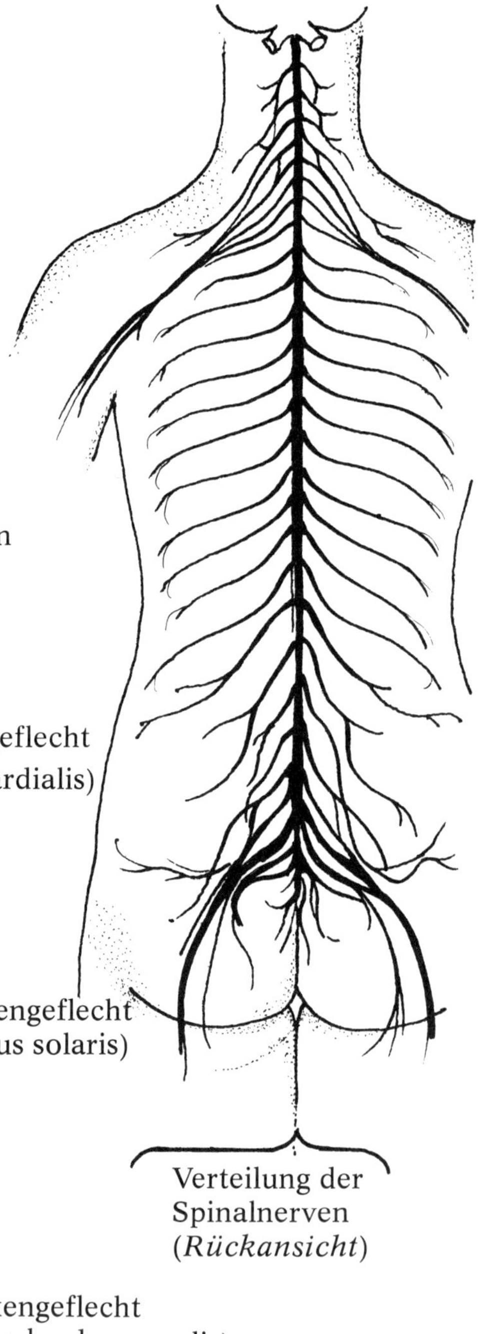

Aus *akasa* oder dem feinen Äther der *shakti* geht *vayu* (Luft oder Gas) hervor und aus deren Kombination Feuer und Wasser (Flüssigkeit) und aus der Flüssigkeit feste Materie (Erde).

Sowie *shakti* in das letzte, grobstoffliche Element, in das Erdprinzip, d. i. feste Materie, eingegangen ist, bleibt für *shakti* nichts mehr zu tun übrig. Ihre schöpferische Aktivität ist beendet, und die Kraft bleibt im letzten *chakra*, dem Erdprinzip. Hier bleibt *shakti* als zusammengerollte Kraft und ruht von ihrer schöpferischen Tätigkeit aus. Sie ist bekannt als *kundalini shakti* und hat ihren Ort im *muladhara chakra*, das durch das Erdprinzip dargestellt wird. Dieses *chakra* und die benachbarten astralen Nervenzentren gehören zu den fünf Elementen Erde, Wasser, Feuer, Luft und Äther. Das letzte dieser Elemente, Äther oder *ajna chakra*, stellt den Geist dar.

Wenn die *kundalini shakti* ruht oder nur in den unteren Zentren aktiv ist, hat der Mensch nur endliche Erfahrungen. Wenn sie erweckt wird und sich nach oben bewegt, zieht sie ihre bewegende Schöpferkraft wieder in sich hinein und vereinigt sich mit dem reinen Bewußtsein (*siva*) im *sahasrara chakra* (dem tausendblättrigen Lotus im Gehirn). Diesen Vorgang des Aufsteigens der *kundalini shakti* und ihre letztliche Vereinigung mit dem Bewußtsein (*siva*) nennt man *Kundalini-Yoga*. Es ist die Umkehrung der Entwicklung, die zum Geist und zu den fünf grobstofflichen Elementen führte. Unter dem Aspekt der schöpferischen Wirkkraft gehen aus *kundalini shakti* die Sinne und das *prana*, der Lebensatem, hervor.

DIE ASTRALKANÄLE UND DIE SECHS ZENTREN DER SPIRITUELLEN ENERGIE

Um kosmisches Bewußtsein zu erlangen, erwecken Yogis die *kundalini shakti*, die im *muladhara chakra* in der unteren Wirbelsäule ruht. Durch *pranayama* und Meditation führen sie sie durch *sushumna* (astraler Nervenkanal) von *chakra* zu *chakra* zurück.

Jeder Teil des physischen Körpers ist mit seinem Gegenstück im Astralkörper verbunden. Wird ein Teil des physischen Körpers abgetrennt, bleibt dennoch sein Gegenstück im Astralkörper bestehen, etwa bei Amputationen von Hand oder Zehe. Ein junger Mann litt jahrelang an einer schmerzhaften chronischen Erkrankung seiner großen Zehe und mußte sie schließlich amputieren lassen. Trotz der Amputation hatte der junge Mann noch arge Schmerzen an der Stelle, wo früher am physischen Körper seine große Zehe gewesen war. Psychologen mögen diese Schmerzempfindungen als mentale Erscheinung deuten, Yogis behaupten, daß dieser Schmerz im astralen Gegenstück der Zehe empfunden wird, das trotz der Amputation der physischen weiterbesteht. Der physische und der Astralkörper sind eng miteinander verbunden, und auch auf der physischen Ebene sind sie voneinander abhängig. Die sechs *chakras* und *sushumna nadi* befinden sich im Astralkörper und können mit den physischen Augen nicht gesehen werden, außer in der Meditation. Doch werden diese *chakras* und *sushumna nadi* im physischen Körper durch die Nervengeflechte und die Wirbelsäule repräsentiert.

Auf beiden Seiten der *sushumna* führt je ein Astralkanal entlang, genannt *ida* und *pingala*; durch diese bewegen sich zwei Nervenströme. *Ida* und *pingala* sind also *nadis*, d. h. astrale Nervenkanäle im physischen Körper, die dem linken und rechten Sympathicus entsprechen. Durch *ida* und *pingala* strömt das *prana*, die Lebensenergie. Im Strömen der Lebensenergie durch diese beiden Kanäle entfaltet der Mensch die Vielfalt seiner weltbezogenen Beschäftigungen. Dagegen trachten die Yogis danach, *sushumna nadi* zu aktivieren – sie entspricht im physischen Körper etwa der Wirbelsäule –, denn solange nur die beiden Kanäle (*ida* und *pingala*) in Tätigkeit sind, bleibt der Mensch an Raum, Zeit und Ursächlichkeit gebunden. Wird jedoch *sushumna* tätig (die zentrale *nadi*), gelangt der Mensch über die Grenzen des Geistes und der Zeit hinaus. Deswegen setzt ein Yogi alles daran, das *prana* durch *sushumna* fließen zu lassen. So ist *sushumna nadi* die wichtigste aller *nadis*. Nach der Auffassung der Yogis gibt es 72 000 *nadis*, von denen jedoch nur zehn besonders wichtig sind, da sie *prana* führen; diese zehn heißen: *ida, pingala, sushumna, gandhari, hasthajihva, pusa, yusasvini, alambusa, kuhuh* und *sankini*. Ein Yogi soll die Astralkanäle und *chakras* genau kennen.

Die *sushumna nadi*, die wichtigste aller *nadis*, wird auch *brahma nadi*, der Pfad zum Allerhöchsten, genannt. Sie besitzt zwei innere Schichten; die äußere Schicht ist *sushumna*, die zweite nach innen *vajrini* und die dritte innere *chitrini*. Im Hohlraum innerhalb der drei Schichten führt jener Kanal, durch den sich die erweckte *kundalini shakti* zu ihrer ewigen Bleibe, dem *parama siva* oder dem höchsten Bewußtsein, zurückzieht. Yogis fühlen in der *sushumna* die Bewegung des *prana* und der erweckten *kundalini*, während sie meditieren oder *pranayama* praktizieren. Wenn die zusammengerollte Energie (*kundalini shakti*) durch *sushumna* von *chakra* zu *chakra* aufsteigt, erfährt der Yogi alle Arten von

Wissen, Kräften und Wonnen. Da aber bei den meisten Menschen *sushumna* am unteren Ende der Wirbelsäule normalerweise verschlossen ist, arbeitet ihr Geist nur auf einer tieferen (materiellen) Ebene des Bewußtseins.

Durch *asanas, pranayama, mudras* und Meditation wird Hitze und Energie erzeugt. Diese konzentrierte Energie wird unmittelbar der *kundalini* zugeführt. Durch langdauerndes Üben von *asanas,* Atmung und durch Meditation kann man *sushumna* von allen Unreinheiten befreien, und die gleichzeitig erweckte *kundalini shakti* kann dann leicht durch den *Sushumna*-Kanal bis zum *sahasrara chakra* (zum tausendblättrigen Lotus) im Gehirn aufsteigen.

Es kann geschehen, daß *kundalini,* die bis zum dritten *chakra,* dem *manipura chakra,* in der Nabelgegend hochgeführt wurde, wieder zum *muladhara chakra* am unteren Ende der Wirbelsäule hinabfällt. Dann muß sie eben mit aller Anstrengung wieder hochgeführt werden. Nur ganz fortgeschrittene Yogis wie Ramakrishna Paramahansa, Aurobindo und Swami Sivananda waren imstande, *kundalini* bis zum höchsten Zentrum, dem *ajna chakra* zwischen den Augenbrauen, und noch höher bis zum Zentrum im Gehirn hochzuführen und sie auch dort für längere Zeit festzuhalten. Auch unter den Yogis gelingt es nur wenigen, *kundalini* zu erwecken und sie, wenn sie ihren Willen einsetzen, auch nur für kurze Zeit bis zum *anahata chakra,* dem Herzzentrum, hochzuführen. Manche Yoga-Schüler, die viel von *kundalini* reden, haben diese Kraft nur durch einen Zufall kennengelernt und haben keine Ahnung davon, wie sie diese Kraft willentlich wieder hochführen können oder, wenn sie sie in ein höheres Zentrum gehoben haben, wie sie in diesem Zentrum halten. Man kann heutzutage viele Leute finden, die, nachdem sie durch Zufall diese Kraft erweckt haben, sich als Yoga-Lehrer ausgeben und behaupten, das Yoga-Wissen zu beherrschen.

Gemäß der Yoga-Philosophie muß man aber zuerst völlig wunschlos und von allem gelöst sein, bevor man auch nur versuchen kann, *kundalini shakti* zu erwecken. Andernfalls gerät die erweckte Kraft außer Kontrolle und kann arge Schmerzen und im ganzen Körper verbreitete Hitze verursachen. Kein Arzt kann solche Symptome diagnostizieren oder heilen, da sie äußerlich nicht feststellbar sind. Nur wenn man durch Andacht, selbstlosen Dienst, *pranayama* und Meditation vollkommene Reinheit des Geistes erreicht hat, kann die erweckte *kundalini* aufsteigen und alle Arten von Erfahrungen, Kräften und Wonnen (*ananda*) schenken.

MEDITATION AUF CHAKRAS (ZENTREN)

Chakras sind Zentren spiritueller Energie im Astralkörper. Die entsprechenden Zentren im physischen Körper sind die Nervengeflechte (Plexus). Es gibt sechs wichtige *chakras,* und zwar: *muladhara* (vierblättrig) am unteren Ende der Wirbelsäule, *swadhisthana* (sechsblättrig) in der Höhe der Genitalien, *manipura* (zehnblättrig) am Nabel, *anahata* (zwölfblättrig) beim Herzen, *visudha* (sechzehnblättrig) an der Kehle, *ajna* (zweiblättrig) zwischen den Augenbrauen; das siebente *chakra* heißt *sahasrara,* ist tausendblättrig und liegt im Gehirn.

Im physischen Körper entspricht der plexus sacralis ungefähr dem *muladhara,* der plexus prostaticus dem *swadhisthana,* der Solar Plexus dem *manipura,* der plexus cardialis dem *anahata,* der plexus laryngeus dem *visudha* und der plexus cavernosus dem *ajna.*

Während des *pranayama* meditieren die Yogis auf fünf *chakras.*

Meditation auf muladhara chakra: Dieses *chakra* am unteren Ende der Wirbelsäule stellt *prithivi tattwa,* das Erdprinzip, dar und ist von gelber Farbe. Die Silbe *lam* ist sein geheimes Symbol oder *bija mantra.* Seine Form ist vierseitig (vierblättrig), und Brahma, der Schöpfer, ist seine führende Gottheit. Die *shakti* oder die Kraft, die sich in diesem *chakra* manifestiert, heißt *dakini devi.* Die vier Blätter werden durch vier Silben dargestellt: *sam, sham, śam* und *vam.* Im Zentrum dieses *chakras* liegt ein Dreieck, das der Dreier-Energie, und *kundalini* leuchtet darin wie ein strahlender Blitz. Meditation auf dieses *chakra* verleiht dem Körper Ruhe.

Meditation auf swadhisthana chakra: Dieses in der Höhe der Genitalien gelegene *chakra* wird durch *apas tattwa* oder Wasser repräsentiert; es ist von weißer Farbe wie eine Muschel. Seine Form ist rund wie die des Mondes. Die Silbe *vam* ist der Samen dieses ambrosischen Elements, und Vishnu ist die in ihm herrschende Gottheit. Es ist sechsblättrig, und das wird durch die Silben *bam, bham, mam, yam, lam, ram* repräsentiert, und die sich in ihm manifestierende Kraft heißt *rakini devi* (Yogis meditieren auf die leuchtende Mondsichel im Zentrum dieses *chakras*).

Meditation auf manipura chakra: Dieses *chakra* liegt in Nabelhöhe und stellt das Element Feuer oder *agni tattwa* dar. Es ist von roter Farbe und dreieckiger Form; sein Samen ist die Silbe *ram.*

Die in ihm herrschende Gottheit ist Rudra. Es ist zehnblättrig, repräsentiert durch die Silben *dam, dham, nam, tam, tham, ḍam, ḍham, ṇam, pam* und *pham.* Die Kraft, die sich in ihm manifestiert, heißt *lakini devi.*

Meditation auf anahata chakra: Dieses *chakra* liegt in der Herzgegend und wird vom Luftprinzip (*vayu tattwa*) dargestellt. Sein Samen ist die Silbe *yam.* Die in ihm herrschende Gottheit ist *Isa.* Die in ihm sich manifestierende Kraft heißt *kakini devi.* Es hat die Form eines zwölfblättrigen Lotus, dargestellt in den Silben *kam, kham, gam, gham, gnam, cham, chham, jam, jham, jnam, ṭam* und *ṭham.* Es ist rauchfarben; in seiner Mitte befinden sich zwei Dreiecke, das eine nach oben, das andere nach unten gerichtet.

Meditation auf visudha chakra: Dieses *chakra* liegt in der Kehle und wird von dem Prinzip des Äther (*akasa tattwa*) dargestellt. Es hat die Farbe von klarem Meerwasser. Sein Samen ist *ham.* Der in ihm herrschende Gott ist *Sada Siva.* Seine *shakti* heißt *sakini devi.* Es ist sechzehnblättrig, dargestellt in den Vokalen *a, aa, e, ee, u, uu, ri, rii, lri, lrii, yi, yai, o, oo, am* und *ah.*

Meditation auf ajna chakra: Dieses *chakra* liegt zwischen den Augenbrauen; es ist das oberste *chakra* und wird vom Geist repräsentiert. Auf dieses *chakra* meditieren Yogis gewöhnlich, um raschen Erfolg in der Kontrolle der verschiedenen Nervenzentren zu erreichen. Es ist das mächtigste Nervenzentrum; wer auf dieses meditiert, erzielt wunderbare spirituelle Erfahrungen. Niemand könnte in einem Laboratorium den Nutzen meßbar machen, der aus der Meditation auf dieses Zentrum hin erfließt; nur der Meditierende selbst kann an sich den außerordentlichen Zuwachs an spiritueller Kraft, an Wissen und Kraft des Willens erfahren, wenn er beständig auf dieses Zentrum meditiert.

Dieses *chakra* ist der Sitz von *sukshma prakriti,* der Urkraft alles Bestehenden. Es hat zwei Blätter, *ham* und *ksham.* Seine Kraft heißt *hakini devi.* Seine Farbe ist schneeweiß. In seinem Zentrum liegt ein Dreieck, die Dreier-Energie. In diesem meditiert der Yogi auf die heilige Silbe *AUM.* Durch beständiges Meditieren auf dieses Zentrum erreicht man die höhere Stimme oder das intuitive Wissen. Es ist das Zentrum des Geistes und somit Sitz des *atman* oder der Seele in der Form von *pranava* oder *AUM.* Das ist die Stelle, an der Yogis in der Stunde des Todes bewußt ihr *prana* halten, wenn sie in das höchste Urwesen einkehren.

Im Weitermeditieren läßt sich *kundalini shakti*, über das *ajna chakra* hinaus, hinauf bis zum tausendblättrigen Lotus im Gehirn, zum *sahasrara chakra*, heben. Wenn *kundalini* sich mit dem reinen Bewußtsein (*siva*) in diesem Zentrum vereinigt hat, dann ist der Yogi überzeugt, die höchste Vollkommenheit erreicht zu haben.

Die *chakras* sind Bewußtseinszentren und sind verbunden mit den grobstofflichen Regionen der Nervenplexus, die wiederum durch die Meditation auf die astralen Zentren (*chakras*) beeinflußt werden.

Die verschiedenen Laute und Silben in den verschiedenen *chakras* sind die Lautenergie der *kundalini shakti*. Wenn diese Lautenergie Lautformen der menschlichen Sprache annimmt, erscheint sie in Form von Silben, aus deren Kombination sich Sprüche und Verse bilden lassen. Deshalb werden gesprochene Buchstaben, mögen sie sich auch als grobsprachliche Formen darstellen, zum Ausdruck der Lautenergie der *kundalini shakti*. Jede sich so manifestierende Silbe ist ein *mantra*, und ein *mantra* ist die Verkörperung der in ihm herrschenden Gottheit. So wie eine Mutter ihr Kind die Bedeutung eines Wortes lehrt, indem sie auf den Gegenstand, den das Wort bedeutet, zeigt, so lernt auch ein Yoga-Schüler das *mantra* einer *devata* oder *devi* (Gottes oder Göttin), indem er das spezielle *mantra* ausspricht. Freilich sieht der Yoga-Schüler nicht auf Anhieb die in dem *chakra* herrschende Gottheit.

Ein Yoga-Schüler wird in das Singen der *mantras* eingeweiht, damit er auf den dem *mantra* entsprechenden Aspekt Gottes meditiert.

Mit Hilfe von *pranayama* und Mantra-Singen wird die schlafende *kundalini* geweckt und steigt zum nächsthöheren Zentrum, dem *swadhisthana*, auf. Von hier führt der Yoga-Schüler mit großer Anstrengung die Kraft der *kundalini* zum nächsthöheren Zentrum und dann aufsteigend nach der Ordnung der *chakras* zu *manipura, anahata, visudha* und *ajna*. Nur wenn die Kraft bewußt das *Ajna*-Zentrum erreicht hat, kann man sagen, daß der Ausübende in Kontrolle und Manipulation der *kundalini shakti*, die wie ein leuchtender Blitz strahlt, Erfolg hatte. Um dieses Ziel zu erreichen, muß man jedoch viele Jahre lang hart arbeiten und der von einem Lehrer gelehrten Methode und Form der Kontemplation folgen. Heutzutage trifft man überall auf falsche Yoga-Lehrer, die öffentlich verkünden, sie könnten durch ihre Yoga-Kraft *kundalini* erwecken, wenn der Schüler in der Lage ist, ihnen einen entsprechend hohen Geldbetrag zu zahlen.

Man muß immer und immer wieder Yoga-Schüler warnend darauf hinweisen, daß *kundalini* durch die Kraft solcher Lehrer niemals erweckt werden kann, sondern ausschließlich durch langes und beständiges Üben, Meditieren, Singen von *mantras* und *pranayama.* Ein wirklicher Lehrer erwartet nie etwas von seinem Schüler, und er wartet die richtige Zeit – gegebenenfalls Jahre – ab, bevor er einem Schüler irgendetwas beibringt.

Das Aufsteigen der *kundalini* vom untersten Zentrum in der Wirbelsäule bis zum *ajna* in der Stirne umfaßt den ersten Teil des Aufstiegprozesses, der zweite ist der Aufstieg vom *ajna* zum *sahasrara* (dem tausendblättrigen Lotus) im Gehirn. Erst hier vereinigt sich die bis zum *sahasrara* hinaufgeführte *kundalini* mit *siva,* dem Bewußtsein; erst das hat den Namen Vereinigung oder Yoga. Sie ist das Ende der Reise und die Umkehrung der Evolution zu Geist und Materie.

Auch wenn *kundalini sahasrara* erreicht hat, verweilt sie dort nicht lange; es macht sich immer eine Tendenz zur Rückkehr bemerkbar, und es erfolgt in verschiedenen Zeitabständen immer wieder eine Rückkehr zum ursprünglichen Sitz im *muladhara.* Nur durch langes und beständiges Üben läßt sich eine dauernde Vereinigung der *shakti* bewirken; erst dann ist der Yoga-Jünger zu einer befreiten Seele (*sthitha pragnja*) geworden. Er ist nicht mehr durch Zeit, Raum und Ursächlichkeit gebunden und begrenzt und ist nur noch Wonne und ewige Glückseligkeit. Er versinkt in einem Meer von Wonne, und alle Kraft und alles Wissen werden ihm zuteil.

Kapitel 11

DAS SELBST ALS SEIN, WISSEN UND SELIGKEIT

»Was bleibt einem Menschen noch zu wünschen übrig, der einmal die Erfahrung des Selbst gemacht hat? Von allen Schätzen eines Königreiches, von allem Zauber, allen Herrlichkeiten dieser Welt, nichts kann ihn mehr fesseln. Welche Seligkeit, welche höchste Freude, welches Meer von Wonne – wie unbeschreibbar ist doch das Selbst! Diese unendliche Freude, diese höchste Wonne und Seligkeit bist du, sie sind dein wahres Selbst, sind dein *atman.*« – So beschreiben es die *Upanischaden.* Dieser *atman,* den man auch Seele oder Selbst nennen kann, ist dasselbe wie das allesdurchdringende *brahman,* das Absolute. »Das, was weder fein noch dicht, weder kurz noch lang, ungeboren, unbeweglich, ohne Form, Eigenschaft, Kaste oder Name ist – das ist *atman* oder das Selbst.« (*Atma Bodha* von Sankara). In diesem *Atma Bodha* erklärt der große Sankara: »Erkenntnis des Selbst ist das einzige direkte Mittel zur Befreiung. So wie man ohne Feuer nicht kochen kann, kann man auch ohne Erkenntnis des Selbst keine Freiheit erlangen. Wie das Licht die dunkelste Dunkelheit aufhebt, so vernichtet die Erkenntnis des Selbst alle Unwissenheit (Ich bin der Körper).«

Für einen Menschen, der sein Selbst verwirklicht hat, wird diese Scheinwelt mit ihrem Wirrwarr von Emotionen im wahrsten Sinne des Wortes zu einem Traum.

»Wie die Illusion von Silber in Perlmutter erscheint diese Welt nur so lange als Wirklichkeit, bis man das höchste Selbst, die unveränderliche Wirklichkeit hinter allen Dingen verwirklicht hat.«

Wo ist dieses Selbst? Woraus besteht es? Wie kann man es verwirklichen?

Das reine Selbst scheint, wenn es von verschiedenen Körpern widergespiegelt wird, deren jeweilige Beschaffenheit anzunehmen wie ein Kristall, wenn er blaues Licht reflektiert. Die Seher trennen das Korn des inneren reinen Selbst vom Spreu des Körpers, indem sie mit ihrer Vernunft eine Art Dreschvorgang vollziehen.

Das Selbst liegt hinter dem physischen Körper, der der Ort unserer Glücks- und Elendserfahrungen ist. Dieser Körper besteht aus den fünf Elementen, er ist das Resultat vergangener Taten. Das Selbst liegt aber auch hinter dem Astralkörper, der aus Lebenskraft (*Prana*-Energie), Geist und Sinnen besteht. Der Astralkörper ist nur der zweite Träger des Selbst. Das Selbst befindet sich aber auch über dem Kausalkörper, der das Produkt einer uranfänglichen, undefinierbaren Täuschung ist im Mißverstehen dieses Körpers als Seele. Der Kausal- oder Samenkörper ist wohl Grund und Ursache des Astral- und des physischen Körpers, ist aber doch nur der dritte Träger des Selbst.

Obwohl das Selbst zu aller Zeit und in allen Dingen ist, kann es doch nicht in jedem Ding in Erscheinung treten, sondern wird nur im Bewußtsein hervorleuchten, so wie ein Spiegelbild nur auf einer glatten Oberfläche erscheint. Wenn demnach das Bewußtsein oder das Selbst nicht in irgendeiner Widerspiegelung sichtbar wird, sprechen wir von einem unbewußten Zustand; freilich sind alle Erscheinungsformen mit dem unbewußten Prinzip, Geist und Körper verbunden.

Was immer wir in der Welt des Erscheinenden wahrnehmen, ist Mischung aus bewußtem und unbewußtem Prinzip, und es gibt daher nichts, was absolut bewußt oder absolut unbewußt wäre. Doch manche Dinge erscheinen uns von mehr, andere von weniger Bewußtsein durchdrungen, denn das Selbst, das in keinem Ding, ob Mineral oder Mensch, völlig abwesend ist, spiegelt sich auf verschiedene Weise und in verschiedenen Graden wider. Die Stärke der Widerspiegelung wird von der Natur und der Entwicklungsstufe des Körpers und Geistes bestimmt, durch den das Selbst durchscheint. Das Selbst leuchtet aus seiner eigenen Strahlkraft und bedarf von außen wirkender Kräfte nicht, so wie auch die Sonne alles Gegenständliche bestrahlt, aber nur von glatten Oberflächen zurückgestrahlt wird, nicht jedoch von jedem Ding. So steigert sich auch der Grad der Offenbarung oder Widerspiegelung des Selbst entsprechend der aufsteigenden Reihe vom Mineral zum Menschen. In der Welt der Minerale manifestiert sich das Selbst in seiner niedrigsten Bewußtseinsform, die man atomares Gedächtnis nennen könnte. Im Pflanzenreich ist dieser Grad der Empfindungsfähigkeit schon sichtbarer als beim Mineral, obwohl auch das Pflanzenleben noch in den Bereich begrenzter Bewußtseinsform fällt. Es folgt ein Entwicklungsstadium zwischen Pflanzen- und Tierwelt; es ist der Entwicklungsstand der Mikroorganismen, deren physikalische Lebensform sich von den Pflanzen bereits unterscheidet.

Von hier an wird die Entwicklung des Bewußtseins komplexer. Nach ihrem Aufstieg zum Tierreich manifestiert sich das Bewußtsein wiederum in verschiedenen Graden und erreicht seinen reifsten Entwicklungsstand im Menschen mit all seinen psychischen Funktionen wie Erkennen, Wahrnehmen, Fühlen und Wollen.

Hinter all diesen besonderen Stufen der Bewußtseinsentwicklung jedoch liegt etwas Formloses und Unveränderliches, das anders ist als seine Manifestationen als Mineral oder Mensch. Dieses Etwas ist das Selbst oder die Seele, die sich in allen Stufen der Entwicklung gleich bleibt. Obwohl es scheinen mag, das Selbst habe sich aus der niedrigsten Stufe der Empfindungsfähigkeit weiterentwickelt, trifft dieser Entwicklungsbegriff auf das Selbst nicht zu. Es hat nur diesen Anschein, da das Selbst von Körper und Geist, in dem es sich jeweils äußert, mal mehr, mal weniger widergespiegelt wird. Wenn diese Widerspiegelung des Bewußtseins nur schwach ist, so ist das von der Dichtheit der Materie, z. B. eines Minerals, bedingt; tritt sie jedoch stärker hervor, dann setzt ihre Widerspiegelung Geist oder eine höher entwickelte Seinsform voraus. Obwohl das Bewußtsein im Menschen voll entwickelt erscheint, ist es trotzdem nur begrenztes Bewußtsein, und diese Begrenzung bleibt bestehen, solange der Mensch sein Selbst mit Körper und Geist identifiziert. Dieses mit Körper und Geist identifizierte Selbst nennt man individuelles Bewußtsein. Es ist nicht mehr als eine Widerspiegelung des wahren Selbst.

Erst wenn der Mensch dieses Selbst in sich selbst verwirklicht, erhellt sich das Bewußtsein (Geist und Sinne), so wie ein Licht Gegenstände offenbar macht; denn das Selbst kann nicht erhellt werden von Gegenständen, die selbst keine Leuchtkraft besitzen; nur in der Erkenntnis, daß dieses Selbst identisch ist mit dem Absoluten (Ich bin ER – *soham*), liegt des Menschen Befreiung von seinen Begrenzungen.

Das erst hat den Namen der eigentlichen Verwirklichung oder Selbstverwirklichung; diese erst verwirklicht die Befreiung der Seele oder des Selbst von den Bindungen an Geist, Zeit und Raum.

Wie und wodurch kann nun dieses Selbst verwirklicht und erkennbar gemacht werden? So wie Gegenstände ohne Licht nicht wahrnehmbar werden, kann das Selbst durch kein anderes Mittel erfahren werden als durch das Stellen von Fragen. Sie beginnen mit: »Wer bin ich?«, »Wie wurde das Universum geschaffen?«, »Was ist dessen Ursache?«. Diese ersten Fragen betreffen das Verhältnis des Beobachters zum Beobachteten, des Subjekts zum Objekt. Das, was mit dem Wort »Ich« bezeichnet wird, bleibt ein immer Gleiches und ist transzendental; andererseits geht das Grobstoffliche, das objektive Universum, in Vielfalt auf. Aus Unwissenheit denkt man meist: »Ich bin dieser Körper« oder: »Ich bin der Herr So-und-So«. Aber im Verlaufe des Fragens steht man plötzlich der Wahrheit gegenüber, daß das Ich in Wahrheit der Wahrnehmende und der Körper das Wahrgenommene ist, und das kommt ganz deutlich zum Ausdruck in den Formeln: »Das ist mein Körper« oder: »Das ist mein Tuch«. So wie darin deutlich wird, daß das mein Tuch ist, ich aber nicht das Tuch bin, wird deutlich, daß das zwar mein Körper ist, ich aber nicht der Körper bin. Wie kann dann also angenommen werden, der Körper sei das Selbst! Ferner, das Selbst ist seiner Natur nach wissend und rein, der Körper dagegen besteht aus Fleisch und ist unrein. Und doch hält man beide für gleich! Das ist vollendete Unwissenheit!

Ein Traum hört im Wachzustand auf, Wirklichkeit zu sein, und der Wachzustand ist im Traum nicht existent. Und beide, Wachzustand und Traum, gibt es nicht im tiefen Schlaf, und tiefen Schlaf gibt es nicht im Wachzustand und im Traum. Daher ist jede dieser Zustandsformen, jeweils vom anderen Zustand her gesehen, nicht wirklich; und somit sind alle diese drei Zustandsformen, Wachzustand, Traum und tiefer Schlaf, nicht wirklich. Was also ist Wirklichkeit? Wirklichkeit ist das Ich, das Selbst, das Eine, das reines Bewußtsein, das letzter Zeuge aller drei Zustandsformen ist.

»So wie man nicht die eigentliche Existenzform des Topfes sieht, wenn man weiß, daß er aus Ton ist, so sieht man auch nicht die Eigentlichkeit des individuellen Selbst, wenn man das Absolute kennt. So wie Topf nur ein Name des Tons ist oder ein Ohrring nur ein Name des Goldes, so ist auch das Individuum nur ein Name des Allerhöchsten.

So wie Wasser nur als Welle und Ebbe und Flut erscheint und Kupfer in Form von Gefäßen, so erscheint das Selbst allein als das Universum.

Alle Erscheinungsformen des Lebens sind für den Menschen nur durch die Wirkkraft des Allerhöchsten Brahman (Gott) möglich, genauso wie der Topf nicht möglich ist ohne die Existenzkraft des Tons. Infolge seiner Unwissenheit erkennt der Mensch das aber nicht.

So wie der Ton unter dem Namen Topf erscheint und die Fäden unter dem Namen Tuch, so erscheint das Allerhöchste Brahman unter den Namen der verschiedenen Formen und Wesen dieser Welt.

Dem Weisen erscheint das Selbst immer als das Unbedingte, dem Unwissenden jedoch immer als bedingt, so wie nur in der richtigen Sicht der Strick als Strick erscheint, bei mißverständlicher Sicht aber als Schlange.«

Aparokshanubhuti von Sankara dem Großen

So also verschafft die erhellende Fragestellung die Erkenntnis des Selbst: »Ich bin wirklich Brahman, das Absolute«, ohne jeden Unterschied, ohne Wandel und dem Wesen nach Wirklichkeit, Wissen und Seligkeit. Ich bin nicht der Geist und die Sinne, denn Geist und Sinne sind nur Werkzeuge des Selbst; das Selbst aber kann Geist und Sinne kontrollieren. Daher sind sie nicht das Ich, sondern nur seine Werkzeuge. Wenn ich sage: »Mein Geist und meine Sinne arbeiten nicht«, so ist das so, wie wenn ich sage: »Mein Auto funktioniert nicht.« So wie das Auto für mich nur Mittel zum Zweck ist, so sind auch Geist und Sinne Mittel des Ich, und das Ich ist nicht identisch mit Geist und Sinnen. Das Selbst ist der letzte Zeuge von Geist, Körper und Sinnen; es ist das Leuchtende, und Geist und Sinne spiegeln sein Licht nur wider, sind Erscheinungsformen des Bewußtseins.

Der Aussagesinn dieser Philosophie ist kurz zusammengefaßt folgender: Die Welt der Erscheinungen ist eine Schöpfung der Unwissenheit und damit unwirklich. Diese unwirkliche Welt wird für das Allerhöchste Selbst gehalten, so wie man im Zwielicht den Strick für eine Schlange halten kann. In Wirklichkeit sind Bindung sowie Befreiung des Selbst eine Illusion, denn die Seele ist niemals gebunden, auch ihre Begrenztheit ist Illusion, eine relative Aussage; denn was wir Befreiung der Seele nennen, ist in Wirklichkeit Selbsterkenntnis und Selbstverwirklichung.

Sankara der Große betont die Tatsache, daß diese Erkenntnis nicht bloße Theorie ist, die man aus Büchern und Vorträgen erwerben kann, sondern ihrem Wesen nach die unmittelbare Erfahrung eines Verwirklichungsprozesses. Auch kann diese Selbsterkenntnis, *Aham Brahmasmi* (Ich bin Brahman), nicht nur einfach durch eine Schlußfolgerung erfaßt werden. Nur ein Schüler, dessen Geist durch Dienst und Hingabe gereinigt ist und der diese Wahrheit unmittelbar aus dem Munde seines spirituellen Lehrers erfährt, kann die Selbsterkenntnis erreichen. Es muß nochmals betont werden, daß die Voraussetzung einer solchen Einführung und der folgenden Verwirklichung des Selbst für den Schüler die Reinigung des Geistes ist. Nur auf diesem Wege kann der Schüler zu der blitzartigen Erkenntnis kommen: »Ich bin Brahman oder das Absolute«, und nur so kann er sein individuelles Selbst zu allen Zeiten und unter allen Umständen als eins mit dem Allerhöchsten Selbst oder dem absoluten Sein erfahren.

Aus dem bisher Gesagten scheint es beinahe so, als solle die Personalität Gottes geleugnet werden. Dabei ist jedoch zu bedenken, daß das Erlangen spiritueller Befreiung oder der Vollkommenheit ohne die Gnade Gottes und eines begnadeten Lehrers unmöglich ist und nur durch Andacht, Gebet, Meditation und selbstlosen Dienst an der Menschheit erreicht werden kann.

»Bei denen aber, deren Geist schon volle Reife erlangt hat, vermag der oben dargestellte Yoga aus sich die Vollkommenheit zu schaffen. Das kann leicht und schnell erreicht werden von all denen, die Vertrauen in den Lehrer und in Gott haben.« (Sankara der Große). Aus den obigen Zeilen des *Sankaracharya* geht klar hervor, daß zur Erlangung der Vollkommenheit ein Lehrer und Hingabe an Gott Voraussetzung sind.

DAS SELBST ALS SAT-CHIT-ANANDA

Jeder von uns, ob groß oder klein, ob Heiliger oder Sünder, ob arm oder reich, König oder Bettler, strebt nach Glückseligkeit und nicht nach Elend. Wir alle wünschen das Angenehme und nicht das Unangenehme. Und warum sollten wir auch nicht glücklich sein? Es ist ein instinktiver Wunsch des Menschen, Freude zu empfinden. Wie groß aber soll die Freude sein, die der Mensch suchen darf? Die Antwort lautet: 100%! Wie aber können wir zu 100% glücklich sein? Betrachten wir einen Menschen, der alles hat, was er will und noch Millionen auf der Bank. Ist dieser Mensch zufrieden? Besitzt er eine Million, wird er zwei Millionen besitzen wollen; besitzt er endlich zwei, wird er versuchen, die zwei auf vier Millionen zu verdoppeln und so weiter ohne Ende. Gibt es für ihn eine Grenze, an der er vollkommene Zufriedenheit erreicht? Wozu all dieser Besitz und all das Geld? Die Antwort ist eigentlich klar: Um es zu genießen. Fraglich bleibt, ob er all die gesuchte Freude finden wird, wenn er seine Wünsche vervielfältigt. Sicher nicht. Es ist klar, daß hierin nicht die Antwort liegen kann, wie man hundertprozentige Glückseligkeit erlangt.

Ein solches Suchen nach vollkommener Glückseligkeit hat kein Ende, denn der Mensch in seinem Wahn sucht nach etwas, das außer ihm liegt und das er verloren zu haben glaubt und das zu finden er niemals fähig sein wird, solange er es in der Welt der Sinne sucht. Denn diese gesuchte Freude ist die des Selbst oder der Seele.

Einst hatte eine ältere Dame eine goldene Nadel in ihrem Schlafzimmer verloren. Obwohl sie die Nadel im Schlafzimmer verloren hatte, ging sie nach draußen und suchte sie im Garten, sie rief sogar den Nachbar zu Hilfe. Als dieser sie fragte, warum sie die Nadel im Garten und nicht im Schlafzimmer suche, antwortete sie: »Im Schlafzimmer ist kein Licht. Ich suche die Nadel dort, wo

Licht ist.« Genauso sucht der Mensch die verlorene Glückseligkeit in der Welt der Sinne. Hier liegt der Grund seiner Unzufriedenheit, denn er kann die innere Freude der Seele nicht finden. Heute, morgen oder im nächsten Leben wird jeder von uns einmal aufhören, seine Glückseligkeit außerhalb seiner selbst zu suchen, und wird sich wieder nach innen, zu seinem Selbst, zu seiner Seele kehren.

Das reine Selbst ist die Glückseligkeit selbst. Daher haben wir das eingeborene Verlangen, glücklich zu sein. Im Sanskrit heißt dieser Glückseligkeitscharakter des Selbst *ananda*, der Wissenscharakter heißt *chit*, der Seinscharakter heißt *sat*. Daher nennt man das Selbst *sat-chit-ananda* (Sein, Wissen, Seligkeit). Diese dreifache Natur des Selbst kommt im Menschen durch seinen dreifachen Wunsch zum Ausdruck: den Wunsch zu sein, den Wunsch zu erkennen und den Wunsch, ein freudvolles Wesen zu sein.

Nun drängt sich die Frage auf: Wenn die Natur des Selbst Freude ist, woher kommt es, daß der Mensch sich so elend fühlt? Die Antwort auf diese Frage führt zu zwei Ursachen unseres Elends; einmal die Ich-Bezogenheit der Sinne im Körper und zum anderen die Mein-Haltung des menschlichen Denkens. Sogar gebildete Menschen leiden an dieser Krankheit oder haben Anfälle von ihr, weil sie den vergänglichen Körper für das Selbst halten; sie erfahren großes Leid, wenn sie Frau, Sohn oder Vermögen verlieren, nicht aber, wenn sie einen Feind verlieren; denn der Feind wird nicht von der Ich- oder Mein-Haltung erfaßt. Was wir Liebe nennen, die Hingezogenheit zu grobstofflichen Körpern oder außer uns liegenden Gegenständlichkeiten, ist Seligkeit des Selbst, jedoch wie von Wolken getrübt, sie ist nur eine verzerrte Erscheinungsform dieser Glückseligkeit. Schmerz jedenfalls ist nicht die Natur der Seele. Wenn man danach fragt, ob das Wasser heiß sei, so beweist das, daß das Wasser seiner Natur nach nicht heiß ist und daß, wenn es heiß ist, dafür ein Grund bestehen muß (die Verbindung mit dem Feuer). Wenn das Feuer, diese Ursache des Heiß-geworden-Seins, nicht mehr brennt, kehrt das Wasser wieder in seinen ursprünglichen, kühlen Zustand zurück. Ebenso vergeht der vom Ich-Sinn und Mein-Sinn verursachte Zustand des Schmerzes und des Kummers mit der Zeit. So wie Hitze keine Eigenschaft des Wassers ist, so ist auch Kummer keine Eigenschaft des Menschen. Der Mensch wird daher immer nur die Freuden des Selbst und nicht den Kummer der Sinnenwelt suchen.

Jeder Mensch hat Sein, jeder Mensch ist zum Wissen berufen, und jeder Mensch ist für die Liebe gemacht. Wahres Sein ist unbegrenzt, unvermischt, ist kein Zusammengesetzes, ist eine freie Seele. Doch indem es sich mit dem Geist vermengt, wird es das, was wir eine individuelle Existenz nennen. Wenn wir hören, daß ein Mensch gestorben ist, fragen wir prompt: »Warum ist er gestorben?« Die Frage beweist, daß der Tod keine der Seele innewohnende Eigenschaft ist. Doch wenn wir von der Geburt eines Kindes hören, fragen wir nicht: »Warum lebt es?« Das bedeutet, daß Leben und Existenz eine wesentlich dem Selbst innewohnende Eigenschaft ist. Ein Kind, das von zwei Dollar, die es besitzt, einen verliert, wird sofort fragen, wo denn dieser Dollar sei. Sogar ein Kind vermag nicht zu glauben, daß eine existente Sache plötzlich nicht mehr existiert. Die Natur des Selbst muß ewiges Sein sein, und es kann für das Selbst weder Geburt noch Tod geben, denn Sein ist schlechthin seine eigentliche Natur.

Die dritte Wesensform des Selbst ist Wissen. Jedermann wünscht, selbständig und gebildet zu sein. Jeder möchte gerne mehr wissen als andere. Im tiefsten Grunde wünscht sich eigentlich jeder, alles zu wissen. Niemand ist bereit zu glauben, daß es jemanden gibt, der mehr weiß als er selbst. Wie auch immer der Mensch geartet ist, seine Religion, seine Philosophie, seine Wissenschaft oder sein Gott ist das größtmögliche Wissen. Der wahre Grund, der hinter dieser Haltung liegt, ist, daß sein eigentliches Selbst Wissen ist; und wenn sich dieses Selbst mit dem Geist verbindet, wird es eben zu dem sogenannten objektiven Wissen. So wie der Mensch auf der Suche nach der ewigen Freude diese in der äußeren Welt sucht und dann erkennen muß, daß diese Glückseligkeit in ihm liegt, so wird auch sein Suchen nach dem Wissen schlechthin nie Vollkommenheit erreichen, solange er seinen Blick nicht nach innen wendet. Gibt es für das Wissen des Menschen eine Grenze? Tag und Nacht arbeiten Wissenschaftler an der Enthüllung der Geheimnisse der Natur, und das Wissen und die Macht des Menschen wachsen mit jedem Tag. Manche besteigen den Mount Everest, um ihr Wissen zu vermehren, andere tauchen ins Eismeer, während wieder andere den Weltraum erforschen. Manche ziehen sich von der Welt zurück und verbergen sich in den Höhlen des Himalaya, während andere wieder von Ort zu Ort wandern – alle aber sind auf der Suche nach Wissen. Wo aber findet der Mensch das vollkommene Wissen? Die Upanischaden erklären, daß jegliches Wissen im Selbst liegt, ja daß Wissen in Wahrheit das Selbst ist. Das ist das Ende allen Wissens oder Vedanta. Dieses unendliche Wissen des Selbst wird aber, wenn es sich durch Geist und Gehirn des Menschen reflektiert, zu Intuition, Verstand und Instinkt. Seine Erscheinungsform variiert, je nach dem Medium, durch das es durchscheint. In niedrigen Tieren manifestiert es sich als Instinkt, im Normalmenschen als Verstand, im fortgeschrittenen Menschen als Intuition. Doch jede individuelle Existenz ist eine Erscheinungsform der wahren Existenz des Selbst, und die Seligkeit, die sich als Liebe oder Hingezogensein äußert, ist nur eine Widerspiegelung des allseligen Selbst. Absolute Seligkeit, absolutes Wissen und absolutes Sein sind aber nicht Eigenschaften des Selbst, sondern sind Wesen des Selbst.

Das wahre Selbst ist hier durch den Geist in einen bedingten Zustand versetzt, doch wenn diese Begrenzung fällt, leuchtet das Selbst uneingeschränkt als *sat-chit-ananda* (Sein, Wissen und Seligkeit) wie eine Sonne, die von keiner Wolke getrübt ist. Doch auch eine nur geringe theoretische Kenntnis des Selbst gibt all denen große Freude und Mut, die noch von den Schmerzen und dem Elend dieser Welt betroffen sind. Wie herrlich aber muß dann erst der Zustand der Freude und Wonne sein, wenn man das Selbst als *sat-chit-ananda* erfährt! Obwohl bei dem gegenwärtigen Zustand der Entwicklung der gewöhnliche Mensch sehr lange Zeit braucht, um das Selbst vollkommen zu verwirklichen, läßt sich doch ein hohes Maß an Freude und Trost erfahren, wenn man bei gleichzeitiger Erfüllung seiner weltlichen Pflichten auch dem Pfad des Yoga und des Vedanta folgt. Ein weiser Mann kann als Oberhaupt seiner Familie in seinem Haus voll seine Pflicht erfüllen und trotzdem dort wie ein Ehrengast leben. Ebenso wird man weder durch Glücks- noch durch Elendsgefühle hin- und hergerissen, wenn man als Meister in seinem Körper lebt. Dieses unter allen Umständen Nicht-an-den-Körper-gebunden-Sein, dieses Identisch-Sein mit dem absoluten Wesen ist das wahre Wissen, aus dem wirkliche Glückseligkeit entspringt.

Kapitel 12

SIEG ÜBER DEN TOD

Der Gedanke an den Tod und die Furcht vor der Hölle zählen zu den stärksten Motivationskräften der Religion und religiösen Verhaltens. Der Durchschnittsmensch fürchtet sich vor dem Tod; er möchte ewig leben. Und er möchte wissen, wohin er nach der Auflösung seines Körpers geht. Dies ist der Ausgangspunkt echten Philosophierens, die Beschäftigung mit den Wundern des Todes.

Große Philosophen, Propheten und religiöse Führer stimmen darin überein, daß der einzige Weg, die Angst vor dem Tode und im spirituellen Sinn des Wortes den Tod selbst zu überwinden, darin besteht, das Verhältnis des Menschen zu Gott und zum Universum der Erkenntnis zugänglich zu machen. Wenn der Mensch erkennt, daß das unsterbliche Selbst identisch ist mit dem höchsten Selbst oder Gott, was ist dann Tod, und wo bleibt die Angst? Das eine, allesumfassende Thema der Vedanta-Philosophie ist die Suche nach der Vereinigung des individuellen Selbst mit dem universellen Selbst oder Gott. Wenn diese Vereinigung erreicht ist, bleibt kein Tod und keine Angst zurück.

Vorausgeschickt sei eine Betrachtung, was Tod im allgemeinüblichen Sinn bedeutet und was der Seele nach dem Tod widerfährt. Sterben bedeutet Zerfall, und Zerfall ist nur an dem möglich, was zusammengesetzt war. Alles, was aus zwei oder mehr Elementen zusammengesetzt ist, muß also einmal zerfallen. Nicht so jedoch die Seele, denn sie ist nicht das Produkt einer Zusammensetzung, sondern eine in sich selbst bestehende Seinseinheit, völlig andersartig als Körper und Geist. Sie kann also nie zerfallen oder, mit anderen Worten, sterben. Sie ist unsterblich. Sie existiert durch alle Ewigkeit und ist kein Geschaffenes. Aus nichts kann niemals etwas entstehen; was immer wir als Erschaffenes kennen, ist aus Elementen zusammengesetzt, die bereits vorher existiert haben. Aus der Gültigkeit dieser Voraussetzung ergibt sich, daß die Seele des Menschen, die keine Zusammensetzung aus Elementen ist, seit Ewigkeit existiert und in aller Ewigkeit existieren wird.

Wenn der Körper stirbt, kehren die Lebenskräfte des Menschen in seinen Astralkörper zurück; in diesen Astralkörper, bestehend aus Geist, Sinnen und Lebenskräften, ist die Seele des Menschen eingehüllt.

In diesem Astralkörper liegen alle *samskaras* (Eindrücke) des Menschen. Was sind *samskaras* oder Eindrücke? Der Geist ist einem See vergleichbar, und die Gedanken sind wie die Wellen auf diesem See. Wie auf einem See Wellen entstehen und fallen und wieder vergehen, so erheben sich auf dem Geist-See Gedankenwellen und verschwinden wieder, aber hier verschwinden sie nicht für immer. Oder um einen anderen Vergleich zu verwenden, es ist mit den Gedanken, als ob sie Form von Samen annehmen, jederzeit bereit, wieder zu sprossen, wenn es ihnen angeordnet wird. Gedächtnis ist ja bloß das Zurückrufen der versunkenen Gedanken, die tief im Unterbewußtsein ruhen. Auf diese Weise lagert alles, was der Mensch gedacht oder getan hat, in Samenform im Unterbewußtsein. Wenn der Körper stirbt, zieht sich die Seele auf ihren feineren Träger zurück, den Astralkörper, mit all den Samen ihrer Eindrücke, und sie wird geleitet von der Macht dieser Eindrücke. Diesen Kräften der vergangenen Gedanken und Handlungen entsprechend gibt es drei verschiedene Wege der Seele auf der Reise in ihre vorübergehende astrale Existenz. Die Seelen jener Toten, die wahrhaft und vollkommen spirituell gelebt haben, folgen den Sonnenstrahlen und treffen auf ihrer Reise schließlich eine andere Seele, die bereits gesegnet ist; und diese Seele leitet die Neu-Angekommene zu der höchsten aller Sphären, die die Sphäre Brahmas genannt wird. Dort erlangt sie, nach Aussage der Dualisten, Allwissenheit und Allmacht und lebt ohne Ende. Nach Meinung der Nicht-Dualisten wird sie am Ende des Zyklus eins mit dem universellen Sein. Dies wird als schrittweise Befreiung oder *kramamukti* bezeichnet.

Die Seelen der nächsten Gruppe, Seelen sittlich hochstehender Menschen, die gute Taten, aber mit selbstsüchtigen Motiven vollbracht haben, gelangen in Auswirkung ihrer guten Taten nach dem Tode zur Mondsphäre, in der es verschiedene Himmel gibt. In diesen gehen die Seelen in feinere Körper über, in Körper von Engeln oder Gottheiten. Dort leben sie und genießen die Segnungen des Himmels für eine solange Zeit, bis ihre durch die guten Taten erworbenen Verdienste sich erschöpft haben. Darauf fallen sie auf die Erde, die materielle Ebene, zurück und werden als Menschen wiedergeboren. Für diese Seelen ist der Himmel also nur eine vorübergehende Periode des Ausruhens, in der sie solange die Früchte ihrer guten Taten genießen, bis deren Verdienste erschöpft sind; sie können also nicht für immer dort bleiben. Sie müssen wiederum in einen neuen Körper zurück und nach weiterer Entwicklung streben. Denn in den Astralwelten oder in den Himmeln vermag die Seele sich nicht zu einem höheren Niveau hin zu entwickeln, da ihr nur Genießen, nicht aber neue Handlungsansätze möglich sind. Um weiter fortzuschreiten, muß die Seele also wieder einen neuen physischen Körper annehmen. Man nennt diesen Vorgang zwar die Geburt einer neuen Seele, doch die Seele ist immer ein und dieselbe, und sie führt alle Eindrücke und alles Wissen aus ihren früheren physischen Existenzen mit sich. Dieser Zyklus von Tod und Wiedergeburt wiederholt sich immer wieder, bis die Seele letzlich vom Gesetz des *karma*, dem Gesetz von actio und reactio (dem Handeln und seinen Folgen) befreit wird. Gute Taten bringen gute, schlechte Taten schlechte Früchte.

Es muß hier festgehalten werden, daß »gut« und »böse« in diesem Zusammenhang und auch ganz allgemein in der Vedanta-Philosophie relative Begriffe sind. Es gibt keine Tat, die gut oder schlecht an sich ist: das hängt jeweils vom zugrundeliegenden Motiv ab. Auch Almosengeben kann nicht von vornherein als vollkommen gut gewertet werden; es könnte ja aus einem selbstsüchtigen Motiv stammen, etwa dem Wunsch nach Prestige und Macht. Andererseits kann z. B. selbst das Töten eines Menschen nicht schlechtweg als böse klassifiziert werden; es könnte ja aus einem selbstlosen Motiv heraus geschehen, z. B. wenn ein Polizist einen Unschuldigen vor einem Mörder oder ein Soldat sein Land verteidigen muß. Soldat oder Polizist erfüllen eine jeweilige Pflicht, bei der jedes Motiv der Selbstsucht entfällt. Bei allem Handeln entscheidet also das Motiv darüber, ob es tugend- oder lasterhaft ist.

Letzten Endes aber sind alle Taten, ob gut oder schlecht, Ketten, die die Seele an das Rad des Todes und der Wiedergeburt binden; gute Taten binden die Seele gleichsam mit goldenen, schlechte mit eisernen Ketten. Ob nun mit goldenen oder eisernen Ketten, solange die Seele gebunden ist, bleibt sie Gefangene. Der einzige Weg, diese Ketten zu brechen, liegt für den Menschen darin, daß er alle Gedanken, die Früchte seiner Handlungen zu genießen, aufgibt. Erst durch diese entsagende Haltung wird die Seele vom Kreislauf von Tod und Wiedergeburt befreit. Diese tiefsinnige philosophische Lebensdeutung findet sich auch sehr klar und einfach in der Geschichte vom Sündenfall.

Gott hatte Adam und Eva gebeten, nicht von den Früchten eines bestimmten Baumes zu essen. Was war das für ein Baum? Es war der Baum des *aswattha*, der Welt der Sinne, der nur zwei Arten von Früchten trug – gute Früchte der guten Taten und schlechte Früchte der schlechten Taten. Solange Adam und Eva (stellvertretend für die Seelen) nicht daran interessiert waren, die Früchte ihrer Taten zu genießen, waren sie auch nicht an das Gesetz des *karma* gebunden. Aber sobald sie sich mit dem *kama manas*, dem niederen Geiste, verbanden, symbolisiert durch die Schlange, kam in ihnen der Wunsch auf, die Sinnenwelt zu kennen und zu genießen, statt auf die Stimme des reinen Selbst oder Gottes in sich zu achten. So wird die Seele schon in ihrer reinen Form und ohne jede effektive Sünde, allein durch die Versuchung des niederen Geistes (der Schlange) sündig, d. h. zu einem Individuum, das durch das Gesetz des *karma*, das Gesetz von Ursache und Wirkung, eingeschränkt wird. Denn um die Früchte der Handlungen zu genießen, ist ein physischer Körper nötig. Daher erkannten Adam und Eva erst nachdem sie von der Frucht gegessen hatten, daß sie nackt waren, was bedeutet, daß sie als menschliche Wesen, den Leiden und Schmerzen der physischen Welt ausgeliefert, wiedergeboren waren. Diese Leiden und Schmerzen sind der Fluch Gottes oder des reinen Bewußtseins. So ist in der Bibel dieselbe Einsicht ausgesprochen, die in den Worten des Gottes Krishna zu Arjuna in der *Gita* zum Ausdruck kommt: »Tue deine Pflicht oder Arbeit, aber erwarte nicht Früchte aus deinen Handlungen!« Die Quintessenz beider Lehren ist, daß es nur einen Weg gibt, reine Seele ohne Sünde zu sein, nämlich die Aufgabe jeglichen Verlangens nach Genuß und das Hören auf die Stimme der inneren Seele oder Gottes. Nur so ist die Befreiung vom Zyklus des Todes und der Wiedergeburt möglich.

Was nun die dritte Gruppe der Seelen, die der bösen Menschen, betrifft, so werden sie nach dem Tode zu Geistern und Dämonen und leben irgendwo zwischen der Mondsphäre und der Erde. Manche von ihnen versuchen, die Menschen zu belästigen, so wie sie es auch während ihrer physischen Existenz getan haben, andere wiederum verhalten sich freundlich. Wenn diese Seelen eine Zeitlang in dieser mittleren Sphäre existiert haben, fallen auch sie, wie die Seelen aus den himmlischen Sphären, wieder zurück. Darin jedoch erlangen sie nun physische Körper entweder eines Tieres oder der Art eines unentwickelten Buschmannes. Erst nachdem sie eine Zeitlang in einem solchen Körper verbracht haben, kehren sie wieder in einen menschlichen Körper zurück und können so erst wieder an ihrer Erlösung wirksam werden.

Die Seelen der spirituell am höchsten entwickelten Menschen steigen also nach *brahma loka* auf und warten dort auf das Einswerden mit dem höchsten Wesen, die jener Menschen, die auf Grund ihrer tugendhaften Taten auf der mittleren Entwicklungsstufe stehen, gelangen in den Himmel, die Seelen der dritten Gruppe verbleiben in den niedrigeren Sphären. Nach wie vor aber gilt jene Aussage, daß Seele immer ein und dieselbe Seinsform ist, ob nun die eines fortgeschrittenen Menschen oder die eines Sünders. Die Seele strahlt wie die Sonne; doch Handlungen können sie verdecken wie Wolken die Sonne, und hierin liegt das Wesen des Begriffes Sünder. Als gute Menschen bezeichnen wir also jene, deren Seele in nur geringem Maße verdeckt ist. Aber so gut und rein eine Handlung auch sein mag, Handlung haftet immer etwas Unreines an, und gut und böse bleiben relative Begriffe, denn alles Tun ist Produkt des Geistes und damit der Welt. Ohne Geist gibt es diese Welt nicht, denn Objekte der physischen Welt genießt der Mensch durch Körper, Geist und Sinne. Diese philosophischen Aussagen lassen sich auch auf die Astralsphären übertragen, denn auch Himmel und Hölle sind Produkte des Geistes. Ohne Geist kann man weder den Himmel genießen noch in der Hölle leiden. Ist der Geist durch tugendhafte Handlungen rein, ist der Mensch der Freude fähig, und dieser Zustand des Geistes in den Astralsphären hat den Namen Himmel. Ebenso ist der Zustand des Geistes auf der niedrigen Ebene als Hölle zu verstehen, eines Geistes, der während des physischen Lebens durch rohe Handlungsweisen grob und dunkel geworden ist.

Gemäß der Vedanta-Philosophie ist der Mensch das größte Wesen in diesem Universum, und in diesem ist diese Welt der tätigen Selbstverwirklichung der bestmögliche Ort mit der größten und besten Chance, vollkommen zu werden und den Tod zu besiegen.

Die Vedanta-Philosophie erklärt, daß diese gesamte Welt mit ihrem Himmel und ihrer Hölle und all ihren Körpern außerhalb des Vorstellungsbereiches des menschlichen Geistes keine Existenz besitzt. Es sind weiter nichts als die Vorstellungskraft und der in eine falsche Richtung gelenkte Gedankenfluß, die Sorgen, Angst, Schmerzen und letztlich auch den Tod existent machen; es ist der in eine falsche Richtung gewendete Geist, der den Körper für das unsterbliche Selbst hält und die Seele bindet. Nur der in das richtige Flußbett des Lebens gelenkte Geist vermag die Seele vom Kreislauf des Todes und der Wiedergeburt zu befreien. Dieselbe Leiter, von der man gefallen ist, führt auch wieder hinauf, dieselbe Straße, auf der man in diese sterbliche Welt gekommen ist, ist auch die Straße der Rückkehr. Diese Vorstellung vom Weg zur Befreiung der Seele, wie sie die Vedanta-Philosophie empfiehlt, ist freilich das genaue Gegenteil jener Vorstellung des Weges in die Welt der niedrigen Gedanken, des Weges, der versklavt, der bindet und der einen das Opfer aller möglichen Umstände werden läßt.

Wenn ein Mensch träumt, erlebt er in seinem Traum alle möglichen Dinge. Wir wissen, daß diese bloß Traum, Ideen, Gedanken und Vorstellungen sind; doch für den Träumenden ist ein erträumter Tiger oder Löwe genauso wirklich wie ein lebendiger, und er erschrickt. Doch nach dem Erwachen schwindet fast sofort die Angst vor Tiger oder Löwe, und ohne jede weitere Erklärung weiß der Träumer, daß alle Erscheinungen seiner Traumwelt nicht wirklich existieren.

So ähnlich ist auch die ganze Welt ein Traum. Die Erscheinungen von Geburt und Tod, von groß und klein, von arm und reich, von gut und böse, von Schmerz oder Freude sind spiegelnde Vorstellungen. Yoga-Praxis und Vedanta führen den Menschen an jenen Ort, an dem es keine Vorstellungen mehr gibt, an dem jede Sprache versagt, wo nur jene unbeschreibliche Wirklichkeit bleibt. In diesem Zustand gibt es für die Seele keine Geburt und keinen Tod mehr, sie ist und erstrahlt aus sich selbst.

Zwangsläufig wird nun die große Masse der spirituell nicht entwickelten Menschen einwenden: »Wenn der Mensch diesen überbewußten Zustand, in dem alles Bewußtsein und alle Gedanken zunichte werden, erlangt hat, ist das nicht ein Verharren in der Leere? Ist das nicht ein Zustand der Sinnlosigkeit, ein Zustand der Selbsthypnose? Was ist der Sinn dessen, daß man die ganze Mühe auf sich nahm, nur um in einen unbewußten Zustand zu gelangen?«

Auf diesen Einwand antwortet Vedanta, daß zwischen dem Zustand des Überbewußtseins, der Selbstverwirklichung, und dem unbewußten Zustand ein riesengroßer Unterschied besteht, auch wenn sie ein Merkmal gemeinsam haben, nämlich das Erlöschen aller Gedanken.

Ein durch ein Prisma geleiteter Sonnenstrahl läßt sich in sieben sichtbare Farben zerlegen; aber auf beiden Seiten des Spektrums gibt es unsichtbare Farben, die unser unbewaffnetes Auge nicht zu erblicken vermag; auf der einen Seite Infrarot, auf der anderen das Ultraviolett. Daß diese beiden Strahlungsformen für unser Auge nicht sichtbar sind, bedeutet noch lange nicht, daß sie von ein und derselben Art sind. Der Unterschied besteht doch darin, daß die infraroten Strahlen eine zu lange, die ultravioletten eine zu kurze Wellenlänge haben, um unsere Retina zu reizen und damit sichtbar zu werden. So unterscheidet sich der überbewußte Zustand vom unbewußten, indem ersterer jene Art von Versiegen der Gedanken bedeutet, in dem Vergangenheit und Zukunft mit der Gegenwart verschmelzen, der unbewußte jedoch jene Art von Zustand, in dem es keine Gedanken gibt in Form einer völligen Leere. Dieser unbewußte Zustand, in dem der Geist im Aufhören jeder Aktivität das Denken einstellt, ähnelt dem Zustand des Todes. Dagegen ist der überbewußte Zustand, auch Zustand der Verwirklichung genannt, ein Zustand reiner energetischer Existenz im

Vollbesitz aller Macht, allen Wissens und aller Seligkeit. Ein anderes Beispiel mag das verdeutlichen: Fehlt jegliches Licht, kann man nichts sehen, aber auch wenn ein Zuviel an Licht strahlt, sieht man nicht mehr. Dunkelheit als Folge des Fehlens jeder Lichtquelle ist etwas anderes als Dunkelheit als Folge eines Übermaßes an Licht. So ist auch das Aussetzen der Gedanken im Zustand der Verwirklichung des Selbst (im Überbewußtsein) das Gegenteil des Aussetzens der Gedanken im Zustand der Unbewußtheit oder etwa im tiefen Schlaf.

Auch jene, die denken, daß Vedanta den Pessimismus lehre, sind im Irrtum. Vedanta fordert dazu auf, sich und die ganze erscheinende Welt unter Kontrolle zu halten; das bedeutet aber nicht ein Leben in Untätigkeit. Ein wirklicher Vedanta-Gläubiger besitzt mehr Liebe zu seinen Mitmenschen als mancher sogenannte Menschenfreund. Er sieht sich selbst in allem und fühlt sich selbst eins mit allem. Das ist nicht bloß Philosophie, sondern lebendige Erfahrung für ihn. Er kann das Leiden der anderen nicht einfach hinnehmen, und zwar deshalb nicht, weil sie alle sein eigenes Selbst darstellen.

Für einen Vedanta-Gläubigen besteht das ganze Universum aus einem einzigen, unendlichen Ozean der Liebe. Und diese unendliche Liebe manifestiert sich in der materiellen Welt als begrenzte menschliche Liebe. Wenn sich diese allumfassende Liebe in der materiellen Welt bricht und auf Begrenzteres als das Universum, wie z. B. Familie, Freunde, Nachbarn, sich einengt und sich nicht auf jedes Einzelgeschöpf und Einzelobjekt als eine Ausdehnung des eigenen Selbst erstreckt, dann ist sie endliche Liebe und wird menschliche Liebe genannt. Und endliche Liebe ist immer mit ihrem Gegenteil, mit dem Haß verbunden. In der unendlichen Liebe einer gottverwirklichten Seele gibt es keinen Haß. Auch Schwerkraft ist Anziehung, und Anziehung ist Liebe. Durch die Manifestation der großen Anziehung, durch die Schwerkraft werden Sterne in ihrem Bahnsystem gehalten; es ist die Kraft, die zwischen Atom und Atom wirkt und Moleküle formt. Es ist die Kraft der Liebe, und Yogis betrachten die ganze Welt als die Wellen eines großen Ozeans der Liebe. Es heißt: Gott ist Liebe, und »Du bist Gott«. Die Verwirklichung dieser Liebe und dieses Einsseins mit Gott, das ist Überbewußtsein.

Eine oft gestellte Frage ist: Wird dieser Zustand nicht durch Selbsthypnose erzeugt? Vedanta beantwortet diese Frage folgendermaßen: Es ist nicht Hypnose, sondern Enthypnotisierung. Hypnose ist es, wenn der Mensch sich jeden Tag mit seinem vergänglichen Körper identifiziert. Ersichtlich wird das daran, daß der

Mensch zu sagen pflegt: Ich bin der Herr So-und-So. Gerade um diesen Zustand hypnotischer Suggestion zu überwinden, versucht Vedanta, gegenläufige Gedankenströme hervorzurufen, die dem Menschen helfen, sich über sein Körperbewußtsein zu erheben.

VEDANTA-MEDITATION ZUR ÜBERWINDUNG DES TODES UND ZUR ENTWICKLUNG DER INTUITION

In der Vedanta-Meditation geht es vor allem darum, das Wissen, daß das eigene wahre Selbst die Sonne aller Sonnen, das Licht allen Lichtes ist, in Wirklichkeit umzusetzen. Im Zustand der Meditation ist es möglich, sich über Körper und Geist zu erheben, sich selbst zu enthypnotisieren ins Licht der Lichter, in die Sonne der Sonnen.

Man sollte die Meditation mit einigen Runden Atemübungen beginnen und einige Minuten den Namen des Höchsten Allmächtigen singen, der im Herzen aller als das Selbst oder *atman* wohnt. Ist der Geist auf diese Weise erhoben und auf einer höheren Ebene aktiviert, ist es leicht, ihn höher und weit hinauf zu führen. Im Summen der Silbe *AUM (OM)* erhebt sich der Geist in die höhere Region. Doch ist die Bedeutung der Silbe *AUM* für verschiedene Personen verschieden; jeder muß entsprechend der Stufe seiner spirituellen Entwicklung dieser Silbe die ihm am nächsten liegende Bedeutung geben. Einige meditieren auf *AUM* als Sonne der Sonnen in ihrem Herzen, andere auf das *ajna chakra* (Punkt zwischen den Augenbrauen), indem sie die Silbe *AUM* singen. Man kann also zwischen diesen Möglichkeiten wählen. Singt man *AUM* jedoch, soll man auf die folgende dazugehörige Bedeutung meditieren:

> Ich bin das Licht der Lichter, ich bin die Sonne, ich bin die wahre, wirkliche Sonne, die gewöhnliche Sonne ist nur mein Symbol. (Im Traum sehen wir die Gegenstände nicht durch das Licht einer Lampe oder das des Mondes, der Sonne oder der Sterne, und doch sehen wir sie. Wenn wir also im Traum auch ohne Licht sehen können, welches Licht ist es dann, durch das wir Licht sehen?). Es ist das Licht meines wahren Selbst, das Licht meines *atman*, es ist mein eigenes Licht, das alles in meinen Träumen sichtbar macht.
>
> Ich bin der Monarch der Monarchen. Ich bin es, der in all den vielen Gärten als all die schönen Blumen erscheint. In mir lebt

die ganze Welt, bewegt sich in mir und hat in mir ihr Sein. Überall wird mein Wille getan. Ich manifestiere mich überall; von den kleinsten Mikroben bis hin zum Menschen ernähre ich jedes Wesen. Ich habe existiert, bevor die Welt anfing.

Schlechte Gedanken und weltliche Begierden sind von dieser Welt der falschen Körper und des falschen Geistes, sind Dinge der Dunkelheit; in meiner Gegenwart haben sie kein Recht aufzutreten. Ich bin durch Handlungen nicht gebunden, ich befehle den Elementen, ich bin alldurchdringend wie der höchste Äther. So wie Licht und unsichtbare Strahlen durchdringe ich jedes Atom und alles Gegenständliche. Ich bin das Niedrigste, und ich bin das Höchste; ich bin der Zuschauer, der Vorführende und der Durchführende. Ich bin der berühmteste, der verrufenste und schimpflichste Mensch zugleich. Ich bin der am tiefsten Gefallene. Wie schön bin ich! Ich strahle im Blitz, ich dröhne im Donner, ich rasche in den Blättern, ich säusle im Wind, ich brause in der rollenden See. Ich bin der Freund und der Feind. Für mich gibt es weder Freunde noch Feinde. Wie immer der Zustand dieses Körpers sein mag, er betrifft mich nicht. Alle Körper sind mein. Ich bin das ganze Universum, alles ist in mir. Ich bin grenzenlos, ewig und alldurchdringend. Ich bin in jedem und in allem. Ich bin in dir, und du bist in mir. Nein, es kann keinen Unterschied zwischen dir und mir geben! *Soham, Soham, Soham.* Ich bin Das, ich bin Das, ich bin Das. *AUM AUM AUM!*

Das Singen der Silbe *AUM* ist für den Anfänger, während er auf die Bedeutung meditiert, eine große Hilfe auf dem Weg zur Verwirklichung seines Selbst. Durch diese Art von Meditation befreit man sich von den Klauen des Todes und erlangt Unsterblichkeit. Gibt man endlich die Vorstellung: »Ich handle und genieße« auf, kann eine Handlung nicht mehr binden. Gibt man das »Ich« und das »Mein« auf, muß die Identifizierung mit dem allesdurchdringenden Selbst eintreten. Bevor jedoch Schüler mit dieser Art Meditation beginnen, werden sie angewiesen, die drei Unreinheiten des Geistes zu beseitigen: *mala* oder die Selbstsucht, *vikshepa* oder das Umherspringen des Geistes und *avarana* oder die verhüllende Macht. Nur nach deren Überwindung können sie raschen Erfolg haben. Diese drei Unreinheiten des Geistes können folgendermaßen beschrieben werden:

1. *Mala* oder die Selbstsucht ist die gröbste Unreinheit. Man findet sie in allen Menschen, wenn auch in verschieden hohem Grad und verschiedener Intensität, je nach der Stufe

ihrer spirituellen Entwicklung. Sie kann nur durch selbstlosen Dienst überwunden werden. Deswegen soll jeder Schüler, ob Anfänger oder Fortgeschrittener, eine Zeitlang selbstlosen Dienst leisten, bevor er zu tiefer Meditation fortschreitet.

2. *Vikshepa shakti* ist die zweite Unreinheit des Geistes. Im Umherspringen des Geistes entsteht Unruhe, die Konzentration wird erschwert. Um diese Unruhe zu überwinden, wendet man Yoga-Atemübungen (siehe Kap. 8), Hingabe und Mantra-Singen an.
3. *Avarana shakti*, die verhüllende Kraft des Geistes, ist die dritte und tiefstverankerte Unreinheit. *Avarana shakti* verdeckt das reine Bewußtsein oder das Selbst und verursacht das Körperbewußtsein. Diese Unreinheit, die Idee des Körperbewußtseins, wird man am schwierigsten los. Vedanta-Meditation und das Stellen der Frage: »Wer bin ich?« können diese verhüllende Kraft überwinden. Dann erst kann das Selbst aus sich selbst erstrahlen.

DIE PHILOSOPHIE UND DIE BEDEUTUNG DER SILBE AUM

Es wurde bereits eine ganze Anzahl von Büchern geschrieben, die die Bedeutung der Silbe *AUM* zu deuten versuchen. Und genaugenommen ist eigentlich die gesamte Vedanta- und Hindu-Philosophie eine Darstellung dieser Silbe. *AUM* umfaßt das ganze Universum; es gibt kein Gesetz, keine Kraft und kein Objekt in der ganzen Welt, das nicht in der Silbe *AUM* enthalten ist. Ich will nun zu erklären versuchen, wie alle Seinsebenen, alle Welten und alle Existenzphasen durch *AUM* erfaßt werden. Die Wichtigkeit dieser Silbe soll von verschiedenen Gesichtspunkten aus erkundet werden, damit die Menschen versuchen, sie mit ihrem Geist zu erfassen und auch mit ihrem ganzen Herzen aufzunehmen. Da wir vernunftbegabte Wesen sind, werden wir nichts einfach akzeptieren, es sei denn, es hat die Zustimmung unseres Intellekts.

Die wörtliche Bedeutung von »Vedanta« ist Ende des Wissens, Ende der Sprache; Vedanta als Ganzes wird durch *AUM* repräsentiert. *A* und *U* der Silbe *AUM* verschmelzen nach den Regeln der Sanskritgrammatik zum Laut *O*, so daß die Silbe den Lautwert *OM* hat, den natürlichsten Lautwert, der überhaupt ausgesprochen werden kann, selbst ein Stummer kann ihn hervorbringen. Man beobachte Buben auf einem Spielplatz: Wenn sie sehr glücklich sind, findet ihre überschwengliche Freude in einem langen Oooo, das einem verkürzten *OM* entspricht, ihren natürlichst möglichen Ausdruck. Aber nicht nur Kinder, alle Menschen sprechen diesen Laut, wenn sie in heiterer Stimmung sind, sei es bei einem Fußballspiel, einem Pferderennen oder einer Party. Bekanntlich setzen viele Leute ihren Worten ein Oh voraus, z. B. »Oh ja« oder »Oh, mein Gott!« Liegt man krank im Bett, hat Schwierigkeiten oder verspürt starke Schmerzen, kommt der Laut Oh oder Um oder eine ähnliche verkümmerte Form des Lautes *OM* über die Lippen. Jüdische, arabische und christliche Gebete enden mit einem »Amen«, das dem *OM* auffallend ähnlich ist.

Warum nun soll dieser Laut in jedermanns Leben so bedeutungsvoll sein? Die Antwort lautet: Weil er ein natürlicher Laut ist; er schenkt erkrankten Personen Erleichterung ihrer Schmerzen, er drückt als Laut geistige Stimmungen aus, die ihrerseits wieder Frieden und Harmonie schenken. Schenkt schon das inkorrekte Aussprechen dieses Lautes ein wenig Erleichterung, um wieviel mehr Frieden und Harmonie wird er geben, wenn er in der richtigen Weise gesungen wird? Dieses *OM* heißt auch *pranava* oder das, was das Leben durchdringt und durch das *prana* oder den Atem fließt. Auch der Klang von Glocken, das Geräusch eines dahinfließenden Flusses, das Säuseln des Windes und das Rauschen der Seemuschel erzeugen den Laut *OM*.

Jeder Gedanke ist mit Sprache verbunden wie Vorder- und Rückseite einer Münze; das eine ist ohne das andere nicht existent. Kann man etwas Gegenständliches sehen, ohne es auch zugleich zu denken? Man kann nichts wahrnehmen, ohne es auch zugleich gedanklich zu erfassen. Schon das Wort »wahrnehmen« deutet auf einen geistigen Vorgang hin. Gedanke und Sprache sind dasselbe; man kann also auch ohne Sprache nicht denken.

Sprache setzt nur in zwei Fällen aus: in der intuitiven Wahrnehmung und der intuitiven Formung einer Idee. Letzteres ist das Formen des geistigen Bildes eines Gegenstandes. Ich sehe z. B. einen Baum, schließe die Augen und sehe ihn dann als ein geistiges Bild. Jede Form aber ist mit einem Namen verbunden; und das Bild eines Gegenstandes kommt zum Vorschein, wenn ich seinen Namen ausspreche. Spreche ich das Wort »Stuhl« aus, erscheint auch sofort das Bild eines Stuhles in meinem Geist. Obwohl es sicher viele geistige Bilder von Gesehenem und Gehörtem gibt, die nicht unmittelbar die entsprechenden Namen bewußt werden lassen, und obwohl intuitive Prozesse ohne die Parallelität der Sprache ablaufen können, so ist Sprache doch bei Beschreibungen, Analysen, Klassifikationen und Beurteilungen unentbehrlich.

Man kann den Mond betrachten, ohne sich des Namens Mond bewußt zu werden, doch wenn man das Bild analysiert und nachzudenken beginnt, was es sei, taucht sofort die Sprache auf. Es wird in dieser Welt also nichts wahrgenommen ohne gedankliche Resonanz, und es gibt keinen Gedanken ohne Sprache. Auf diese Weise ist die Welt mit der Sprache verbunden, die Sprache mit Gedanken und die Gedanken mit der Welt.

In der Bibel heißt es: »Am Anfang war das Wort, und das Wort war bei Gott, und Gott war das Wort«. Das Wort oder die Sprache ist nichts Willkürliches oder Erfundenes. Niemand hat je die Sprache erfunden, denn das Wort selbst ist Gott. Die Sprache der Veden, die ursprüngliche Sprache, wurde dem Geist von Gott direkt enthüllt. Als jene verdarb, wurde sie menschliche Sprache genannt. Und nun suchen wir nach einem einzigen Wort oder einem einzigen Laut, der die ganze Welt repräsentiert. Untersucht man alle Sprachen der Welt, stellt man fest, daß einige Laute in der Kehle, andere am Gaumen, andere mit den Lippen artikuliert werden. In keiner Sprache aber gibt es einen Laut, der unterhalb der Kehlregion artikuliert wird; denn die Kehle ist das untere Grenzorgan des Sprachapparates; ebenso kann kein Laut außerhalb der Lippen entspringen, da diese das andere Grenzorgan darstellen. Betrachtet man nun die Laute *A, U, M,* so ist *A* guttural und wird im Kehlraum gebildet, *U* entspringt genau der Mitte der Sprachregion, der Gaumenregion, *M* ist ein labialer und nasaler Laut, der von den Lippen gebildet wird.

Somit stellt *A* den Beginn, *U* die Mitte und *M* das Ende der Lautreihe dar. Sie umfassen also den gesamten Sprachapparat. Daher stellt *AUM* jede mögliche Sprache dar, und da Sprache und Welt unmittelbar miteinander verbunden sind, repräsentiert *AUM* die ganze Welt.

Es gibt zwei Arten von Lauten: artikulierbare (*varnatmak*) und nichtartikulierbare (*dhvanyatmak*). *Varnatmak*-Laute lassen sich in Schriftzeichen fassen, während *Dhvanyatmak*-Laute durch Buchstaben und Schrift nicht ausgedrückt werden können. Die normale Sprache ist *varnatmak*, die Sprache des Fühlens, des Lachens und Weinens z. B. ist *dhvanyatmak*. Lachen kann in der geschriebenen Sprache nicht ausgedrückt werden. Die nicht sprechbare oder natürliche Sprache (*dhvanyatmak*) hat eine Aufgabe, die von *varnatmak* nicht erfüllt werden kann. Wenn ein Fremder, der der Sprache eines Landes nicht mächtig ist, etwas zu essen haben will, und die Bewohner seine Sprache auch nicht verstehen, wird er vielleicht aus Hunger zu weinen beginnen. Diese Sprache der Empfindungen aber wird verstanden, und man wird ihm zu essen geben. Wenn man lacht, weiß jedermann, daß einem etwas Angenehmes widerfahren ist. Auch die Sprache der Musik ist *dhvanyatmak*; sie ist von der der Gedanken völlig verschieden. Melodiöse Musik hat eine bezaubernde Wirkung auf den Geist, ähnlich hat auch die Silbe *AUM* eine bezaubernde Wirkung auf den Geist der Singenden; sie bringt den Geist unter Kontrolle und beschert ihm unmittelbar das Gefühl von Frieden und Ruhe. In diesem Zustand ist das Individuum eins mit Gott. Die Wirkung des Singens der Silbe *AUM* kann wissenschaftlich nicht beschrieben werden, sie wird aber nichtsdestotrotz von allen, die es ernsthaft betreiben, erfahren. Veränderungen, die in einem selbst stattfinden, kann man wohl kaum ableugnen.

Nun zur Philosophie von *AUM*. Gemäß der Lehre der Vedanta-Philosophie stellt der Laut *A* das sogenannte materielle Universum, die Welt der groben Sinne dar, die im Wachzustand wahrgenommen wird. *U* bezeichnet alle Erfahrungen der Traumwelt, der Welt der Geister, der Astralwelt, des Himmels und der Hölle. *M* repräsentiert das Unbekannte, den tiefen Schlaf und all die Dinge, die jenseits der Reichweite unseres Intellekts liegen.

Somit erstreckt sich *AUM* über die dreifache Erfahrung des Menschen, nämlich den Wachzustand, den Traum und den tiefen Schlaf.

Bekanntlich beruht die Philosophie des Westens hauptsächlich auf den Erfahrungen des Wachzustandes und berücksichtigt die Erfahrungen des Traumes und des tiefen Schlafes nicht oder nur kaum. Vedanta hingegen behauptet, daß man, um Wirklichkeit und Wahrheit zu erkennen, alle drei Erfahrungszustände des Menschen analysieren müsse, ansonsten bliebe jede Aussage unvollständig. Während also die meisten Philosophen sich in ihren Untersuchungen und Entdeckungen allein auf den Wachzustand beziehen, betrachtet Vedanta alle Fakten der dreifachen Erfahrung des Menschen. Dabei ist zu beachten, daß die Welt des Wachzustandes in den beiden anderen Zuständen, dem des Traumes und des Tiefschlafs, völlig verschwindet.

Auch wenn im Traum die Außenwelt verschwindet, ist es dennoch dasselbe Ich, das wahrnimmt. Im Tiefschlaf verschwindet zudem Intellekt und individuelles Bewußtsein völlig, doch auch hier bleibt das wirkliche Ich oder das Selbst dasselbe. Dieses Ich oder Selbst ist also in allen drei Zuständen dasselbe, und somit ist dieses Selbst die eigentliche zugrundeliegende Wirklichkeit, die diese Zustände erfährt. Dieses unveränderliche Prinzip, diese Wirklichkeit, die in allen drei Zuständen dieselbe bleibt, ist das wahre Selbst oder *atman*. Das ist *AUM*.

Woher wissen wir, daß die Welt existiert? Woher wissen wir, daß es ein Universum gibt? Wir wissen es, weil wir berühren, hören, sehen, riechen und schmecken, und zwar angebliche Dinge; doch das ist der einzige direkte oder indirekte Beweis für die Existenz dieser Welt.

Die Sinneserfahrung ist die zugrundeliegende Ursache aller Wahrnehmung, des intellektuellen Verstehens usw., aber sie ist nicht allein auf den Wachzustand beschränkt. Im Wachzustand sind unsere Sinne in ihrer groben Form wirksam, und wir nehmen Objekte wahr. Doch auch im Traumzustand nehmen wir Objekte wahr; also arbeiten die Sinnesorgane auch im Traumzustand, also auch, wenn die äußeren Augen und Ohren nicht funktionieren. Also erzeugt der träumende Geist sowohl die Objekte als auch die wahrnehmenden Sinnesorgane. Im Traumland sind also die Sinne und die wahrgenommenen Objekte der positive und der negative Pol ein und desselben Gegenstandes. Im Traum werden sowohl Subjekt als auch Objekt hervorgebracht. Durch den Laut *U* in *AUM* werden sowohl Subjekt als auch Objekt repräsentiert, und die zugrundeliegende Wirklichkeit, in der Subjekt und Objekt wie Wellen in einem Ozean erscheinen, ist das reine Selbst oder *AUM*.

Obwohl im Traum die Objekte gleichzeitig mit den entsprechenden sie wahrnehmenden Sinnen erzeugt werden, scheinen sie eine lange Vergangenheit zu haben, und solange man träumt, solange stellt der Traum für das eigene Bewußtsein die Wirklichkeit dar. Wenn wir sagen, daß diese Welt, die so solid und starr erscheint, wirklich ist, so beruht diese Aussage einzig und allein auf der Evidenz der wahrnehmenden Sinne, und diese Aussage entspricht jener einer träumenden Person, die die Objekte ihres Traumzustandes wirklich nennt. In Wahrheit jedoch sind sowohl der Traumzustand als auch der Wachzustand unwirklich.

Die Sinne selbst existieren nur kraft der objektivierbaren Elemente, die sie wahrnehmen. Ohne eine objektivierbare Welt der Elemente könnten die Sinne nicht wahrnehmend werden, ob nun im Wach- oder im Traumzustand. So ist zwar für die Existenz der Sinne eine objektivierbare Welt notwendig, ebenso aber die Sinne für die Existenz einer Welt. Bewegt man sich bei solchen Betrachtungen nicht im Kreis? Doch, man tut es; aber das dient dazu, die illusorische Natur der Welt im Wach- wie im Traumzustand zu beweisen. Die Objekte des Traumes sind solange wirklich, wie der Traum andauert. Wacht man auf, gibt es diese Objekte nicht mehr. Was geschieht nun mit der Welt der soliden Objekte des Wachzustandes im Tiefschlaf? Sie verschwindet ganz. Demnach müßten wir erkennen, daß die Welt weder im Wach- noch im Traumzustand Wirklichkeit besitzt.

Vedanta bezeichnet das als Wirklichkeit, was unter allen Umständen existiert. Wenn sich etwas, das einmal als wirklich erschien, kurze Zeit darauf wie ein Nebel auflöst, dann muß es ein illusorisches Phänomen sein. Wir nennen das Traumland unwirklich, weil es nicht mehr da ist, wenn wir aufwachen. Genauso muß auch das solide Universum unwirklich sein, denn es verschwindet im Traum und im tiefen Schlaf.

Was ist dann Wirklichkeit? Der Laut *A* in *AUM* stellt das scheinbare Subjekt (die Sinne) und die Objekte (Elemente der Welt) des Wachzustandes als bloße Manifestationen der zugrundeliegenden Wirklichkeit, des Selbst, dar. Die einzige als solche bestimmbare Wirklichkeit ist das Selbst oder Ich, das sich in keinem Zustand ändert. Dieses Ich ist der durchgehende Zeuge des Wach- wie des Traum- und Tiefschlafzustandes. Auf diese Weise kommt Vedanta zu dem Schluß, daß alle drei Erfahrungszustände des Menschen, Wachen, Träumen und Tiefschlaf, unwirklich sind und daß nur das wirkliche Selbst, das absolute Wissen, das absolute Sein, die absolute Seligkeit, die einzige verläßliche Wirklichkeit darstellt, vor der jene scheinbare Welt zerschmilzt.

Viele wollen eine solche Schlußfolgerung nicht akzeptieren, da in der Betrachtung der Traum- und der Tiefschlafzustand als dem Wachzustand gleichwertig angesetzt wurden. Wenn wir jedoch unser Leben analysieren, stellen wir fest, daß wir beinahe die halbe Lebenszeit in Traum- und Tiefschlaf verbringen. Da jederzeit über der einen Erdhälfte Nacht liegt, befindet sich fast die Hälfte der Erdbevölkerung jeweils im Traum- oder Tiefschlafzustand. Man nehme die Kindheit dazu, denn auch sie ist ein langer Traum. Nach grober Schätzung ließe sich also sagen, daß wir etwa dieselbe Zahl an Stunden im Wachzustand verbringen wie im Schlaf. Deshalb ist es nicht zulässig, nur die im Wachzustand geschehenden Dinge als die einzige Wirklichkeit aufzufassen, die der anderen Zustände als unwirklich. Auch der stärkste und weiseste Mensch ist durch das Gesetz des Schlafes gebunden, und die unerbittliche Macht des Schlafes nimmt auf sein brennendes Bedürfnis, wach zu bleiben und die Sinneswelt zu genießen, keine Rücksicht. Da also Traum- und Tiefschlafzustand genauso mächtig sind wie der des Wachens, dürfen wir die beiden ersteren nicht einfach außer acht lassen und nur den letzteren betrachten. Deshalb untersucht die Vedanta-Philosophie von Grund auf den dreifachen Erfahrungszustand des Menschen, um so die zugrundeliegende Wirklichkeit zu finden. Nun gibt es auch noch das Reich der Pflanzen, die sich in einem dauernden Tiefschlaf befinden; und es gibt das Reich der Tiere, die in einem andauernden Traum leben; für sie erscheint die Welt anders als für uns. In den Augen einer Ameise, eines Frosches, eines Elefanten, eines Fisches oder einer Eule sehen die Dinge jeweils anders aus. Wie dürfte man es wagen, deren Erfahrungen völlig unbeachtet zu lassen und einzig und allein den Wachzustand des Menschen als wirklich zu betrachten?

Es steht also der erste Buchstabe in *AUM A* für diese Realität, dieses Selbst, das der illusorischen materiellen Welt zugrundeliegt und sie hervorbringt. *U* stellt die Traum- und Astralwelten dar, und der letzte Buchstabe *M* bezeichnet das absolute Selbst, das dem chaotischen Zustand zugrundeliegt; es repräsentiert alles Unbekannte und den tiefen Schlaf. *AUM* bedeutet also die zugrundeliegende Wirklichkeit hinter den verschiedenen Bühnen, die ewige Wahrheit, das unzerstörbare Selbst, das man ist. Wenn man *AUM* singt, muß man Körper und Geist dem wahren Selbst übergeben und in den wahren *atman* oder in das reine Bewußtsein verschmelzen.

Ein Yogi transzendiert durch *pranayama* und Meditation auf *AUM* eine Ebene nach der anderen und erreicht schließlich die siebente und letzte Stufe, auf der die Seele von allen Bindungen frei wird und ins kosmische Bewußtsein eintaucht. Die geistige Entwicklung entscheidet darüber, welche der sieben Stufen, die zum Sieg über den Tod führen, der Yogi erreicht und wie weit oder wie nahe er seinem höheren Selbst steht. Die sieben Stufen können so beschrieben werden:

Die erste Stufe ist *subhecha* oder das Sehnen nach Wahrheit.

Jemand der richtig zwischen dem Dauernden und dem Vergänglichen zu unterscheiden gelernt, der ein Gefühl der Abneigung gegen weltliche Genüsse entwickelt und volle Meisterschaft über seinen physischen Körper und seinen Geist erlangt hat, fühlt ein unstillbares Verlangen, sich vom Zyklus des Todes und der Wiedergeburt zu befreien. Er steht auf der ersten Stufe.

Die zweite Stufe ist *vicharana* oder die richtige Selbstbefragung. Der Mensch, der über das, was er gelesen oder gehört hat, nachgedacht und die Wahrheit in seinem Leben verwirklicht hat, befindet sich auf der zweiten Stufe. Hiermit ist aber nicht bloß intellektuelles Verstehen gemeint. Gemeint ist Kenntnis der Wahrheit, die man in sich selbst verwirklicht, nicht durch blinden Gehorsam, sondern durch dauernde Praxis.

Die dritte Stufe ist *tanumanasa* oder das Verblassen des Geistes. Wenn der Geist die Vielheit (der äußeren Welt) preisgegeben hat und unerschütterlich auf das eine höchste Wesen gerichtet ist, hat der Mensch die dritte Stufe erreicht.

Die vierte Stufe ist *sattvapatti*, der Zustand, in dem man *sattva* oder Reinheit erreicht. Wenn der Geist durch die drei vorhergehenden Stufen auf einen Zustand des reinen *sattva* reduziert wurde und der Mensch in sich selbst die Wahrheit: »Ich bin Brahman oder Gott« erkennt, dann ist er auf der vierten Stufe. Das ist eine unmittelbare Erfahrung und nicht ein intellektuelles Verstehen, dieses Ich-bin-Brahman. Auf dieser Stufe nimmt die Intuition, die dem beschränkten Intellekt überlegen ist, den Platz des Intellekts ein.

In diesen ersten vier Stufen praktiziert man *samprajnata samadhi* oder Kontemplation. Noch ist das Bewußtsein der Dualität, d. h. das Gefühl der Trennung vom Objekt der Betrachtung, vorhanden. Diese Dualitätserfahrung bewirkt noch jenen Bewußtseinszustand, in dem man noch nicht völlig eins oder identisch mit seinem höheren Selbst ist. Bis zu dieser Stufe wird man als Übender oder als Schüler betrachtet.

In den drei weiteren Stufen oberhalb des *samprajnata samadhi* werden der Erkennende, das Wissen und das Objekt des Wissens eins. Hier versinkt das individuelle Selbst im höheren Selbst. Da es hier kein objektivierbares Wissen mehr gibt, gibt es auch nichts, worauf meditiert werden könnte. Da das individuelle Selbst oder Ich-Bewußtsein im universellen Bewußtsein aufgeht, in dem nichts Wahrnehmbares mehr außerhalb seiner selbst liegt, kann es auch keinen Erkenntnisträger im üblichen Sinne mehr geben. Diese drei aufbauenden Stufen werden benannt: (1) *asamsaktha*, die Stufe der Unbeeindruckbarkeit, 2) *parartha-bhavina*, die Stufe, auf der die äußeren Dinge nicht mehr zu existieren scheinen, und 3) *turya*, die Stufe, auf der der Yogi nichts mehr sieht denn überall Gott.

Die fünfte Stufe also hat der Yogi erreicht, wenn er durch psychische Kräfte unbeeindruckt bleibt, jene *siddhis* genannten Kräfte, die sich auf dieser *asamsaktha* genannten Stufe manifestieren; auf dieser Stufe wird er durch nichts mehr berührt.

Auf der sechsten, *pararthabhavina* genannten Stufe scheinen für das Bewußtsein des Yogi auch die äußeren Dinge nicht mehr zu existieren.

Auf der siebenten, *turya* genannten Stufe, sieht der Yogi nichts mehr als Brahman oder Gott überall. In diesem Zustand führt der Yogi seine täglichen Pflichten weder selbst aus, noch kann er von anderen dazu veranlaßt werden. Er verbleibt in einem Zustand des dauernden *samadhi,* im Zustand des Überbewußtseins. Dieser Erfahrungszustand, in dem ein Yogi in sich absolute Seligkeit, absolutes Sein und absolutes Wissen erkennt, kann mit den gewöhnlichen Mitteln der menschlichen Sprache nicht mehr erklärt werden. Hier verschmilzt das individuelle Selbst mit dem allesdurchdringenden universellen Selbst zu einer völligen Einheit, wie ein Tropfen Wasser mit dem Ozean verschmilzt und eins wird.

Dem unentwickelten Menschen mag diese Vorstellung des Verlierens jeglichen individuellen Bewußtseins furchterregend erscheinen. Doch diese Furcht wird von der verhüllenden Kraft des Geistes verursacht, die unser Normalbewußtsein einschränkt und Vorstellungen und Ideen hervorbringt, die nicht nur falsch sind, sondern auch Furcht erregen. Die Yoga-Philosophie lehrt, daß nur diese Selbst- oder Gottesverwirklichung der verkörperten Seele wirklichen Frieden, wirkliche Freude und wirkliche Befreiung bringen kann. In diesem Zustand erkennt der Yogi, daß nur das Selbst existiert, das sich als Universum manifestiert. Alles in diesem Universum, das in verschiedenen Formen erscheinen mag, ist dieses eine Selbst. Der Yogi erkennt, daß dieses eine Selbst, wenn es als dem Universum zugrundeliegend angesehen wird, Gott genannt wird, und daß dieses selbe Selbst, wenn es dem Körper zugrundeliegend angesehen wird, die individuelle Seele oder *jiva* genannt wird.

Die Verwirklichung, die der Yogi vollzieht, lautet also: »Ich bin Brahman. Ich bin das ganze Universum. Was immer existiert, ich bin es. Ich bin weder der Körper noch die Organe, noch war ich der Geist; ich bin absolutes Wissen, absolutes Sein und absolute Wonne. Ich bin Er. Wo gibt es für mich Wissen? – Ich bin selbst Wissen! Wenn es Freiheit gibt – ich bin die Freiheit. Wo gibt es für mich Freude? – Ich bin die Freude an sich.« So etwa läßt sich die Erkenntnis oder die Verwirklichung seiner selbst, die ein Yogi erlangt, ungefähr umschreiben. Diese Erkenntnis gibt Freiheit, und Freiheit ist das Ziel der ganzen Natur. Bindung der Seele ist Tod – Freiheit der Seele ist Erlösung oder Sieg über den Tod.

OM TAT SAT

TRAININGSPROGRAMM-ÜBERSICHT

ÜBUNGSTABELLEN

Die folgenden Übungstabellen beruhen auf meiner langjährigen Tätigkeit als Lehrer und auf Untersuchungen an Personen der verschiedensten Altersgruppen. Die darin enthaltenen Übungen können bedenkenlos praktiziert werden. Sie sind ideal für jeden, der spirituelle Vervollkommnung und vollkommene Gesundheit von Körper und Geist erlangen will.

Für den Fall, daß ein bestimmter Teil der Anweisungen nicht klar verstanden wird, soll der Schüler den Text des Buches für eine ausführlichere Erklärung heranziehen. Er soll auch die seinem Alter und seinem physischen Zustand entsprechende Übungstabelle wählen.

Sollte der Schüler feststellen, daß er nicht genug Zeit hat, alle für ihn empfohlenen Übungen auszuführen, so soll er nur soviele Grundübungen aus jeder Gruppe machen, wie es für ihn durchführbar ist. Die Übungen der dritten Lektion der dritten Tabelle nehmen z. B. ein bis zwei Stunden in Anspruch. Wem es an Zeit mangelt, der muß sich mit dem Auswahlproblem befassen. Hier sei daran erinnert, daß es die Hauptregel bei der Ausführung einer Übung ist, sie durch eine Gegenübung zu ergänzen. Dieses Gegen-Üben ist auf das Rückgrat bezogen. Wird also eine Übung ausgewählt, bei der man sich nach vorne beugt, muß auch eine ausgeführt werden, die das Rückgrat in die andere Richtung biegt.

Um dieses Problem der Gegenübung noch weiter zu behandeln, wollen wir noch einmal die dritte Lektion der Tabelle III als Beispiel nehmen. Der Schüler wird bemerken, daß es sowohl in der Gruppe der Übungen des Vorwärtsbeugens als auch in der des Rückwärtsbeugens mehrere empfohlene Übungen gibt. Es wäre hier anzuraten, zwei der drei Übungen jeder Gruppe zu wählen und sie am ersten Tag auszuführen. Am nächsten Tag werden die zuerst ausgelassenen praktiziert. Auf diese Weise wird der Körper innerhalb weniger Wochen einem vollständigen Zyklus der Übungen unterzogen.

Was die Übungen betrifft, so muß hier unbedingt festgehalten werden, daß solch wichtige Dinge wie der Kopf- und Schulterstand, das Sonnengebet, Atemübungen, Entspannung, Meditation etc. täglich zusätzlich zu den übrigen empfohlenen Übungen, soweit es mit dem Zeitplan des Schülers vereinbar ist, ausgeführt werden müssen.

Aus Platzgründen wird die Reihenfolge der Übungen nicht in den Übungstabellen angeführt, sondern hier in leicht merkbarer Reihenfolge numeriert angegeben:

1. Gebet vor Beginn der Übungen
2. Sonnengebet
3. Entspannung (zwei bis drei Minuten oder länger, wenn gewünscht)
4. Kopfstand
5. Schulterstand
6. Fisch (gefolgt von einer kurzen Periode der Entspannung)
7. Nach vorne beugende Übungen
8. Nach hinten beugende Übungen
9. Drehübungen
10. Balanceübungen
11. Bein- und Fußübungen
12. Übungen im Stehen
13. Komplette Entspannung (10 bis 15 Minuten) am Ende der physischen Übungen
14. Bauchmuskelübungen
15. Atemübungen
16. Meditation

Atemübungen und Meditation können unabhängig von den physischen Übungen in den Morgenstunden praktiziert werden, wenn jene am Abend ausgeführt werden, oder umgekehrt. Die Reinigungsübungen sollten getrennt am frühen Morgen zusammen mit der Pflege der Zähne und des Körpers durchgeführt werden. Meditationsstellungen sind Teil der Atem- und Konzentrationsübungen und brauchen nicht extra geübt zu werden.

Schüler, die keinen fachkundigen Lehrer finden können, mögen mit ruhigem Gewissen die in den Tabellen 1 und 2 angeführten Übungen praktizieren, da sie sehr leicht, aber äußerst wirksam sind. Die Übungstabellen und der Text werden als Lehrer und während der ganzen Praxis daheim als Anleitung dienen.

ÜBUNGSTABELLE 1

Yoga-Übungen für sehr alte und kranke Leute

Bemerkung: *Die physischen und die Atemübungen können auf Anweisung des Lehrers intensiviert und ausgedehnt werden.*

Yoga-Disziplin des Körpers und des Geistes	**Lektion 1** – 2 bis 6 Wochen oder länger
Übungen für Hüften und Beine	*Pavana Mukthasan* (erleichterte Stellung), Tafel 15, 6 bis 12 mal
Vorwärtsbeugende Übungen	
Rückwärtsbeugende Übungen	*Bhujangasan* (Kobra), mit Tiefatmung, Variation 1: Tafel 76, drei bis viermal
Drehübungen	
Balanceübungen	
Fußübungen	
Meditationsstellungen	
Bauchmuskelübungen	
Spezielle Übungen	
Entspannung	10 bis 15 Minuten
Diät	Faste einmal in der Woche, trinke nur frische Frucht- und Gemüsesäfte und vier bis fünf Gläser frischen Wassers täglich

Lektion 2 – 2 bis 6 Monate oder länger	**Lektion 3** – 1 bis 2 Jahre oder länger
Wie Lektion 1	Wie Lektionen 1 und 2
Paschimothan Asana (Kopf-Knie-Stellung), Variationen 1, 2, 3, 4; Tafeln 55, 56, 57, 58; jede drei- bis sechsmal	Wie Lektionen 1 und 2
Bhujangasan (Kobra), Tafeln 76, 77, 78; jede dreimal und *Ardha Salabhasan* (halbe Heuschrecke), Tafel 80, viermal	Wie Lektion 2 plus *Salabhasan* (Heuschrecke, voll), Tafel 81, und *Dhanurasan* (Bogen), Tafeln 84, 85, 86 und 87, zwei- bis sechsmal
Sarvangasan (Schulterstand), Tafeln 42, 43; 30 Sekunden bis 3 Minuten, gefolgt von *Matsyasan* (Fisch), Variation 1, Tafel 45, 2 Minuten	*Sarvangasan* (Schulterstand). Variationen 1 und 2, Tafeln 42, 43, drei Minuten, gefolgt von *Matsyasan* (Fisch), Variation 1, Tafel 45, eine Minute
	Sukhasan (leichte Stellung), Tafel 19 und *Siddhasan* (Meisterstellung), jede 3 bis 30 Minuten
	Agni Sara Kriya (Feuerreinigung), Seite 33, 3 bis 6 Runden
10 bis 15 Minuten	10 bis 15 Minuten
Vermeide Süßigkeiten und gebratene Nahrung. Faste einmal pro Woche, trinke Gemüsesäfte und 4–5 Gläser frischen Wassers täglich	Nimm nur natürliche Nahrung zu dir. Vermeide Fleisch, Alkohol und Nikotin. Faste einmal pro Woche auf Wasser.

Yoga-Disziplin des Körpers und des Geistes	**Lektion 1** – 2 bis 6 Wochen oder länger
Reinigungsübungen	
Atemübungen	Tiefatmung im Liegen, 5 bis 10 Minuten
Konzentration und Meditation	Lies religiöse oder philosophische Bücher, ungefähr 15 Minuten täglich

Lektion 2 – 2 bis 6 Monate oder länger	**Lektion 3** – 1 bis 2 Jahre oder länger
	Nasen- und Kehlenreinigung mit Salzwasser
Wie Lektion 1	Wechselatmung, 15 bis 40 Runden
Wie Lektion 1. Verwende zusätzlich 10 Minuten zum Gebet.	Wie Lektion 2. Dazu: Konzentration auf eine Kerzenflamme, Tafel 4, 5 bis 15 Minuten. Verlängere Gebete und das Lesen. Übe eine Stunde täglich Schweigen.

ÜBUNGSTABELLE 2

Yoga-Übungen für Menschen normaler Gesundheit im Alter von 40 bis 60 Jahren

(Für sehr alte und kranke Menschen, siehe Tabelle 1)

Yoga-Disziplin des Körpers und Geistes	**Lektion 1** – 2 bis 6 Wochen
Übungen für Hüften und Beine	*Pavana Mukthasan* (erleichterte Stellung), Tafel 15, 6 bis 12 mal
Vorwärtsbeugende Übungen	*Paschimothan Asana* (Kopf-Knie-Stellung), Variationen 1, 2, 3, 4, Tafeln 55, 56, 57, 58, jede 3 bis 6 mal
Rückwärtsbeugende Übungen	*Bhujangasan* (Kobra), Variationen 1, 2, 3, Tafeln 76, 77, 67, jede dreimal und *Ardha Salabhasan* (halbe Heuschrecke), Tafel 80, viermal
Drehübungen	
Balanceübungen	*Sarvangasana* (Schulterstand), Variationen 1, 2, Tafeln 42, 43 und *Matsyasan* (Fisch), Variation 1, Tafel 45, beide 1 bis 2 Minuten
Fußübungen	
Meditationsstellungen	*Sukhasan* (leichte Stellung), Tafel 19, 5 bis 15 Minuten
Bauchmuskelübungen	

Lektion 2 – 2 bis 6 Monate	**Lektion 3** – 1 bis 2 Jahre
Wie Lektion 1	*Padmasan* (Lotus), Tafel 13, *Mandukasan* (Frosch), Tafel 121, *Vajrasan* (kniende Stellung), Tafel 16, *Padandgushtasan* (Zehenspitzen-Stellung), Tafel 123, jede 1 bis 10 Minuten
Paschimothan Asana (Kopf-Knie-Stellung), Variationen 1, 2, 3, 4, Tafeln 55, 56, 57, 58; jede sechsmal; und *Halasan* (Pflug), Tafeln 50, 51, 52, jede dreimal	Wie Lektion 2, dazu: *Janu Sirasan* (Kopf-Knie-Stellung), Tafeln 61, 62, 63, 64, 65; *Karna Pidasan,* (Ohr-Knie-Stellung), Tafel 53, *Paschimothan Asana* (Kopf-Knie-Stellung), Tafeln 55, 56, 57, 58; jede zweimal
Bhujangasan (Kobra), Variationen 1, 2, 3, Tafeln 76, 77, 78, jede dreimal; und *Salabhasan* (Heuschrecke), Tafeln 79, 80, 81, 82, 83, jede dreimal	*Bhujangasan* (Kobra), Tafeln 76, 77, 78; *Salabhasan* (Heuschrecke), Tafeln 79, 80, 81, 82, 83; *Dhanurasan* (Bogen), Tafeln 84, 85, 86, 87; jede dreimal
Ardha Matsendrasan (Drehsitz), Variation 1, Tafeln 101, 102, zweimal jede Seite	*Ardha Matsendrasan* (Drehsitz), Variationen 1, 2, Tafeln 101, 102, 103, jede zweimal
Sarvangasan (Schulterstand), Variationen 1, 2, Tafeln 42, 43, vier Minuten, gefolgt von *Matsyasan* (Fisch), Variationen 1, 2, 3, 4, Tafeln 45, 46, 47, 48, jede zwei Minuten	*Sirshasan* (Kopfstand), Tafeln 32, 33, 34, 35, 36, ein bis zehn Minuten; *Sarvangasan* (Schulterstand), Variationen 1, 2, Tafeln 42, 43, acht Minuten. **(Personen mit hohem Blutdruck sollen den Kopfstand nicht machen!)**
Gehe barfuß, wann immer es möglich ist	Gehe barfuß, wann immer es möglich ist
Siddhasan (Meisterstellung), Tafel 19, 5 bis 10 Minuten	*Padmasan* (Lotus), Tafel 13, 5 bis 15 Minuten
	Agni Sara Kriya (Feuerreinigung), Seite 33, 3 bis 6 Runden mit 20 bis 25 Baucheinziehungen

ÜBUNGSTABELLE 2– Fortsetzung

Yoga-Disziplin des Körpers und Geistes	**Lektion 1** – 2 bis 6 Wochen
Spezielle Übungen	
Entspannung	10 bis 15 Minuten
Diät	Faste einmal pro Woche auf frisches Wasser. Vermeide Süßigkeiten und gebratene Nahrungsmittel. Trinke 4 bis 5 Gläser frischen Wassers täglich
Reinigungsübungen	
Atemübungen	Wechselatmung ohne Anhalten, 15 Runden
Ausmerzen schlechter Gewohnheiten	Vermeide übermäßigen Tee- oder Kaffeegenuß, künstliche Limonaden, Süßigkeiten
Konzentration und Meditation	Lies religiöse und philosophische Bücher ungefähr 15 Minuten täglich
Entwicklung des spirituellen Herzens	

Lektion 2 – 2 bis 6 Monate	**Lektion 3** – 1 bis 2 Jahre
Surya Namaskar (Sonnengebet), Stellung 1 bis 12, Tafeln 20 bis 31, 3 bis 8 Runden	*Surya Namaskar* (Sonnengebet), Stellung 1 bis 12, Tafeln 20 bis 31, 8 Runden; *Trikonasan* (Dreieck), Tafeln 135, 136, 137, 138, jede zweimal; *Matsyasan* (Fisch), nach dem Schulterstand, Tafeln 45, 46, 47, 48, jede zwei Minuten
10 bis 15 Minuten	10 bis 15 Minuten
Faste einmal pro Woche auf frisches Wasser. Vermeide Fleisch und gebratene Nahrungsmittel. Trinke täglich 4 bis 5 Gläser Wasser. Übergewichtige Personen sollten 2 Wochen auf Gemüsesäfte fasten.	Wie Lektion 2. Vermeide Fleisch, Fisch, Eier. Lebe von natürlicher Nahrung.
Neti (Nasenreinigung) mit Wasser, Tafeln 2, 3; dazu tägliche Zahnreinigung	*Neti* (Nasenreinigung), Tafeln 2, 3; *Dhauti*, nur mit Wasser, Seite 33, **(Dhauti soll einmal pro Woche geübt werden)**
Kapala Bhathi (Zwerchfellatmung), Seite 47, Wechselatmung, bis du 8 Sekunden einatmen und 16 Sekunden ausatmen kannst	*Kapala Bhathi* (Zwerchfellatmung), Seite 47, 3 bis 6 Runden, Wechselatmung, mit Anhalten, 15 bis 25 Runden
Vermeide Rauchen und alkoholische Getränke	Beginne, eine schlechte Gewohnheit, die du gerne loswerden möchtest, aufzugeben
Lies ungefähr 15 Minuten täglich in der Gita oder der Bibel oder irgendeinem bevorzugten religiösen Buch	Wie Lektionen 1 und 2, dazu Konzentration auf eine Kerzenflamme, Tafel 4 und OM-Singen, 10 bis 15 oder mehr Minuten
Arbeite einmal pro Woche für eine religiöse oder wohltätige Organisation oder hilf auf eine ähnliche Weise	Wie Lektionen 1 und 2

ÜBUNGSTABELLE 3

Yoga-Übungen für Personen normaler Gesundheit im Alter von 30 bis 40 Jahren (übermäßig dicke oder steife Personen mögen sich an Tabelle 1 halten)

Bemerkung: *Atem- und physische Übungen können auf Anweisung des Lehrers intensiviert und ausgedehnt werden.*

Yoga-Disziplin des Körpers und Geistes	**Lektion 1** – 2 bis 6 Wochen
Übungen für Hüften und Beine	*Pavana Mukthasan* (erleichterte Stellung), Tafel 15, 6 bis 12 mal
Vorwärtsbeugende Übungen	*Paschimothan Asana* (Kopf-Knie-Stellung), Variationen 1, 2, 3, 4, Tafeln 55, 56, 57, 58, jede drei- bis viermal
Rückwärtsbeugende Übungen	*Bhujangasan* (Kobra), Tafeln 76, 77, 78, und *Salabhasan* (Heuschrecke), Tafeln 79, 80, 81, 82, 83, jede drei- bis viermal
Drehübungen	*Ardha Matsendrasan* (Drehsitz), Variationen 1, 2, Tafeln 101, 102, 103, zweimal nach jeder Seite
Balanceübungen	*Sarvangasana* (Schulterstand), Variationen 1, 2, Tafeln 42, 43, drei Minuten, und *Matsyasan* (Fisch), Tafeln 45, 46, 47, 48, jede eine Minute
Fußübungen	Gehe barfuß, wann immer es möglich ist

Lektion 2 – 2 bis 6 Monate, oder länger	**Lektion 3** – 1 bis 2 Jahre, oder länger
Sethu Bandhasan (Brücke), Tafel 44, 1 bis 2 Minuten	Wie Lektion 2
Halasan (Pflug), Variationen 1, 2, 3, Tafeln 50, 51, 52, drei- bis viermal, und *Paschimothan Asana* (Kopf-Knie-Stellung), Tafeln 55, 56, 57, 58, dreimal	*Halasan* (Pflug), Tafeln 50, 51, 52; *Paschimothan Asana* (Kopf-Knie-Stellung), Tafeln 55, 56, 57, 58; *Janu Sirasan* (Kopf-Knie-Stellung), Tafeln 61, 62; *Pada Hasthasan* (Hände-zu-den-Füßen-Stellung), Tafeln 133, 134, jede dreimal
Bhujangasan (Kobra), Variationen 1, 2, 3, Tafeln 76, 77, 78; *Salabhasan* (Heuschrecke), Tafeln 79, 80, 81, 82, 83; *Dhanurasan* (Bogen), Tafeln 84, 85, 86, 87; jede dreimal	*Bhujangasan* (Kobra), Tafeln 76, 77, 78; *Salabhasan* (Heuschrecke), Tafeln 79, 80, 81, 82, 83; *Dhanurasan* (Bogen), Tafeln 84, 85, 86, 87; *Supta Vajrasan* (kniende Stellung), Tafeln 88, 89, 90; *Chakrasan* (Rad), Tafeln 95, 96, 97, 98, 99; jede dreimal
Ardha Matsendrasan (Drehsitz), Variation 1, Tafeln 101, 102, zweimal nach jeder Seite	*Ardha Matsendrasan* (Drehsitz), Variation 1, 2, Tafeln 101, 102, 103, zweimal nach jeder Seite
Sirshasan (Kopfstand), Tafeln 32, 33, 34, 35, 36, 2 Minuten und *Sarvangasana* (Schulterstand), Variationen 1, 2, Tafeln 42, 43, 5 Minuten; und *Matsyasan* (Fisch), Tafeln 45, 46, 47, 48, 2 Minuten	*Sirshasan* (Kopfstand), Tafeln 32, 33, 34, 35, 36, 5 Minuten; *Sarvangasana* (Schulterstand), Tafeln 42, 43, 10 Minuten; *Matsyasan* (Fisch), Tafeln 45, 46, 47, 48, 2 Minuten; *Mayurasan* (Pfau), Tafeln 105, 106, 107, 108, 109, 2 Minuten
Gomukhasan (Kuhkopf), Tafel 122, 1 bis 2 Minuten; und *Mandukasan* (Frosch), Tafel 121, 1 bis 2 Minuten	Wie Lektion 2, plus *Bhadrasan* (Knöchel-Knie-Stellung), Tafel 116; *Gorakshasan* (Knöchel-Knie-Stellung), Tafel 117, je 2 Minuten

ÜBUNGSTABELLE 3 – Fortsetzung

Yoga-Disziplin des Körpers und des Geistes	**Lektion 1** – 2 bis 6 Wochen
Meditationsstellungen	*Siddhasan* (Meisterstellung), Tafel 14, 5 bis 10 Minuten
Bauchmuskelübungen	
Spezielle Übungen	*Vajrasan* (kniende Stellung), Tafel 16, 3 bis 5 Minuten; *Supta Vajrasan* (kniende Stellung), Variationen 1, 2, 3, Tafeln 88, 89, 90, jede 1 bis 2 Minuten
Entspannung	10 bis 15 Minuten
Diät	Faste einmal pro Woche auf frisches Wasser. Iß keine übermäßig süßen oder gebratenen Nahrungsmittel. Trink vier bis fünf Gläser Wasser pro Tag
Reinigungsübungen	*Neti* (Nasenreinigung) mit Wasser, Tafeln 2, 3; einmal am Tag
Atemübungen	Wechselatmung ohne Anhalten (15 Runden). Erhöhe schrittweise das Verhältnis.

Lektion 2 – 2 bis 6 Monate oder länger	**Lektion 3** – 1 bis 2 Jahre oder länger
Wie Lektion 1, 10 bis 15 Minuten während der Atemübungen und Meditation	Wie Lektion 1, 15 bis 30 Minuten während der Atemübungen und der Meditation
Agni Sara Kriya (Feuerreinigung), Seite 33, 15 Baucheinziehungen pro Runde, 3 Runden	*Agni Sara Kriya* (Feuerreinigung), Seite 33, 4 Runden, 15 Baucheinziehungen; *Uddiyana Bandha,* (Baucheinziehung), Tafeln 7, 8, je dreimal; *Nauli* (Kontrolle der Bauchmuskel), Tafeln 9, 10, 11, 12, dreimal
Surya Namaskar (Sonnengebet), Stellung 1 bis 12, Tafeln 20 bis 31, vier Runden; *Trikonasan* (Dreieck), Tafeln 135, 136, 137, 138, zweimal	*Surya Namaskar* (Sonnengebet), Stellung 1 bis 12, Tafeln 20 bis 31, 6 Runden; *Trikonasan* (Dreieck), Tafeln 135, 136, 137, 138, dreimal
10 bis 15 Minuten	10 bis 15 Minuten
Faste einmal pro Woche. Vermeide Salz einmal pro Woche. Iß keine übermäßig süßen oder stärkehaltigen Nahrungsmittel. Trink vier Gläser Wasser pro Tag.	Entwickle neue, guttuende Eß- und Trinkgewohnheiten; nimm natürliche Nahrungsmittel zu dir, vermeide Fleisch und Fisch
Neti (Nasenreinigung) mit Salzwasser, Tafeln 2, 3. Andere Reinigungsübungen können unter Anleitung eines Lehrers praktiziert werden.	*Neti* (Nasenreinigung) mit Wasser, Tafeln 2, 3. *Dhauti* (Magenreinigung), Seite 33, mit Wasser. Andere Reinigungsübungen können unter Anleitung eines Lehrers praktiziert werden
Wechselatmung mit Anhalten, 15 Runden, Verhältnis 1 : 2 : 2 (siehe Kapitel 8).	Wechselatmung, 20 bis 40 Runden, Verhältnis 1 : 4 : 2. Alle anderen Atemübungen können mit der Hilfe eines geeigneten Lehrers praktiziert werden.

ÜBUNGSTABELLE 3 – Fortsetzung

Yoga-Disziplin des Körpers und des Geistes	**Lektion 1** – 2 bis 6 Wochen
Ausmerzen schlechter Gewohnheiten	Vermeide übermäßigen Tee- und Kaffeegenuß. Vermeide Süßigkeiten und künstliche Limonaden
Konzentration und Meditation	Sage religiöse Gebete, die dir am besten gefallen, 10 bis 15 Minuten am Tag, morgens und abends. Lies philosophische und religiöse Bücher
Entwicklung des spirituellen Herzens	Arbeite einmal pro Woche für eine religiöse oder wohltätige Organisation oder stelle deine Hilfe in ähnlicher Weise zur Verfügung

Lektion 2 – 2 bis 6 Monate oder länger	**Lektion 3** – 1 bis 2 Jahre oder länger
Vermeide übermäßigen Tee- und Kaffeegenuß sowie andere stimulierende Flüssigkeiten, reduziere das Rauchen.	Wie Lektion 2. Vermeide das Rauchen vollständig, gib alle alkoholischen Getränke auf
Wie Lektion 1. Dazu: Konzentration auf eine Kerzenflamme, Tafel 4; lies religiöse und philosophische Bücher, 15 Minuten täglich	Wie Lektion 2. Singe und meditiere auf OM. (Lies das Kapitel über OM)
Wie Lektion 1. Versuche mehr Zeit zu finden, religiösen oder wohltätigen Organisationen zu helfen.	Wie Lektionen 1 und 2. Versuche mit Personen erkennbar guten Charakters und guter Persönlichkeitszüge zusammen zu sein.

ÜBUNGSTABELLE 4

Yoga-Übungen für Personen normaler Gesundheit im Alter von 18 bis 30 Jahren. (Personen mit abnormen Veränderungen des Rückgrats oder anderer Körperregionen sollen unter der Leitung eines geeigneten Lehrers der ersten Übungstabelle folgen, bevor sie fortgeschrittenere Übungen versuchen.)

Bemerkung: *Physische und Atemübungen können auf Anweisung deines Lehrers intensiviert und ausgedehnt werden.*

Yoga-Disziplin des Körpers und des Geistes	**Lektion 1** – 2 bis 6 Wochen oder länger
Übungen für die Hüften und Beine	*Pavana Mukthasan* (erleichterte Stellung), Tafel 15; abwechselndes Beinheben, dreimal
Vorwärtsbeugende Übungen	*Halasana* (Pflug), Variationen 1, 2, 3, Tafeln 50, 51, 52, jede drei- bis viermal
Rückwärtsbeugende Übungen	*Bhujangasan* (Kobra), Variationen 1, 2, 3, Tafeln 76, 77, 78, jede drei- bis viermal; *Ardha Salabhasan* (halbe Heuschrecke), Variation 2, Tafel 80, drei- bis viermal
Drehübungen	*Ardha Matsendrasan* (Drehsitz), Variation 1, Tafeln 101, 102, zweimal nach jeder Seite
Balanceübungen	*Sarvangasan* (Schulterstand), Variationen 1, 2, Tafeln 42, 43, 3 bis 5 Minuten; *Matsyasan* (Fisch), Variationen 1, 2, 3, Tafeln 45, 46, 47, 48, jede 1 Minute

Lektion 2 – 2 bis 6 Monate oder länger	**Lektion 3** – 1 bis 2 Jahre oder länger
Sethu Bandhasan (Brücke), Tafel 44, 1 bis 2 Minuten; *Karna Pidasan* (Ohr-Knie-Stellung), Tafel 53, eine halbe bis 1 Minute	*Anjaneyasan* (Spagat), Tafel 100, 10 bis 30 Sekunden
Halasana (Pflug), Variationen 1, 2, 3, Tafeln 50, 51, 52, jede dreimal; *Paschimothan Asana* (Kopf-Knie-Stellung), Variationen 1, 2, 3, 4, Tafeln 55, 56, 57, 58, jede dreimal	Wie Lektion 2, dazu: *Janu Sirasan* (Kopf-Knie-Stellung), Variationen 1, 2, 3, 4, 5, Tafeln 61, 62, 63, 64, 65, jede dreimal; *Kurmasan* (Schildkröte), Tafel 59, dreimal
Bhujangasan (Kobra), Tafeln 76, 77, 78; *Salabhasan* (Heuschrecke), Tafeln 79, 80, 81, 82, 83; *Dhanurasan* (Bogen), Tafeln 84, 85, 86, 87; *Supta Vajrasan* (kniende Stellung), Variation 1, Tafel 88; *Chakrasan* (Rad), Variation 1, Tafel 95, jede zweimal	*Purna Supta Vajrasan* (Diamant-Stellung im Knien), Variation 3, Tafel 90, 10 Sekunden; *Chakrasan* (Rad), Tafeln 95, 96, 97, 98, 99, 10 bis 30 Sekunden
Ardha Matsendrasan (Drehsitz), Variationen 1, 2, Tafeln 101, 102, 103, zweimal nach jeder Seite	*Purna Matsendrasan* (Voller Drehsitz), Variation 3, Tafel 104, zweimal
Sirshasan (Kopfstand), Tafeln 32, 33, 34, 35, 36, 2 Minuten; *Sarvangasana* (Schulterstand), Variationen 1, 2, Tafeln 42, 43, 5 Minuten; *Matsyasan* (Fisch), Tafeln 45, 46, 47, 48, 2 Minuten; *Mayurasan* (Pfau), Tafeln 105, 106, 107, 108, 109, jede zweimal; *Kakasan* (Krähe), Variationen 1, 2, Tafeln 110, 111, jede zweimal	*Sirshasan* (Kopfstand), Tafeln 32, 33, 34, 35, 36, 5 Minuten; *Sarvangasan* (Schulterstand), Tafeln 42, 43, 10 Minuten; *Matsyasan* (Fisch), Tafeln 45, 46, 47, 48, jede zweimal; *Kakasan* (Krähe), Tafeln 110, 111, jede zweimal, *Mayurasan* (Pfau), Tafeln 105, 106, 107, 108, 109, jede zweimal

ÜBUNGSTABELLE 4 – Fortsetzung

Yoga-Disziplin des Körpers und des Geistes	**Lektion 1** – 2 bis 6 Wochen oder länger
Fußübungen	*Padandgushtasan* (Zehenspitzen-Stellung), Tafel 123, 2 bis 3 Minuten
Meditationsstellungen und Sitzübungen	*Siddhasan* (Meisterstellung), Tafel 14, 3 bis 5 Minuten; *Padmasan* (Lotus), Tafel 13, die halbe Stellung, 3 bis 5 Minuten
Bauchmuskelübungen	*Uddiyana Bandha* (Baucheinziehung), Tafeln 7, 8, drei- bis sechsmal
Spezielle Übungen	*Surya Namaskar* (Sonnengebet), Stellung 1 bis 12, Tafeln 20 bis 31, sechsmal
Entspannung	10 bis 15 Minuten
Diät	Faste einmal pro Woche auf frisches Wasser. Trink viele Gemüse- und Fruchtsäfte. Vermeide Süßigkeiten und künstliche Limonaden
Reinigungsübungen	*Neti* (Nasenreinigung), Tafeln 2, 3, mit Salzwasser; *Dhauti* (Magenreinigung), nur mit Wasser, Seite 33. Beachte die Anweisungen im Text!

Lektion 2 – 2 bis 6 Monate oder länger	**Lektion 3** – 1 bis 2 Jahre oder länger
Bhadrasan (Knöchel-Knie-Stellung), Tafel 116; *Gomukhasan* (Kuhkopf), Tafel 122; *Mandukasan* (Frosch), Tafel 121; jede 1 bis 2 Minuten	Wie Lektionen 1 und 2
Padmasan (Lotus), volle Stellung, Tafel 13, 3 bis 10 Minuten	*Kukudasan* (Hahn), Tafel 114, 1 bis 2 Minuten; *Yoga Mudra* (Vorwärtsbeugen im Lotus), Variation 1, Tafel 128, dreimal; *Bandha Padmasan* (gebundene Lotusstellung), Variation 3, Tafel 130, 3 Minuten
Agni Sara Kriya (Feuerreinigung), drei Runden; *Uddiyana Bandha* (Baucheinziehung) Tafeln 7, 8, jede dreimal.	Wie Lektion 1 und 2, dazu: *Nauli Kriya* (Kontrolle der Bauchmuskeln), Tafel 9, 10, drei- bis sechsmal
Surya Namaskar (Sonnengebet), Tafeln 20 bis 31, zwölfmal; *Dhanurasan* (Bogen) Variation 1, Tafel 84; *Trikonasan* (Dreieck) Tafeln 135, 136, 137, 138, jede zweimal	Wie Lektion 2, plus *Dhanurasan* (Bogen) Variation 2, 3, Tafeln 85, 86, jede dreimal, *Trikonasan* (Dreieck) Tafeln 135, 136, 137, 138, jede dreimal
10 bis 15 Minuten	10 bis 15 Minuten
Faste einmal in der Woche. Vermeide gebratene Nahrung, übertriebenen Genuß von Tee, Kaffee und ähnlichen stimulierenden Getränken. Trinke viel frische Frucht- und Gemüsesäfte.	Werde ein vollkommener Vegetarier, lebe von natürlichen Nahrungsmitteln (Lies das Kapitel 7)
Wie Lektion 1. Andere Reinigungsübungen können unter der Anleitung eines geeigneten Lehrers praktiziert werden.	Wie Lektion 1 und 2

ÜBUNGSTABELLE 4 – Fortsetzung

Yoga-Disziplin des Körpers und des Geistes	**Lektion 1** – 2 bis 6 Wochen oder länger
Atemübungen	Wechselatmung, ohne Anhalten, 15 Runden
Ausmerzen schlechter Gewohnheiten	Vermeide übermäßigen Tee- oder Kaffeegenuß. Verwende keine vulgären Wörter
Konzentration und Meditation	Sage deine bevorzugten religiösen Gebete 10 bis 15 Minuten täglich (morgens und abends). Lies in der Gita oder der Bibel (ca. 15 Minuten täglich). Konzentriere dich auf die Bedeutung.
Entwicklung des spirituellen Herzens	Arbeite einmal pro Woche für eine religiöse oder wohltätige Organisation, oder stelle deine Hilfe auf ähnliche Weise zur Verfügung.

Lektion 2 – 2 bis 6 Monate oder länger	**Lektion 3** – 1 bis 2 Jahre oder länger
Kapala Bhathi (Zwerchfellatmung), 3 bis 4 Runden; Wechselatmung mit Anhalten, 15 bis 20 Runden	*Kapala Bhathi* (Zwerchfellatmung), 4 bis 6 Runden; Wechselatmung mit Anhalten, 20 bis 40 Runden: Verhältnis 1 : 4 : 2
Vermeide Alkohol und Nikotin vollkommen.	Versuche, eine schlechte Gewohnheit nach der anderen mit gleichmäßigem Fortschritt aufzugeben.
Tratak (Konzentration mit offenen Augen), Variation 2, 3, Tafeln 5, 6, 5 bis 10 Minuten; Singen und Meditieren auf OM, 15 bis 20 Minuten. Lies das Kapitel über OM	Meditiere auf OM oder Gott entsprechend deinem religiösen Glauben (30 Minuten oder länger)
Wie Lektion 1 Versuche mehr Zeit zu finden, um zu helfen	Versuche auf deine Art, mehr Möglichkeiten zu finden, Menschen zu helfen, um dein Herz zu reinigen. Sieh Gott jederzeit in allen Menschen!

ÜBUNGSTABELLE 5

Yogaübungen für Kinder normaler Gesundheit

Es ist die Pflicht aller Eltern, für die Erziehung ihrer Kinder daheim zu sorgen und dabei die physischen, geistigen und spirituellen Aspekte im Rahmen des religiösen Hintergrundes der Familie zu betonen. Es ist ebenso die Pflicht der Eltern, ein konstruktives Verhaltensmuster für ihr Tun zu schaffen, das den Kindern als Beispiel dienen kann. Wenn die Eltern selbst weder Selbstkonstrolle noch Selbstdisziplin zeigen, kann man von den Kindern kaum erwarten, daß sie in ihrer physischen, geistigen und spirituellen Entwicklung gute Fortschritte machen. Es gibt leider einige Eltern, die ihre Kinder einer übermäßig strengen Kontrolle unterwerfen und im Namen des religiösen Glaubens die spirituelle Entwicklung des jungen Individuums blockieren, indem sie ihnen nicht genug Zeit lassen, sich in ihrer Umgebung natürlich zu entwickeln, wenn sie geistig und physisch wachsen.

Yoga-Disziplin des Körpers und Geistes	**Lektion 1** – 2 bis 6 Wochen, oder länger
Physische Übungen	*Surya Namaskar* (Sonnengebet), Tafeln 20 bis 31, dreimal; *Sarvangasan* (Schulterstand), Variation 1, 2, Tafeln 42, 43, 3 Minuten; *Paschimothan Asana* (Kopf-Knie-Stellung), Tafeln 55, 56, 57, 58, dreimal; *Bhujangasan* (Kobra), Tafeln 76, 77, 78, jede dreimal
Atemübungen	Tiefe Bauchatmung, 5 bis 10 Minuten (siehe Kapitel 8)
Lesen religiöser Bücher	Lies laut Geschichten aus deinen bevorzugten religiösen Büchern vor und erkläre sie (15 bis 30 Minuten)
Ausmerzen schlechter Gewohnheiten	Bemühe dich täglich, die Probleme deines Kindes zu verstehen und sie günstig zu beeinflussen. Achte darauf, daß es gute und nette Freunde hat.

Eltern sollten keine Anstrengung scheuen, alles im Unterbewußtsein ihrer Kinder schlummernde Wissen zum Vorschein zu bringen, indem sie sie ermutigen, frei und konstruktiv zu denken und sie von verdummender Angst vor der Hölle, vor Vernichtung und Tod zu bewahren. Die unten angegebenen einfachen Übungen werden viel dazu beitragen, junges Unterbewußtsein zu erwecken und alles darin enthaltene Wissen zum Vorschein zu bringen. Diese Übungen und Anweisungen widersprechen keinem religiösen Glauben. Sie sind darauf gerichtet, richtige Wege des Essens, Übens, Atmens und Denkens zu zeigen. Gute Gewohnheiten, die am Anfang des Lebens entwickelt wurden, haben einen beständigen, wohltuenden Einfluß, genauso wie schlechte Gewohnheiten, die auf einer frühen Stufe entwickelt wurden, schädliche Wirkungen auf das Schicksal des Menschen haben. Destruktive Gewohnheiten aber können zum Glück durch beständiges Üben des Yoga beseitigt werden.

Lektion 2 – 2 bis 6 Monate, oder länger	**Lektion 3** – 1 bis 2 Jahre, oder länger
Surya Namaskar (Sonnengebet), Tafeln 20 bis 31, sechsmal; *Sarvangasan* (Schulterstand), Variationen 1, 2, Tafeln 42, 43, 3 Minuten; *Paschimothan Asana* (Kopf-Knie-Stellung), Tafeln 55, 56, 57, 58, dreimal; *Bhujangasan* (Kobra), Tafeln 76, 77, 78, dreimal; *Dhanurasan* (Bogen), Tafeln 84, 85, 86, 87, dreimal; *Padmasan* (Lotus), Tafel 13, 2 Minuten	Wie Lektion 2, dazu: *Sirshasan* (Kopfstand), Tafeln 32, 33, 34, 35, 36, 2 Minuten; *Ardha Matsendrasan* (Drehsitz), halbe Drehung, Variation 1, Tafeln 101, 102, dreimal; *Trikonasan* (Dreieck), Tafeln 135, 136, 137, 138, jede dreimal; *Pada Hasthasan* (Hände-zu-den-Füßen-Stellung), Variationen 1, 2, Tafeln 133, 134, jede dreimal; *Chakrasan* (Rad), Tafeln 95, 96, 97, 98, 99, jede zweimal; plus den Übungen der Lektion 1, wenn es die Zeit erlaubt
Wie Lektion 1	*Kapala Bhathi* (Zwerchfellatmung), Seite 265, 3 bis 4 Runden; Wechselatmung, 10 bis 20 Runden
Wie Lektion 1	Wie Lektionen 1 und 2
Stelle das Ausmaß der Verbesserung in den Gewohnheiten deines Kindes fest	Wie Lektionen 1 und 2

ÜBUNGSTABELLE 5 – Fortsetzung

Yoga-Disziplin des Körpers und Geistes	**Lektion 1** – 2 bis 6 Wochen oder länger
Erholung	Verbringe 30 Minuten täglich oder noch mehr mit deinem Kind im Freien, um ihm Erholung zu verschaffen. Besuche im Zoo, aktives Spiel und Schwimmen können Spannungen, die durch Schule und Zuhause entstanden sind, beseitigen.
Lernen	Lege eine bestimmte Zeit für seine Hausaufgaben und sein Lernen fest. Wenn möglich, sollte es während der Morgenstunden sein. Das ist die beste Zeit für diese Tätigkeit.
Gebet	Laß dein Kind seine Gebete vor dem Schlafengehen und vor dem Essen sagen, jedesmal ungefähr 5 Minuten

Lektion 2 – 2 bis 6 Monate oder länger	**Lektion 3** – 1 bis 2 Jahre, oder länger
Wie Lektion 1	Wie Lektionen 1 und 2
Wie Lektion 1	Wie Lektionen 1 und 2
Wie Lektion 1	Wie Lektionen 1 und 2

ÜBUNGSTABELLE 6

Fortgeschrittenes Training in Yoga zur schnellen Entwicklung des Geistes und Körpers und zur Erweckung der spirituellen Kraft im Menschen.

Die in der folgenden Tabelle angegebenen Übungen sollen nur nach der Meisterung der in der deinem Alter entsprechenden Tabelle praktiziert werden. In dieser Tabelle sind die physischen Yoga-Übungen weggelassen. Die schwierigen Asanas, die in diesem Buch gezeigt werden, können von jungen, gesunden und fortgeschrittenen Schülern zusammen mit den folgenden

Yoga-Disziplin des Körpers und Geistes	**Lektion 1** – 1 bis 6 Monate oder länger – Vorbereitende Stufe zur Reinigung der *Nadis* (Nervenzentren)
Kapala Bhathi (Zwerchfellatmung)	3 bis 8 Runden. Anzahl der Ausatmungen zuerst 30, dann schrittweise auf 50 erhöhen. Übe nicht zuviel, im Fall, daß es zu Blutandrang oder Schmerzen in der Brust kommt.
Anuloma Viloma Pranayama (Wechselatmung)	20 Runden. Verhältnis 4 : 8 : 8. Erhöhe schrittweise, bis du 8 : 16 : 16 erreichst (in 6 Monaten). **Vorsicht:** Erhöhe nie auf ein höheres Verhältnis, solange du nicht das niedrige vollkommen gemeistert hast!
Ujjayi Pranayama (Hatha-Yoga-Atmung)	5 bis 10 Runden
Surya Bheda Pranayama (eine leichte Variation der Yoga-Atmung)	
Bhastrika Pranayama (eine leichte Variation der Yoga-Atmung)	

Übungen unter Berücksichtigung seines Wesens und der dafür zur Verfügung stehenden Zeit sowie unter Anleitung eines geeigneten Lehrers ausgeführt werden. Eile nicht von einer Übung zur nächsten. Um perfekte Disziplin des Körpers und Geistes zu erlangen und den ganzen Nutzen, der auf diesen Seiten beschrieben wird, zu verwirklichen, muß man vielleicht jahrelang üben. Geduld, regelmäßiges und systematisches Üben, Vertrauen in Gott und deinen Lehrer sind alles Schlüssel, die die innersten Kammern deines Herzens, in denen alles Wissen und alle Macht liegen, öffnen.

Lektion 2 – 1 bis 2 Jahre zur Erweckung der *Kundalini*	**Lektion 3** – bis Vollkommenheit erlangt ist
6 bis 10 Runden. Anzahl der Ausatmungen 50 bis 100. Mute dir nicht zuviel zu. Schöpfe während der Runden mehrmals normal Atem.	6 bis 10 Runden, 100 Ausatmungen pro Runde
20 bis 40 Runden. Anfangsproportion 4 : 16 : 8. Arbeite dich schrittweise auf 8 : 32 : 16 hinauf. **Vorsicht:** Versuche höhere Proportionen nur auf Anweisungen deines Lehrers.	30 Runden, zweimal täglich, morgens und abends, auf einen nüchternen Magen. Verhältnis 8 : 32 : 16, erhöhe auf 12 : 48 : 24. **Vorsicht:** Versuche keine höhere Proportion, solange du nicht die niedrigere leicht einhalten kannst. Höre mit der Übung eine Zeitlang auf, falls sie unangenehm wird.
10 bis 20 Runden, mit *Bandhas* (Verschlüsse)	Wie Lektion 2
10 bis 15 Runden, mit *Bandhas* (Verschlüsse)	Wie Lektion 2
3 bis 12 Runden. Am Beginn der Runden 10 Ausatmungen, am Ende 25. Die gewünschte Wirkung ist das Verspüren von Hitze am unteren Ende des Rückgrats. **Vorsicht:** Übertreibe nicht!	Wie Lektion 2. Halte am Ende jeder Runde den Atem an und verwende dabei *Bandhas.* Während dieser Übung können verschiedene Wahrnehmungen gemacht werden. **Vorsicht:** Im Fall von Schmerzen höre mit dem Üben auf und warte auf die Anweisungen deines Lehrers.

Yoga-Disziplin des Körpers und Geistes	**Lektion 1** – 1 bis 6 Monate oder länger
Nicht so bedeutende Atemübungen	*Sitali* (Yoga-Atmung), S. 272, *Sitkari* (Yoga-Atmung), S. 272, beide 10 bis 20 Runden
Rhythmisches Atmen	15 Minuten, Verhältnis Einatmen zu Ausatmen 4 : 4, 4 Sekunden Einatmen, 4 Sekunden Ausatmen
Diät	Gib Fleisch, Alkohol und Rauchen auf
Entspannung	10 bis 15 Minuten
Ethische und moralische Entwicklung durch *Yama* und *Niyama*	1. Reinige deinen Körper täglich durch *Kriyas* 2. Bemühe dich, dauernd glücklich zu sein. 3. Versuche, mit dem, was du hast, zufrieden zu sein (*Santosha*)
Meditationsübungen	Konzentration auf eine Kerzenflamme, Tafel 4. Meditiere auf ein Bild deiner Gottesvorstellung. Wiederhole 10 Minuten lang OM.

Lektion 2 – 1 bis 2 Jahre oder länger	**Lektion 3** – bis Vollkommenheit erlangt ist
Wie Lektion 1 (wenn es die Zeit erlaubt)	Wie Lektionen 1 und 2
20 bis 30 Minuten	20 bis 30 Minuten
Nimm weder Fleisch noch Alkohol zu dir, rauche nicht. Iß keine gebratenen, faulenden oder bitteren Nahrungsmittel. Lebe eine beträchtliche Zeit von einer salzlosen Diät.	Wie Lektionen 1 und 2. Beachte zusätzlich eine eher flüssige als feste Diät, trink Milch und frische Fruchtsäfte. Faste nicht vollkommen und überlade andererseits nicht den Magen.
15 bis 20 Minuten	20 bis 30 Minuten, wenn gewünscht länger
Praktiziere Gewaltlosigkeit. Töte oder verletze kein lebendes Wesen. Sei ehrlich und offen in all deinen Beschäftigungen. Lies in der Gita oder in der Bibel oder anderen religiösen Büchern.	»Einfach leben und rein denken« soll dein Motto sein. Sieh die Gegenwart Gottes in allen Dingen und Wesen, von Steinen bis zu Menschen. Entwickle Mitleid und Sympathie für Arme und Unwissende.
Meditiere auf die *Chakras* oder Geflechte in der Wirbelsäule, 15 bis 30 Minuten, wiederhole 10 Minuten lang OM.	Meditiere auf die *Chakras,* 30 Minuten oder länger. Wiederhole 10 Minuten lang OM. Sei nicht unangemessen stolz auf deine spirituellen Errungenschaften. Wenn du die spirituelle Leiter noch so weit hinaufgeklettert bist, kannst du doch wieder auf den Boden zurückfallen. Nur Gottes Gnade kann vollkommene Perfektion bringen. OM

LISTE DER ASANAS (STELLUNGEN)

(Die Zahlen hinter den Namen sind die Nummern der Abbildungen)

ZEICHNUNGEN

NACHWORT ZUR VIERTEN AUFLAGE

OM SHRI GANESHAYA NAMAH

OM SARAVANABHAVAYA NAMAH

OM AIM SARASWATYAI NAMAH

OM NAMO BHAGAVATE SIVANANDAYA

OM NAMAH SIVAYA

OM NAMO NARAYANAYA

Während ich dieses Nachwort zur neuen Ausgabe des *Großen Illustrierten Yoga-Buches* schreibe, gleitet die Menschheit tiefer und tiefer in eine Krise hinein – jedoch wartet eine strahlende Zukunft. Der Übergang vom 20. ins 21. Jahrhundert könnte uns ein nie dagewesenes technologisches Paradies bescheren. Das Tor öffnet sich in ein Zeitalter der Supercomputer, die uns helfen, unsere komplizierte Gesellschaft und veränderte Ökologie zu gestalten, wie z.B. der Supraleiter, um Energieverlust zu reduzieren oder der Roboter, der für den Menschen ungeeignete Arbeiten verrichtet und dadurch unsere Freizeit und unser Leben verlängert. Neue medizinische Lösungen werden vermutlich gefunden werden, um *Aids* einzudämmen und andere schreckliche Krankheiten zu eliminieren. Es könnte bald eine Zeit kommen, da wir Gemüse in Raumstationen genauso anbauen wie zu Hause oder zu anderen Planeten auswandern, wie unsere Vorfahren in Neue Welten ausgewandert sind.

Trotzalledem sind wir immer noch unfähig, mit unserem Geist umzugehen. Die Weltkrise ist nichts anderes als eine Reflektion des chaotischen Zustandes des kollektiven Bewußtseins. Die positivste Handlung, die wir vollbringen können, als Beitrag zu der enormen Aufgabe, unseren Planeten wieder ins Gleichgewicht zu bringen, ist, uns selbst zu ändern.

Positive, zentrierte Gedanken sind sehr viel stärker als negative, zerstreute Gedanken. Keine äußere Technologie kann aufwallende Emotionen und Einbildungen kontrollieren. Weder Alkohol noch Drogen (ob beruhigende, aufputschende oder einschläfernde) noch sonstige Mittel können eine Langzeitlösung für epidemisch geistige

Schwächen bringen. Diese chemischen Substanzen zerstören nicht nur Körper und Geist jener, die sie einnehmen, sondern auch die ihrer Nachkommen, da sie genetische Störungen erzeugen und die geistigen Schwingungen aus dem Gleichgewicht bringen. Wirklicher Friede wird nur jenen zuteil, die durch richtige Selbstdisziplin Körper und Geist kontrollieren können.

Dieses Buch soll für jeden Menschen eine Möglichkeit darstellen, die einfache bewußte Entscheidung zu einem göttlichen Leben in Harmonie mit den unabänderlichen Gesetzen der Natur zu treffen. Wenn der Wille und der Wunsch vorhanden sind, das unendliche geistige Potential zu verwirklichen, dann werden sich die hier aufgezeigten praktischen Methoden der yogischen Selbstdisziplin und der Geisteskontrolle als unersetzlich erweisen.

Ich habe dieses Buch *Das Große Illustrierte Yoga-Buch* genannt, weil Yoga eine umfassende Wissenschaft der Selbstdisziplin ist. Yoga gleicht aus, harmonisiert, reinigt und stärkt Körper, Geist und Seele des Übenden. Er zeigt den Weg zu vollkommener Gesundheit, zu vollkommener Geisteskontrolle und zu vollkommenem Frieden mit dem eigenen Selbst, der Welt, der Natur und Gott. Millionen von Menschen haben begonnen, Yoga zu praktizieren, durch die Anwendung der einfachen, erprobten Techniken, die in diesem Buch aufgezeigt werden. Obwohl die wissenschaftlichen Ausdrücke und Beispiele zur Erklärung der Theorie des Yoga für den modernen Leser entworfen worden sind, habe ich mich genau an die alten Lehren von Hatha Yoga gehalten, sowie auch an andere Formen wie Kundalini Yoga, Raja Yoga und Jnana Yoga. Ich habe nichts Neues erfunden, sondern nur diese vollkommene Wissenschaft der Selbstentwicklung in eine Form gebracht, die für ein analytisch ausgerichtetes Zeitalter verständlich ist.

Der Yogi sieht das Leben als ein Dreieck. Die Geburt ist der erste Punkt dieses Lebensdreiecks. Seine aufsteigende Linie repräsentiert die Wachstumsperiode, der oberste Punkt die Jugend, die abfallende Linie den Alterungsprozeß. Der letzte Punkt ist der Tod, aber die Basislinie des Dreiecks ist das Leben danach, das wieder in die Geburt mündet. Die Wachstumsperiode, als »anabolischer Prozeß« bekannt, erreicht ihren Höhepunkt um das 18. oder 20. Lebensjahr. Während der »jugendlichen« Lebensperiode ist die Anzahl der sich erneuernden Zellen größer oder gleich der Anzahl der sich abbauenden Zellen. Bei einem normalen Menschen behält der Körper seinen gesunden, jugendlichen Zustand bis ungefähr zum 30. Lebensjahr. Ab dem 35. Lebensjahr ist der Abbau oder »katabolische Prozeß» vorherrschend, der anabolische Prozeß vermindert sich, und die Maschine Körper beginnt ihren Abstieg. Dieser

Vorgang führt später zu einem Zustand, der »Alter« genannt wird, mit seinen ihn begleitenden sowohl physischen als auch geistigen Krankheiten und Verzweiflungen.

Yogis jedoch sagen, daß wir nicht nur geboren wurden, um Schmerz und Leid, Krankheit und Tod unterworfen zu sein. Es gibt ein wesentlich größeres Ziel im Leben. Aber das spirituelle Forschen nach dem Sinn des Lebens erfordert einen wachen Intellekt und einen starken Willen, die die Ergebnisse eines gesunden Körpers und Geistes sind.

Aus diesem Grund entwickelten die alten Weisen ein integrales System, um den körperlichen Abbau oder katabolischen Prozeß zu verzögern oder abzublocken und die physischen und geistigen Fähigkeiten stark zu erhalten. Nach genauer Beobachtung des Lebensstils und der Bedürfnisse der Menschen, die heute auf diesem Planeten leben, habe ich die alten Weisheiten des Yoga in fünf Grundprinzipien zusammengefaßt, die leicht in das tägliche Lebensmuster eingebaut werden können. Diese Grundprinzipien sind: (1) richtige Körperübungen; (2) richtige Atmung; (3) richtige Entspannung; (4) richtige Ernährung; und (5) positives Denken (tiefe Philosophie) und Meditation.

Richtige Körperübungen sind ein Schmiersystem für die Gelenke, Muskeln, Bänder, Sehnen und dergleichen, indem sie den Kreislauf und die Beweglichkeit erhöhen. Yoga-Übungen überholen das ganze Wesen vollständig und können darin mit keinem anderen System verglichen werden. Eine Yoga Asana (oder Körperstellung) sollte immer für einige Zeit gehalten werden (der Begriff *Asana* bedeutet ruhige Körperstellung). Langsam und bewußt ausgeführt, bringen die Asanas nicht nur physisches Wohlbefinden, sondern sind auch geistige Übungen in Konzentration und Meditation.

Yoga-Übungen konzentrieren sich zuerst auf die Gesundheit der Wirbelsäule. Die Wirbelsäule enthält das zentrale Nervensystem, das telegrafische System des Körpers. Als eine direkte Verlängerung des Gehirns unterstützt eine gesunde Wirbelsäule die Gesundheit des ganzen Körpers. Wenn man die Flexibilität und Stärke der Wirbelsäule durch richtige Übungen erhält, wird der Blutkreislauf intensiviert, den Nerven wird die Versorgung mit Nährstoffen und Sauerstoff gesichert, und der Körper bewahrt seinen jugendlichen Zustand. Ein chinesisches Sprichwort sagt: »Wahrhaft, ein beweglicher Rücken garantiert ein langes Leben.«

Asanas arbeiten an der inneren Maschinerie des ganzen Körpers, besonders an solchen Schlüsseldruckpunkten wie den chinesischen Akupunktur-Zonen. Stimulation dieser Punkte erhöht den Fluß der Nervenenergie, des Pranas (Sanskrit) oder Chi (chinesisch).

Die Asanas beeinflussen auch tiefere und subtilere Teile des Körpers. Durch die Bewegung der Asanas erhalten die inneren Organe eine Massage und werden so zu einem besseren Funktionieren angeregt. Da Yoga-Übungen immer in Verbindung mit tiefer Atmung, Entspannung und Konzentration praktiziert werden, helfen die Asanas auch, geistige Kontrolle zu entwickeln. Der von Natur aus unruhige und ständig durch Sinneseindrücke erregte Geist wird zurückgezogen, von den Sinnesobjekten gelöst, von Zerstreuungen befreit und langsam unter Kontrolle gebracht (siehe Kapitel 4).

Richtige Atmung verbindet den Körper mit seiner Batterie, dem Solar Plexus, wo enorme Energiereserven gespeichert sind. Angezapft durch besondere Yogische Atemtechniken (Pranayama), wird diese Energie zur physischen und geistigen Belebung freigesetzt.

Die meisten Menschen benutzen nur einen geringen Teil ihrer Lungenkapazität zur Atmung. Sie atmen oberflächlich und verwenden nur einen kleinen Teil des Brustkorbes. Ihre Schultern fallen nach vorne, sie haben schmerzhafte Verspannungen im oberen Teil des Rückens und im Nacken, und sie leiden an Sauerstoffmangel. Diese Menschen werden leicht müde und wissen nicht warum.

Die bedauerliche Mehrheit von uns benötigt heute ein Atemprogramm, das uns in der Küche, am Schreibtisch und an den Maschinen helfen kann. Spannungen und sogar Depressionen können mit richtiger Zwerchfellatmung überwunden werden.

Der bei weitem wichtigste Vorteil einer guten Atmung ist die Konzentration des Pranas, der Nervenenergie, welche unseren vitalen Energiehaushalt erhöht. Kontrolle des Pranas führt zur Kontrolle des Geistes.

Alle Krankheiten des Körpers können an ihrer Wurzel durch das Regulieren des Pranas zerstört werden; das ist das Geheimnis des Heilens. Akupunktur, Shiatsu, Geistheilung, Handauflegung usw. sind alles Beispiele einer hochgradigen Entwicklung der bewußten oder unbewußten Kontrolle von Prana. Bei der normalen Atmung erhalten wir nur wenig Prana, aber wenn wir konzentriert und bewußt unsere Atmung regeln, sind wir in der Lage, eine größere Pranamenge in den verschiedenen Nervenzentren und im Gehirn zu speichern. Jemand, der über ein großes Maß an Prana verfügt, strahlt Vitalität und Stärke aus, die alle spüren können, die mit ihm in Kontakt kommen (siehe Kapitel 8).

Richtige Entspannung kühlt das System, so wie ein Kühler im Auto. Entspannung ist das Mittel der Natur, den Körper aufzuladen. Wenn Körper und Geist ständig überanstrengt werden, verlieren sie ihre Leistungsfähigkeit. Damit die Arbeit von Körper und Geist reguliert und ausgeglichen werden kann, muß die Energie, die vom Körper produziert wird, richtig eingesetzt werden. Dies ist der Hauptgrund für das Erlernen der Entspannung.

Das moderne gesellschaftliche Leben, Essen, Arbeit und sogar die sogenannte Unterhaltung, wie z.B. Rock'n-Roll-Tanzen, erschweren es dem Menschen von heute, sich zu entspannen. Wir verbrauchen mehr Energie, wenn wir alle Muskeln in ständiger Arbeitsbereitschaft halten, als nur jene, die für eigentliche, nützliche Arbeit notwendig sind. Sogar in Ruhephasen verbraucht der normale Mensch viel Energie durch nutzlose physische und geistige Verspannung. So wird die meiste Körperenergie verschwendet.

Man bedenke, daß im Laufe eines Tages unser Körper normalerweise alle Substanzen und Energien produziert, die für den nächsten Tag benötigt werden. Sehr oft werden diese innerhalb weniger Minuten durch schlechte Stimmungen, Ärger, Verletztsein oder Gereiztheit verbraucht.

Während der Entspannung wird praktisch kein Prana verbraucht. Obwohl ein wenig benötigt wird, um die wichtigsten metabolischen Aktivitäten zu erhalten, wird der Rest gespeichert und bewahrt. Um zur vollkommenen Entspannung zu gelangen, müssen drei Ebenen der Entspannung erreicht werden – die physische, die geistige und die spirituelle Ebene. Es gibt keine richtige Entspannung, wenn nicht alle drei Ebenen erreicht sind (siehe Kapitel 6.)

Richtige Ernährung ist der Treibstoff für den Körper. Die Yogische Ernährung ist eine vegetarische, die aus reiner, einfacher, natürlicher Nahrung besteht, die leicht zu verdauen und aufzunehmen ist und der Gesundheit zuträglich ist. Man sollte ein Grundwissen über Ernährungswissenschaften haben, um zu einer ausgeglichenen Ernährung zu kommen. Der Nahrungsbedarf des Körpers wird in 5 Kategorien eingeteilt: Proteine, Kohlehydrate, Mineralien, Fette und Vitamine. Unbehandelte, natürliche Nahrung (vorzugsweise organisch, frei von Chemikalien und Pflanzenschutzmitteln) trägt zu einer besseren Deckung dieses Nahrungsbedarfes bei, da die Behandlung, die Raffinierung und das Überkochen viele Bestandteile der Nahrung zerstören.

Es gibt in der Natur einen Zyklus, der »Nahrungszyklus« oder »Nahrungskette« genannt wird. Die Sonne ist die Energiequelle allen Lebens auf unserem Planeten. Vegetarier essen am oberen Ende dieser Nahrungskette, da sie Pflanzen essen, die ihre Nährwerte direkt von der Sonne beziehen.

Die Yogische Einstellung zur Ernährung lautet: »Iß, um zu leben, nicht, lebe, um zu essen.« Ein Yogi zieht sowohl sein Wissen über Ernährung als auch seine innere Erfahrung heran und überlegt, welche Nahrungsmittel in welcher minimalen Menge mit dem größten Nutzen für Körper und Geist aufgenommen werden können, mit der geringsten negativen Auswirkung auf die Umwelt und dem geringsten Schmerz für andere Wesen. Wenn man sich die Welt als Einheit vorstellt, sind der Hunger anderer, das Leiden der Tiere und die Umweltbedingungen Teile der Überlegungen zur Ernährung.

Fasten ist auch ein Teil des Yogischen Ernährungssystems. Fasten und Rasten sind das universelle Rezept der Natur bei allen Krankheiten, vom Fieber bis zu gebrochenen Gliedern. Zusammen mit Gebeten wird es von allen Religionen zur Reinigung, zur Selbstdisziplin und zur Selbstkontrolle empfohlen (siehe Kapitel 7).

Positives Denken (tiefe Philosophie) und *Meditation* verhelfen zur Geisteskontrolle. Der Intellekt wird gereinigt. Die niedere Natur wird durch Festigkeit und Konzentration des Geistes unter bewußte Kontrolle gebracht.

Yoga gibt uns eine verfeinerte, praktische Philosophie. Der große Yoga-Meister H.H. Swami Sivananda sagt: »Die einzige Basis für eine wahre und andauernde Einheit der Menschheit ist die Religion des Herzens. Religion des Herzens ist die Religion der Liebe.« Und: »Samadhi (der überbewußte Zustand) ist wonnevolle Vereinigung mit dem höchsten Selbst. Es führt zu direkter, intuitiver Erfahrung des Unendlichen. Es ist eine innere göttliche Erfahrung, die jenseits von Sprache und Geist liegt. Du mußt dies selbst durch tiefe Meditation verwirklichen. Die Sinne, der Geist und der Intellekt hören auf zu arbeiten. Es gibt hier weder Zeit noch Ursächlichkeit.«

(Zum Verständnis der praktischen Meditationsmethoden könnte mein Buch *Meditation und Mantra* beitragen).

Yoga ist ein Leben der Selbstdisziplin, aufgebaut auf den Säulen einfachen Lebens und hohen Denkens. Man sollte den Wert dieser kombinierten Methode der Yogischen Selbst-Disziplin nicht unterschätzen. Das Befolgen dieser fünf Punkte, die eine ganzheitliche Methode für unser gesamtes System von Körper, Geist und Seele darstellt, führt zu Stärke und Ausgeglichenheit, die dazu beitragen, dieser entscheidenden Welt-Epoche zu begegnen. Wenn Körper, Geist und Seele gesund sind und miteinander harmonieren, kann der höhere, instinktive Geist leicht über den trägen, niederen Geist triumphieren. Hindernisse werden zu Stufen zum Erfolg und das Leben zu einer Schule für die Entwicklung des Charakters, des Mit-Leids und der Verwirklichung des göttlichen, allesdurchdringenden Selbst. Du wirst einen neuen Blickwinkel für Gesundheit und Positivität gewinnen. Wenn Du Deinen eigenen Körper und Geist heilen kannst, dann wirst Du in der Lage sein, den Planeten zu heilen und auf ihn achtzugeben. Ich bete darum, daß Du die in diesem Buch aufgeführten und erprobten alten Techniken und die Philosophie praktizieren und Gesundheit, Glück und ewigen Frieden erlangen wirst. Möge Gott mit Dir sein.

Dein Eigenes Selbst. **OM TAT SAT**

Sivananda Ashram Yoga Camp,
Val Morin, Quebec/Kanada
Juni 1989

Swami Vishnu-Devananda

ÜBER DEN AUTOR

Swami Visnudevananda ist Professor des Hatha-Yoga an der Yoga Vedanta Forest Academy in Rishikesh, Himalayas, und ein Schüler des großen Swami Sivananda. Er hat Tausende indischer und westlicher Schüler trainiert, damit sie die Ziele des Yoga erreichen, und hat ausgedehnte Reisen durch die ganze Welt unternommen, um an vielen Forschungsprogrammen an Universitäten in Europa, Kanada und in den Vereinigten Staaten teilzunehmen. Er wird von vielen Kennern des Fachs als bester Lehrer des Hatha-Yoga in unserer Zeit betrachtet.

(Fragen, die sich aus dem Stoff des Buches ergeben, können über den Verlag an Swami Visnudevananda gesandt werden.)

SACHWORTVERZEICHNIS

(Stellungen unter Asana-Liste nachsehen)

AGNI - Feuer
AGNI SARA - Feuerreinigung
AGNI TATTWA - Feuer als Element
AHAMKARA - Ego, Ich oder das sich für das Selbst ausgebende Prinzip
AJNA CHAKRA - Das sechste Zentrum, zwischen den Augenbrauen
AKASA - Feiner Äther der *shakti*
ALAMBUSA - Eine der zehn Haupt-*nadis*
ANAHATA CHAKRA - Das vierte im Rückgrat gelegene Zentrum.
ANANDA - Wonne, Seligkeit
ANANDAMAYA KOSHA - Hülle der Glückseligkeit
ANNAMAYA KOSHA - Nahrungshülle
ANTAR-DHAUTI - Innere Reinigung
ANU - Atom
ANULOMA VILOMA PRANAYAMA - Wechselatmung
APANA - Eine Manifestation des *prana*, der Lebenskraft
APANA VAYU - Die negative Lebenskraft
APAS TATTWA - Das Element Wasser
APURNA - Das »Nicht-Ganze«
ASAMSAKTHA - Von-nichts-berührt-Sein
ASANAS - Meditationsstellungen und Stellungen für Körperkontrolle
ASHTANGA YOGA - Der Yoga der acht Glieder (*anga*) oder acht Stufen. Dieser Yoga ist auch als *raja yoga* bekannt
ASWATTHA - Sinneswelt
ATMAN - Seele, reines Bewußtsein
AVARANA - Die Kraft, die die Seele verdeckt
AVIDYA - Unwissenheit
AVYAKTA - Das unmanifestierte Universum
AYANA - Eine Hindu-Zeiteinheit
BANDHAS - Muskelverschlüsse, die von den Yogis bei gewissen Atemübungen angewendet werden
BASTI - Enddarmspülung
BHAGAVAD GITA - Heilige Schrift der Hindus, in der das Größte allen Wissens enthalten ist
BHAKTI YOGA - Der Weg der Andacht
BHASTRIKA - Eine Variation des *Pranayama* (Yoga-Atmung)
BHATHI - Leuchten
BHRAMARI - Eine Variation der Atmung
BHU LOKA - Die physische Ebene
BHUTAS - Die fünf Elemente (Erde, Wasser, Feuer, Luft und Äther)
BHUVAR LOKA - Die geistige Ebene des Bewußtseins (Astralebene)
BIJAKSHARA - Die Keimsilbe, die die Kraft eines bestimmten Dinges bezeichnet. Nach den *mantra shastras* (Büchern, die sich mit mystischen Silben wie *OM, HRIM,* etc. befassen) ist das Feuerprinzip als *Ram,* das Wasserprinzip als *Vam* etc. bekannt.
BIJA MANTRA - Nach den *mantra shastras* der Hindus eine Keimsilbe oder ein mystisches Wort, das eine bestimmte Gottheit bezeichnet

BRAHMA – Der Schöpfer, eine Gestalt der hinduistischen Dreifaltigkeit (*Brahma, Vishnu* und *Siva*). *Brahma* darf nicht mit *brahman*, dem absoluten Sein, aus dem alles entsteht, verwechselt werden
BRAHMA GRANDHI – Der Knoten in der Wirbelsäule, der die Bewegung der pranischen Energie blockiert
BRAHMA LOKA – Der Bereich *Brahmas*, des Schöpfers
BRAHMAN – Das Absolute
BRAHMA NADI – Der Weg zum Höchsten Sein
CHAKRAS – Astrale Zentren oder Plexus, die alle die Form eines Lotus haben. Sie liegen im Rückgrat, sechs an der Zahl. Sie sind Speicher der Prana-Energie
CHANDRA MANDALA – Beschreibung menschlicher Reisen zum Mond in alten Hindu-Schriften
CHIT – Wissensaspekt des Selbst
CHITTA – Das Unterbewußtsein
CHITTA VRITTI – Geistregung
CHITRINI – Der innerste Teil der *sushumna*
DAKINI DEVI – Die Kraft (*shakti*) im *muladhara chakra*
DANTA-DHAUTI – Reinigung der Zähne.
DEHA – Der physische Körper
DEVADATHA VAYU – Eine Manifestation des *prana*, der Lebenskraft
DEVATA oder DEVI – Gottheit (männlich oder weiblich)
DHANANJAYA VAYU – Eine Manifestation des *prana*, der Lebenskraft
DHARA – Nach oben gerichteter Zug im Gehirn
DHARANA – Konzentration
DHAUTI – Magenreinigung
DHVANYATMAK – Unartikulierbar; Laute oder Sprache des Gefühls, so wie Lachen und Weinen
DHYANA – Meditation
DWAPARA YUGA – Ein Zeitalter, eine bestimmte Zeitperiode nach der Hindu-Bezeichnung
GANDHARI – Eine der zehn Haupt-*nadis*.
GRANDHIS – Knoten in der *sushumna* (Astralkanal) in der Wirbelsäule. Drei solche *grandhis* blockieren das freie Bewegen des *prana* in der *sushumna*
GUNAS – Erscheinungsweisen von *prakriti* oder des unmanifestierten Universums
GURU – Spiritueller Lehrer
HAKINA DEVI – Die Kraft, die sich im *ajna chakra* manifestiert
HASTHAJIHVA – Eine der zehn Haupt-*nadis*
HATHA – Sonne und Mond. Vereinigung der Silben *ha* (Sonne) und *tha* (Mond)
HATHA VIDYA – Wissen der Kontrolle des Atems und des Geistes
HATHA YOGA – Form des Yoga, die zu Beginn dem physischen Körper die meiste Aufmerksamkeit widmet
HATHA YOGA PRADIPIKA – Berühmtes Werk über Yoga von Yogi Swatmarama
HRID-DHAUTI – Kehlenreinigung
ICCHA SHAKTI – Willenskraft
IDA – Ein feiner Kanal. Astrales Gegenstück der sensiblen und motorischen Nervenstränge des Rückgrats, durch die das *prana* fließt

JALA – Gehirn; auch der durchs Genick gehende Nerv
JALANDHARA BANDHA – Kinnverschluß
JIVA – Die individuelle Seele
JNANA INDRIYAS – Die fünf Sinnesorgane des Erkennens
JNANA SHAKTI – Die Kraft des Erkennens
JNANA SWARUPA – Vollkommene Erfahrung des Bewußtseins
JNANA VRITTI – Das Wissen um Objekte
JNANA YOGA – Der Weg der Erkenntnis, die Verwirklichung Gottes durch Fragestellung und Meditation

KAKINI DEVI – Der göttliche Aspekt im *anahata chakra*
KALI YUGA – Ein Zeitalter gemäß den Hindu-Berechnungen
KALPA – Zeitalter gemäß den Hindu-Berechnungen
KAMA MANAS – Der niedere Geist
KAPALA – Schädel
KAPALABHATHI – Bauch-, Zwerchfellatmung zur Reinigung des Atmungssystems und des Nasenraumes
KARANA – Kausal
KARANA SHARIRA – Kausalkörper
KARMA – Gesetz von Ursache und Wirkung
KARMA BHUMI – Die Sinneswelt der Befreiung und Bindung
KARMA YOGA – Der Weg der Tat oder die Verwirklichung Gottes durch Dienst an allen als Manifestation Gottes
KARNA DHAUTI – Ohrreinigung
KRAMAMUKTI – Schrittweise Befreiung
KRIKKARA – Eine Manifestation des *prana*, der Lebensenergie
KRIYA – Reinigungsprozeß
KRIYA SHAKTI – Die Kraft der Tat
KSHANA – Eine kleine Zeiteinheit
KUHUH – Eine der zehn Haupt-*nadis*
KUMBHAKA – Anhalten des Atems
KUNDALINI SHAKTI – Schlangenkraft (Tafel 109)
KUNDALINI YOGA – Ein Zweig des raja yoga
KUNJAR KRIYA – Reinigung des Magens mit Wasser
KURMA oder KURMA VAYU – Einer der unbedeutenderen Ströme der Lebensenergie
LAKINI DEVI – Die göttliche Kraft (*shakti*) im *manipura chakra*
LAM – Die Keimsilbe und der Name der groben Materie oder des Erdprinzips
LAVA – Zeiteinheit der Hindu-Berechnungen
MAHARLOKA – Geistige Ebene des Bewußtseins
MALA – Unreinheiten des Geistes
MANIPURA CHAKRA – Der dritte Plexus im Rückgrat
MANOMAYA KOSHA – Die geistige Hülle
MANTRA – Eine mystische Silbe oder ein heiliger Name Gottes, den Hindus singen und im Geist wiederholen
MANTRA YOGA – Ein Zweig des Raja-Yoga
MAYA SHAKTI – Die verschleiernde Macht Gottes, die das reine Bewußtsein verhüllt und Individualität hervorbringt
MODA – Große Freude
MULA BANDHA – Afterzusammenziehung
MULA SODHANA – Darmspülung

MURCHA – Eine leichte Variation der Yoga-Atmung
MUDRAS – Hatha-Yoga-Stellungen, die elektrische Ströme und Kräfte hervorrufen
MULADHARA CHAKRA – Der Lotus oder Beckenplexus am unteren Ende des Rückgrats
NADIS – Physische und Astralnerven
NAGA VAYU – Eine Manifestation *pranas*, der Lebensenergie
NAKSHATRA MANDALA – Die Beschreibung menschlicher Reisen zu den Sternen in alten Hindu-Schriften
NAULI KRIYA – Kontrolle der Bauchmuskeln
NIMESA – Ein Augenzwinkern als Zeitmaß
NIRMANU – Die Yogamethode der Reinigung des Körpers, um in den Atemübungen Vollkommenheit zu erlangen.
NIYAMA – Religiöse Vorschriften wie Reinheit, Zufriedenheit, Härte gegenüber sich selbst, Studium, Verehrung Gottes
OM oder AUM – Die heilige Silbe der Hindu-Philosophie
PANCHA PRANAS – Die fünf Lebensenergien
PARAMA SIVA – Höchstes Wesen
PARAMANU – Unterteilung des Atoms
PARARDHA – Zeitmaß, das die Erschaffung und die Auflösung des Kosmos durch *Brahma* bestimmt
PARARTHABHAVINA – Zustand, in dem äußere Gegenstände nicht zu existieren scheinen
PINGALA – Ein feiner Kanal, astrales Gegenstück zu den sensiblen und motorischen Nervenfasern in der Wirbelsäule, durch die sich die Lebensenergien bewegen
PITRS – Manen, Geister der Toten, Götter der niedrigeren Welten
PLAVINI – Eine leichte Variation des *pranayama* (Yoga-Atmung)
PRAKRITI – Natur, das unmanifestierte Universum
PRAMODA – Die größte Freude
PRANA – Lebensenergie, Lebenshauch
PRANAMAYA KOSHA – Die Lebenshülle
PRANAVA – Die heilige Silbe OM (*AUM*); das, was Leben durchdringt und durch das *prana* fließt
PRANA VAYU – Der positive Lebenshauch
PRANAYAMA – Atemübungen, Atemkontrolle
PRANISCHE ENERGIE – Lebensenergie
PRATYAHARA – Abziehen der Sinne von den Objekten, Nach-innen-Richten des Geistes
PRADIPIKA – Anerkanntes Werk über Hatha-Yoga von dem großen Autor Swatmarama
PRITHIVI TATTWA – Erdprinzip
PRIYA – Freude
PURAKA – Einatmung
PURNA – Ganzes
PUSA – Eine der zehn Haupt-*nadis*
RAKINI DEVI – Die Kraft (*shakti*) im *swadishthana chakra*
RAJAS – Natur als Aktivität
RAJASIG – Stimulierend (im Zusammenhang mit der Nahrung)
RAJA YOGA – Die Wissenschaft der Kontrolle des Geistes
RAM – Keimsilbe und Name des Feuers
RECHAKA – Ausatmung

RITU – In Hinduschriften: eine Jahreszeit, bestehend aus zwei Monaten
RUDRA – Ein Name *Sivas*, einer der hinduistischen Dreifaltigkeit
RUDRA GRANDHI – Ein Knoten in der Wirbelsäule, der die freie Bewegung des *prana* verhindert
SAHASRARA CHAKRA – Der tausendblättige Lotus, symbolischer Ausdruck für das höchste Zentrum im Gehirn, in dem der Yogi die Vereinigung seiner individuellen Seele mit Gott erlangt
SAKINI DEVI – Die Macht (*shakti*), die sich im *visudha chakra* manifestiert
SAMADHI – Überbewußter Zustand
SAMANA – Eine Manifestation des *prana*, der Lebenskraft
SAMANA VAYU – Einer der Lebensströme
SAMANU – Der geistige Reinigungsprozeß für die *Nadis*
SAMPRAJNATA SAMADHI – Eine niedrigere Form des überbewußten Zustandes, in dem noch die Dualität existiert
SAMSKARAS – Eindrücke
SANKINI – Eine der zehn Haupt-*nadis*
SAT – Sein; ein Aspekt des Selbst.
SAT-CHIT-ANANDA – Absolutes Sein, Wissen und absolute Wonne. Diese Eigenschaften werden dem Selbst oder dem reinen Bewußtsein zugeschrieben
SATTWIG – Rein (in bezug auf Nahrung)
SATTWA GUNA – Die Natur als Reinheit
SATTWAPATTI – Erlangung des Zustands der Reinheit
SATYA YUGA – Eines der Zeitalter der Hindu-Berechnungen
SHAKTI – Die göttliche Macht, die als weibliche Gottheit oder als Mutter des Universums verehrt wird
SHAT KRIYAS – Reinigungsübungen des Yoga
SIDDHIS – Physische und psychische Kräfte
SITALI – Eine Variation der Yoga-Atmung
SITKARI – Eine Variation der Yoga-Atmung
SIVA – Gott; einer der hinduistischen Dreifaltigkeit
SIVA GITA – Ein altes Lehrbuch des Yoga
SRIMAD BHAGAVAD GITA – Ein heiliges Buch der Hindus, das die Lehren, die Gott Krishna Arjuna übermittelt, enthält
SRIMAD BHAGAVATAM – Heilige Schrift der Hindus, in der das gesamte Leben Gott Krishnas und seine Lehren geschildert werden und in der die Inkarnationen Vishnus und die dazugehörige Philosophie erklärt werden
STHITHA PRAJNYA – Eine befreite Seele
STULA – Der grobstoffliche Teil der menschlichen Wesen
SUBHECHA – Das Verlangen nach Wahrheit
SUDDHA MANAS – Reine Vernunft
SUKSHMA PRAKRITI – Ursprüngliche Macht
SUKSHMA SHARIRA – Astralkörper
SURYA BHEDA – Eine Variation der Yoga-Atmung
SURYA NADI PINGALA – Einatmung durch das rechte Nasenloch
SURYA MANDALA – Beschreibung menschlicher Reisen zur Sonne in alten Hinduschriften
SUSHUMNA – Ein Astralkanal in der Wirbelsäule. Der erfahrene Yogi führt die *kundalini shakti* (Schlangenkraft) durch die *sushumna*

SWADISHTHANA CHAKRA – Der zweite Plexus im Rückgrat
SWAR LOKA – Die Feuerebene
TAM – Die Keimsilbe oder das Wort für Mond
TAMAS GUNA – Natur als Trägheit
TAMASIG – Unrein, verdorben (in bezug auf Nahrung)
TANUMANASA – Das Dahinschwinden des Geistes
TRASARENU – Substanz, die aus drei Atomen zusammengesetzt ist
TRETA YUGA – Eines der Zeitalter der Hindu-Berechnungen
TRIPURA – Dreifache Energie
TURYA – Zustand, in dem der Yogi nichts als Gott überall sieht
UDANA – Eine Manifestation des *prana*, der Lebenskraft
UDANA VAYU – Einer der unbedeutenderen Nervenströme
UDDIYATE – Nach oben gehend
UJJAYI – Eine Variation der Yoga-Atmung
UJJAYI PRANAYAMA – Eine Atmungsmethode der Hatha-Yogis
UPANISCHADEN – Die großen Schriften über Philosophie und Religion der alten Hindus
UPA PRANAS – Unbedeutendere Lebenskräfte
VAJRINI – Der innere Teil der *sushumna*
VAM – Die Keimsilbe oder das Wort für Wasser
VARNATMAK – Aussprechbare Laute oder artikulierte Sprache
VAYU – In der Yoga-Literatur verwendet, um einen bestimmten Nervenimpuls oder -strom zu bezeichnen
VAYU TATTWA – Das Luftprinzip; gasförmige Materie
VEDANTA – Die Philosophie der Einheit; wörtlich: das Ende des Wissens
VEDHA – Hindu-Bezeichnung für eine sehr kleine Zeiteinheit
VICHARANA – Richtige Selbstbefragung
VIJNANAMAYA KOSHA – Der Körper des Wissens an sich; intellektuelle Hülle
VIKRITI – Das Unmanifestierte in seiner Aufsplitterung in manifestierte Formen
VIKSHEPA – Umherspringen des Geistes
VISHNU GRANDHI – Ein Knoten im *manipura chakra* in der Wirbelsäule, der das freie Bewegen des *prana* und der *kundalini shakti* (Schlangenkraft) im Rückgrat behindert
VISUDHA CHAKRA – Der fünfte Plexus im Rückgrat
VIVARTA VADA – Überlagerung
VYANA VAYU – Eine Manifestation des *prana*, einer der unbedeutenderen Nervenströme, die in der Yoga-Literatur beschrieben werden
YAM – Die Keimsilbe oder das Wort für das Luftprinzip
YAMA – Ethik. Innere Reinigung durch ethische Entwicklung, die für Yoga vorbereitet
YOGA – (definiert) siehe Seite 240
YOGA SHASTRAS – Ein altes Buch über Yoga
YOGA VASISHTA – Ein sehr wichtiges Buch über *Adwaita*-Philosophie in Form von Gesprächen zwischen König Rama und dem Weisen Vasishta
YUGA – Ein Zeitalter gemäß den Hindu-Berechnungen. Es wird mit verschiedenen Namen versehen: *satya yuga, treta yuga, dwapara yuga, kali yuga*
YUSASVINI – Eine der zehn Haupt-*nadis*

SIVANANDA YOGA VEDANTA ZENTREN

Ferien- und Ausbildungszentren

Sivananda Ashram Yoga Camp HQ
8th Avenue, Val Morin
Que Jot 2RO, Kanada
oder P. O. Box 658, Plattsburg
N.Y. 1201

Sivananda Yoga Ranch Colony
P. O. Box 195
Woodborne
New York, N.Y. 12788

Sivananda Ashram Yoga Retreat
P. O. Box N 7550, Nassau
Bahamas

Sivananda Yoga Dhanwanthari
Ashram
P. O. Neyyar Dam, Kattakada 93
Trivandrum Dt., Kerala State
Indien

Sivananda Ashram Yoga Farm
Vrindavan
14651 Ballantree Lane Com. 8
Grass Valley, Kalifornien
CA 959949

Zentren

BUNDESREPUBLIK DEUTSCHLAND
Sivananda Yoga Zentrum
Steinheilstraße 1
8000 München 2

Sivananda Yoga Zentrum
Heilbronner Straße 21
1000 Berlin 30

ENGLAND
Sivananda Yoga Vedanta Center
51 Felsham Rd.
London SW15

FRANKREICH
Centre de Yoga Sivananda
123 Bd Sebastopol
75002 Paris

ISRAEL
Sivananda Yoga Centre
6, Lateris St.
Tel Aviv 64166

Sivananda Yoga Centre
(angegliedert)
Shoshanat Hacarmel 46
Haifa 34322

KANADA
Sivananda Yoga Vedanta Center
5178 St Lawrence Blvd.
Montreal, QUE H2T 1R8

Sivananda Yoga Vedanta Center
77 Harbord Street
Toronto M5S 1G4, ONT

ÖSTERREICH
Sivananda Yoga Vedanta Zentrum
Rechte Wienzeile 29-3-9
1040 Wien

SCHWEIZ
Centre de Yoga Sivananda
1 Rue des Minoteries
1203 Genf

SPANIEN
Asociation International
Sivananda Yoga Center
Juan Bravo 62, 7a
Madrid 6

Centro de Yoga Sivananda
(angegliedert)
Quepo de Llano, 22-3, Izqua
Vigo

URUGUAY
Asociacion de Yoga Sivananda
Acevedo Diaz 1525, 1
Montevideo

USA
Sivananda Yoga Vedanta Center
243 West 24th Street,
New York, N.Y. 10011

Sivananda Yoga Vedanta Center
1246 Bryn Mawr
Chicago, ILL 60660

Sivananda Yoga Vedanta Center
1600, Sawtelle Blvd. #4
West Los Angeles
Kalifornien, CA 90025

Sivananda Yoga Vedanta Center
1200 Arguello
San Francisco
Kalifornien 94122

INHALT